"十二五"普通高等教育本科国家级规划教材配套参考书

全国高等学校"十三五"医学规划教材配套用书

（供临床·基础·检验·预防·护理·口腔·药学等专业用）

新形态教材

医用有机化学综合辅导

Yiyong Youji Huaxue Zonghe Fudao

（第3版）

主　编　唐玉海

副主编　王建华　王丽娟　许　昭

编　委（以姓氏笔画为序）

卫建琮　王　宁　王丽娟　王建华

卞　伟　叶晓霞　吕俊杰　许　昭

许秀枝　苏　琨　李柱来　李晓娜

李银涛　吴运军　吴建章　袁　丁

徐四龙　郭今心　唐玉海　唐骁爽

靳菊情

U0340836

高等教育出版社·北京

内容简介

本书为"十二五"普通高等教育本科国家级规划教材唐玉海主编《医用有机化学(第4版)》的配套综合辅导教材,内容覆盖医药学各专业有机化学大纲要求的基本概念、基本理论和基本方法。为了满足药学、基础医学、临床医学专业长学制的需要,部分内容有所扩充。全书包括绪论,链烃,环烃,旋光异构,卤代烃,醇和酚,醚和环氧化合物,醛、酮和醌,羧酸及其衍生物,羟基酸和酮酸,含氮有机化合物,含硫、磷有机化合物,杂环化合物,脂类,糖类,氨基酸和肽,蛋白质,核酸,有机波谱学共19章。各章又分为基本要求、主要知识点、典型例题剖析、主教材的问题答案和习题答案五个部分,附录为模拟考试题(本科、研究生)、综合测试题及其参考答案。

本书既可与《医用有机化学(第4版)》配套使用,作为医药学各专业学生课外学习有机化学的综合辅导书,也可供理、工、农、林等专业学生和从事有机化学教学的教师参考。

图书在版编目(CIP)数据

医用有机化学综合辅导 / 唐玉海主编 . --3 版 . --
北京:高等教育出版社,2020.12(2021.12重印)
供临床、基础、检验、预防、护理、口腔、药学等专业用

ISBN 978-7-04-055300-0

Ⅰ.①医… Ⅱ.①唐… Ⅲ.①医用化学 - 有机化学 -
高等学校 - 教学参考资料 Ⅳ.①R313

中国版本图书馆 CIP 数据核字(2020)第 253691 号

策划编辑 瞿德竑   责任编辑 瞿德竑   封面设计 李小璐   责任印制 耿 轩

出版发行	高等教育出版社	网　　址	http://www.hep.edu.cn	
社　　址	北京市西城区德外大街4号		http://www.hep.com.cn	
邮政编码	100120	网上订购	http://www.hepmall.com.cn	
印　　刷	北京宏伟双华印刷有限公司		http://www.hepmall.com	
开　　本	787mm×1092mm　1/16		http://www.hepmall.cn	
印　　张	20.5	版　　次	2007年8月第1版	
字　　数	480 千字		2020 年 12 月第 3 版	
购书热线	010-58581118	印　　次	2021 年 12 月第 3 次印刷	
咨询电话	400-810-0598	定　　价	39.80元	

本书如有缺页、倒页、脱页等质量问题,请到所购图书销售部门联系调换

数字课程（基础版）

医用有机化学综合辅导

（第3版）

主编 唐玉海

医用有机化学综合辅导（第3版）

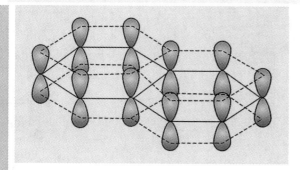

医用有机化学综合辅导第3版数字课程与纸质教材一体化设计，紧密配合。数字课程为模拟考试题和综合测试题的参考答案，在提升课程教学效果的同时，为学生学习提供思维与探索的空间。

| 用户名： | | 密码： | | 验证码： | | 5360 | 忘记密码？ | 登录 | 注册 |

http://abook.hep.com.cn/55300

扫描二维码，下载 Abook 应用

前 言

　　有机化学是医药学专业一门重要的基础课,多年的教学实践经验告诉我们,医药院校的学生对医用有机化学课程的理解可能并不感到有多么困难,但对所学知识的综合运用方面常会遇到问题。有机化学是培养医学生综合应用能力、逻辑推断能力和创新思维的一门课,医学生往往感到难度较大,如何帮助医学生尽快掌握这门课? 只有通过大量的综合练习,掌握解题技巧和解题思路才能逐渐对本门课程的体系和知识结构形成逻辑思维。通过综合训练有助于学生巩固理论知识,使所学知识逐渐趋于网络化,直至成为永久知识。对于初学者来说,这一点尤为重要,这正是本书编写的目的。

　　本书为"十二五"普通高等教育本科国家级规划教材唐玉海主编《医用有机化学(第4版)》的配套综合辅导教材,内容覆盖医学各专业有机化学大纲要求的基本概念、基本理论和基本方法。为了满足药学、基础医学、临床医学专业长学制等的需要,部分内容有所扩充。全书包括绪论,链烃,环烃,旋光异构,卤代烃,醇和酚,醚和环氧化合物,醛、酮和醌,羧酸及其衍生物,羟基酸和酮酸,含氮有机化合物,含硫、磷有机化合物,杂环化合物,脂类,糖类,氨基酸和肽,蛋白质,核酸,有机波谱学共19章。各章又由基本要求、主要知识点、典型例题剖析、主教材的问题答案和习题答案五个部分组成,附录为模拟考试题(本科和研究生)、综合测试题及其参考答案。

　　本书可作为医药学各专业不同年制学生学习有机化学的参考书,也可供理、工、农、林等专业学生学习有机化学参考。本书作为一本指导性参考书,所收集的典型例题的面比较广,部分典型例题有一定的难度,目的是使学生通过典型例题学习得到一些课外补充内容,学生可根据各自情况作相应的取舍。

　　本书由西安交通大学、山东大学、福建医科大学、三峡大学、中国医科大学、温州医科大学、山西医科大学、内蒙古医科大学、济宁医学院、皖南医学院、包头医学院、长治医学院等高校的唐玉海、徐四龙、王丽娟、许昭、唐骁爽、靳菊情、郭今心、李柱来、许秀枝、袁丁、李晓娜、叶晓霞、吴建章、卫建琮、卞伟、吕俊杰、吴运军、苏琨、王建华、王宁、李银涛等编写(排名不分先后),唐玉海主编,王建华、王丽娟、许昭任副主编。本书在编写过程中得到了西安交通大学和各参编学校的大力支持,得到高等教育出版社给予的帮助和指导,在此一并致谢。

　　虽编者及主编对本书作了大量的工作,但由于水平有限,书中难免有疏漏和不妥之
处,望同行和广大读者不吝指正。

编　者

2020 年 5 月

目 录

第 1 章　绪　论

📋 **本章基本要求**

- 掌握有机化合物与有机化学的定义、有机化合物的特点。
- 掌握有机化合物结构特点，熟悉共价键的性质及意义。
- 掌握共价键的断裂方式与有机反应类型、有机反应中间体。
- 掌握有机化合物常见的分类方法。

💡 **主要知识点**

1.1　有机化合物及其特点

有机化合物是指碳氢化合物及其衍生物。组成有机化合物的主要元素包括 C、H、O、N、S、P 及 X（卤素）。仅由碳、氢两种元素组成的有机化合物称为烃类化合物，若还含有其他元素，则称为烃的衍生物。

有机化学是研究有机化合物（简称有机物）的组成、结构、性质及其相互转化的一门科学。与无机化合物相比较，有机化合物在性质上具有以下特点：①多数有机物易燃烧；②固体有机物熔点较低；③化学反应速率慢，且常伴有副反应；④大多数有机物难溶于水，易溶于有机溶剂。有机物的上述特点都是由其结构特征决定的。

1.2　有机分子结构与化学键

组成分子的若干原子在分子内是按一定的顺序和结合方式连接着的，这种排列和结合方式称为结构。结构研究首先涉及的就是将原子结合在一起的电子间的相互作用，即化学键。化学键有离子键、共价键和金属键等基本类型。有机物中原子间的结合以共价键为主，这主要是因为碳元素位于元素周期表第Ⅳ主族，无论是得到还是失去四个价电子，以达到稳定的电子构型都是难以实现的。所以碳原子一般通过与碳原子或其他元素的原子共用外层电子形成，即共价键有机化合物为共价型化合物。

根据原子核外电子排布规律,碳原子核外电子以$(1s)^2,(2s)^2,(2p_x)^1,(2p_y)^1(2p_z)^0$形式排布,有两个未成对的价电子,所以可以通过共用两个电子的方式成键,但有机化合物中的碳总是四价的,这是因为成键时发生了电子跃迁:

$$(2s)^2(2p_x)^1(2p_y)^1(2p_z)^0 \xrightarrow[\text{电子跃迁}]{} (2s)^1(2p_x)^1(2p_y)^1(2p_z)^1$$

电子跃迁的结果虽然解释了碳四价问题,但 s 轨道与 p 轨道能级不同无法解释甲烷中四个 C—H 相同的结果。实际上,碳原子是以杂化轨道形式与其他原子形成共价键的。有机化合物中常见的杂化轨道类型有 sp^3,sp^2,sp 杂化轨道。

sp^3 杂化轨道:一个 s 轨道与三个 p 轨道"混合",形成四个 sp^3 杂化轨道,若四个轨道成分相同,则是等性的 sp^3 杂化,轨道间夹角为 109°28′,成键后空间构型为正四面体(如 CH_4);若四个轨道成分不同(如轨道上有孤对电子存在)则是不等性 sp^3 杂化。含有一个孤电子对的 sp^3 杂化轨道空间构型一般为三角锥形(如 NH_3 分子);含有两个孤电子对的 sp^3 杂化轨道空间构型一般为 V 形(如 H_2O 分子)。

sp^2 杂化轨道:一个 s 轨道与两个 p 轨道"混合",形成三个能量相等的 sp^2 杂化轨道,轨道间夹角为 120°,成键后空间构型为平面三角形。

sp 杂化轨道:一个 s 轨道与一个 p 轨道"混合",形成两个能量相等的 sp 杂化轨道,轨道间夹角为 180°,空间构型为直线形。

1.3　共价键的类型

按成键轨道的重叠方式不同,共价键可分为 σ 键和 π 键两种基本类型。

σ 键　原子轨道沿着轨道的对称轴方向"头对头"相互重叠所形成的共价键称为 σ 键(图 1-1)。

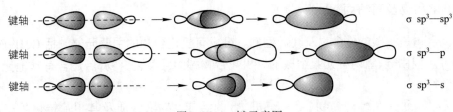

图 1-1　σ 键示意图

σ 键特点:电子云对称分布于键轴周围,可以自由旋转。两个原子间只能形成一个 σ 键。

π 键　由两个 p 轨道彼此平行"肩并肩"重叠所形成的共价键称为 π 键(图 1-2)。

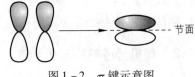

图 1-2　π 键示意图

π 键特点:电子云分布于键轴上下,不能自由旋转,键能小。两个原子间可以形成一个或两个 π 键。

1.4　共价键的性质

键长、键角、键能和键的极性体现共价键的基本性质。

(1) 键长　键长是指成键原子核间的平衡距离。键长单位以 pm 表示。例如,乙烷中的 C—

C 键长为 154 pm,乙烯中的 C=C 键长为 134 pm,而乙炔中的 C≡C 键长为 120 pm。必须指出,同一类的共价键的键长在不同化合物中可能稍有区别,因为构成共价键的原子在分子中不是孤立的,而是互相影响的。键长大小可反映分子中化学键的强弱及原子间的相互影响。

(2) 键角　键角是指两个共价键之间的夹角。如甲烷中碳氢键的键角为 109°28′;乙烯分子中两个碳氢键的键角为 118°;而乙炔中 —C≡C— 的键角为 180°。键角是反映分子几何形状的参数。

(3) 键能　当把 1 mol 双原子分子 AB(气态)的共价键断裂成 A、B 两原子(气态)时所需的能量称为 A—B 键的解离能,也就是它的键能。但对于多原子分子来说,键能与键的解离能是不同的。键的解离能的数据是指解离某个特定共价键的键能。多原子分子中的同类型共价键的键能应该是各个键解离能的平均值。键能是化学键强度的主要标志之一,在一定程度上反映了键的稳定性,相同类型的键中键能越大,键越稳定。

(4) 键的极性与极化性　分子中成键原子吸引电子的相对能力用电负性表示。电负性越大,吸引和保持电子的能力越大。常见元素的电负性为:F(4.0),O(3.5),Cl(3.2),N(3.1),Br(2.9),I(2.7),C(2.6),S(2.5),H(2.2)。键的极性是由成键两原子的电负性不同引起的。由于成键两原子的电负性不同,核间的电子云靠近电负性较大的原子一端,使之带部分负电荷,用符号 $\delta-$ 表示;而电负性较小的原子一端则带部分正电荷,用符号 $\delta+$ 表示。这种正电荷中心中心与负电荷中心不重合的共价键称为极性共价键。极性方向用符号 +⟶ 标出,箭头指向负端。例如:

$$\overset{\delta+}{CH_3}—\overset{\delta-}{Cl}$$

对于双原子分子来说,含有极性共价键的分子必然是极性分子;但对多原子分子来说,含有极性共价键并不一定是极性分子。分子的极性是各个化学键极性的矢量和。分子的极性大小用偶极矩 μ(单位为 C·m) 表示,它的值等于正电荷中心和负电荷中心的距离 d(单位为 m) 与电荷 q(单位为 C)的乘积,$\mu = q \cdot d$。例如,四氯化碳分子中尽管存在极性共价键,但分子却是非极性的:

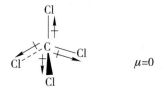

$\mu=0$

键的极化性是指在外电场(如反应试剂、极性溶剂等)的影响下,共价键的电子云密度重新分布,键的极性发生变化,这种现象称为键的极化。极化性的大小与价电子的活动性有关。成键原子对核外价电子的束缚能力越弱,极化性越强。在碳—碳共价键中,π 键比 σ 键容易极化。

极性是由成键原子电负性差异引起的,是分子固有的,是永久性的;键的极化只是在外电场的影响下产生的,是一种暂时现象,当除去外界电场后,就又恢复到原来的状态。

1.5　共价键的断裂方式与反应类型

(1) 键的断裂方式与反应类型　有机化合物化学反应的发生必然涉及共价键的断裂。共价键的断裂有均裂和异裂两种类型。

$$
R-\underset{\underset{H}{|}}{\overset{\overset{H}{|}}{C}}:A \begin{cases} \xrightarrow{\text{均裂}} R-\underset{\underset{H}{|}}{\overset{\overset{H}{|}}{C}}\cdot+\cdot A\;（\text{一对电子平均分给两个成键原子或原子团}）\\[2em] \xrightarrow{\text{异裂}} R-\underset{\underset{H}{|}}{\overset{\overset{H}{|}}{C}}^{+}+:A^{-}\;\text{ 或 }\;R-\underset{\underset{H}{|}}{\overset{\overset{H}{|}}{C}}^{-}:+A^{+}\;（\text{一对电子为某一原子或原子团占有}） \end{cases}
$$

共价键均裂所产生的带单电子的原子或原子团称为自由基或游离基。有自由基参与的反应称为自由基反应。一般在光或热的作用下进行。

共价键异裂产生碳正离子或碳负离子。经过离子中间体所进行的反应称为离子型反应,一般在酸、碱或极性物质催化下进行。

根据反应试剂类型,离子型反应又可分为亲核反应和亲电反应。由缺少电子的试剂进攻反应物(底物)中电子云密度较高部位所发生的反应称为亲电反应。这类试剂很需要电子,称为亲电试剂,一般为 Lewis 酸。由富有电子的试剂进攻底物中电子云密度较低部位所发生的反应,称为亲核反应。这类富有电子的试剂称为亲核试剂,一般为 Lewis 碱。例如:

$$
CN^{-}+R\overset{\delta+}{C}H_2\overset{\delta-}{C}l \longrightarrow R-CH_2CN+Cl^{-}
$$

亲核试剂

(2) 反应机理 也称反应历程,是研究一个化学反应发生所经"历"的过"程"。包括旧的化学键如何断裂,新键如何形成,有什么样的中间体参与,以及反应条件起什么作用等一系列问题。通过对反应历程的研究,有助于深刻理解和记忆反应,解释反应中出现的现象,能动地控制和改造反应,并对新的反应提出预见性的推测。

反应历程是根据大量实验事实作出的理论推导或假设,其目的是说明事实。

1.6　分子间作用力

化学键是分子内部原子间的作用力,是决定分子化学性质的重要因素。分子间有较弱的作用力(比键能至少小一个数量级),它是决定分子物理性质的重要因素。从本质上讲,分子间的作用力都是静电作用力,主要包括范德华力和氢键,一般而言,氢键作用的强度大于范德华力。

(1) 范德华力 分子间的一种弱的作用力,包括取向力、诱导力和色散力,就其本质来说是一种静电引力。非极性分子之间只有色散力,极性与非极性分子之间有诱导力和色散力,极性分子之间有取向力、诱导力和色散力。范德华力对于以共价键结合的有机化合物的物理性质影响很大。一般而言,在有机同系物中,随着相对分子质量增大,分子间范德华力增强,因此它们的熔点、沸点升高。

(2) 氢键 原子间以氢为媒介,形成一种特殊的分子间或分子内相互作用,其本质是一种静电作用力,即当氢原子与电负性大的原子 X 以共价键结合,若另一个原子半径较小,而电负性又很强,并带有未共享电子对的原子 Y(O,F,N 等)与之接近时,可以形成氢键。表示 X—H⋯Y—其中氢以共价键与一个原子结合,又以纯粹的静电力与另一个原子 Y 结合。氢键有分子间氢键和分子内氢键两种。例如:

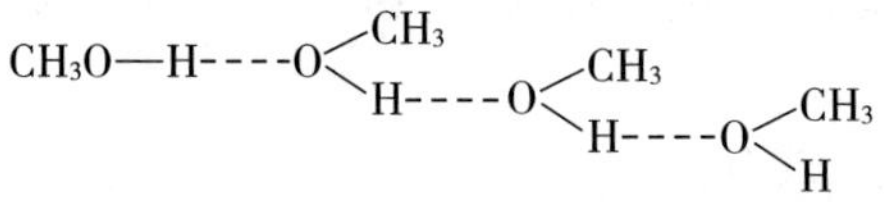

（分子间氢键）

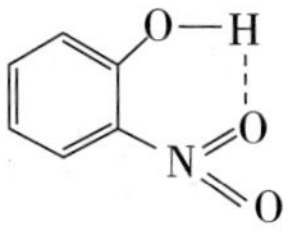

（分子内氢键）

1.7 有机化合物的分类及结构表示方法

（1）分类 有机化合物中的分类方式通常有两种,一种是按分子的基本骨架特征分为链状化合物、碳环化合物、杂环化合物;另一种是按官能团不同分为若干不同类型。官能团是指有机物分子结构中最能代表该类化合物性质的原子或基团,主要化学反应的发生与它有关。如乙醇（酒精）CH_3CH_2OH 和丙三醇（甘油）$CH_2(OH)CH(OH)CH_2OH$ 官能团为羟基（—OH）,乙酸（醋酸）CH_3COOH 和苯甲酸 C_6H_5COOH 的官能团是羧基（—COOH）。

（2）结构表示方法 有机化合物结构的表示方法有 Lewis 电子式、Kekule 式、简化式及键线式,常用表示方法为简化式和键线式。例如:

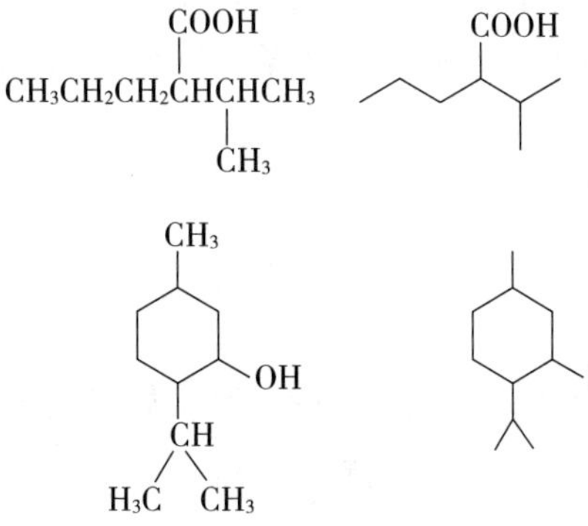

简化式　　　　　　　键线式

典型例题剖析

【例 1-1】用氧原子取代正己烷中一个"CH_2"基团后得到醚类化合物,写出这类化合物的可能结构。

【解】正己烷结构式:$CH_3CH_2CH_2CH_2CH_2CH_3$　　醚类结构:$CH_3CH_2CH_2CH_2OCH_3$ 和
$CH_3CH_2CH_2OCH_2CH_3$

【注释】主要分析正己烷中 CH_2 的位置。有两种位置的 CH_2,所以得到两种醚。

【例 1-2】乙醇（C_2H_5OH）与甲醚（CH_3OCH_3）互为同分异构体,为什么室温下乙醇为液体而甲醚为气体?

【解】乙醇与甲醚组成相同,且两者都是极性分子,存在偶极-偶极作用力;但乙醇分子中羟基可以形成分子间氢键,使乙醇分子缔合在一起,难逸出;而甲醚分子间不形成氢键,分子间作用力小,易逸出。

【注释】分子的状态是由分子间作用力强弱决定的。作用力强,分子聚集程度大,一般呈固态或液态;分子间分散程度大,常呈气态。

【例 1-3】解释下列化合物沸点的上升次序原因。

(1) $CH_3Cl > Cl_2 > CH_4$

(2) $CH_3CH_2OH > CH_3OH > CH_3OCH_3$

(3) $CH_3CH_2I > CH_3CH_2Br > CH_3CH_2Cl$

【解】化合物沸点的高低与其分子间作用力有关,分子间作用力越强,沸点越高。

(1) 因 CH_3Cl 是极性分子,存在较强的偶极-偶极相互作用(取向力),而 Cl_2 和 CH_4 为非极性分子,分子间只存在较弱的色散力,但 Cl_2 的相对分子质量较 CH_4 大,所以作用力较强。因此 CH_3Cl 的沸点最高,CH_4 的沸点最低。

(2) CH_3OCH_3 不存在分子间氢键,沸点最低。CH_3CH_2OH 和 CH_3OH 存在分子间氢键,且 C_2H_5OH 的相对分子质量比 CH_3OH 大,故 C_2H_5OH 的沸点最高。

(3) 相对分子质量越大,沸点越高。

【注释】从分子极性、相对分子质量、是否存在氢键三方面考虑。当其他条件(极性、氢键)相等时,沸点随相对分子质量增大而升高。

【例 1-4】BF_3 是平面三角形几何构型,而 NF_3 却是三角锥形。试以杂化轨道理论加以说明。

【解】BF_3 中的 B 原子价电子构型为 $2s^2 2p^1$,当它与 F 化合时首先进行 sp^2 杂化,B 为等性的 sp^2 杂化,三个 sp^2 杂化轨道分别与 F 的 p 轨道中的单电子结合,形成三个 $B_{sp2}—F_p\sigma$ 键,其构型为平面三角形。

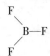

NF_3 的 N 原子外层电子构型为 $2s^2 2p^3$,在与 F 化合时首先进行 sp^3 杂化,杂化后形成四个不等性的 sp^3 杂化轨道,其中 N 的一对孤电子对占据一个 sp^3 杂化轨道,另三个 sp^3 杂化轨道分别与三个 F 的 p 轨道形成了三个 $N_{sp3}—F_p\sigma$ 键,其构型为三角锥形。

【例 1-5】与无机物相比较,为什么有机物的熔点、沸点较低,水溶性较差?

【解】无机物多为离子型化合物,离子型化合物的正、负离子以静电互相吸引,并以一定的排列方式结合成晶体,若升高温度,提供能量来克服这种静电吸引力,则化合物就可以熔解,如 NaCl 熔点为 801℃,但熔化后的正、负离子仍然相互作用,若继续升温,克服这种作用力,就可以沸腾,NaCl 的沸点为 1 413℃。

有机化合物是共价型化合物,它的单位结构是分子。化合物的气体分子凝聚成液体或固体就是分子间作用力的结果。这种分子间的作用力比离子间的静电吸引力弱得多,因此克服这种分子间的作用力的温度也就较低,一般有机化合物的熔点、沸点很少超过 300℃。

水是一种极性强、介电常数大的液体,根据"相似相溶"的一般规律,对极性强的物质,水是一种优良溶剂。而有机物是以共价键结合的分子,一般呈非极性或弱极性,所以多数难溶于水,而易溶于非极性或弱极性的有机溶剂。但是,当有机分子结构中含有极性较大的官能团时,在水中也有较大的溶解度。

【例 1 - 6】下列化合物哪些含有极性键? 标出极性方向。哪些是极性分子?

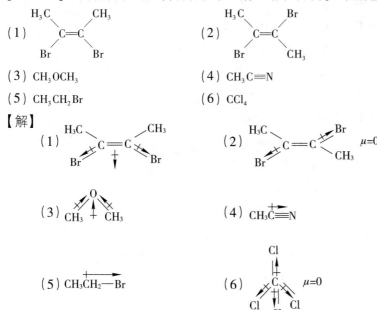

（3）CH_3OCH_3

（4）$CH_3C\equiv N$

（5）CH_3CH_2Br

（6）CCl_4

【解】

即:（1）,（3）,（4）,（5）是极性分子。

【注释】成键原子只要电负性有差异,所形成的化学键就有极性。但分子是否有极性,取决于各个键极性的矢量和。

【例 1 - 7】用箭头表示下列结构中键的极性,并指出分子的偶极矩为什么不等于 0?

（1）$Cl-\overset{\underset{\textstyle H}{|}}{\underset{\underset{\textstyle H}{|}}{C}}-Cl$ 　　（2）$H-\overset{\underset{\textstyle H}{|}}{\underset{\underset{\textstyle H}{|}}{C}}-O-H$ 　　（3）$H-\overset{\underset{\textstyle H}{|}}{\underset{\underset{\textstyle H}{|}}{C}}-O-\overset{\underset{\textstyle H}{|}}{\underset{\underset{\textstyle H}{|}}{C}}-H$

【解】

（1）$Cl\!\leftarrow\!\overset{\underset{\textstyle H}{|}}{\underset{\underset{\textstyle H}{|}}{C}}\!\rightarrow\!Cl$　$Cl-C-Cl$ 的键角约为 109°, 偶极矩矢量和不等于 0。

（2）$H-\overset{\underset{\textstyle H}{|}}{\underset{\underset{\textstyle H}{|}}{C}}\!\rightarrow\!O\!\leftarrow\!H$　$C-O-H$ 的键角约为 105°, 偶极矩矢量和不等于 0。

（3）$H-\overset{\underset{\textstyle H}{|}}{\underset{\underset{\textstyle H}{|}}{C}}\!\rightarrow\!O\!\leftarrow\!\overset{\underset{\textstyle H}{|}}{\underset{\underset{\textstyle H}{|}}{C}}-H$　$C-O-C$ 的键角约为 105°, 偶极矩矢量和不等于 0。

【注释】分子的偶极矩由各极性键的极性大小和键角决定。

【例 1 - 8】根据下列化合物中各原子的原子轨道,写出所形成的化学键类型。

（1）CH_3F　（2）$CH_3CH_2NH_2$　（3）CH_3OH　（4）$CH_3CH\!=\!CH_2$

【解】

（1）CH_3F　　　　　　　C—H　　　C_{sp3}—H_s　　σ 键

　　　　　　　　　　　　　C—F　　　C_{sp3}—F_p　　σ 键

（2）$CH_3CH_2NH_2$　　　C—H　　　C_{sp3}—H_s　　σ 键

　　　　　　　　　　　　　C—C　　　C_{sp3}—C_{sp3}　σ 键

　　　　　　　　　　　　　C—N　　　C_{sp3}—N_{sp3}　σ 键

　　　　　　　　　　　　　N—H　　　N_{sp3}—H_s　　σ 键

（3）CH_3OH　　　　　　C—H　　　C_{sp3}—H_s　　σ 键

　　　　　　　　　　　　　C—O　　　C_{sp3}—O_{sp3}　σ 键

　　　　　　　　　　　　　O—H　　　O_{sp3}—H_s　　σ 键

（4）$CH_3CH\!=\!CH_2$　　双键上的　　C—H　　C_{sp2}—H_s　　σ 键

　　　　　　　　　　　　　饱和碳上的　C—H　　C_{sp3}—H_s　　σ 键

　　　　　　　　　　　　　　　　　　　C—C　　C_{sp3}—C_{sp2}　σ 键

　　　　　　　　　　　　　　　　　　　C=C　　C_{sp2}—C_{sp2}　σ 键

　　　　　　　　　　　　　　　　　　　　　　C_p—C_p　　π 键

【例 1-9】CH_3F 的偶极矩为 $6.159 \times 10^{-30} C \cdot m$，而 CD_3F 的偶极矩为 $6.196 \times 10^{-30} C \cdot m$ 与 C—D 键相比，C—D 键的极性大小如何？

【解】C—H 键极性比 C—D 键小，即 D 的电负性比 H 小。

【注释】由分子极性大小推测键的极性大小。

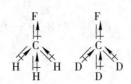

【例 1-10】在外电场的影响下，分子中的共价键发生极化，分子产生变形。请比较下列各组分子中共价键在相同电场中的极化程度。

（1）H—H　　　　　　N—N　　　　　　Cl—Cl

（2）H—Cl　　　　　　H—Br　　　　　H—I

【解】（1）极化程度：H—H < N—N < Cl—Cl

（2）极化程度：H—Cl < H—Br < H—I

【注释】共价键的极化程度与外加电场的场强和共价键电子云的弥散程度有关。外加电场越强，共价键极化程度越大；电场一定，电子云弥散程度越大，共价键极化程度越大。

【例 1-11】当 100 mL 水和 100 mL 乙醇相混时，溶液的总体积小于 200 mL，为什么？

【解】溶液体积的大小与分子间的相互作用力有关，相互作用力越大，体积越小。当乙醇与水混合后，由于水与乙醇之间形成的氢键强于这两个化合物相同分子间的氢键，所以水和乙醇分子靠得更紧密，因而体积收缩。

问题

问题 1-1 下列化合物有无偶极矩? 如有,用箭头指出分子偶极矩的方向,并指出带"＊"原子的杂化状态。

a. $H_2\overset{*}{O}$ b. $\overset{*}{C}H_3OH$ c. $CH_3\overset{*}{O}CH_3$ d. $\overset{*}{C}F_2Cl_2$ e. $\overset{*}{C}O_2$

解:

a. 有偶极矩,O_{sp^3}杂化

b. 有偶极矩,C_{sp^3}杂化

c. 有偶极矩,O_{sp^3}杂化

d. 有偶极矩,C_{sp^3}杂化

e. 无偶极矩,C_{sp}杂化

问题 1-2 $CH_2{=}CH_2$ 与 Br^+ 在一定条件下发生反应时,Br^+ 是什么试剂?

解:Br^+ 是亲电试剂。

问题 1-3 $\begin{array}{c} CH_3 \\ \diagdown \\ C{=}O \\ \diagup \\ H \end{array}$ 与 CN^- 在一定条件下发生反应时,CN^- 是什么试剂?

解:CN^- 是亲核试剂。

问题 1-4 生物活性物质谷胱甘肽广泛存在于细胞中,具有抗氧化性。是维持机体内环境稳定不可缺少的物质。指出其结构中底部画线的官能团名称。

$$H_2N-CH-CH_2-CH_2-\overset{\overset{O}{\|}}{C}-NH-CH-\overset{\overset{O}{\|}}{C}-NH-CH_2-COOH$$

$$\underset{COOH}{} \qquad \underset{CH_2SH}{}$$

解:

氨基　　　　　　　　　　酰胺键　　　酰胺键

$$H_2N-CH-CH_2-CH_2-\overset{\overset{O}{\|}}{C}-NH-CH-\overset{\overset{O}{\|}}{C}-NH-CH_2-COOH$$

COOH　　　　　　　CH₂SH　　　　　　　　　羧基

羧基　　　　　　　巯基

习题

1. σ 键和 π 键是如何形成的? 各自有何特点?

解:原子轨道沿着轨道的对称轴方向"头对头"相互重叠所形成的共价键称为 σ 键;由两个 p 轨道彼此平行"肩并肩"重叠所形成的共价键称为 π 键。σ 键和 π 键的特点归纳于表 1-1。

表 1-1　σ 键和 π 键的主要特点

	σ 键	π 键
存在	可以单独存在	不能单独存在,只与 σ 键同时存在
生成	成键轨道沿键轴重叠,重叠程度大	成键 p 轨道平行重叠,重叠程度较小

续表

	σ 键	π 键
性质	①键能较大,较稳定	①键能小,不稳定
	②电子云受核约束大,不易极化	②电子云受核约束小,易被极化
	③成键的两个原子可沿键轴自由旋转	③成键的两个原子不能沿键轴自由旋转

2. 什么是键长、键角、键能及键的解离能?

解:键长是指成键原子核间的平衡距离;键角是指两个共价键之间的夹角;当把 1 mol 双原子分子 AB(气态)的共价键断裂成 A、B 两原子(气态)时所需的能量称为 A—B 键的解离能,也就是它的键能。但对于多原子分子来说,键能与键的解离能是不同的。键的解离能数据是指解离某个特定共价键的键能。多原子分子中的同类型共价键的键能应该是各个键解离能的平均值。键能是化学键强度的主要标志之一,在一定程度上反映了键的稳定性,相同类型的键中键能越大,键越稳定。

3. 用"部分电荷"符号表示下列化合物中共价键的极性,并指出其中哪些共价键易发生异裂反应。

(1) $CH_3—CH_2—Br$　　(2) $CH_3—O—CH_3$　　(3) $CH_3—CH_2—O—H$　　(4) $CH_3\overset{\displaystyle O}{\overset{\|}{—C—}}CH_3$

解:

(1) $CH_3—\overset{\delta+}{CH_2}—\overset{\delta-}{Br}$　(2) $\overset{\delta+}{CH_3}—\overset{\delta-}{O}—\overset{\delta+}{CH_3}$　(3) $\overset{\delta+}{CH_3}—CH_2—\overset{\delta-}{O}—\overset{\delta+}{H}$　(4) $\overset{\delta+}{CH_3}—\underset{\delta+}{\overset{\overset{\textstyle O}{\|}\,\delta-}{C}}—CH_3$

其中的 C—Br,C—O,O—H,C=O 等极性键易发生异裂反应。

4. 将下列化合物的结构改写为简化式或键线式。

(1) $CH_3CHCH_2CH_2CHO$
　　　　$\overset{\displaystyle |}{CH_3}$

(2) $CH_3CH=CCH_2CH_2OH$
　　　　　　$\overset{\displaystyle |}{CH_3}$

(3)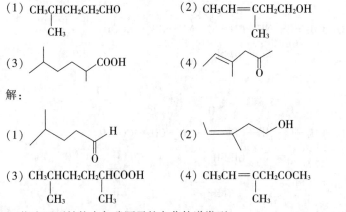

(4)

解:

(3) $CH_3CHCH_2CH_2CHCOOH$
　　　$\overset{\displaystyle |}{CH_3}$　　　$\overset{\displaystyle |}{CH_3}$

(4) $CH_3CH=CCH_2COCH_3$
　　　　　　$\overset{\displaystyle |}{CH_3}$

5. 指出下列结构中各碳原子的杂化轨道类型。

(1) $CH_3CH_2OCH_3$　　　(2) $CH_3CH=CH_2$　　　(3) $CH_3C\equiv CH$

解:

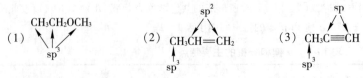

6. 键的极性和极化性有什么区别?

解:键的极性是由成键原子电负性差异引起的,是分子固有的,是永久性的;键的极化只是在外电场的影响下产生是一种暂时现象,当除去外界电场后,就又恢复到原来的状态。

7. 广谱抗菌药磺胺噻唑的结构式如下

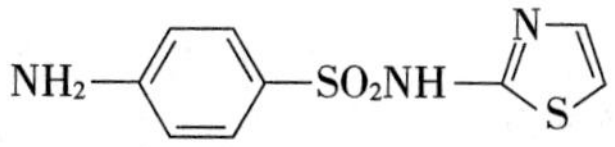

$$NH_2 —⬡— SO_2NH —\text{噻唑环}$$

指出结构式中两个环状结构部分在分类上的不同。

解:结构式中的苯环属于芳香环类,另一含 S、N 元素的环为杂环类。

（西安交通大学　许　昭　靳菊情）

第 2 章　链　烃

📖 **本章基本要求**

烷烃

- 掌握烷烃碳原子的杂化状态及结构特点、烷烃的构象异构及其产生原因。
- 掌握烷烃的普通命名法、系统命名法。
- 掌握烷烃的卤代反应及其自由基反应机理。

烯烃

- 掌握烯烃的结构特点：sp^2 杂化、π 键、$C=C$ 双键。
- 掌握烯烃的顺反异构、顺序规则及系统命名法。
- 掌握烯烃的亲电加成反应及亲电加成反应机理和氧化反应。
- 掌握烯烃自由基加成反应及其反应机理。
- 掌握诱导效应的概念：产生原因、吸电子基团、给电子基团。应用诱导效应解释碳正离子的稳定性。
- 掌握 α-H 的活泼性、α-H 的自由基取代反应及其机理。

炔烃

- 掌握炔烃的结构特点：sp 杂化、$C\equiv C$ 三键。
- 掌握炔烃的加成反应、氧化反应、端基炔的酸性及金属炔化物的生成。

二烯烃

- 了解二烯烃的分类和命名。
- 掌握共轭二烯烃的结构特点、共轭效应。
- 掌握共轭二烯烃的主要化学性质：亲电加成反应、自由基加成反应及环加成反应。

主要知识点

2.1 烷烃

2.1.1 烷烃的构象异构

烷烃中的碳原子以 sp^3 杂化轨道与另一碳原子或氢原子沿轨道对称轴方向“头对头”重叠形成 C—C σ 键和 C—H σ 键，如 CH_4，$CH_3—CH_3$。由于 σ 键可以自由旋转，所以对于 C_2 以上的烷烃，C—Cσ 键的旋转会产生不同的分子形象（原子或基团在空间的相对位置不同）。这种通过 σ 键旋转所产生的不同形象的分子，称为构象异构。可用锯架式或纽曼（Newman）投影式表示。

（1）乙烷的构象异构

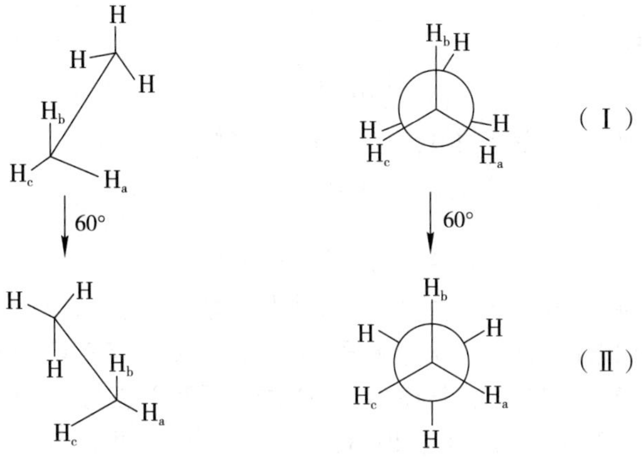

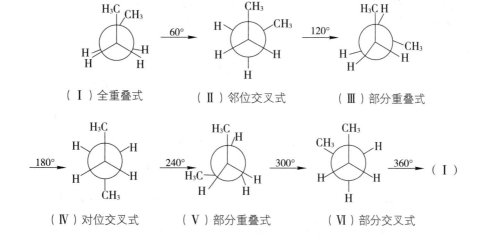

锯架式　　　　纽曼投影式

乙烷有两种极端构象：（Ⅰ）全重叠式，（Ⅱ）交叉式。在它们之间还有无数种构象。由于构象（Ⅰ）中前后两个氢处于重叠位置，距离最近，相互作用很强，所以内能高，稳定性差。而构象（Ⅱ）中两个氢距离最远，相互作用小，体系最稳定。构象异构体的能量差较小相互转化容易，所以不能分离。室温下，交叉式占优势，温度升高时，其他能量较高的构象比例增加。

（2）丁烷的构象（绕 $C_2—C_3$ 键旋转）

（Ⅰ）全重叠式　　（Ⅱ）邻位交叉式　　（Ⅲ）部分重叠式

（Ⅳ）对位交叉式　　（Ⅴ）部分重叠式　　（Ⅵ）部分交叉式

稳定性:对位交叉式 > 邻位交叉式 > 部分重叠式 > 全重叠式。

优势构象:对位交叉式。

2.1.2 烷烃的命名

(1) 普通命名法 直链烷烃依所含碳原子数目称为"某烷"。C_{10} 以下碳原子数目用天干(甲、乙、丙、丁、戊、己、庚、辛、壬、癸) 表示,C_{10} 以上用中文数字表示碳原子数目。带有 $(CH_3)_2CH$—端链时,在名称前加"异"字;具有 $(CH_3)_3C$—端链时,在名称前加"新"字。

$$CH_3(CH_2)_nCH_3 \quad (正)某烷("正"字可省略)$$

$$CH_3CH—(CH_2)_nCH_3 \quad 异某烷 \qquad CH_3—\underset{\underset{CH_3}{|}}{\overset{\overset{CH_3}{|}}{C}}—(CH_2)_n—CH_3 \quad 新某烷$$

例:$CH_3(CH_2)_9CH_3 \quad$ 正十一烷

$$CH_3CH—(CH_2)_2CH_3 \quad 异己烷 \qquad CH_3—\underset{\underset{CH_3}{|}}{\overset{\overset{CH_3}{|}}{C}}—CH_3 \quad 新戊烷$$

普通命名法只适合于直链及部分带侧链的烷烃。

(2) 碳原子类型 在烷烃分子中,根据 C,H 所处环境不同,把碳原子分为四类:只连接一个 C—C 键的碳原子称为伯碳(也称为一级碳原子,表示为 1°C);连接两个 C—C 键的碳原子称为仲碳(也称二级碳原子,2°C);连接三个 C—C 键的碳原子称为叔碳(也称三级碳原子,3°C);连接四个 C—C 键的碳原子称为季碳(也称四级碳原子,4°C)。各类碳原子上所连接的氢原子分别称为伯氢(1°H)、仲氢(2°H)、叔氢(3°H)。

例:
$$\overset{1°}{CH_3}-\overset{2°}{CH_2}-\overset{3°}{\underset{\underset{1°}{CH_3}}{CH}}-\overset{2°}{CH_2}-\overset{4°}{\underset{\underset{1°}{CH_3}}{\overset{\overset{1°}{CH_3}}{C}}}-\overset{1°}{CH_3}$$

(3) 系统命名法 系统命名法的基本要点是如何确定主碳链和取代基的位次。所谓取代基,在烷烃里就是各种烷基(烷烃失去一个氢原子后的残余部分),以 R—表示。

常见烷基结构及名称:

CH_3—	CH_3CH_2—	$CH_3CH_2CH_2$—	$CH_3CH—\atop{|\atop CH_3}$
甲基	乙基	正丙基	异丙基
(Me)	(Et)	(n-Pr)	(iso-Pr)

$CH_3(CH_2)_2CH_2$—	$CH_3CHCH_2—\atop{|\atop CH_3}$	$CH_3CH_2CH—\atop{|\atop CH_3}$	$CH_3\underset{\underset{CH_3}{|}}{\overset{\overset{CH_3}{|}}{C}}—$
正丁基	异丁基	仲丁基	叔丁基
(n-Bu)	(iso-Bu)	(sec-Bu)	(ter-Bu)

描述一个烷烃结构,实际上就是描写出主链(母体)和支链(烷基)的具体情况。命名步骤

如下：

① 选择连续的最长碳链为主链，以主链碳原子数目作为母体烷烃，称为"某烷"，若有等长碳链，应选择含取代基多的碳链为主链。

② 从距取代基近的一端开始，依次用 1，2，3，4… 对主链编号，若有选择，应使其他取代基位次尽可能小。将取代基的位次与名称写在主链名称前面，位次和名称之间用半字线连接。相同取代基合并，并在取代基名前用二、三等数字表示取代基的数目。例如：

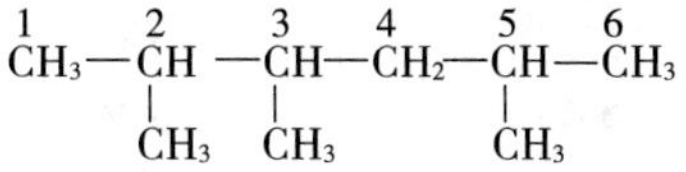

$$\overset{1}{CH_3}-\overset{2}{CH}-\overset{3}{CH}-\overset{4}{CH_2}-\overset{5}{CH}-\overset{6}{CH_3}$$

$$\begin{matrix} & CH_3 & CH_3 & & CH_3 \end{matrix}$$

2,3,5 – 三甲基己烷

③ 若连接不同的取代基，在遵守以上规则的前提下，若有选择，根据 2017 年有机化合物命名原则按"取代基英文字母顺序后列出"原则编号。例如：

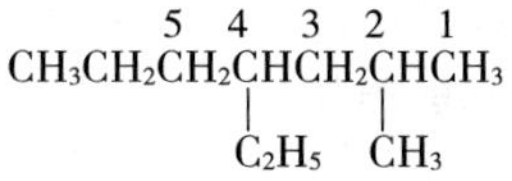

$$CH_3CH_2CH_2\overset{5}{\underset{}{C}}H\overset{4}{\underset{C_2H_5}{C}}H\overset{3}{\underset{}{C}}H_2\overset{2}{\underset{CH_3}{C}}H\overset{1}{C}H_3$$ 4–乙基–2–甲基庚烷

2.1.3 化学性质

烷烃分子只含 C—C σ 键和 C—H σ 键，一般比较稳定。但稳定是相对的，这种 σ 键在一定条件下（如热、光和催化剂的影响下）也可发生键的均裂，产生自由基中间体，自由基卤代反应是烷烃的典型反应。

（1）卤代反应　烷烃分子中的氢原子被卤原子取代的反应称为卤代反应。

$$RH + X_2 \xrightarrow[\text{或}\triangle]{h\nu} RX + HX \qquad 例如：CH_4 + Cl_2 \xrightarrow{h\nu} CH_3Cl + HCl$$

反应活性：$F_2 \gg Cl_2 > Br_2$（F_2 活性很高，可发生爆炸性反应，I_2 几乎不发生反应）。

（2）反应历程——自由基连锁反应　自由基连锁反应经历以下三个阶段。

① 链引发阶段（产生自由基）：

$$Cl_2 \xrightarrow{h\nu} Cl\cdot + Cl\cdot$$

② 链传递阶段（形成产物）：

$$Cl\cdot + CH_4 \longrightarrow CH_3\cdot + HCl$$

$$CH_3\cdot + Cl_2 \longrightarrow CH_3Cl + Cl\cdot$$

$$Cl\cdot + CH_3Cl \longrightarrow CH_2Cl\cdot + HCl$$

$$CH_2Cl\cdot + Cl_2 \longrightarrow CH_2Cl_2 + Cl\cdot$$

最终产物也有 $CHCl_3$ 等，故经历此过程得到的是混合物。

③ 链终止阶段（反应终止）：

$$CH_3\cdot + CH_3\cdot \longrightarrow CH_3—CH_3$$

$$CH_3\cdot + Cl\cdot \longrightarrow CH_3Cl$$

$$Cl\cdot + Cl\cdot \longrightarrow Cl_2$$

（3）其他烷烃卤代　当含有不同类型氢的烷烃卤代时，所得产物的比例与概率因素（H 原子数目）、各类 H 的活泼性及 X_2 的活泼性有关。例如：

① $CH_3CH_2CH_3 + Cl_2 \xrightarrow[25℃]{hv} CH_3CH_2CH_2Cl + CH_3\underset{\underset{Cl}{|}}{CH}CH_3$

　　　　　　　　　　　　　　　　　　45%　　　　55%

② $CH_3-\underset{\underset{CH_3}{|}}{CH}-CH_3 + Cl \xrightarrow[25℃]{hv} CH_3-\underset{\underset{CH_3}{|}}{CH}-CH_2Cl + CH_3-\underset{\underset{Cl}{|}}{\overset{\overset{CH_3}{|}}{C}}-CH_3$

　　　　　　　　　　　　　　　　　　　64%　　　　　　36%

③ $CH_3CH_2CH_3 + Br_2 \xrightarrow[25℃]{hv} CH_3CH_2CH_2Br + CH_3\underset{\underset{Br}{|}}{CH}CH_3$

　　　　　　　　　　　　　　　　　　3%　　　　　97%

各级氢相对反应活性比 = 卤代产率比/氢原子数目比。

自由基的稳定性与键的解离能有关,一些键的解离能如下:

$H_3C-H \longrightarrow CH_3\cdot \quad + \quad \cdot H \quad E_d = 423.0 \text{ kJ} \cdot \text{mol}^{-1}$

$CH_3CH_2-H \longrightarrow CH_3CH_2\cdot \quad + \quad \cdot H \quad E_d = 410.3 \text{ kJ} \cdot \text{mol}^{-1}$

$(CH_3)_2CH-H \longrightarrow (CH_3)_2CH\cdot \quad + \quad \cdot H \quad E_d = 397.7 \text{ kJ} \cdot \text{mol}^{-1}$

$(CH_3)_3C-H \longrightarrow (CH_3)_3C\cdot \quad + \quad \cdot H \quad E_d = 389.4 \text{ kJ} \cdot \text{mol}^{-1}$

产物中都有相同的氢原子,自由基的能量与解离能 E_d 相关联。所以,烃自由基的稳定顺序为:

$$3°R\cdot > 2°R\cdot > 1°R\cdot > \cdot CH_3$$

和不同氢的卤代活性顺序是一致的:

$$3°H > 2°H > 1°H > H_3C-H$$

在这里比较自由基的稳定性时,对于每个自由基的能量基准是形成该自由基的烷烃,把这些烃的能量看成近似相等。

中间体自由基的稳定性,与形成自由基的过渡态的稳定性是一致的,这是因为过渡态的结构已孕育着中间体的某种结构,亦即稳定的自由基,其过渡态也稳定,活化能低,形成自由基的速率快。

2.2 烯烃

2.2.1 烯烃的结构和异构

结构中含有 C=C 双键,分子通式为 C_nH_{2n} 的化合物称为烯烃。烯烃比同碳数的烷烃少两个氢原子,属于不饱和烃。组成双键的两个碳原子为 sp^2 杂化。两个 sp^2 杂化的碳原子各用一个 sp^2 杂化轨道相互重叠形成 C—C σ 键,每个碳上剩余的两个 sp^2 杂化轨道分别与其他原子结合形成 σ 键,五个 σ 键在同一个平面上。而每个碳上未杂化的 p 轨道相互平行重叠,形成 π 键。所以双键由一个 σ 键和一个 π 键组成。π 键不能自由旋转,所以当双键碳上分别连有不同的基团时,产生顺反异构。

烯烃的 σ 键与 π 键:

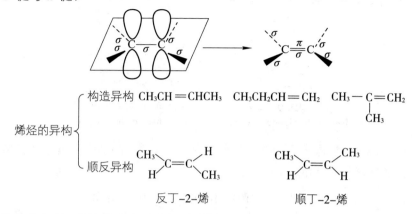

烯烃的异构 构造异构 $CH_3CH = CHCH_3$ $CH_3CH_2CH = CH_2$ $CH_3 - C = CH_2$ （CH_3）

顺反异构

反丁-2-烯　　　　　顺丁-2-烯

顺反异构产生条件:①结构中存在限制旋转的因素(π 键或环,必要条件)。②双键碳上分别连有不同的基团(充分条件)。

即在 $\underset{d}{\overset{a}{C}} = \underset{e}{\overset{b}{C}}$ 中,当 $a \neq d, b \neq e$ 时存在顺反异构。

2.2.2　烯烃的命名

烯烃系统命名法的基本原则如下:

(1) 选择主链,确定母体　选择最长碳链作主链,依主碳链所含碳原子数命名为某烃,十个碳原子以上的烯烃用小写中文数字,加"碳烯"命名。英文名称以"-ene"作词尾。

$CH_3 - CH_2 - \underset{\underset{CH_2}{\|}}{C} - CH_2 - CH_2 - CH_2 - CH_3$

3-甲亚基庚烷

3-methylideneheptane

4-乙炔基-5-乙烯基辛-4-烯

4-ethynyl-5-vinyloct-4-ene

(2) 主碳链编号,确定双键和取代基的位置　从靠近双键的一端开始,若双键居于主碳链中央,则从靠近取代基的一端开始。双键的位次以两个双键碳原子中编号较小的表示。

(3) 双键的位次写在"烯"前,用半字线"-"隔开,再将取代基的位次、数目及名称写在双键位次之前,取代基排列按照其英文名称的首字母顺序排列。例如:

$CH_3CH_2CH = CHCH_2CH_2CH_3$

庚-3-烯

hept-3-ene

$CH_3CH = CH(CH_2)_{14}CH_3$

十八碳-2-烯

octadec-2-ene

$CH_3CH_2C = CHCH_3$ （CH_2CH_3）

3-乙基戊-2-烯

3-ethylpent-2-ene

$\underset{\underset{CH_3}{\|}}{CH_3CHCH} = \underset{\underset{CH_3}{\|}}{C}CH_2CH_3$

2-4-二甲基己-3-烯

2,4-dimethylhex-3-ene

$CH_3CH_2C = \underset{\underset{CH_2CH_3}{\|}}{C}CH_2\underset{\underset{CH_3}{\|}}{CH}CH_3$

4-乙基-3,6-二甲基庚-3-烯

4-thyl-3,6-dimethylhept-3-ene

（4）取代环烯的编号　将双键碳原子编号为 1 和 2,并使取代基具有尽可能小的位次。例如：

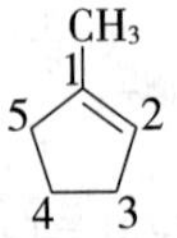

1-甲基环戊-1-烯
1-methylcyclopent-1-ene

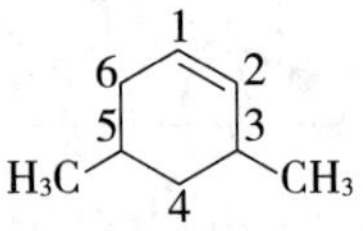

3,5-二甲基环己-1-烯
3,5-dimethylcyclohex-1-ene

烯烃分子中去掉一个氢原子后所剩余的部分称烯基。命名烯基时,编号从游离价所在的碳原子开始。常见的烯基如下所示：

$$CH_2{=}CH^- \qquad CH_2{=}CHCH_2^- \qquad CH_3{-}CH{=}CH^-$$

乙烯基　　　　烯丙基(2 - 丙烯基)　　　1 - 丙烯基

vinyl(ethenyl)　allyl(2 - propenyl)　　　1 - propenyl

（5）异构体的命名　对于一些简单烯烃,可用词头"顺"(*cis*)、"反"(*trans*)表示,但对于比较复杂的烯烃,IUPAC 命名法以(*Z*)、(*E*)为词头表示(德语 Zusammen,意为"在一起",指同侧;Entgegen,意为"相反",指异侧)。

顺 - 反命名法:相同基团在双键的同一侧称为顺式,相同基团在双键的异侧称为反式。例如：

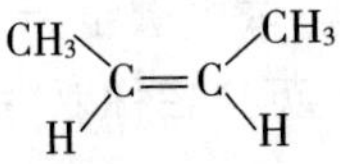

顺丁-2-烯 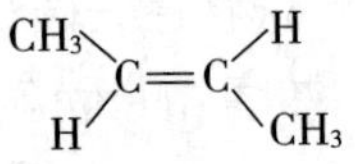　　　　　反丁-2-烯

Z – E 命名法:按"次序规则"比较每个双键碳上所连两个基团的大小顺序。若一个碳上较大的基团与另一个碳上较大基团处于双键的同一侧,称为 **Z** 型;若两个较大基团处于双键的异侧,则称为 **E** 型。即若 a > d,b > e,则

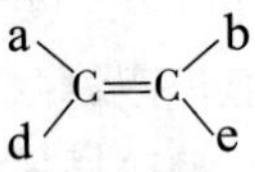

*Z*型 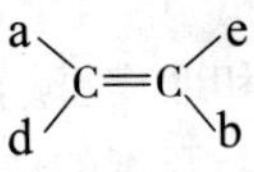　　　　　　　*E*型

次序规则:将各种取代基按先后顺序排列的规则。

① 首先比较与双键直接相连原子的原子序数,原子序数大者为"较优"基团(较大基团)。如 O 的原子序数 >C,所以—OH > —CH_3。同位素中,质量大者优先,如 D > H。

② 当相连的第一个原子相同时,就外推比较与该原子所连的原子,若还是相同,继续外推。例如,—CH_2OH 和—CH_2Cl,第一个原子都是 C,就外推比较与 C 所连原子,—CH_2OH 中与 C 所连原子为 O,H 和 H,而—CH_2Cl 中与 C 所连原子为 Cl,H 和 H,因 Cl 的原子序数大于 O,故—CH_2Cl > —CH_2OH。

③ 取代基中有重键时,可将其看作连接两个或三个相同原子。例如：

$$-CH{=}CH_2 \qquad 等于 \qquad -CH{-}CH_2$$
$$\qquad\qquad\qquad\qquad (C)\ \ (C)$$

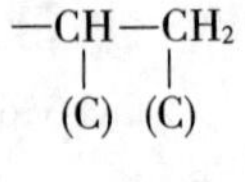

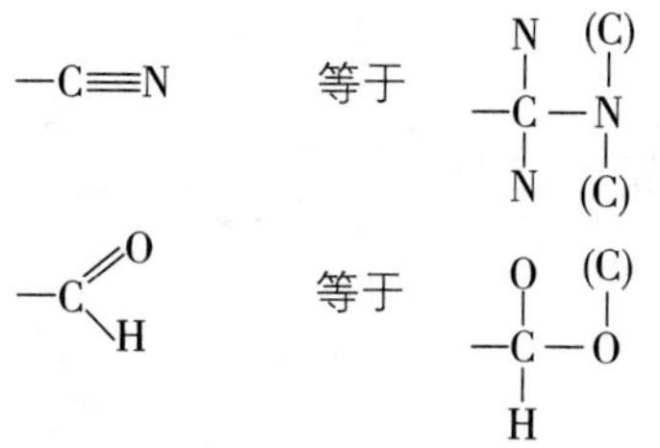

$$-C\equiv N \qquad 等于 \qquad \begin{array}{c} N\ (C) \\ | \\ -C-N \\ | \\ N\ (C) \end{array}$$

$$\begin{array}{c} O \\ \| \\ -C \\ | \\ H \end{array} \qquad 等于 \qquad \begin{array}{c} O\ (C) \\ | \\ -C-O \\ | \\ H \end{array}$$

2.2.3 烯烃的化学反应

烯烃与烷烃所不同的是烯烃中含有 π 键。由于 π 键电子云分布于键轴上下,受原子核的束缚力弱,易受反应试剂的进攻,结果 π 键破裂,形成两个 σ 键,发生典型的加成反应。

（1）加成反应

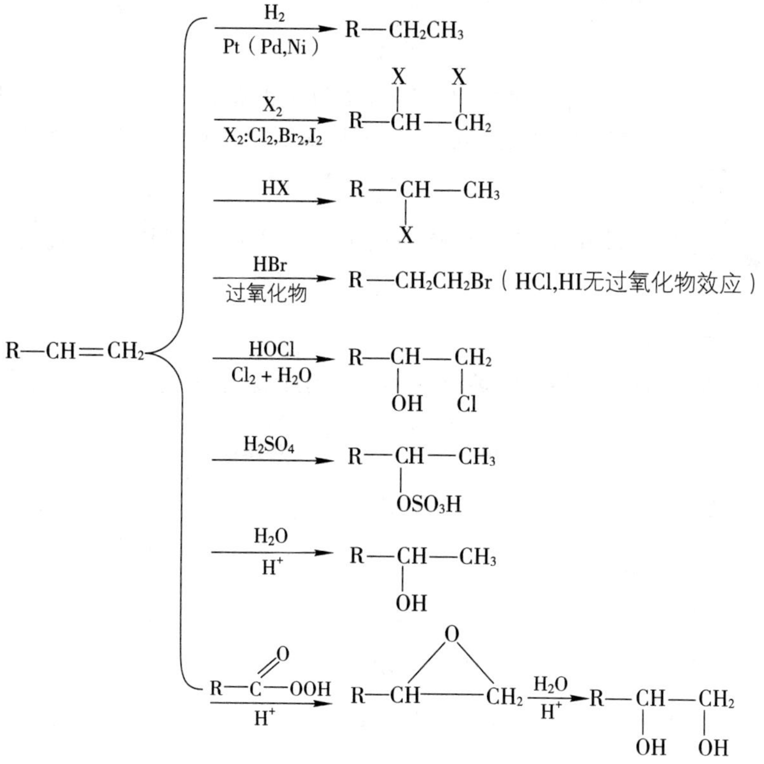

R—CH=CH₂

$\xrightarrow[Pt（Pd,Ni）]{H_2}$ R—CH₂CH₃

$\xrightarrow[X_2:Cl_2,Br_2,I_2]{X_2}$ R—CH(X)—CH₂(X)

$\xrightarrow{HX}$ R—CH(X)—CH₃

$\xrightarrow[过氧化物]{HBr}$ R—CH₂CH₂Br（HCl,HI无过氧化物效应）

$\xrightarrow[Cl_2+H_2O]{HOCl}$ R—CH(OH)—CH₂(Cl)

$\xrightarrow{H_2SO_4}$ R—CH(OSO₃H)—CH₃

$\xrightarrow[H^+]{H_2O}$ R—CH(OH)—CH₃

$\xrightarrow[H^+]{R-C(=O)-OOH}$ R—CH—O—CH₂（环氧）$\xrightarrow[H^+]{H_2O}$ R—CH(OH)—CH₂(OH)

利用烯烃的亲电加成反应,可以鉴别双键的存在,同时还可以制备卤代烃。

马尔可夫尼可夫（V. V. Markovnikov）规则（简称马氏规则）:当不对称烯烃和不对称试剂加成时,不对称试剂中负电荷一端总是和含氢较少的双键碳连接,正电荷一端（一般是 H⁺）主要与含氢较多的双键碳原子连接。即:

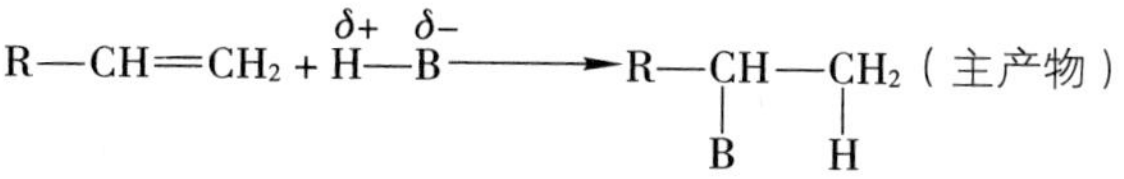

$$R—CH{=}CH_2 + \overset{\delta+}{H}{-}\overset{\delta-}{B} \longrightarrow R—CH(B)—CH_2(H)（主产物）$$

亲电加成反应机理:

C=C 双键的加成反应是由 π 电子作为 Lewis 碱与缺电子的试剂（Lewis 酸）作用引起的。缺电子的试剂称为亲电试剂。这种由亲电试剂进攻底物（烯烃）所引起的加成反应称为亲电加成。亲电加成分两步进行:

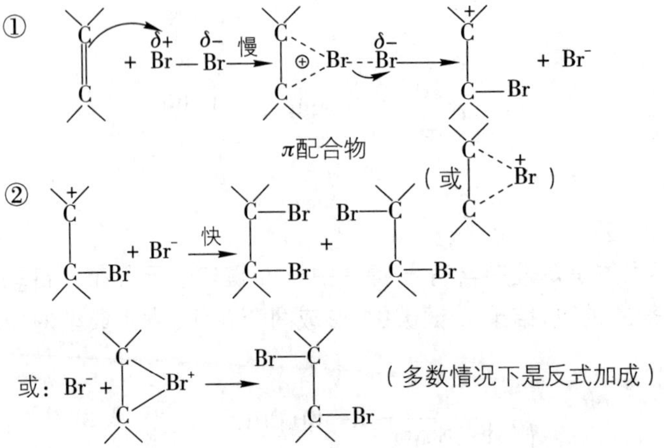

反应是由试剂中缺电子的一端向 C═C 进攻，生成碳正离子中间体。此步较慢，决定反应速率。不对称烯烃与不对称试剂的加成方向，由中间体碳正离子（R^+）的相对稳定性决定。R^+ 为 sp^2 杂化状态（ ），各级 R^+ 的稳定性顺序是 $3°R^+ > 2°R^+ > 1°R^+ > CH_3^+$。

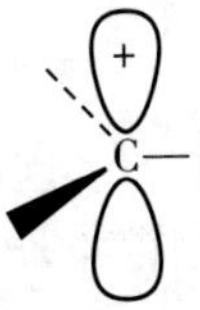

自由基加成反应机理：

在过氧化物存在时，HBr 与不对称烯烃发生自由基加成，主要得到反马氏规则加成产物。

$$RCH{=}CH_2 + HBr \xrightarrow{\text{过氧化物}} RCH_2CH_2Br$$

反应分三个阶段进行：

链引发：$ROOR \longrightarrow 2RO\cdot$

$RO\cdot + HBr \longrightarrow ROH + Br\cdot$（产生自由基）

链增长：$RCH{=}CH_2 + Br\cdot \longrightarrow R{-}\dot{C}H{-}CH_2Br$

$R\dot{C}HCH_2Br + HBr \longrightarrow RCH_2CH_2Br + Br\cdot$

链终止：$Br\cdot + Br\cdot \longrightarrow Br_2$

$$2R\dot{C}HCH_2Br \longrightarrow \begin{matrix} R{-}CH{-}CH_2Br \\ | \\ R{-}CH{-}CH_2Br \end{matrix}$$

$$R\dot{C}HCH_2Br + Br\cdot \longrightarrow \begin{matrix} R{-}CH{-}CH_2Br \\ | \\ Br \end{matrix}$$

因自由基的稳定顺序是 $3°R\cdot > 2°R\cdot > 1°R\cdot$，所以在链增长的第一步，$Br\cdot$ 进攻含氢较多的双键碳，以生成比较稳定的 $2°R\cdot$ 或 $3°R\cdot$ 中间体，结果得到反马氏规则加成产物。

（2）氧化反应

$$\diagdown C = C \diagup \begin{cases} \xrightarrow[\text{室温}]{\text{稀}KMnO_4} \quad \overset{\mid}{\underset{HO}{C}} - \overset{\mid}{\underset{OH}{C}} + MnO_2\downarrow \text{（鉴别双键）} \\[3mm] \xrightarrow{O_3} \quad \overset{\text{（推断结构）}}{} \end{cases}$$

$$R-CH=CH_2 \xrightarrow[H^+,\triangle]{KMnO_4} RCOOH + CO_2$$

$$\overset{R}{\underset{R}{C}}=CHR \xrightarrow[H^+,\triangle]{KMnO_4} \overset{R}{\underset{R}{C}}=O + RCOOH$$

（3）α－H 活泼性　由于受 C＝C 双键影响，使得与 C＝C 双键直接相连的碳原子（α－C）上的氢变得比较活泼，在加热或光照条件下易发生自由基卤代。

$$R-CH_2-CH=CH_2 \begin{cases} \xrightarrow[\triangle]{X_2（Cl_2,\ Br_2）} R-\overset{\mid}{\underset{X}{CH}}-CH=CH_2 \\[5mm] \text{（NBS）} \xrightarrow{} R-\overset{\mid}{\underset{Br}{CH}}CH=CH_2 \end{cases}$$

反应历程：

① 链引发：$X_2 \xrightarrow{\triangle} X\cdot + X\cdot$

② 链增长：$R-CH_2-CH=CH_2 + X\cdot \longrightarrow R-\overset{\cdot}{C}H-CH=CH_2 + HX$

$\qquad\qquad R-\overset{\cdot}{C}H-CH=CH_2 + X_2 \longrightarrow R-\overset{\mid}{\underset{X}{CH}}-CH=CH_2 + X\cdot$

$\qquad\qquad\vdots$

③ 链终止：$X\cdot + X\cdot \xrightarrow{\triangle} X_2$

$\qquad\qquad R-\overset{\cdot}{C}H-CH=CH_2 + X\cdot \longrightarrow R-\overset{\mid}{\underset{X}{CH}}-CH=CH_2$

$\qquad\qquad\vdots$

此反应的主要特点是形成了稳定的烯丙型自由基中间体，反应极易发生。

（4）诱导效应　分子中由于成键原子电负性不同，导致分子中电子云密度分布发生改变，并通过静电诱导沿分子链传递，这种通过静电诱导传递的电性效应称为诱导效应（inductive effect, I 效应）。

$$CH_3CH_2 \overset{\delta\delta\delta+}{\longrightarrow} CH_2 \overset{\delta\delta+}{\longrightarrow} CH_2 \overset{\delta+}{\longrightarrow} \overset{\delta-}{Cl}$$

I 效应的大小及方向一般以 C—H 键作为比较标准。若电负性 X > H > Y,则 X 为吸电子基团,用 $-I$ 表示吸电子作用;Y 为给电子基团,用 $+I$ 表示。

$$-\overset{|}{\underset{|}{C}} \overset{\delta+ \quad \delta-}{\longrightarrow} X \qquad H-\overset{|}{\underset{|}{C}}-H \qquad -\overset{|}{\underset{|}{C}} \overset{\delta- \quad \delta+}{\longleftarrow} Y$$

$$-I \qquad\qquad\qquad +I$$

"$\longrightarrow$"表示电子偏转方向。常见基团的电负性大小顺序如下:

$$—F > —Cl > —Br > —OCH_3 > —NHCOCH_3 > —C_6H_5 > —CH{=}CH_2 > —H > —CH_3 > —C_2H_5 > —CH(CH_3)_2$$
$$> —CH(CH_3)_3$$

H 前面的为吸电子基团,具有吸电子的诱导效应,用 $-I$ 表示,电负性越大,$-I$ 效应越强;H 后面的为给电子基团,具有给电子的诱导效应,用 $+I$ 表示,电负性越小,$+I$ 效应越强。随着距离增长,I 效应迅速减弱(一般传递三个 σ 键)。

2.3 炔烃

2.3.1 炔烃的结构

炔烃分子中含有 C≡C 三键,三键碳原子是以 sp 杂化轨道参与成键。每个碳上的一个 sp 杂化轨道相互重叠形成一个 C—C σ 键,另一个 sp 杂化轨道与氢原子或其他基团形成 σ 键。每个 sp 杂化的碳原子上还剩余两个未杂化的 p 轨道,四个 p 轨道两两平行重叠,形成两个 π 键,所以 C≡C 三键是由两个 π 键和一个 σ 键组成的。三键与相邻 σ 键的夹角为 180°。乙炔的 σ 键与 π 键(图 2 – 1)。

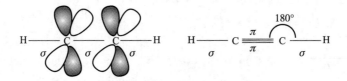

图 2 – 1 乙炔结构示意图

2.3.2 命名

炔烃的系统命名原则与烯烃相同。但当结构中既含有双键,又含有三键时称为"某烯炔"。编号时应首先考虑使双、三键位次和最小,若有选择余地,应给双键以较小编号。主碳链名称列出顺序为:双键位次 – 某烯 – 三键位次 – 炔。若含有侧链,将取代基位次、名称置于主碳链名称之前。

2.3.3 主要化学反应

三键是炔烃的官能团,与烯烃的相同之处在于二者都含有 π 键,可发生加成反应。但是,由于三键碳原子是 sp 杂化状态,电负性比 sp^2 杂化状态的碳原子大,保留电子能力强,所以三键 π 电子给电子能力弱,亲电加成反应活性比烯烃要低。同样由于 C_{sp} 电负性大,所以与三键直接相连的氢原子具有一定酸性。

(1)加成反应

$$R-C\equiv CH \begin{cases} \xrightarrow{X_2} R-\overset{\overset{X}{|}}{C}=\overset{\overset{X}{|}}{C}H \xrightarrow{X_2} R-CX_2-CHX_2 \\ \xrightarrow{HX} R-\overset{\overset{X}{|}}{C}=CH_2 \xrightarrow{HX} R-CX_2CH_3 \\ \xrightarrow[HgSO_4,H_2SO_4]{H_2O} R-\overset{\overset{OH}{|}}{C}=CH_2 \rightleftharpoons R-\overset{\overset{}{\underset{O}{\parallel}}}{C}-CH_3 \\ \xrightarrow[ROOR]{HBr} R-\overset{\overset{}{\underset{H}{|}}}{C}=\overset{\overset{}{\underset{Br}{|}}}{C}H \\ \xrightarrow{HCN} R-\overset{}{\underset{CN}{|}}C=CH_2 \end{cases}$$

$$R-C\equiv CH + 2H_2 \xrightarrow[(\text{或Pd,Ni})]{Pt} R-CH_2CH_3$$

$$R-C\equiv C-R' \begin{cases} \xrightarrow[-33℃]{\overset{H_2}{Na/\text{液氨}}} \overset{R}{\underset{H}{}}C=C\overset{H}{\underset{R'}{}} \quad \text{反式} \\ \xrightarrow[\text{喹啉}]{\overset{H_2}{Pd/BaSO_4}} \overset{R}{\underset{H}{}}C=C\overset{R'}{\underset{H}{}} \quad \text{顺式} \end{cases}$$

（2）氧化反应

$$RC\equiv CR' \xrightarrow[H^+]{KMnO_4,\ H_2O} RCOOH + R'COOH$$

$$RC\equiv CH \xrightarrow[H^+]{KMnO_4,\ H_2O} RCOOH + CO_2$$

（3）聚合反应

$$3HC\equiv CH \xrightarrow[60\sim70℃]{[(C_6H_5)_3PNi(Co)_2]} \bigcirc$$

$$2HC\equiv CH \xrightarrow[NH_4Cl]{Cu_2Cl_2} CH_2=CH-C\equiv CH$$

（4）金属炔化物的生成及其应用

$$R-C\equiv CH \xrightarrow{NaNH_2} R-C\equiv CNa \xrightarrow{R'X} R-C\equiv C-R' \ (\text{有机合成中增长碳链})$$

$$HC\equiv CH \xrightarrow{NaNH_2} NaC\equiv CH \xrightarrow{NaNH_2} NaC\equiv CNa \xrightarrow{2RX} R-C\equiv C-R$$
$$(\text{有机合成中增长碳链})$$

$$R-C\equiv C-H \begin{cases} \xrightarrow{Ag(NH_3)_2NO_3} R-C\equiv CAg\downarrow \xrightarrow{HNO_3} R-C\equiv CH + Ag^+ \\ \xrightarrow{Cu(NH_3)_2Cl} R-C\equiv CCu\downarrow \ (\text{鉴别端基炔}) \\ \xrightarrow{R'MgX} R-C\equiv CMgX + R'H \ (\text{有机合成}) \end{cases}$$

23

2.4 二烯烃

2.4.1 二烯烃的分类与命名

（1）分类 根据二烯烃中两个双键的相对位置，可以分为三类。

① 聚集二烯烃 $-\overset{|}{C}=C=\overset{|}{C}-$，两个双键共用一个碳原子，即双键聚集在一起。例如，丙二烯，$CH_2=C=CH_2$。

② 共轭二烯烃 $-\overset{|}{C}=\overset{|}{C}-\overset{|}{C}=\overset{|}{C}-$，两个双键之间间隔一个单键，即单、双键交替排列。例如，丁 - 1,3 - 二烯，$CH_2=CH—CH=CH_2$。

③ 隔离二烯烃 $-\overset{|}{C}=\overset{|}{C}-(\overset{|}{C})_n-\overset{|}{C}=\overset{|}{C}-$，两个双键之间间隔两个或多个单键。例如，己 - 1,5 - 二烯，$CH_2=CH—CH_2—CH_2—CH=CH_2$。

（2）命名 选择含有两个双键在内的最长碳链为主链，根据主碳链上碳原子数目，称为某二烯。从距双键近的一端开始编号，将双键位次置于某二烯前面。若有顺反异构，用 Z，E（或顺、反）标明构型。

具有聚集二烯骨架的化合物不多。隔离二烯烃的性质与单烯类似。而共轭二烯烃中两个双键相互影响，性质独特。

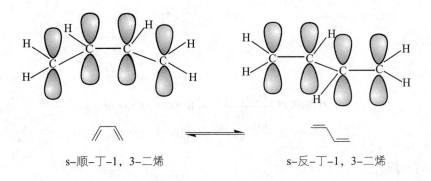

s–顺–丁–1，3–二烯   s–反–丁–1，3–二烯

图 2-2 丁 - 1,3 - 二烯的结构

图 2 - 2 中 s - 顺与 s - 反是由中间"单键"（single bond）旋转所产生的构象异构。丁 - 1,3 - 二烯中的四个碳原子均是 sp^2 杂化，各有一个 p 轨道，垂直于 σ 键骨架所在平面，p 轨道平行重叠，在 C_1 和 C_2 及 C_3 和 C_4 之间形成两个 π 键，但 C_2 和 C_3 之间的 p 轨道也有一定程度的重叠，所以 C_2 和 C_3 之间不是一个单纯的 σ 键，而是具有部分双键的性质。这样重叠的结果把整个 π 体系连在了一起，因此在这个共轭体系中形成了大 π 键。π 键上的电子不再局限于某两个原子之间，而是发生了离域，在整个共轭的大 π 键体系中运动。电子的离域使分子能量降低，体系稳定。

2.4.2 共轭效应

在共轭体系中，由于轨道的相互交盖，产生电子离域，导致共轭体系中电子云密度分布发生变化，对分子的理化性质所产生的影响称为共轭效应。共轭效应发生在共轭体系中，常见的共轭体系有以下几种类型：

π – π 共轭体系：

（单键两侧为两个 π 键）

$$CH_2=CH-CH=CH-CH=CH_2$$

$$CH_2=CH-CH=CH-CH=O$$

p – π 共轭体系：

（单键一侧为 π 键，另一侧为 p 轨道）

$$CH_2=CH-\overset{..}{\underset{..}{Cl}}$$

$$CH_2=CH-\overset{.}{CH_2}$$

σ – π 共轭体系：

（单键一侧为 π 键，另一侧为 C—Hσ 键）

$$CH_2=CH-\overset{H}{\underset{H}{C}}-H$$

共轭体系特点：（1）键长平均化；

（2）轨道交盖电子离域，形成离域大 π 键；

（3）体系内能低，稳定性高。

2.4.3 共轭二烯的主要反应

（1）亲电加成反应

$$CH_2=CH-CH=CH_2 \begin{cases} \xrightarrow{HBr} CH_3\overset{Br}{\underset{|}{CH}}CH=CH_2 + CH_3CH=CH-CH_2Br \\ \xrightarrow{Br_2} \underset{\underset{Br}{|}}{CH_2}-\underset{\underset{Br}{|}}{CH}-CH=CH_2 + \underset{\underset{Br}{|}}{CH_2}=CH-\underset{\underset{Br}{|}}{CH}CH_2 \end{cases}$$

$$\text{1，2-加成} \qquad \text{1，4-加成}$$

共轭二烯亲电加成时，有两种方式：一是加在相邻的双键碳原子上，称为 1,2 – 加成；另一种是加在共轭体系的两端碳原子上，称为 1,4 – 加成，也称为共轭加成。随反应条件的改变（如温度、溶剂等），两种产物的比例会有所改变。

（2）自由基加成

$$\overset{1}{CH_2}=CH-CH=\overset{4}{CH_2} + n(\overset{1}{CH_2}=CH-CH=\overset{4}{CH_2}) + \overset{1}{CH_2}=CH-CH=\overset{4}{CH_2} \xrightarrow[\text{1,4-聚合}]{\text{自由基引发剂}}$$

$$-CH_2-CH=CH-CH_2-(CH_2-CH=CH-CH_2)_n-CH_2-CH=CH-CH_2-$$

共轭二烯在自由基引发剂的作用下发生自身聚合（自身的共轭加成），生成高分子长链化合物。此聚合反应是合成橡胶的基础。

💡 **典型例题剖析•**

【例 2 – 1】画出下列化合物优势构象的纽曼投影式。

（1）1,2 – 二氯乙烷 　　　　　（2）2,3 – 二溴丁烷

【解】

25

【注释】构象异构是通过 C—C σ 键旋转所产生的分子的不同形象,可以由某一个构象开始,沿着一个方向,每次旋转 $60°$,即可得其他典型构象。其中相同的、较大的基团距离最远的构象是优势构象,即全交叉式为优势构象。

【例 2 - 2】用系统命名法命名下列化合物。

（1）$(CH_3)_3C—CH_2—\underset{\underset{CH_3}{|}}{CH}—CH(CH_3)_2$

（2）$CH_3CH_2—\underset{\underset{CH_3}{|}}{CH}—CH_2—\underset{\underset{CH_3}{|}}{CH}—\underset{\underset{C_2H_5}{|}}{CH}—CH_2—CH_3$

【解】（1）2,2,4,5 – 四甲基己烷

（2）4,6 – 二甲基 – 3 – 乙基辛烷

【注释】按原则 5 选择主碳链,从距离取代基近的一端开始编号,尽可能使其他取代基位次小为原则。

【例 2 - 3】按要求写出戊烷的结构式。

（1）一元卤代产物只有三种

（2）一元卤代产物只有四种

（3）一元卤代产物只有一种

【解】（1）$CH_3—CH_2—CH_2—CH_2—CH_3$（三种一卤代产物）

（2）$CH_3—\underset{\underset{CH_3}{|}}{CH}—CH_2—CH_3$（四种一卤代产物）

（3）$CH_3—\underset{\underset{CH_3}{|}}{\overset{\overset{CH_3}{|}}{C}}—CH_3$（一种一卤代产物）

【注释】主要是分析氢的种类。

【例 2 - 4】2 - 甲基丁烷的一溴代产物可能有几种? 有无一种异构体占优势,为什么?

【解】

$CH_3—\underset{\underset{CH_3}{|}}{CH}—CH_2—CH_3 \xrightarrow[\triangle]{Br_2} CH_3—\underset{\underset{CH_3}{|}}{CH}—CH_2—CH_2Br + CH_3—\underset{\underset{CH_3}{|}}{CH}—\underset{\underset{Br}{|}}{CH}—CH_3 +$

$\underset{\underset{CH_3}{|}}{\overset{\overset{CH_2Br}{|}}{CH}}—CH_2—CH_3 + CH_3—\underset{\underset{CH_3}{|}}{\overset{\overset{Br}{|}}{C}}—CH_2—CH_3$

4 种,其中 $3°H$ 溴代产物占优势,因为氢的卤代反应活性:$3°H > 2°H > 1°H$。

【注释】首先分析有几种类型的氢,由氢的类型即可得知溴代产物类型。其次考虑溴代反应中产物的比例主要取决于氢的活泼性。$3°H$ 反应活性高,所以溴主要选择高活性的 $3°H$ 取代,得到相应的溴代产物占优势。

【例 2 - 5】下列卤代反应结果是否与 R·稳定顺序矛盾? 如何解释?

$CH_3—\underset{\underset{CH_3}{|}}{CH}—CH_2—CH_3 \xrightarrow[300℃]{Cl_2} CH_3—\underset{\underset{CH_2Cl}{|}}{\overset{\overset{H}{|}}{C}}—CH_2—CH_3 \qquad 34\% ①$

$$CH_3-\overset{\underset{\displaystyle CH_3}{|}}{CH}-\overset{\underset{\displaystyle}{\overset{\displaystyle Cl}{|}}}{CH}-CH_3 \qquad 28\% \ ②$$

$$CH_3-\overset{\underset{\displaystyle CH_3}{|}}{CH}-CH_2-CH_2Cl \quad 16\% \ ③$$

$$CH_3-\overset{\underset{\displaystyle CH_3}{|}}{\overset{\displaystyle\overset{Cl}{|}}{C}}-CH_2-CH_3 \qquad 22\% \ ④$$

【解】不矛盾。在高温下,各产物的多少除了与自由基的稳定性有关外,还与产生某种自由基的概率有关,即与不同位置上可取代氢的数目有关。能生成产物①的氢有六个,平均每个氢的产量为 5.8%;生成②的氢有两个,平均每个氢的产量为 14%;生成③的氢有三个,平均每个氢的产量为 5.3%;生成④的氢只有一个,产量为 22%。由每类氢的平均产量可以看到,反应结果仍然与自由基的稳定性顺序一致。

【注释】产物的比例与 H 的种类及各类 H 的数目有关。

【例 2 – 6】将下列自由基按稳定性由大到小的次序排列。

$$(1) \ CH_3-\overset{\underset{\displaystyle CH_3}{|}}{CH}-CH_2-\overset{\displaystyle\cdot}{C}H_2$$

$$(2) \ CH_3-\overset{\underset{\displaystyle CH_3}{|}}{CH}-\overset{\displaystyle\cdot}{C}H-CH_3$$

$$(3) \ CH_3-\overset{\underset{\displaystyle CH_3}{|}}{\overset{\displaystyle\cdot}{C}}-CH_2-CH_3$$

【解】(3) > (2) > (1)。

【例 2 – 7】判断下列反应能否发生。若能,请写出主要产物。

$$(1) \ CH_3CH_2-\overset{\underset{\displaystyle CH_3}{|}}{CH}-CH_2CH_3 + H_2SO_4 \ (浓) \xrightarrow{25℃} ?$$

$$(2) \ CH_3CH_2CH_2CH_3 + NaOH \ (溶液) \xrightarrow{25℃} ?$$

$$(3) \ CH_3CH_2CH_2CH_3 + KMnO_4 \xrightarrow[25℃]{H^+} ?$$

$$(4) \ CH_3-\overset{\underset{\displaystyle CH_3}{|}}{CH}-CH_3 \begin{cases} \xrightarrow[\text{光照,}\triangle]{Br_2(1\ mol)} ? \ ① \\ \xrightarrow[\text{光照,}\triangle]{Cl_2(1\ mol)} ? \ ② \\ \xrightarrow[\text{点燃}]{O_2} ? \ ③ \end{cases}$$

【解】因烷烃分子中只含 C—C、C—H σ 键,σ 键牢固,不易被极化。一般条件下,烷烃不与酸、碱及氧化剂作用,但在光照或高温加热的条件下易发生自由基取代反应,也可在强烈条件下燃烧氧化,生成 CO_2 和 H_2O。

(1),(2),(3) 不反应。

$$(4) \ ① \ CH_3-\overset{\underset{\displaystyle Br}{|}}{\overset{\displaystyle\overset{CH_3}{|}}{C}}-CH_3 \quad ② \ CH_3-\overset{\underset{\displaystyle CH_3}{|}}{\overset{\displaystyle\overset{Cl}{|}}{C}}-CH_3 + CH_3\overset{\underset{\displaystyle CH_3}{|}}{CH}CH_2Cl \quad ③ \ CO_2 + H_2O$$

【例2-8】用系统命名法命名下列化合物。

（1）
$$CH_3-\underset{\underset{CH_3}{|}}{\overset{\overset{CH_3}{|}}{CH}}-CH-CH_2-CH=CH-CH_3$$

（2）
$$CH_3CH_2\underset{\underset{CHCH_2CH_3}{|}}{\overset{\overset{CH_3}{|}}{C}}=CHCH_2CH_2CH_3$$

（3）
$$CH_3CHCH_2CH=\underset{\underset{CH_3}{|}}{\overset{\overset{C_2H_5}{|}}{CH}}CHCH_2CH_3$$

（4）
$$\underset{CH_3}{\overset{CH_3CH_2}{>}}C=C\underset{CH_2CH_3}{\overset{CH_2CH_3}{<}}$$

【解】（1）5,6-二甲基庚-2-烯（从距双键近的一端开始编号）

（2）4-乙基-5-甲基辛-3-烯

（3）6-乙基-2-甲基辛-4-烯（双键居中时,从距取代基近的一端开始编号）

（4）(Z)4-乙基-3-甲基庚-3-烯

【例2-9】下列烯烃中哪些有顺反异构？ 若有,写出顺反异构体并命名。

（1）
$$CH_3\underset{\underset{C_2H_5}{|}}{\overset{\overset{CH_3}{|}}{C}}=CHCH_2CH_3$$

（2）
$$CH_3CH=C\underset{\underset{CH_3}{|}}{\overset{}{C}}C_2H_5$$

（3）
$$CH_3CH_2CH_2CH=\underset{\underset{CH_3}{|}}{\overset{}{C}}-CH_3$$

（4）
$$CH_3CH_2\underset{\underset{C_2H_5}{|}}{\overset{}{C}}=CHC_2H_5$$

【解】（1）有顺反异构体：

$$\underset{C_2H_5}{\overset{CH_3}{>}}C=C\underset{C_2H_5}{\overset{CH_3}{<}}$$
顺-3,4-二甲基己-3-烯
或(Z)-3,4-二甲基己-3-烯

$$\underset{C_2H_5}{\overset{CH_3}{>}}C=C\underset{CH_3}{\overset{C_2H_5}{<}}$$
反-3,4-二甲基己-3-烯
或(E)-3,4-二甲基己-3-烯

（2）有顺反异构体：

$$\underset{H}{\overset{CH_3}{>}}C=C\underset{C_2H_5}{\overset{CH_3}{<}}$$
顺-3-甲基戊-2-烯
或(E)-3-甲基戊-2-烯

$$\underset{H}{\overset{CH_3}{>}}C=C\underset{CH_3}{\overset{C_2H_5}{<}}$$
反-3-甲基戊-2-烯
或(Z)-3-甲基戊-2-烯

（3）无,因有一个双键碳上连有两个相同的甲基。

（4）无,因其中一个双键碳上连有两个相同的乙基。

【例2-10】完成下列反应。

（1）$CH_3CH=CH_2 \xrightarrow{H_2SO_4} \xrightarrow{H_2O}$

（2）$\underset{CH_3}{\overset{CH_3}{>}}C=CH_2 \xrightarrow{O_3} \xrightarrow[Zn]{H_2O}$

（3）环己烯-$CH_3 \xrightarrow[H^+]{H_2O}$

（4）$CH_3CH_2CH=CH_2 \xrightarrow[hv]{Cl_2}$

（5）$CH_2=CH-CF_3 \xrightarrow{HCl}$

（6）环戊烯-$CH_3 \xrightarrow[(Cl_2+H_2O)]{HOCl}$

【解】

（1）CH$_3$CH—CH$_3$　CH$_3$CHCH$_3$
　　　　|OSO$_3$H　　　　|OH

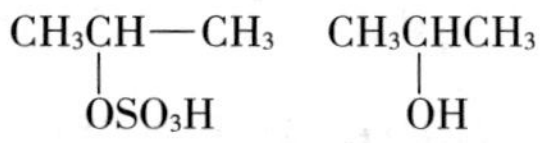

亲电加成生成硫酸酯,酯水解得到醇。

（2）

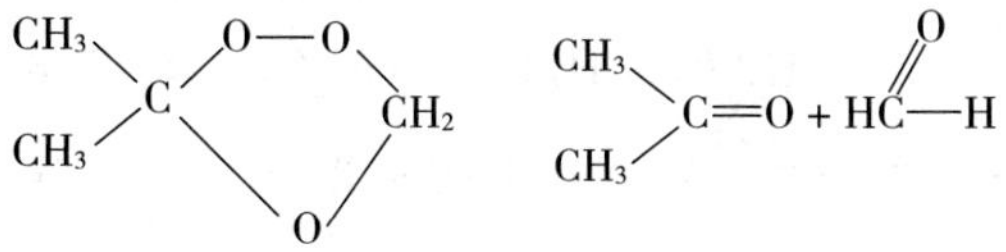

（3）

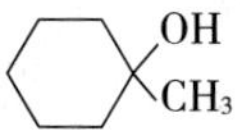

烯烃与 H$_2$O 亲电加成,遵守马氏规则。

（4）CH$_3$CHCH=CH$_2$
　　　|Cl

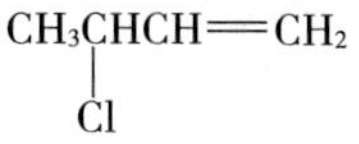

自由基卤代,烯丙位上的 α – 活性氢被取代。

（5）CH$_2$CH$_2$CF$_3$
　　|Cl

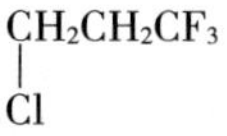

当双键上连有吸电子基团时,亲电试剂中负电荷的一端加在距离吸电子基团较远的双键碳上,正电荷一端加在与吸电子基团相连的双键碳上。

（6）

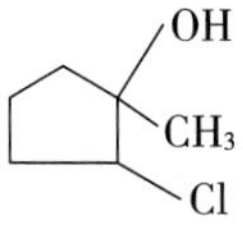

【注释】根据所给试剂,判断反应类型及特点,写出主要产物。本题主要涉及双键上的典型反应。

【例 2 – 11】解释下列排列次序。

（1）自由基的稳定性:R—Ċ· > R—Ċ· > RĊH$_2$ > ĊH$_3$

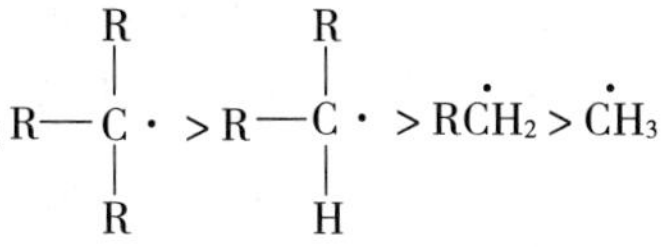

（2）碳正离子的稳定性:R$_3$Ċ$^+$ > R$_2$Ċ$^+$ > R$_2$CH$^+$ > RĊH$_2^+$ > ĊH$_3^+$

【解】（1）自由基是一个缺电子体(不满足八电子结构),有得到电子的倾向。分子中凡是有满足这一要求的因素存在,均可使自由基的稳定性增大。因烷基具有 +I 效应,是给电子基团,自由基所在碳上连接的烷基越多,给电子能力越强,相应的自由基越稳定。

（2）决定碳正离子稳定性的主要因素是电荷的分散程度。能使正电荷分散的因素,均可使其稳定性增大。因烷基是给电子基团,给电子的结果中和了正电荷,即正电荷得到了分散。正电荷所在碳上连的烷基越多,电荷越分散,相应的碳正离子就越稳定。

【例 2 – 12】解释下列反应结果。

（1）CH$_3$CH$_2$CH=CH$_2$ $\xrightarrow{\text{HBr}}$ CH$_3$CH$_2$CHCH$_3$
　　　　　　　　　　　　　　　　　　|Br

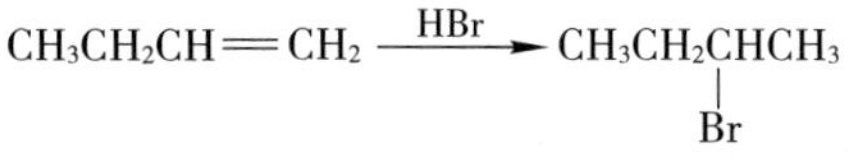

（2）(CH$_3$)$_3$N$^+$—CH=CH$_2$ $\xrightarrow{\text{HBr}}$ (CH$_3$)$_3$N$^+$—CH$_2$CH$_2$Br

【解】烯烃双键与 HBr 发生亲电加成反应时,第一步首先由 H$^+$ 进攻双键碳原子,形成比较稳

定的 R^+,第二步 Br^- 向碳正离子进攻,得到最终加成产物。反应的主产物是由较稳定的碳正离子所得产物。

反应(1)中可能形成的中间体为 $CH_3CH_2\overset{+}{C}HCH_3$ 和 $CH_3CH_2CH_2\overset{+}{C}H_2$,前者为 $2°R^+$,比后者 $1°R^+$ 稳定,所以得到遵守马氏规则的加成产物。

反应(2)中可能形成的中间体为 $(CN_3)_3\overset{+}{N}—\overset{+}{C}HCH_3$ 和 $(CH_3)_3\overset{+}{N}—CH_2\overset{+}{C}H_2$,前者虽然是一个 $2°R^+$,但 $(CH_3)_3\overset{+}{N}$ 是一个强吸电子基团,吸电子的结果不利于正电荷分散,且 N 上所带正电荷与碳上所带正电荷产生排斥作用,使体系不稳定。而 $(CH_3)_3\overset{+}{N}—CH_2\overset{+}{C}H_2$,两个正电荷中心距离较远,相互影响小,所以较稳定。因此加成反应的主产物是由中间体所得到的反马氏规则加成产物。

【注释】亲电加成的方向从本质上讲是由中间体碳正离子的稳定性决定的。

【例 2 – 13】写出下列化合物与 1 mol 溴加成所得产物。

(1) $CH_3CH=CH—CH_2—CH=CH—Br$

(2) $CH_3—\underset{\underset{CH_3}{|}}{C}=CH—CH_2—CH=CH_2$

(3) $CH_3CH=CHCH_2CH=CHCF_3$

【解】(1) $CH_3CH—\underset{\underset{Br}{|}}{CH}—CH_2CH=CHBr$ (第一个 Br 在 CH 下)

$CH_3\underset{\underset{Br}{|}}{CH}—\underset{\underset{Br}{|}}{CH}—CH_2CH=CHBr$

(2) $CH_3\underset{\underset{Br}{|}}{C}—\underset{\underset{Br}{|}}{CH}—\underset{\underset{CH_3}{}}{CH}_2CH=CH_2$

$CH_3\underset{\underset{Br}{|}}{C}—\underset{\underset{CH_3}{|}}{CH}—CH_2CH=CH_2$

(3) $CH_3\underset{\underset{Br}{|}}{CH}—\underset{\underset{Br}{|}}{CH}—CH_2CH=CHCF_3$

【注释】亲电加成反应首先是由亲电试剂进攻反应底物中电子云密度高的部位。当双键上带有给电子基团时,可使双键电子云密度升高,易接受亲电试剂进攻;相反,当双键上带有吸电子基团时,双键电子云密度降低,亲电加成反应活性降低。所以当体系中含有多个双键时,带有给电子基团的双键首先发生加成反应,双键上所连给电子基团越多,反应活性越高。

【例 2 – 14】当乙烯通入溴和氯化钠的水溶液时,会生成哪些产物?下面哪一个答案是正确的?

(1) 只生成 1,2 – 二溴乙烷。　　　　(2) 生成 2 – 氯乙醇、2 – 溴乙醇。

(3) 生成 2 – 氯乙醇、2 – 溴乙醇和 1,2 – 二溴乙烷。

(4) 生成 1,2 – 二溴乙烷、1 – 氯 –2 – 溴乙烷和 2 – 溴乙醇。

【解】

$$CH_2=CH_2 \xrightarrow[-Br^-]{Br_2} CH_2Br—\overset{+}{C}H_2 \begin{cases} \xrightarrow{Br^-} \underset{\underset{Br}{|}}{CH_2}—\underset{\underset{Br}{|}}{CH_2} \\ \xrightarrow{Cl^-} \underset{\underset{Cl}{|}}{CH_2}—\underset{\underset{Br}{|}}{CH_2} \\ \xrightarrow{H_2O} \underset{\underset{Br}{|}}{CH_2}—\underset{\underset{\overset{+}{O}H_2}{|}}{CH_2} \xrightarrow{-H^+} \underset{\underset{Br}{|}}{CH_2}—\underset{\underset{OH}{|}}{CH_2} \end{cases}$$

即:答案(4)正确。

【例 2 – 15】某化合物 A(C_7H_{10}),用 H_2/Ni 处理后得化合物 B(C_7H_{14})。A 经臭氧氧化后再用 Zn/H_2O 处理,得到 1 mol $\underset{\underset{|}{CHO}}{CHO}$ 和 1 mol $CH_3\overset{\overset{O}{\|}}{C}CH_2CH_2\overset{\overset{O}{\|}}{C}\!\!-\!\!H$ 。写出 A 和 B 的结构式。

【解】A: 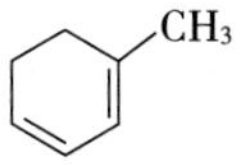
B:

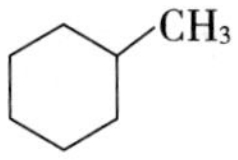

【注释】根据烯烃臭氧化分解产物特点,断裂一个 C=C 双键,生成两个 C=O 双键。产物中有四个 C=O 双键,原烯烃结构中必然包含两个 C=C 双键,故 A 为二烯烃。依据氧化产物结构推断 A 的结构为 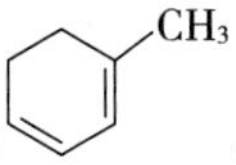   。

【例 2 – 16】用系统命名法命名下列化合物。

(1) $CH_3\underset{\underset{|}{CH_3}}{CH}CH_2CH_2C\!\equiv\!CH$

(2) $CH_3CH_2C\!\equiv\!C\!-\!\underset{\underset{|}{CH_3}}{\overset{\overset{CH_3}{|}}{C}}\!-\!CH_3$

(3) $CH_3CH\!=\!CH\!-\!C\!\equiv\!CH$

(4) $CH_3CH\!=\!CH\!-\!C\!\equiv\!C\!-\!CH_3$

【解】(1) 5 – 甲基己 – 1 – 炔   (2) 2,2 – 二甲基己 – 3 – 炔
    (3) 戊 – 3 – 烯 – 1 – 炔   (4) 己 – 2 – 烯 – 4 – 炔

【注释】注意双、三键共存时的编号原则。

【例 2 – 17】写出 1 – 戊炔与下列物质反应所得的有机产物的结构式。

(1) Br_2(1 mol)   (2) HBr(2 mol)   (3) H_2O,$HgSO_4$,H_2SO_4
(4) C_3H_7MgBr (5) $Ag(NH_3)_2NO_3$

【解】

(1) $CH_3CH_2CH_2C\!\equiv\!CH + Br_2(1\ mol) \longrightarrow CH_3CH_2CH_2\!-\!\underset{}{\overset{\overset{Br\ \ Br}{|\ \ \ |}}{C\!-\!CH}}$
（加成反应）

(2) $CH_3CH_2CH_2C\!\equiv\!CH + HBr(2\ mol) \longrightarrow CH_3CH_2CH_2\!-\!\underset{\underset{|}{Br}}{\overset{\overset{Br}{|}}{C}}\!-\!CH_3$

（加成反应,遵守马氏规则）

(3) $CH_3CH_2CH_2C\!\equiv\!CH + H_2O \xrightarrow[\text{H2SO}_4]{\text{HgSO}_4} CH_3CH_2CH_2\!-\!\underset{\underset{|}{OH}}{C}\!=\!CH_2 \xrightarrow{\text{互变异构}} CH_3CH_2CH_2\overset{\overset{}{}}{C}CH_3$
O

(4) $CH_3CH_2CH_2C\!\equiv\!CH + C_3H_7MgBr \longrightarrow CH_3CH_2CH_2C\!\equiv\!CMgBr + C_3H_8$

（酸性氢将 Grignard 试剂分解,生成端基炔的 Grignard 试剂）

(5) $CH_3CH_2CH_2C\!\equiv\!CH + Ag(NH_3)_2NO_3 \longrightarrow CH_3CH_2CH_2C\!\equiv\!CAg\!\downarrow + NH_4NO_3 + NH_3$

（端基炔与重金属离子成盐,此反应主要用于鉴别）

【注释】本题主要体现的是三键的加成反应及端基炔的酸性。

【例2-18】三键碳原子电负性较强,因此连在三键碳上的氢原子具有一定的酸性,也就是说乙炔或端基炔($R—C\equiv CH$)显示一定的酸性,通过以下反应结果,说明乙炔的酸性强弱(与H_2O,NH_3相比较)。

(1)　$HC\equiv CH + Na \longrightarrow HC\equiv \overset{-}{C}\overset{+}{Na} + \frac{1}{2}H_2$
　　　　　　　　　　　　(乙炔钠)

　　　$NH_2—H + Na \longrightarrow \overset{+}{Na}\overset{-}{NH_2} + \frac{1}{2}H_2$
　　　　　　　　　　　　(氨基钠)

(2)　$HC\equiv CH + NaNH_2 \rightleftharpoons NH_2—H + HC\equiv \overset{-}{C}\overset{+}{Na}$

(3)　$HOH + HC\equiv \overset{-}{C}\overset{+}{Na} \rightleftharpoons HC\equiv CH + \overset{+}{Na}\overset{-}{OH}$

【解】由反应(1)可知,乙炔、氨都具有一定的酸性;

　　　由反应(2)可知,乙炔为较强的酸,NH_3为较弱的酸;

　　　由反应(3)可知,H_2O为较强的酸,乙炔为较弱的酸。

　　　因此,乙炔的酸性比水弱、比氨强。

【注释】因为当一个化合物能够从盐中置换出另一个化合物时,说明它的酸性比另一化合物强。

　　　即:$A—H + M^+B^- \longrightarrow B—H + M^+A^-$

　　　较强酸　较强碱　较弱酸　较弱碱

【例2-19】如何将乙烯转化为

$$\underset{H}{\overset{C_4H_9}{}}C=C\underset{C_4H_9}{\overset{H}{}}\quad ?$$

【解】

(1)　$CH_2=CH_2 \xrightarrow[CCl_4]{Br_2} \underset{Br\ \ Br}{CH_2—CH_2} \xrightarrow{2NaNH_2} CH\equiv CH + 2NH_3 + 2NaBr$

(2)　$CH\equiv CH \xrightarrow{2NaNH_2} NaC\equiv CNa \xrightarrow{2C_4H_9Br} C_4H_9—C\equiv C—C_4H_9$

(3)　$C_4H_9—C\equiv C—C_4H_9 \xrightarrow[液氨]{Na} \underset{H}{\overset{C_4H_9}{}}C=C\underset{C_4H_9}{\overset{H}{}}$

【注释】本题使用倒推法。

$$\underset{H}{\overset{C_4H_9}{}}C=C\underset{C_4H_9}{\overset{H}{}} \Rightarrow C_4H_9—C\equiv C—C_4H_9 \Rightarrow NaC\equiv CNa + C_4H_9Br ,$$

$$NaC\equiv CNa \Rightarrow HC\equiv CH + NaNH_2,\ HC\equiv CH \Rightarrow CH_2=CH_2$$

【例2-20】写出下列多烯烃的系统命名并标明其构型。

(1)

$$\underset{CH_3}{\overset{CH_3}{}}$$

(2)H_3C

（3） 　　　　（4）

【解】

（1）（2*E*,4*E*）－己－2,4－二烯

（2）（5*Z*）－2,6－二甲基－5－乙基辛－2,5－二烯

（3）（3*E*,5*E*）－3,5－二甲基壬－3,5－二烯

（4）（2*E*,4*Z*,6*E*）辛－2,4,6－三烯

【例 2－21】下列化合物与 HBr 发生亲电加成反应活性最高的是哪一个？

（1）$CH_2{=}CH{-}CH{=}CH_2$　　　　（2）$CH_3CH{=}CH{-}CH{=}CH_2$

（3）$CH_3CH_2CH{=}CH_2$　　　　（4）$CH_2{=}C{-}C{=}CH_2$　　$\underset{H_3C \quad CH_3}{\phantom{CH_2{=}C{-}C{=}CH_2}}$

【解】烯烃与 HBr 发生亲电加成的活性大小与反应中间体 R^+ 的稳定性有关。R^+ 越稳定，相应的烯烃亲电加成反应活性越高。共轭二烯加成可以形成比较稳定的烯丙基型碳正离子（$-\overset{|}{C}{=}\overset{|}{C}{-}\overset{+}{\underset{|}{C}}{-}$），因此活性比单烯高。而化合物（4）形成的中间体是 3°烯丙基型碳正离子（$CH_3{-}\overset{+}{\underset{\underset{CH_3 \, CH_3}{|}}{C}}{-}\overset{|}{C}{=}CH_2$），比其他两个共轭二烯烃所形成的碳正离子更稳定。所以（4）的反应活性最高。

【例 2－22】写出下列反应的反应机理。

$$CH_2{=}CH{-}CH{=}CH_2 \xrightarrow{HBr} CH_2{=}CH{-}\underset{Br}{\overset{|}{C}}HCH_3 + CH_2{-}CH{=}CH{-}CH_3$$
$$\underset{Br}{}$$

解　（1）$CH_2{=}CH{-}CH{=}CH_2 + \overset{\delta+ \quad \delta-}{H{-}Br} \longrightarrow \underset{4}{CH_2}{=}\underset{3}{CH}{-}\underset{2}{\overset{+}{C}H}{-}\underset{1}{CH_3} + Br^-$　（Ⅰ）

$$\underset{4}{\overset{+}{C}H_2}{-}\underset{3}{CH}{=}\underset{2}{CH}{-}\underset{1}{CH_3}$$　（Ⅱ）

（2）$\overset{+}{CH_2}{=}CH{-}\overset{+}{C}H{=}CH_3$
$\overset{+}{CH_2}{-}CH{=}CH{-}CH_3$ $\xrightarrow{Br^-}$ $CH_2{=}CH{-}\underset{Br}{\overset{|}{C}H}{-}CH_3$　1,2-加成

$\underset{Br}{\overset{|}{C}H_2}{-}CH{=}CH{-}CH_3$　1,4-加成

【注释】共轭二烯进行亲电加成时，在第一步，亲电试剂总是进攻体系中端基碳原子，形成稳定的烯丙基型碳正离子（Ⅰ）。（Ⅰ）可以通过 p－π 共轭效应产生另一种共振结构（Ⅱ）。（Ⅰ）和（Ⅱ）都代表了中间体的特征，但真正的中间体可以看作是两者的共振杂化体，可表示为 $\overset{\frown}{CH_2{=\!=}\overset{+}{CH}{=\!=}CH{-}CH_3}$。该杂化体中，正电荷分散在共轭体系中三个原子上（正是因为 p－π 共轭效应使电荷分散，所以烯丙基型正离子稳定性高），但相对来讲，在 2,4 位上正电荷分布得多一些，所以第二步 Br^- 可进攻 2 或 4 位，分别得到 1,2－加成产物和 1,4－加成产物。

【例 2－23】解释下列反应结果，说明为什么（1）的加成反应在双键上进行，而（2）的加成反

应在三键上进行。

$$(1)\ CH_2{=}CH{-}CH_2{-}C{\equiv}CH \xrightarrow{HCl} CH_3\overset{\underset{|}{Cl}}{C}HCH_2C{\equiv}CH$$

$$(2)\ CH_2{=}CH{-}C{\equiv}CH \xrightarrow{HCl} CH_2{=}CH{-}\overset{\underset{|}{Cl}}{C}{=}CH_2$$

【解】(1)中双键、三键为隔离体系,亲电加成结果主要与双键、三键各自的加成活性有关。因亲电加成反应中双键比三键活泼,所以(1)中 HCl 的加成反应主要发生在双键上。

(2)中,若 HCl 加在双键上,生成 $CH_3\overset{\underset{|}{Cl}}{C}H{-}C{\equiv}CH$;而加在三键上生成的是一个共轭二烯烃。后者比前者稳定。所以加成反应在三键上进行,此结果是由产物的稳定性决定的。

【例 2-24】具有分子式相同的两个化合物 A 和 B 氢化后生成 2-甲基丁烷。它们都能与 2 mol 的溴加成。但 A 可以与硝酸银的氨溶液作用生成白色沉淀,而 B 则不能。试推出 A 和 B 的结构,并用反应式表示上述反应。

【解】(1) 因 A,B 都能与 2 mol 溴作用,说明分子结构中含有两个 π 键。含有两个 π 键的化合物有二烯烃和炔烃。

(2) 又因 A 可与 $Ag(NH_3)_2NO_3$ 作用生成白色沉淀,说明此化合物为端基炔烃。

(3) 由 A,B 氢化后所得产物为 $CH_3{-}\overset{\underset{|}{CH_3}}{C}H{-}CH_2CH_3$,得知二者的结构分别为:

A: $CH_3\overset{\underset{|}{CH_3}}{C}H{-}C{\equiv}CH$ B: $CH_2{=}\overset{\underset{|}{CH_3}}{C}{-}CH{=}CH_3$

相关反应如下:

$$\begin{array}{l} CH_3\overset{\underset{|}{CH_3}}{C}HC{\equiv}CH \\[2mm] CH_2{=}\overset{\underset{|}{CH_3}}{C}{-}CH{=}CH_2 \end{array} \xrightarrow{2H_2} \begin{array}{l} CH_3\overset{\underset{|}{CH_3}}{C}HCH_2CH_3 \\[2mm] CH_3\overset{\underset{|}{CH_3}}{C}HCH_2CH_3 \end{array}$$

【例 2-25】排列下列各碳正离子中间体的稳定性次序。

$$(1)\ CH_3\overset{+}{C}HCH{=}CH_2 \qquad\qquad (2)\ CH_2{=}CHCH_2\overset{+}{C}H_2$$

$$(3)\ CH_3{-}\overset{\underset{|}{CH_2}}{\overset{+}{C}}{-}CH{=}CH_2 \qquad (4)\ \overset{+}{C}H_2{-}CH{=}CH{-}CH_2$$

【解】碳正离子的稳定性由大到小的次序为:(3) > (1) > (4) > (2)。

【注释】考虑正电荷的分散程度。正电荷越分散,相应的正离子越稳定,共轭效应分散电荷的能力一般比诱导效应强。因(1),(3),(4)为烯丙基型正离子($\overset{|}{\underset{|}{C}}{=}\overset{|}{\underset{|}{C}}{-}\overset{+}{\overset{|}{C}}{-}$),是 p-π 共轭体系,p 轨道上的正电荷可以通过 p-π 共轭效应使正电荷分散($\overset{|}{\underset{|}{C}}{=}\overset{+}{C}{-}\overset{+}{\overset{|}{C}}{-}$),而(2)没有这种分散效应,所以(1),(3),(4)比(2)稳定。再根据各级碳正离子的稳定性顺序3° > 2° > 1°,排出(1),(3),(4)的稳定性次序为(3) > (1) > (4)。

【例 2-26】用简便的化学方法区别下列化合物。

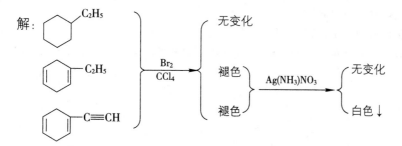

解：

【注释】本题主要应用端基炔的特性、烯烃与炔烃亲电加成反应活性差异进行鉴别。

问题

问题 2-1　画出 1,2-二氯乙烷优势构象的 Newman 投影式。

解：

问题 2-2　标出化合物 $CH\equiv C—CH=C=CH_2$ 各碳原子的杂化状态。

解：$\overset{sp}{CH}\equiv\overset{sp}{C}—\overset{sp^2}{CH}=\overset{sp}{C}=\overset{sp^2}{CH_2}$

问题 2-3　命名下列化合物。

（1）$CH\equiv C—CH=CH—CH=CH_2$

（2）$HC\equiv C—CH=\overset{\underset{|}{CH_3}}{C}CH_3$

解：（1）1,3-己二烯-5-炔

（2）4-甲基-3-戊烯-1-炔

问题 2-4　比较丁烷、丁-1-烯、丁-1-炔、丁-1,3-二烯的熔点和沸点。

解：mp：丁-1,3-二烯 > 丁-1-炔 > 丁烷 > 丁-1-烯

　　bp：丁-1-炔 > 丁烷 > 丁-1,3-二烯 > 丁-1-烯

问题 2-5　写出 $\overset{\underset{}{CH_3CHCH_3}}{CH_3}$ 与 Br_2 在光照作用下生成的主产物。

解：$CH_3\overset{}{CHCH_3} + Br_2 \xrightarrow{h\nu} CH_3\overset{\underset{|}{CH_3}}{\overset{|}{\underset{}{C}}}CH_3$（Br）

问题 2-6　写出 1 mol 下列化合物与 1 mol HBr 加成所得产物：

（1）$CH_3—\overset{\underset{|}{CH_3}}{C}=CH—CH_2—CH=CH_2$

（2）$CH_3CH=CH—CH_2—CH=CH—Br$

解：（1）$CH_3—\overset{\underset{|}{CH_3}}{C}=CH—CH_2—CH=CH_2 + HBr \longrightarrow CH_3—\overset{\overset{|}{Br}}{\underset{\underset{|}{CH_3}}{C}}—CH_2—CH_2—CH=CH_2$

（2）$CH_3CH=CH—CH_2—CH=CH—Br + HBr \longrightarrow CH_3\overset{\overset{|}{Br}}{CH}CH_2CH_2—CH=CH—Br$

问题 2-7 如何除去环己烷中混有的烯烃杂质?

解:加入浓 H_2SO_4,烯烃溶于 H_2SO_4,而环己烷不溶。

问题 2-8 将乙烯通入含 NaCl 的溴水中,反应结束后,经测定有三种产物:1,2-二溴乙烷、1-氯-2-溴乙烷和 2-溴乙醇。试解释之。

解:

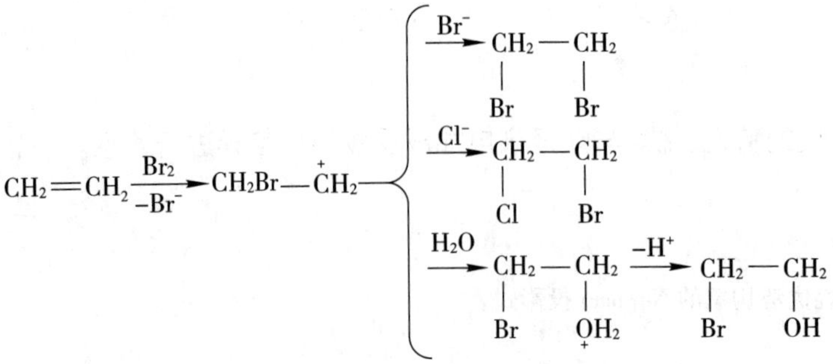

问题 2-9 下列哪些炔烃水合能得到较纯的酮?

(1) 戊-2-炔   (2) 丁-1-炔   (3) 己-1,5-二炔   (4) 辛-4-炔

解:(2),(3),(4)

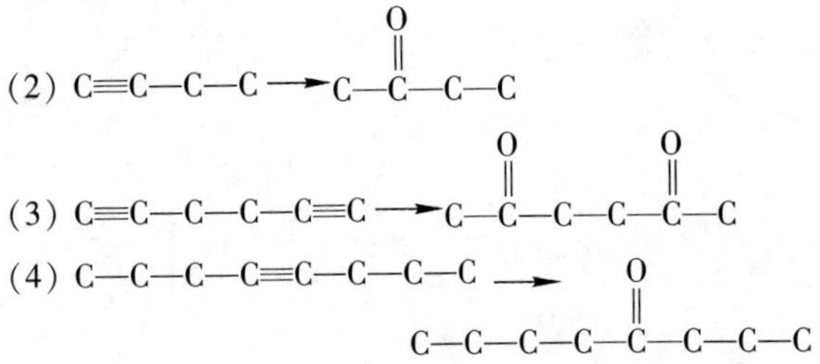

问题 2-10 写出下列反应的主要产物:

(1) $CH_3CH_2CH=CHCH_3 \xrightarrow[0℃]{KMnO_4(稀)/OH^-}$

(2) 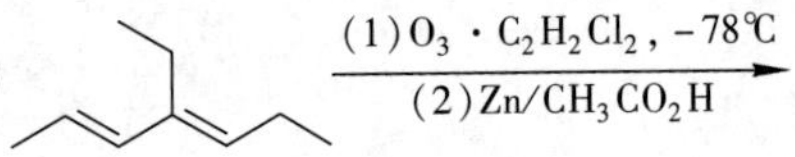 $\xrightarrow[(2)Zn/CH_3CO_2H]{(1)O_3 \cdot C_2H_2Cl_2,-78℃}$

解:

(1) 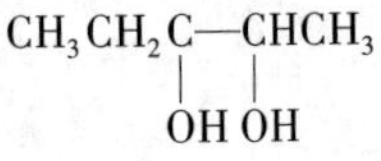 $CH_3CH_2\underset{OH}{\overset{|}{C}}-\underset{OH}{\overset{|}{C}}HCH_3$

(2) $CH_3CHO + CH_3\overset{O}{\underset{||}{C}}CHO + CH_3CH_2CHO$

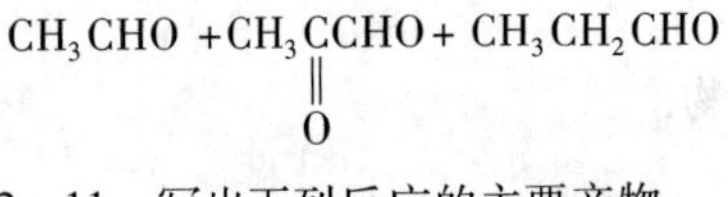

问题 2-11 写出下列反应的主要产物:

(1) $H_3C-C≡C-CH_2CH_3 \xrightarrow[林德拉催化剂]{H_2}$

(2) $CH_3CH_2C≡CCH_3 \xrightarrow[(2)NH_4Cl]{(1)Li,C_2H_5NH_2,-78℃}$

解:

(1) 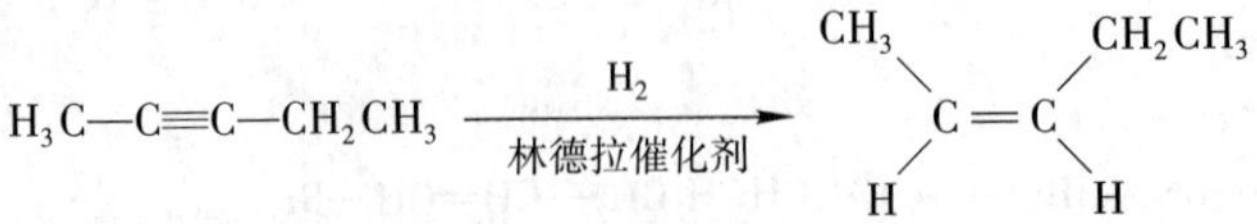 $H_3C-C≡C-CH_2CH_3 \xrightarrow[林德拉催化剂]{H_2}$

(2) $CH_3CH_2C\equiv CCH_3$ $\xrightarrow[(2)NH_4Cl]{(1)Li,C_2H_5NH_2,-78℃}$

问题 2-12 根据酸碱性的大小,判断下列反应能否发生?

(1) $C_2H_5C\equiv CNa + NH_3 \longrightarrow C_2H_5C\equiv CH + NaNH_2$

(2) $C_2H_5C\equiv CNa + H_2O \longrightarrow C_2H_5C\equiv CH + NaOH$

解:

(1) 不可以,$NaNH_2$ 碱性强于 $C_2H_5C\equiv CNa$。

(2) 可以。

习题

1. 用系统命名法命名下列化合物或取代基。

(1) $(CH_3CH_2)_4C$

(2) $CH_3CHCH_2CH_2CHCH_2CH_2CH_3$
    $\quad\ \ CH_3 \quad CH_3CCH_3$
    $\qquad\qquad\qquad CH_2CH_3$

(3) $(CH_3)_3CC\equiv CCH_2CH_3$
    $\qquad\qquad H\ \ \ H$

(4) $(CH_3CH_2)_2C\equiv CCH_2CH_3$
    $\qquad\qquad\qquad CH_3$

(5) $CH_3CH_2CH_2-C-CHCH_3$ ($CH=CH_2$ / CH_2CH_3 / H)

(6) $CH_3CH\equiv CH-$

(7) $CH_3C\equiv CH_2$

(8)

(9) $(CH_3)_2CHC\equiv CH$

(10) $CH_2\equiv CH-C\equiv CH-C\equiv CH_2$ (CH_3 / CH_3)

(11)

(12) $CH_3CH\equiv CHCHC\equiv CH$ (CH_2CH_3)

解:(1) 3,3-二乙基戊烷
(2) 2,6,6-三甲基-5-丙基辛烷
(3) 2,2-二甲基己-3-烯
(4) 3-乙基-4-甲基己-3-烯
(5) 4-乙烯基-1-甲基庚烷
(6) 丙烯基
(7) 异丙烯基
(8) 5-乙基-2,2,6-三甲基癸烷
(9) 3-甲基丁-1-炔
(10) 2,4-二甲基己-1,3,5三烯
(11) 顺,顺庚-2,4-二烯
(12) 3-乙基己-4-烯-1-炔

2. 写出下列化合物的结构式。
(1) 3-乙基-2,5-二甲基庚烷
(2) 异丙基碳正离子
(3) 3,5-二氯环己烯
(4) 反-4-甲基己-2-烯
(5) cis-3,4-二甲基己-3-烯
(6) (Z)-1-氯-2-溴戊-1-烯
(7) 烯丙基
(8) 溴鎓离子
(9) 4,5-二甲基庚-2-炔
(10) 5-乙基辛-1-烯-6-炔

解：

(1)
$$CH_3CHCH_2CHCH_2CH_3$$
上方：CH_2CH_3
CH_3 下方左，CH_3 下方右

(2) CH_3CH^+
下方 CH_3

(3) （环己烯，1位和4位有 Cl）

(4)
$$H_3C\underset{H}{C}=\underset{CHCH_2CH_3}{C}H$$
下方 CH_3

(5)
$$\underset{CH_3CH_2}{\overset{H_3C}{C}}=\underset{CH_2CH_3}{\overset{CH_3}{C}}$$

(6)
$$\underset{H}{\overset{Cl}{C}}=\underset{C_3H_7}{\overset{Br}{C}}$$

(7) $CH_2{=\!=}CH{-\!\!-}CH_2{-\!\!-}$

(8)
$$\overset{\displaystyle C{-\!\!-}C}{\underset{Br}{\oplus}}$$

(9)
$$CH_3C\equiv C{-\!\!-}\underset{CH_3}{CH}{-\!\!-}\underset{CH_3}{CH}CH_2CH_5$$
（下方 CH_3、CH_3）

(10) $CH_2{=\!=}CHCH_2CH_2CH{-\!\!-}C\equiv CCH_3$
下方 CH_3

3. 化合物 2,2,4 - 三甲基己烷分子中的碳原子,各属于哪一类型(伯、仲、叔、季)碳原子?

解：

$$\underset{1°\,CH_3}{CH_3}\overset{1°\,CH_3}{\underset{4°}{C}}CH_2{-}\overset{1°\,CH_3}{\underset{3°}{CH}}CH_2{-}CH_3$$

（各碳标注：CH_3 为 $1°$，CH_2 为 $2°$，CH 为 $3°$，C 为 $4°$，末端 CH_3 为 $1°$）

4. 写出 4 碳烷烃一溴取代产物的可能结构式。

解：

(1) $CH_2BrCH_2CH_2CH_3$ 　　　　(2) $CH_3CHBrCH_2CH_3$

(3) $CH_2BrCHCH_3$ 　　　　　　　　(4) CH_3CBrCH_3
　　　　　CH_3 　　　　　　　　　　　　　CH_3

5. 画出 2,3 - 二甲基丁烷以 C_2—C_3 键为轴旋转,所产生的最稳定构象的 Newman 投影式。

解：

（Newman 投影式，上 CH_3，H_3C 与 H，H 与 CH_3，下 CH_3）

6. 按稳定性增加的顺序排列下列物质。

(1) a. $CH_3CHCH_2CH_2\cdot$ 　　b. $CH_3CH\dot{C}HCH_3$ 　　c. $CH_3\dot{C}CH_2CH_3$ 　　d. $CH_3\cdot$
　　　　　CH_3 　　　　　　　　　　CH_3 　　　　　　　　　CH_3

(2) a. $CH_2{=\!=}C{=\!=}CHCH_2CH_2CH_3$ 　　　　b. $CH_2{=\!=}CH{-\!\!-}CH{=\!=}CHCH_2CH_3$

　　c. $CH_2{=\!=}CHCH_2CH{=\!=}CHCH_3$ 　　　　d. $CH_3CH{=\!=}C{=\!=}CH{-\!\!-}CH_2CH_3$

（3）a. $CH_2\!\!=\!\!CHCH_2CH_2CH_2CH_3$ b. $CH_3CH\!\!=\!\!CHCH_2CH_2CH_3$

c. $\underset{\overset{|}{CH_3}}{CH_2\!\!=\!\!C}\!-\!CH_2CH_2CH_3$ d. $CH_3\!-\!\underset{\overset{|}{CH_3}}{C}\!\!=\!\!\underset{\overset{|}{CH_3}}{C}\!-\!CH_3$

（4）a. $\overset{+}{C}H_2CH_2CH_2CH\!\!=\!\!CH_2$ b. $CH_3\overset{+}{C}HCH_2CH\!\!=\!\!CH_2$

c. $CH_3CH_2\overset{+}{C}HCH\!\!=\!\!CH_2$ d. $CH_3\!-\!\underset{\overset{|}{CH_3}}{\overset{+}{C}}\!-\!\underset{\overset{|}{CH_3}}{C}\!\!=\!\!CH_2$

解：（1）c > b > a > d   （2）b > c > d > a   （3）d > c > b > a   （4）d > c > b > a

7. $CH_3CH_3 + Cl_2 \xrightarrow{\text{光或热}} CH_3CH_2Cl + HCl$ 的反应机理与甲烷氯代相似。

（1）写出链引发、链增长、链终止的各步反应式，并计算链增长反应的反应热。

（2）试说明该反应不太可能按 $CH_3CH_3 + Cl_2 \longrightarrow 2CH_3Cl$ 方式进行的原因。

解：（1）链引发：

$$Cl\!:\!Cl \xrightarrow{\text{热或光}} Cl\cdot + Cl\cdot$$

链增长：

$$CH_3CH_3 + Cl\cdot \longrightarrow CH_3CH_2\cdot + HCl \qquad \Delta_r H_m^\ominus = -21\ kJ\cdot mol^{-1}$$

$$CH_3CH_2\cdot + Cl_2 \longrightarrow CH_3CH_2Cl + Cl\cdot \qquad \Delta_r H_m^\ominus = -96\ kJ\cdot mol^{-1}$$

链终止：

$$CH_3CH_2\cdot + CH_3CH_2\cdot \longrightarrow CH_3CH_2CH_2CH_3$$
$$Cl\cdot + Cl\cdot \longrightarrow Cl_2$$
$$CH_3CH_2\cdot + Cl\cdot \longrightarrow CH_3CH_2Cl$$

（2）反应如按 $CH_3CH_3 + Cl_2 \longrightarrow 2CH_3Cl$ 的方式进行，链增长的第一步即为 $CH_3CH_3 + Cl\cdot \longrightarrow CH_3Cl + CH_3\cdot$，$\Delta_r H_m^\ominus = +59\ kJ\cdot mol^{-1}$，由于产物能量较反应物的能量高，活化能大，是吸热反应。同时 $CH_3\cdot$ 较 $CH_3CH_2\cdot$ 难形成，所以该反应不可能进行。

8. 下列化合物有无顺反异构现象？若有，写出它们的顺反异构体。

（1）2 - 甲基己 - 2 - 烯   （2）戊 - 2 - 烯

（3）1 - 氯 - 1 - 溴己 - 1 - 烯 （4）1 - 溴 - 2 - 氯丙 - 1 - 烯

（5）$CH_3CH\!\!=\!\!NOH$ （6）3,5 - 二甲基 - 4 - 乙基己 - 3 - 烯

解：（1）无   （2）有

$$\underset{H}{\overset{CH_3}{\diagdown}}C\!\!=\!\!C\underset{C_2H_5}{\overset{H}{\diagup}} \qquad \underset{H}{\overset{CH_3}{\diagdown}}C\!\!=\!\!C\underset{H}{\overset{C_2H_5}{\diagup}}$$

（3）有

$$\underset{Br}{\overset{Cl}{\diagdown}}C\!\!=\!\!C\underset{H}{\overset{CH_2CH_2CH_2CH_3}{\diagup}} \qquad \underset{Br}{\overset{Cl}{\diagdown}}C\!\!=\!\!C\underset{CH_2CH_2CH_2CH_3}{\overset{H}{\diagup}}$$

（4）有

$$\underset{H}{\overset{Br}{\diagdown}}C\!\!=\!\!C\underset{CH_3}{\overset{Cl}{\diagup}} \qquad \underset{H}{\overset{Br}{\diagdown}}C\!\!=\!\!C\underset{Cl}{\overset{CH_3}{\diagup}}$$

（5）有

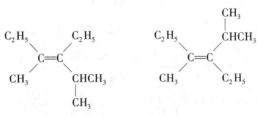

(6) 有

9. 烯烃经高锰酸钾氧化后得到下列产物,试写出原烯烃的结构式。

(1) CO_2 和 $HOOC—COOH$

(2) CO_2 和 $CH_3\underset{\underset{O}{\|}}{C}CH_3$

(3) $CH_3\underset{\underset{O}{\|}}{C}CH_2CH_3$ 和 CH_3CH_2COOH

(4) 只有 CH_3CH_2COOH

(5) 只有 $HOOCCH_2CH_2CH_2CH_2COOH$

解:(1) $CH_2{=}CH—CH{=}CH_2$

(2) $CH_3\underset{\underset{CH_3}{|}}{C}{=}CH_2$

(3) $CH_3CH_2\underset{\underset{CH_3}{|}}{C}{=}CHCH_2CH_3$

(4) $CH_3CH_2CH{=}CHCH_2CH_3$

(5)

10. 完成下列反应式。

(1) $H_2C{=}C(CH_3)_2 + HBr \longrightarrow$

(2) $CH_2{=}CH—CCl_3 + HI \longrightarrow$

(3) $CH_2{=}CH—CH_3 \xrightarrow{H_2SO_4} \xrightarrow[\triangle]{H_2O}$

(4) $CH_2{=}CH—CH_3 + HBr \xrightarrow{ROOR}$

(5) $\xrightarrow[(2)H_2O_2/OH^-]{(1)BH_3/TNF}$

(6) $\xrightarrow[0℃]{稀KMnO_4/OH^-}$

(7) $HC{\equiv}CCH_2CH_3 + Cu(NH_3)_2NO_3 \longrightarrow$

(8) $\xrightarrow[光照,\ CCl_4]{NBS}$

(9) $CH_3CH_2\underset{\underset{CH_3}{|}}{C}HC{\equiv}CH + H_2O \xrightarrow[稀H_2SO_4]{HgSO_4}$

(10) $CH_3CH_2C{\equiv}CH + Br_2/CCl_4 \longrightarrow$

(11) $+HBr \longrightarrow$

(12) $+O_3 \longrightarrow \xrightarrow{Zn,H_2O}$

(13) $HC{\equiv}CH + 2NaNH_2 \longrightarrow \xrightarrow{2CH_3CH_2Br}$

（14）$CH_2=\underset{\underset{CH_3}{|}}{C}-CH=CH_2 + HCl \longrightarrow$

（15）⬡ $+ KMnO_4 \xrightarrow{H^+}$

解：

（1）$H_2C=C(CH_3)_2 + HBr \longrightarrow CH_3-\underset{\underset{Br}{|}}{C}H(CH_3)_2$

（2）$CH_2=CH-CCl_3 + HI \longrightarrow ICH_2-CH_2-CCl_3$

（3）$CH_2=CH-CH_3 \xrightarrow{H_2SO_4} CH_3\underset{\underset{OSO_3H}{|}}{C}HCH_3 \xrightarrow[\triangle]{H_2O} CH_3\underset{\underset{OH}{|}}{C}HCH_3$

（4）$CH_2=CH-CH_3 + HBr \xrightarrow{ROOR} BrCH_2CH_2CH_3$

（5）⬡$-CH_3$ $\xrightarrow[(2)H_2O_2/OH^-]{(1)BH_3/TNF}$ ⬡$\overset{CH_3}{\underset{H\ \ OH}{}}$

（6）⬠$\underset{H_3C}{}$ $\xrightarrow[0℃]{稀KMnO_4/OH^-}$ ⬠$\overset{CH_3}{\underset{HO\ \ OH}{}}$

（7）$HC\equiv CCH_2CH_3 + Cu(NH_3)_2NO_3 \longrightarrow CuC\equiv CCH_2CH_3$

（8）⬠$-CH_3$ $\xrightarrow[光照，CCl_4]{NBS}$ ⬠$\underset{Br}{}-CH_3$

（9）$CH_3CH_2\underset{\underset{CH_3}{|}}{C}HC\equiv CH + H_2O \xrightarrow[稀H_2SO_4]{HgSO_4} CH_3CH_2\underset{\underset{CH_3}{|}}{C}H\overset{\overset{O}{\|}}{C}CH_3$

（10）$CH_3CH_2C\equiv CH + Br_2/CCl_4 \longrightarrow CH_3CH_2\underset{\underset{Br}{|}}{\overset{\overset{Br}{|}}{C}}=CH$

（11）⬠ $+ HBr \longrightarrow$ ⬠$-Br$

（12）⬠ $+ O_3 \longrightarrow$ （结构式） $\xrightarrow{Zn,H_2O} CHO-CHO + CHOCH_2CHO$

（13）$HC\equiv CH + 2NaNH_2 \longrightarrow NaC\equiv CNa \xrightarrow{2CH_3CH_2Br} CH_3CH_2C\equiv CCH_2CH_3$

（14）$CH_2=\underset{\underset{CH_3}{|}}{C}-CH=CH_2 + HCl \longrightarrow CH_3-\underset{\underset{CH_3}{|}}{\overset{\overset{Cl}{|}}{C}}-CH=CH_2$

（15）⬡ $+ KMnO_4 \xrightarrow{H^+} 2HOOCCH_2COOH$

11. 试给出经臭氧氧化,还原水解后生成下列产物的烯烃的结构式。

(1) $CH_3CH_2CH_2CHO$ 和 $HCHO$

(2) $CH_3CH_2\overset{\overset{\displaystyle O}{\|}}{C}CH_3$ 和 CH_3CHO

(3) 只有 $CH_3\overset{\overset{\displaystyle O}{\|}}{C}CH_3$

(4) $O=CCH_2CH_2CH_2C=O$
　　　　$|$　　　　　$|$
　　　CH_3　　　　CH_3

解:

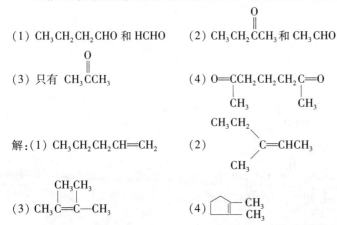

(1) $CH_3CH_2CH_2CH=CH_2$

(2) $\overset{CH_3CH_2}{\underset{CH_3}{}}C=CHCH_3$

(3) $CH_3\overset{\overset{CH_3}{|}}{C}=C\overset{|}{\underset{CH_3}{}}-CH_3$

(4) 环戊烯 $-CH_3, CH_3$

12. 乙炔中的氢很容易被 Ag^+、Cu^+、Na^+ 等金属离子所取代,而乙烯和乙烷就没有这种性质,试说明原因。

解:烷、烯、炔碳原子的杂化状态不同,随着杂化状态中 s 成分的增大,原子核对电子束缚力增加,增加了 C—H 键极性,使氢原子的解离度发生变化,当碳氢键断裂后,形成碳负离子,三种不同杂化状态的碳负离子稳定性有较大区别,碳负离子的一对电子处在 s 成分愈多的杂化轨道中,愈靠近原子核,因而也愈稳定,它的碱性也就愈弱,而相应的共轭酸就愈强,因此乙炔中的氢很容易被 Ag^+、Cu^+、Na^+ 等金属离子所取代,而乙烯、乙烷则不行。

13. 用化学方法鉴别下列各组化合物。

(1) 庚 – 1 – 炔　　　己 – 1,3 – 二烯　　　庚烷

(2) 丁 – 1 – 炔　　　丁 – 2 – 炔　　　　丁 – 1,3 – 二烯

(3) 丙烷　　　丙 – 1 – 炔　　　　丙 – 1 – 烯

(4) 2 – 甲基丁烷、2 – 甲基丁 – 1 – 烯和 2 – 甲基丁 – 2 – 烯

解:

(1)

庚–1–炔
己–1,3–二烯 $\xrightarrow{Br_2(CCl_4)}$ 褐色
庚烷
→ 褐色、褐色、无变化 → $\xrightarrow{Ag(NH_3)_2NO_3}$ 白↓ / 无变化

(2)

丁–1–炔
丁–2–炔 $\xrightarrow{Ag(NH_3)_2NO_3}$ 白↓ / 无变化 / 无变化
丁–1,3–二烯
$\xrightarrow{\underset{H^+}{KMnO_4}}$ 褐色 / 褐色+CO_2↑

(3)

丙烷
丙–1–炔 $\xrightarrow{Br_2(CCl_4)}$ 无变化 / 褐色 / 褐色
丙–1–烯
$\xrightarrow{Ag(NH_3)_2NO_3}$ 白↓ / 无变化

(4)

2–甲基丁烷
2–甲基丁–1–烯 $\xrightarrow{Br_2(CCl_4)}$ 无变化 / 褐色 / 褐色
2–甲基丁–2–烯
$\xrightarrow{\underset{H^+}{KMnO_4}}$ CO_2↑ / 无变化

14. 某化合物 A(C_7H_{14})，能使 Br_2/CCl_4 褪色，A 与冷的 $KMnO_4$ 稀溶液作用生成 B($C_7H_{16}O_2$)。在 500℃时，A 与氯气作用生成 C($C_7H_{13}Cl$)，试推断 A 的可能结构式，并写出有关反应。

解：A.

$$CH_3CH_2CH_2\overset{\overset{\displaystyle CH_3}{|}}{C}HCH{=}CH_2 + Br_2(CCl_4) \longrightarrow CH_3CH_2CH_2\overset{\overset{\displaystyle CH_3}{|}}{C}HCH\underset{\underset{\displaystyle Br}{|}}{}{-}CH_2\underset{\underset{\displaystyle Br}{|}}{}$$

$$CH_3CH_2CH_2\overset{\overset{\displaystyle CH_3}{|}}{C}HCH{=}CH_2 + KMnO_4(冷稀) \longrightarrow CH_3CH_2CH_2\overset{\overset{\displaystyle CH_3}{|}}{C}HCH\underset{\underset{\displaystyle OH}{|}}{}{-}CH_2\underset{\underset{\displaystyle OH}{|}}{}$$

$$CH_3CH_2CH_2\overset{\overset{\displaystyle CH_3}{|}}{C}HCH{=}CH_2 + Cl_2 \xrightarrow{500℃} CH_3CH_2CH_2\overset{\overset{\displaystyle CH_3}{|}}{C}\underset{\underset{\displaystyle Cl}{|}}{}CH{=}CH_2$$

15. 化合物 A(C_6H_{12})与 Br_2/CCl_4 作用生成 B($C_6H_{12}Br_2$)，B 与 KOH 的醇溶液作用得到两种异构体 C 和 D（C_6H_{10})，用酸性 $KMnO_4$ 氧化 A 和 C 得到同一种酸 E($C_3H_6O_2$)，用酸性 $KMnO_4$ 氧化 D 得二分子的 CH_3COOH 和一分子 $HOOC{-}COOH$，试写出 A、B、C、D 和 E 的结构式。

解：A. $CH_3CH_2CH{=}CHCH_2CH_3$ B. $CH_3CH_2\overset{\overset{\displaystyle }{|}}{C}H\overset{\overset{\displaystyle }{|}}{C}HCH_2CH_3$ （Br Br 在 C 下方）

C. $CH_3CH_2C{\equiv}CCH_2CH_3$ D. $CH_3CH{=}CH{-}CH{=}CHCH_3$

E. CH_3CH_2COOH

16. 分子式为 C_5H_8 的两种烃，经氢化后都生成 2-甲基丁烷。它们都能与两分子溴加成，但其中的一种与硝酸银氨溶液反应产生亮色沉淀，另一种则不能。试推测这两种烃的结构式，并写出有关的反应式。

解：

A. $CH_2{=}\overset{\overset{\displaystyle }{|}}{C}{-}CH{=}CH_2$ (CH_3 在 C 下方)   B. $CH_3\overset{\overset{\displaystyle }{|}}{C}HC{\equiv}CH$ (CH_3 在 C 下方)

A. $CH_2{=}\overset{\overset{\displaystyle }{|}}{C}{-}CH{=}CH_2$ (CH_3 在 C 下方) $\xrightarrow[H_2]{Ni}$ $CH_3\overset{\overset{\displaystyle }{|}}{C}HCH_2CH_3$ (CH_3 在 C 下方)

B. $CH_3\overset{\overset{\displaystyle }{|}}{C}HC{\equiv}CH$ (CH_3 在 C 下方)

B. $CH_3\overset{\overset{\displaystyle }{|}}{C}HC{\equiv}CH + Ag(NH_3)_2NO_3 \longrightarrow CH_3\overset{\overset{\displaystyle }{|}}{C}HC{\equiv}CAg$ (CH_3 在 C 下方)

17. 普通家蝇的性吸引剂是一种分子式为 $C_{23}H_{46}$ 的烃。经酸性高锰酸钾处理，得到两种产物，$CH_3(CH_2)_{12}COOH$ 和 $CH_3(CH_2)_7COOH$。试写出该烃的结构式。

解：

$$CH_3(CH_2)_{12}C{=\!=}C(CH_2)_7CH_3$$

18. α-萜品烯，$C_{10}H_{16}$，是从甘牛至草油中分离得到的一种有愉快香味的烃。在钯催化剂作用下，1 mol α-萜品烯与 2 mol 氢反应，生成烃 $C_{10}H_{20}$。α-萜品烯经臭氧分解，再用锌粉-醋酸作用，得到乙二醛和 6-甲基-庚-2，5-二酮。

$$\underset{H}{\overset{O}{\|}}C{-}\underset{H}{\overset{O}{\|}}C \qquad CH_3\overset{O}{\underset{\|}{C}}CH_2CH_2\overset{O}{\underset{\|}{C}}\overset{\overset{\displaystyle CH_3}{|}}{C}HCH_3$$

乙二醛　　　6-甲基-庚-2，5-二酮

（1）计算 α - 萜品烯的不饱和度。分子中有几个双键？几个环？

（2）试画出 α - 萜品烯结构式。

（3）写出有关的反应式。

解：

（1） $C_{10}H_{16} + 3H_2 \xrightarrow{Ni} C_{10}H_{22}$

故不饱和度为 3,2 个双键和 1 个环。

（2）

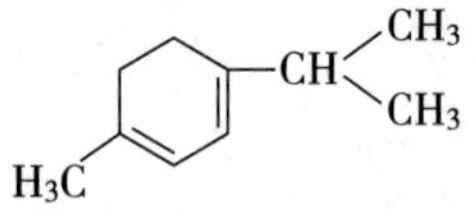

（3）

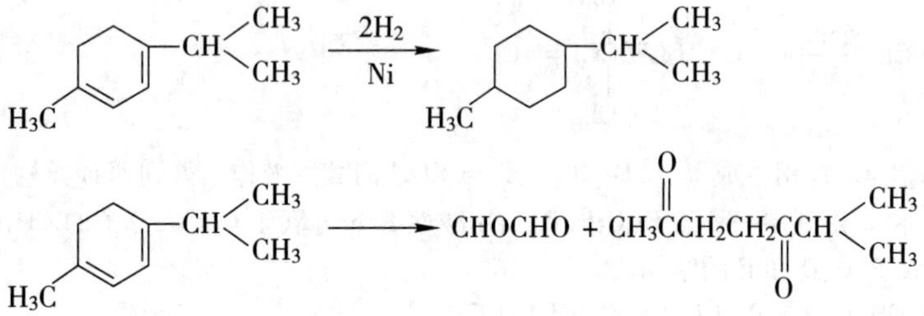

（西安交通大学　唐玉海）

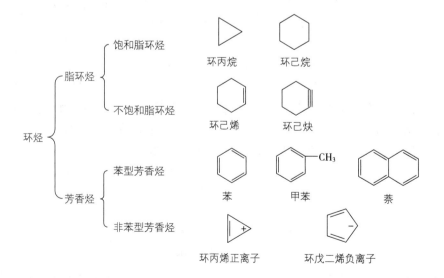

第 3 章 环 烃

📝 **本章基本要求**

- 掌握脂环烃的结构与命名、脂环烃的构象、化学性质。
- 掌握芳香烃结构与命名、化学性质、定位效应;熟悉亲电取代反应机理。
- 掌握非苯芳香烃的判断标准。
- 熟悉萘、蒽、菲的结构。

💡 **主要知识点**

3.1 环烃的分类

根据脂环烃所含环的数目,脂环烃可分为单环、双环和多环脂环烃。

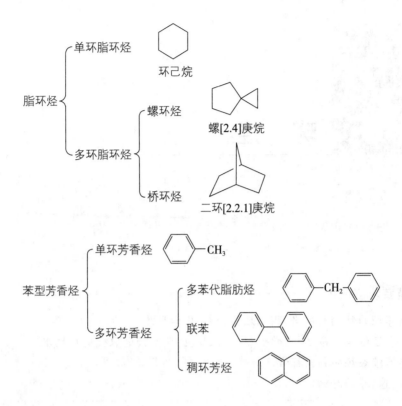

3.2 脂环烃的命名

脂环烃的命名与链烃相似,只是在同数碳原子的链烃的名称前加"环"字(英文命名则加词头 cyclo-)。取代脂肪烃的命名是把环作为母体。例如:

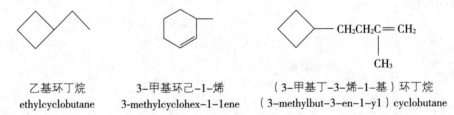

乙基环丁烷　　　　3-甲基环己-1-烯　　　　（3-甲基丁-3-烯-1-基）环丁烷
ethylcyclobutane　　3-methylcyclohex-1-1ene　　（3-methylbut-3-en-1-y1）cyclobutane

螺环烃的命名是在成环碳原子总数的烃名称前加上"螺"字(英文命名加词头 spiro-)。螺原子的邻位碳开始,给环编号由小环经螺原子至大环,将连接在螺原子上的两个环的碳原子数,按由少到多的次序写在"螺"字后的方括号中,数字之间用下角圆点隔开。例如:

2-乙基-8-甲基螺[3.4]辛-5-烯
2-ethyl-8-methylspiro[3.4]oct-5-ene

命名桥环烃时,以环数"二环"为词头,在其后的方括号内按桥路所含碳原子的数目(不包括桥头碳)由多到少的次序列出,数字之间用下角圆点隔开。方括号后写出环上全部碳原子总数的烃名称。编号的顺序是从一个桥头开始,沿最长桥路到另一桥头,再沿次长桥路回到第一桥头,

最后给最短桥路编号,并使不饱和键和取代基位次最小。例如:

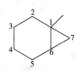 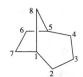

1-甲基二环[4.1.0]庚烷　　　　　4-甲基二环[3.2.1]辛-2-烯
1-methylbicyclo[4.1.0]heptane　　4-methylbicyclo[3.2.1]oct-2-ene

由于环阻碍了 C—C 键的自由旋转,多元取代环烷烃可产生顺反异构现象,其异构体的命名用"顺/反"表示。例如:

顺-1,2-二甲基环己烷　　　　　　反-1,2-二甲基环己烷
或 Z-1,2-二甲基环己烷　　　　　　或 E-1,2-二甲基环己烷
cis-1,2-dimethylcyclohexane　　　trans-1,4-dimethylcyclohexane

3.3　芳香烃的命名

芳香烃的命名:以苯为母体,烷基作为取代基,连有两个相同取代基的苯有三种异构体,1,2-、1,3-、1,4-表明两个取代基的位置,也可用邻($o-$),间($m-$),对($p-$)加以区分。

3.4　脂环烃的构象

3.4.1　环己烷的构象

(1) 椅型构象和船型构象　环己烷分子中的碳原子不在同一平面上,分子自动折屈而形成非平面的构象,在一系列构象的动态平衡中,椅型构象和船型构象是两种典型的构象。椅型构象中 C—C 键角接近 109°28′,相邻碳原子的 C—H 键都处于交叉位,斥力最小,是最稳定的构象;在船型构象中,C_2 与 C_3;C_5 与 C_6 两对碳原子的键都处于重叠位;C_1 与 C_4 键上的氢原子相距很近,斥力较大,是较不稳定的构象。在室温下,99.9% 的环己烷分子是以椅型构象存在。

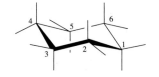 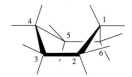

椅型构象　　　　　　　　　　　船型构象

在常温下,由于分子的热运动可使船型和椅型两种构象互相转变,因此不能拆分环己烷的船型或椅型中的某一种构象异构体。

(2) 竖键和横键　在椅型环己烷分子中有十二条 C—H 键,它们可分为两组:垂直于 C_1、C_3、C_5(或 C_2、C_4、C_6)碳原子所组成平面的六条 C—H 键,称为竖键,用 a 键(axial bond)表示。三条竖键相间分布于环平面之上;另外三条竖键则相间分布于环平面之下。其余六条 C—H 键与垂直于环平面的对称轴成 109.5° 的夹角,大致与环平面平行,称为横键,用 e 键(equatorial bond)表示。环上的每个碳原子都有一条 a 键和一条 e 键。

椅型环己烷通过环内 C—C 键的转动,可从一种椅型构象转变为另一种椅型构象。这种椅型构象的翻环作用,使原来环上的 a 键全部变为 e 键,而原来的 e 键则全部变为 a 键。

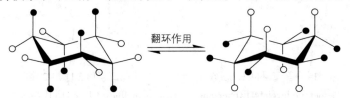

椅型环己烷 a 键和 e 键的互变

椅型环己烷构象式之间的转化需要 $46\ kJ \cdot mol^{-1}$ 的能量,在常温下能迅速转化,形成动态平衡体系。

二取代环己烷有 4 种位置异构,即 1,1 位、1,2 位、1,3 位和 1,4 位,其中 1,1 - 二取代环己烷只有一种椅型构象。另外 3 种不仅有构象异构,还有构型异构。

例如,1,2 - 二甲基环己烷

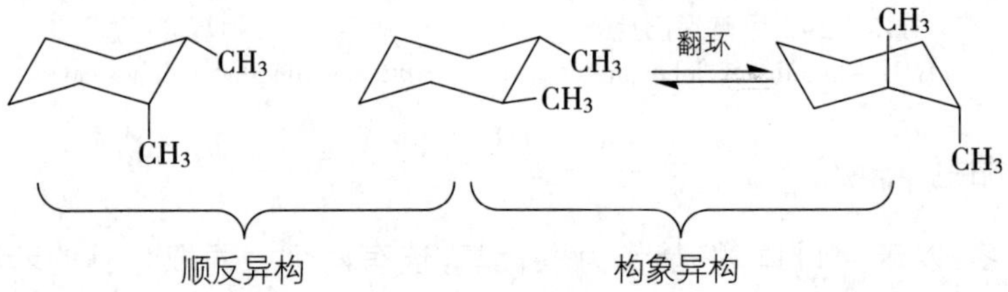

在多取代的脂环烃化合物中,其稳定性有以下规律:
- 在环己烷的无数个构象中椅型构象是最稳定的优势构象。
- 在环己烷的椅型构象中,e - 取代多的构象是优势构象。
- 在环己烷的椅型构象中,较大基团处于 e - 取代位置为优势构象。

3.4.2 十氢化萘的构象

十氢化萘有两种异构体,共用碳(C_1、C_6)上的两个 H 位于萘环平面同侧的称为顺十氢化萘,位于萘环异侧的称为反十氢化萘。

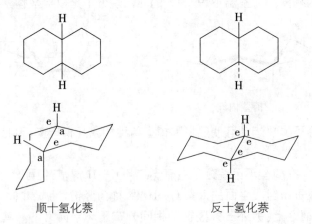

顺十氢化萘　　　　　反十氢化萘

顺十氢化萘与反十氢化萘都是由稳定性较高的两个椅型环己烷稠合而成,所以两种十氢化萘都比较稳定,反式分子的稳定性更高。

3.5 环烷烃的稳定性

环烷烃的稳定性表现在小环(三元环、四元环)不稳定、活泼,易发生化学反应,五元环以上的环稳定、不易发生反应。

解释之一,拜尔的张力学说,即小环的角张力大,不稳定,易发生开环反应等;大环的角张力较小,稳定。另外,小环中还有扭转张力。

解释之二,现代理论认为:环烷烃分子中的碳原子都以 sp^3 杂化轨道成键,当键角为 109°28′ 时,碳原子的 sp^3 杂化轨道才能达到最大重叠。在环丙烷分子中,两条 C—C 键的夹角为 60°,所以 sp^3 杂化轨道彼此不能沿键轴方向达到最大程度的重叠,从而减弱了键的强度和稳定性。

3.6 苯的结构

苯分子具有平面结构,6 个碳原子均为 sp^2 杂化,它们用 sp^2 杂化轨道形成 6 个 σ 键组成六元环,6 个 C 各连一个 H,6 个 C 和 6 个 H 共平面。未杂化的 p 轨道互相平行,肩并肩重叠,形成闭合的共轭体系,π 电子数为 6,符合 $4n+2$ 规律,电子云密度、键长高度平均化,苯环非常稳定。

3.7 环烃的化学性质

3.7.1 脂环烃的加成反应

小环(环丙烷、环丁烷)具有与烯烃相似的化学性质,能进行加成反应。例如:

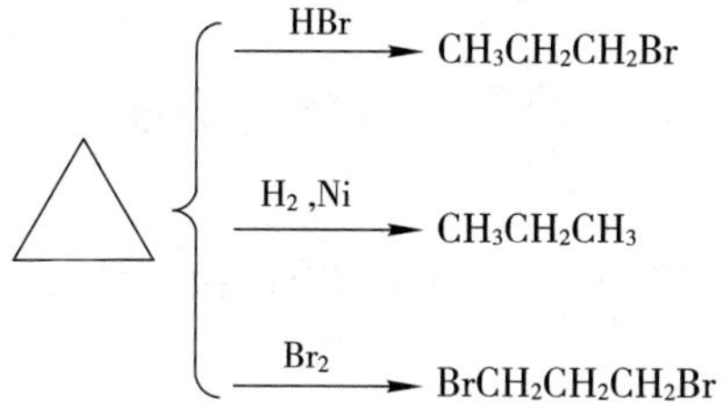

当环丙烷的烷基衍生物与氢卤酸作用时,碳环开环多发生在连氢原子最多和连氢原子最少的两个相邻碳原子之间。氢卤酸中的氢原子加在连氢原子较多的碳原子上,而卤原子则加在连氢原子较少的碳原子上。例如:

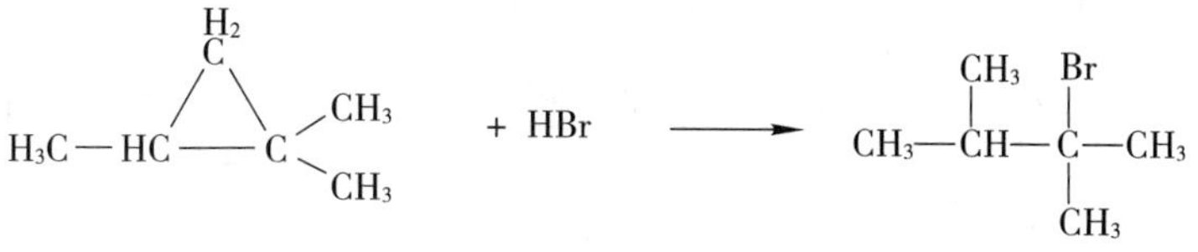

环丁烷的反应活性比环丙烷略低,常温下环丁烷与卤素或氢卤酸不发生加成反应,在加热条件下才能发生反应。

环戊烷、环己烷及高级脂环烃的化学性质则与开链烷烃相似,环比较稳定,难发生开环加成反应。

3.7.2 单环芳香烃的化学性质

苯具有相当稳定的结构,其化学性质为能发生亲电取代反应、难发生加成反应和氧化反应,这些性质称为"芳香性"。

（1）苯环上的亲电取代反应　芳香烃可发生卤代、磺化、硝化、傅－克反应等亲电取代反应。反应机理概括表示为：

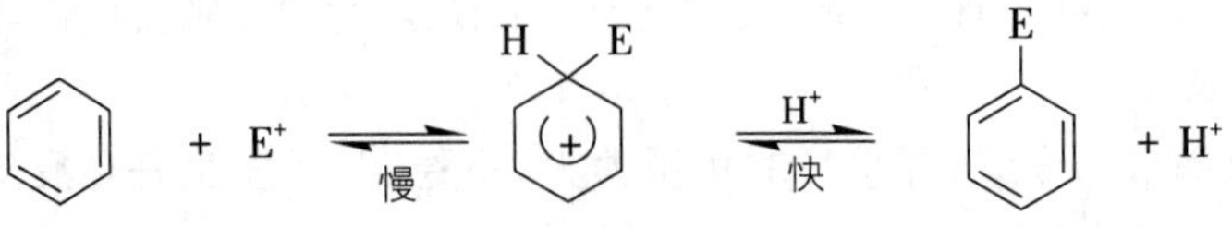

碳正离子中间体
（σ配合物）

在反应中，试剂在催化剂作用下形成带正电荷的亲电试剂 E^+（X^+、NO_2^+、SO_3、R^+），接着 E^+ 从苯环电子体系中获得两个电子，与苯环上一个碳形成 σ 键，生成 σ 配合物，这是决定反应速率的步骤。σ 配合物不稳定，它破坏了苯环的共轭体系，很容易从 sp^3 杂化的碳原子上失去一个质子，从而恢复芳香结构，形成产物。例如：

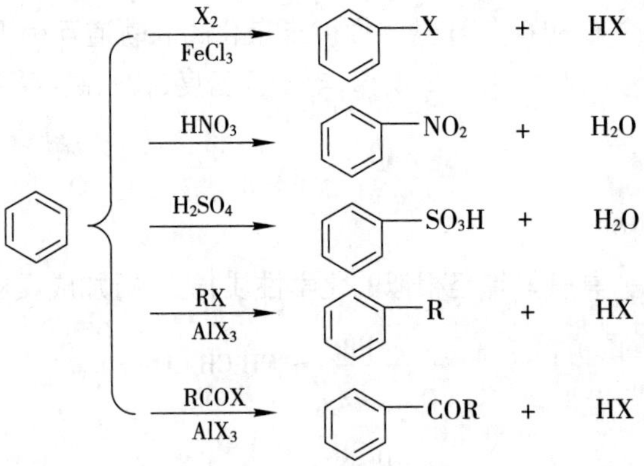

（2）苯环侧链的反应　侧链的卤代：烷基苯在加热或光照的情况下与卤素在侧链上发生自由基取代反应。例如：

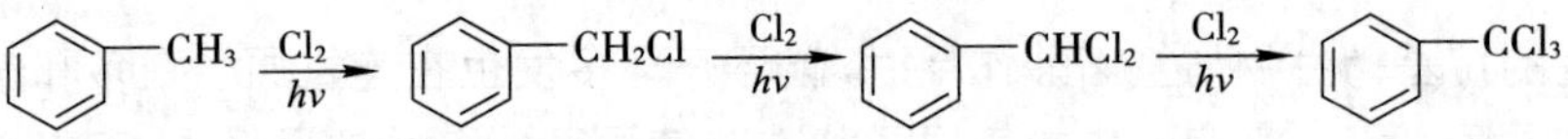

侧链的氧化：苯环上有 $\alpha-H$ 的侧链可被酸性高锰酸钾氧化，一般来说不论侧链多长都被氧化成羧基，与苯环相连的碳原子上没有氢，侧链不被氧化。例如：

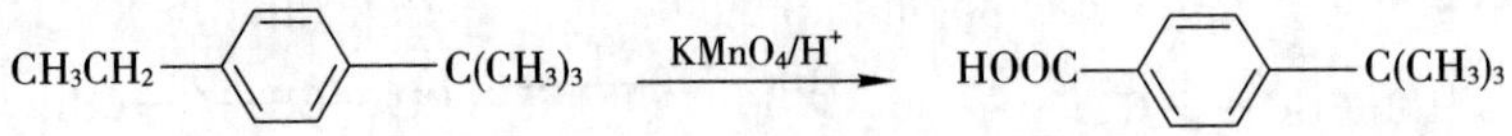

3.8　芳香烃亲电取代反应的定位效应

苯环上原有的取代基可以支配第二个取代基进入苯环的位置并影响取代反应的难易。原有的取代基的这种作用称为定位效应，原有的取代基称为定位基。

根据定位效应的不同，把定位基分为两类：第一类定位基主要使取代反应发生在其邻位和对位，所以叫做邻对位定位基；第二类定位基主要使取代反应发生在其间位，所以叫做间位定位基。

邻对位定位基除卤素外,一般使苯环活化。这类定位基的结构特征是与苯环直接相连的原子不含不饱和键,多数含有未共用电子对。属于这类定位基的有:

$$—NR_2,—NH_2,—OH,—OR,—NHCOR,—O—COR,—CH_3(—R),—Ar,—X(Cl,Br,I)$$

间位定位基使苯环钝化。结构特征是:在定位基中与苯环直接相连的原子一般含有不饱和键或带有正电荷。这类定位基如下:

$$—NR_3{}^+,—NO_2,—CN,—SO_3H,—CHO,—COOH$$

总之,能够供给苯环电子的基团,能使苯环活化,相反,减少苯环电子的基团则使苯环钝化。苯的多元取代基的定位效应常从实验测得,归纳起来有以下规律:

- 活化基团的定位作用超过钝化基团。
- 定位基的作用具有加和性。
- 第三取代基一般不进入 $1,3$ – 取代苯的 2 位。

定位效应的解释:苯环是一个电子云分布均匀的闭合体系,当苯环上有一个取代基时,取代基就能使苯环的电子云分布发生改变。邻对位定位基(除卤素外)一般都是给电子基团,能使苯环电子云密度增高,尤其是定位基的邻位和对位电子云密度增加更为显著,所以这一取代基有利于苯环的亲电取代反应,对苯环有致活作用,亲电试剂易进攻邻、对位碳原子。间位定位基则对苯环起吸电子作用,使苯环电子云密度降低,因而不利于苯环的亲电取代反应,即起钝化作用。尤其是邻、对位碳原子的电子云降低更多,所以,亲电取代反应发生在间位上。

3.9 Hückel 规则和芳香性

1930 年德国化学家 Hückel 用简化的分子轨道法(HMO 法),计算了许多单环多烯的 π 电子能级,提出了判断芳香性的规律:在一单环多烯结构中,所有原子在同一平面上(每个原子都有 p 轨道),其 π 电子数等于 $4n+2$,$(n=0,1,2,3\cdots)$,此化合物就具有芳香性。此规律称为 Hückel 规则,又称为 $4n+2$ 规则。

苯、萘、蒽和菲等都是由苯环组成的,在结构上形成了环状的闭合共轭体系,π 电子数分别为 6、10、14,符合 Hückel 规则,它们都具芳香性(aromaticity)。但是,有些不具有苯环结构的烃类化合物,它们的成环原子具有共平面性,每个成环碳原子上都有 p 轨道,只要 π 电子数符合 Hückel 规则,也会具有一定的芳香性,这类化合物称为非苯芳香烃。例如,环丙烯正离子、环戊二烯负离子,它们的 π 电子数为 2 和 6。

环丙烯正离子

环戊二烯负离子

3.10 稠环芳香烃

萘、蒽、菲的性质与苯相似,具有芳香性。但是由于它们的 π 电子体系中电子云分配不像苯分子那样均匀,因此在环上的不同位置反应活性不同。

💡 典型例题剖析

【例 3 – 1】对下列化合物,哪些有顺反异构体?顺式和反式异构体中哪一个较稳定?

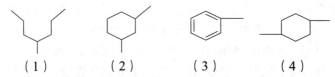

（1）　　　　　　（2）　　　　　　（3）　　　　　　（4）

【解】（1）是烷烃，C—C 单键能自由旋转，无顺反异构体。（3）是苯的同系物，苯环为平面，取代基同处于环平面上，无顺反异构体。（2）和（4）为脂环化合物，环限制了C—C的自由旋转，故存在顺反异构体。

（2）

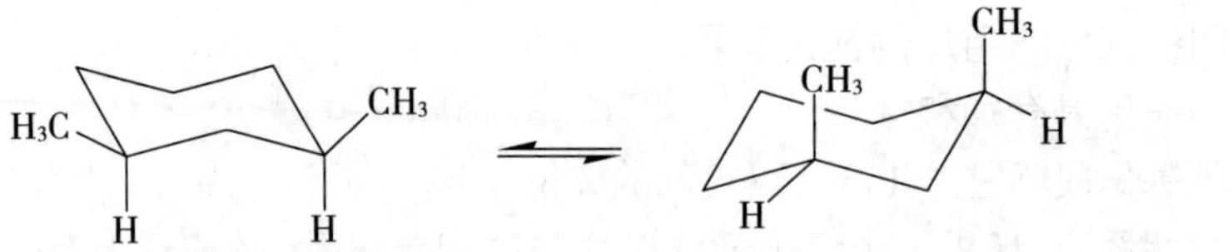

优势构象（两个甲基均在 e 键上）　　　　　　非优势构象（两个甲基均在 a 键上）

顺-1，3-二甲基环己烷

（3）

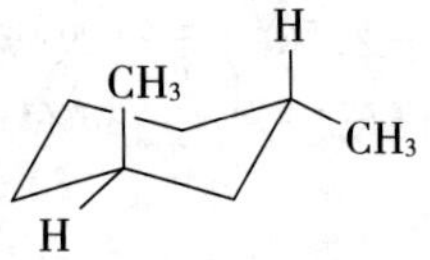

反-1，3-二甲基环己烷
（一个甲基在 e 键上，一个甲基在 a 键上）

稳定性：（1）>（3）>（2）。

因为顺 -1,3 - 二甲基环己烷的优势构象的两个甲基均在 e 键上，比较稳定；反 -1,3 - 二甲基环己烷的构象一个甲基在 e 键上，另一个甲基在 a 键上，因此没有顺式优势构象稳定。

（4）

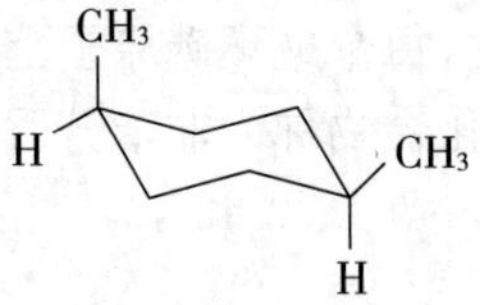

顺-1，4-二甲基环己烷
（一个甲基在 e 键上，一个甲基在 a 键上）

稳定性：（2）>（1）>（3）。

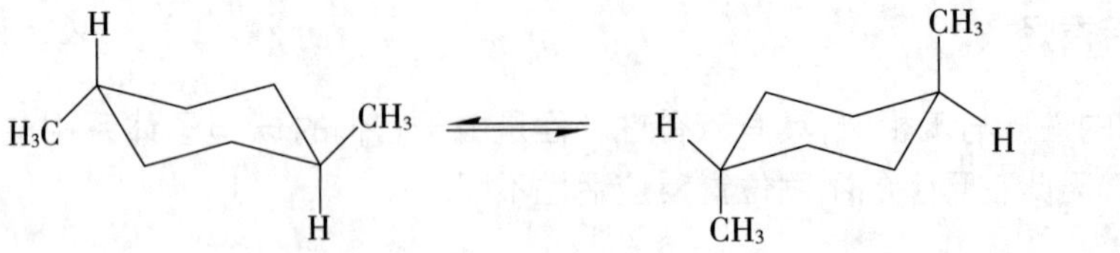

优势构象（两个甲基均在 e 键上）　　　　　　非优势构象（两个甲基均在 a 键上）

反-1,4-二甲基环己烷

【注释】本题核心是：①产生顺反异构的条件；②两个取代基处于环的同侧为顺式异构体,处于异侧为反式异构体；③根据环己烷两种椅型构象翻环作用所得椅型构象的稳定性,确定优势构象；④二取代环己烷最稳定的构象是 e 键上取代基最多的构象,不同的二取代环己烷顺反异构体的构象稳定性不同。

【例 3 – 2】某烃分子式为 $C_{10}H_{16}$,在氢化反应中可吸收 1 mol 的 H_2,经 $KMnO_4/H^+$ 氧化生成 1,6 – 环癸二酮,试写出原烃的结构式。

【解】分子式为 $C_{10}H_{16}$,按照烷烃的通式计算少六个 H,从氢化吸收 1mol 的 H_2 判断,有一个双键,故该化合物有两个环。被 $KMnO_4/H^+$ 氧化的产物具有对称结构的环二酮,是一环状化合物,故说明两个环彼此稠合,且双键在中间位置,所以原化合物的结构为:

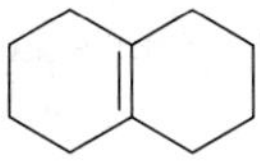

【注释】本题的核心是:①单环烃的通式与烯烃相同,比烷烃少两个 H;②复习了解烯烃氢化加成反应;③烯烃经 $KMnO_4/H^+$ 氧化产生酮,双键碳上所连接的是烃基而非氢原子。

【例 3 – 3】完成下列化学反应

（1） 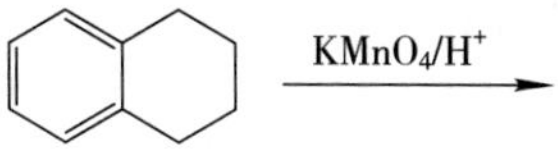 $\xrightarrow{KMnO_4/H^+}$

（2） 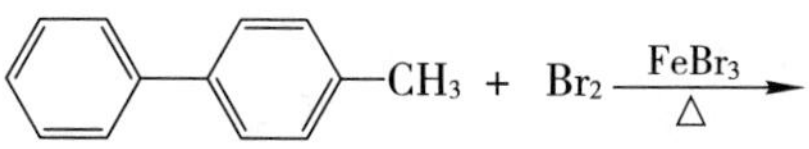 —CH$_3$ + Br$_2$ $\xrightarrow[\triangle]{FeBr_3}$

（3） + H$_2$ $\xrightarrow[80℃]{Ni}$

（4） $\xrightarrow[\triangle]{AlBr_3}$

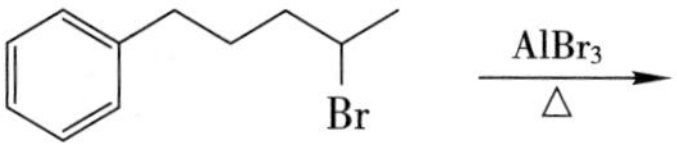

（5） 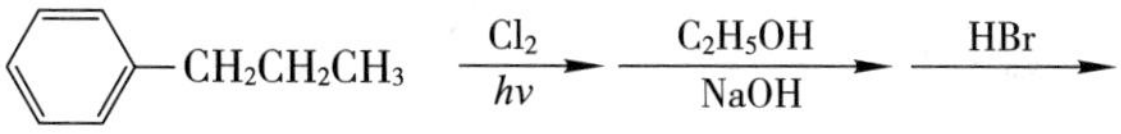 —CH$_2$CH$_2$CH$_3$ $\xrightarrow[hv]{Cl_2}$ $\xrightarrow[NaOH]{C_2H_5OH}$ $\xrightarrow{HBr}$

【解】

（1） 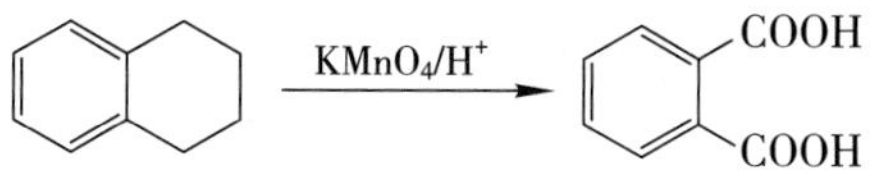 $\xrightarrow{KMnO_4/H^+}$

（2） 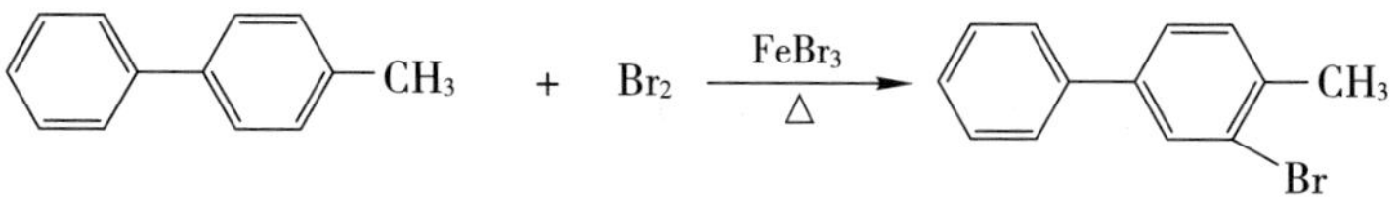 —CH$_3$ + Br$_2$ $\xrightarrow[\triangle]{FeBr_3}$

（3） + H$_2$ $\xrightarrow{Ni}$

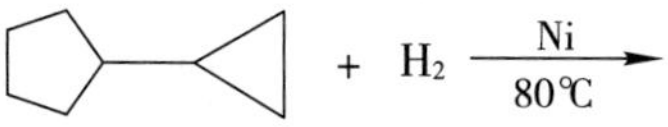

（4） $\xrightarrow[\triangle]{AlBr_3}$

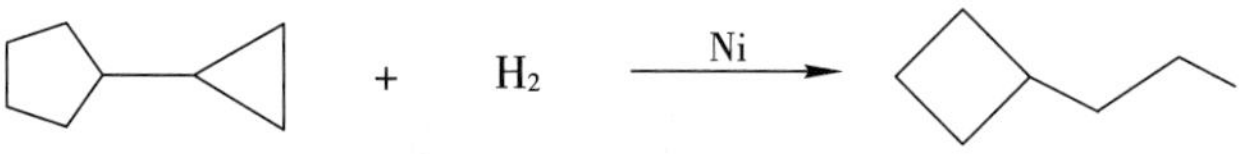

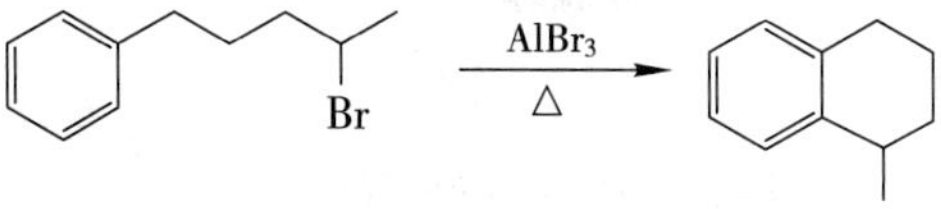

(5) $\bigcirc$—CH$_2$CH$_2$CH$_3$ $\xrightarrow[hv]{Cl_2}$ $\bigcirc$—CHCH$_2$CH$_3$ $\xrightarrow[NaOH]{C_2H_5OH}$ $\bigcirc$—CH=CHCH$_3$
(下标 Cl)

$\xrightarrow{HBr}$ $\bigcirc$—CHCH$_2$CH$_3$
(下标 Br)

【注释】本题的核心是:①苯环具有芳香性,不易被氧化;②甲基是给电子基,活化苯环,使苯环容易发生亲电取代反应;③三元环比五元环活泼;④分子内的烷基化反应生成六元环;⑤α–H 比较活泼,容易被取代,生成氯代烃,卤代烃消除反应的方向性是生成与苯环共轭双键烯烃,该烯烃加 HBr 时要生成更稳定的 Ph–$\overset{+}{C}$HCH$_2$CH$_3$,因此它是最后的加成产物。

【例 3–4】以苯、一氯甲烷和必要的无机试剂为原料合成对溴苯甲酸和间溴苯甲酸。

【解】(1) 对溴苯甲酸的合成:

$\bigcirc$ + CH$_3$Cl $\xrightarrow[\triangle]{FeCl_3}$ $\bigcirc$—CH$_3$

$\bigcirc$—CH$_3$ + Br$_2$ $\xrightarrow{FeCl_3}$ Br—$\bigcirc$—CH$_3$ + $\bigcirc$（邻位Br）—CH$_3$

Br—$\bigcirc$—CH$_3$ $\xrightarrow[H^+]{KMnO_4}$ Br—$\bigcirc$—COOH

(2) 间溴苯甲酸的合成:

$\bigcirc$ + CH$_3$Cl $\xrightarrow[\triangle]{FeCl_3}$ $\bigcirc$—CH$_3$

$\bigcirc$—CH$_3$ $\xrightarrow[H^+]{KMnO_4}$ $\bigcirc$—COOH

$\bigcirc$—COOH + Br$_2$ $\xrightarrow{FeCl_3}$ $\bigcirc$（间位Br）—COOH

【注释】(1) 利用甲基的邻、对位定位能力把溴引入对位。
(2) 利用羧基的间位定位能力把溴引入间位。

💡 问题 ●

问题 3–1 写出 1–乙基–3–甲基环己烷的顺式和反式异构体:

解:

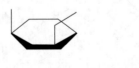 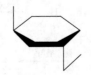

顺–1–乙基–3–甲基环己烷   反–1–乙基–3–甲基环己烷

问题 3-2　写出 1-乙基-2 -甲基环己烷最稳定的构象,并说明原因。

解:

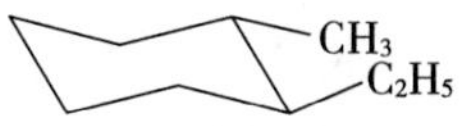

反-1-乙基-2-甲基环己烷

原因:两个取代基在 *e* 键上,空间斥力最小。

问题 3-3　写出 1,1-二甲基环丙烷与氢溴酸的反应式。

解:

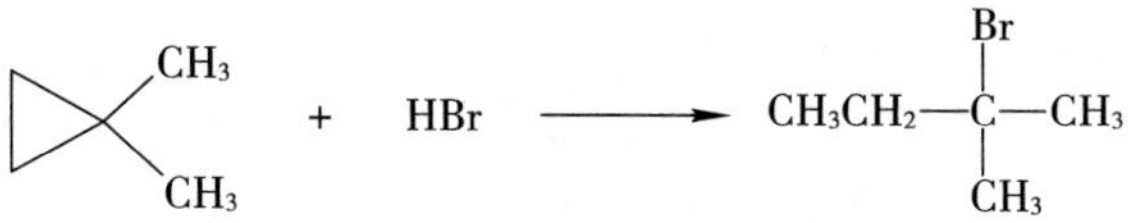

问题 3-4　试写出下列化合物的结构式(1)1-甲基-4-异丙基苯;(2)间二硝基苯结构式。

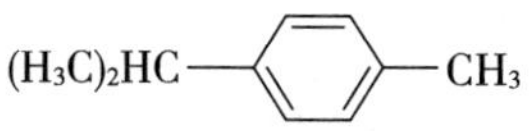

解:

(1) 　　(2)

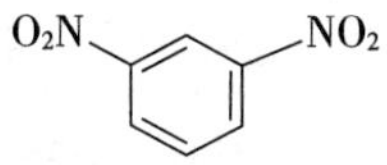

问题 3-5　试写出苯与 Br_2 在 $AlBr_3$ 催化下的反应机理。

解:反应机理具体如下:

$$Br—Br + AlBr_3 \longrightarrow Br^+ + [AlBr_4]^-$$

σ配合物

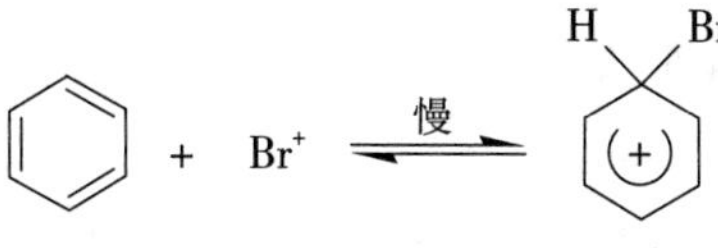

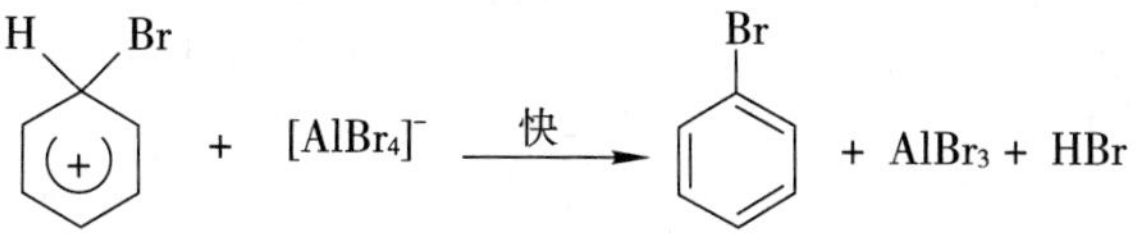

问题 3-6　以苯及其他试剂合成 4-氯-3-硝基苯甲酸。

解:

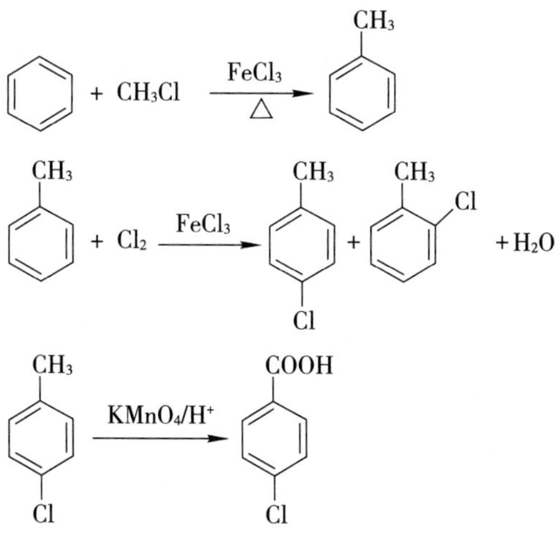

COOH
Cl
+ HNO₃
H₂SO₄
△
COOH
NO₂
Cl

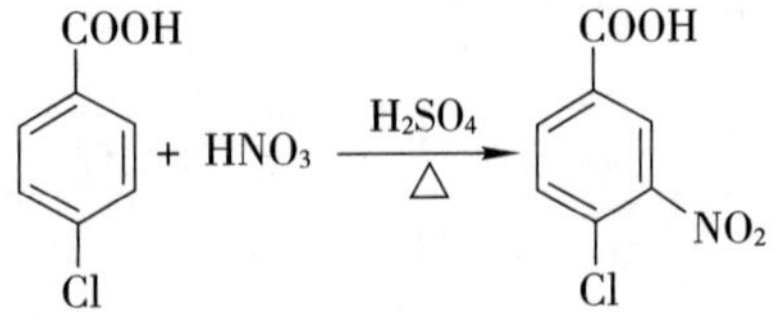

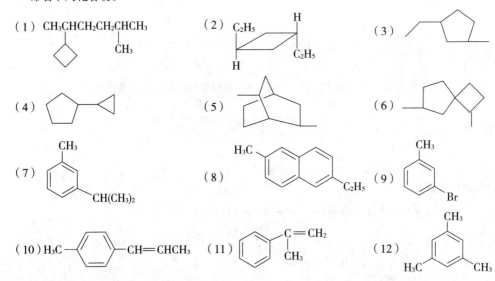

习题

1. 命名下列化合物。

(1)
CH₃CHCH₂CH₂CHCH₃
CH₃

(2)
H
C₂H₅
C₂H₅
H

(3)

(4)

(5)

(6)

(7)
CH₃
CH(CH₃)₂

(8)
H₃C
C₂H₅

(9)
CH₃
Br

(10)
H₃C
CH=CHCH₃

(11)
C=CH₂
CH₃

(12)
CH₃
H₃C
CH₃

解:(1) (5－甲基己－2－基)环丁烷　　(2) 反－1,4－二乙基环丁烷
(3) 1－乙基－3－甲基环戊烷　　(4) 环丙基环戊烷
(5) 2,6－二甲基二环[2.2.2]辛烷　　(6) 1,6－二甲基螺[3.4]辛烷
(7) 1－甲基－3－异丙基苯　　(8) 2－乙基－6－甲基萘
(9) 间溴甲苯　　(10) 1－甲基－4－(丙－1－烯－基)苯
(11) 丙－1－烯－2－甲基苯　　(12) 1,3,5－三甲基苯

2. 写出 C_6H_{12} 所代表的脂环烃的各构造异构体(包括六元环,五元环,四元环)的构造式。

解:

3. 写出下列化合物的优势构象。

(1)
CH₃
CH(CH₃)₂
CH₃

(2)
H
H
OH
OH

(3)
CH₂CH₃
CH₃
CH₃

(4)
CH₃
CH₂CH₃

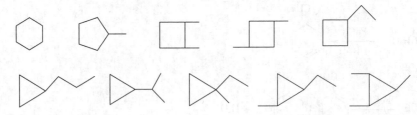

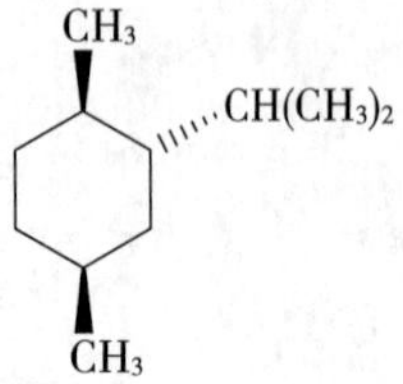

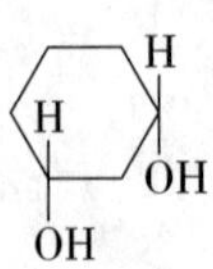

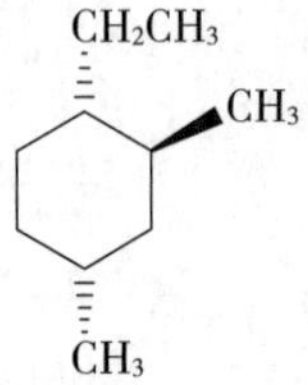

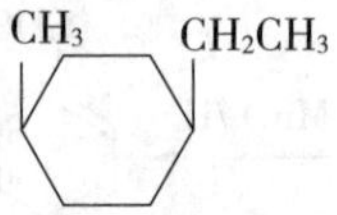

解：

（1）
CH₃
CH(CH₃)₂
CH₃
（2）
O
H
OH
（3）
CH₃
C₂H₅
CH₃
（4）
CH₃
C₂H₅

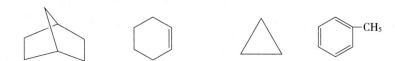

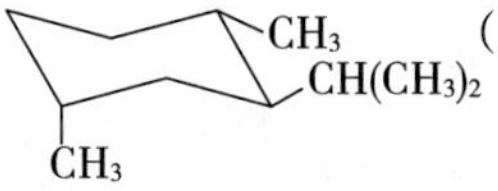

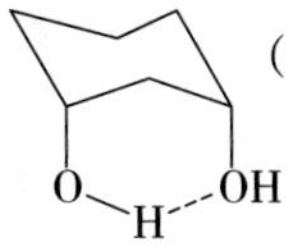

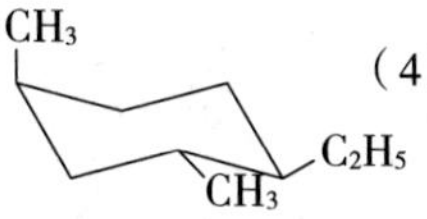

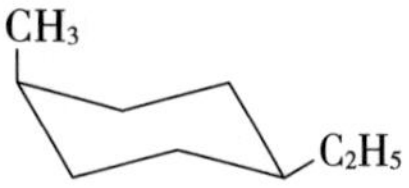

4. 用简单的化学反应区别下列化合物。

（1）苯与甲苯。

（2）环戊二烯和环戊二烯负离子。

（3）

CH₅

解：

（1）
CH₃
KMnO₄
无变化
紫色褪去

（2）
Br₂/CCl₄
褪色
无变化

（3）
CH₃
Br₂
褪色
褪色
无变化
无变化
KMnO₄/H⁺
褪色
无变化
KMnO₄/H⁺
褪色
无变化

5. 写出下列反应的产物。

（1）
CH₃
+
Cl₂
Fe

（2）
NO₂
+
HNO₃

（3）
H₃C
CH₃
H₃C
CH₃
+
KMnO₄
H⁺

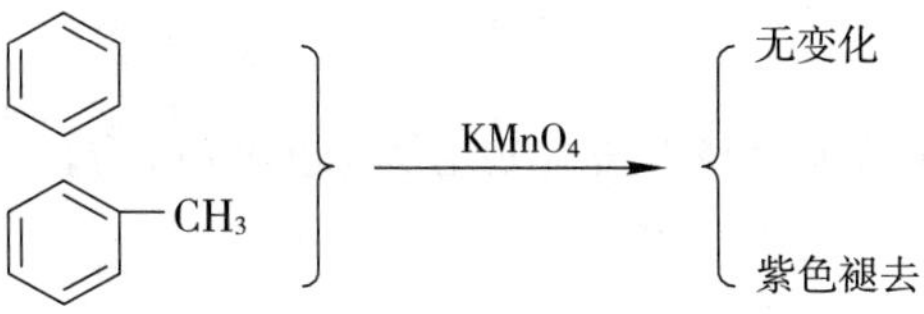

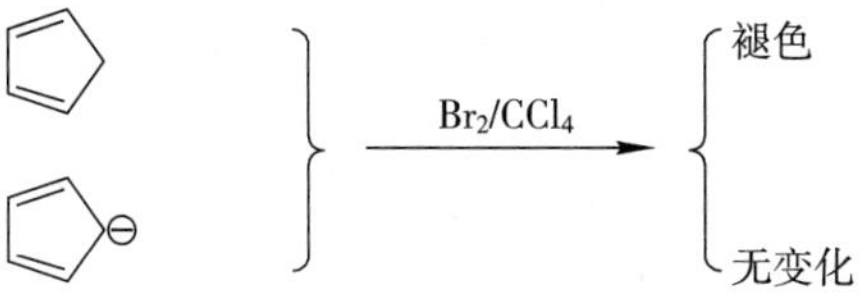

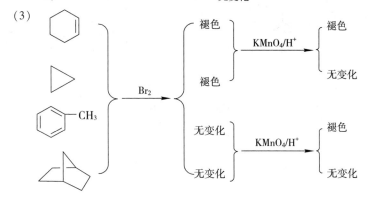

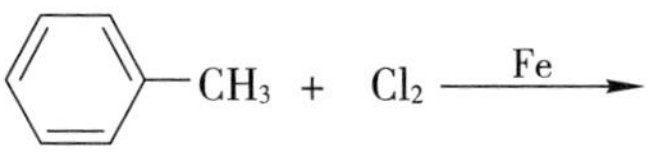

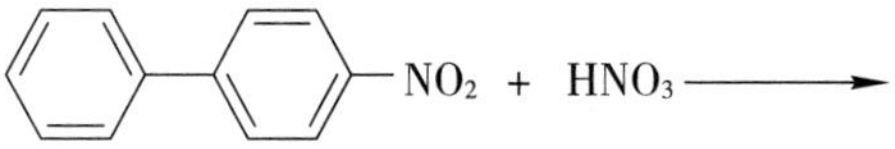

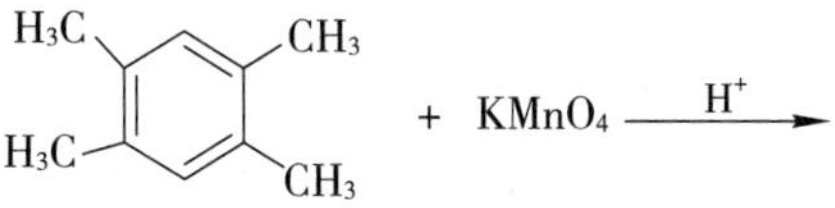

（4） $\xrightarrow[-60\,℃]{\text{Br}_2}$

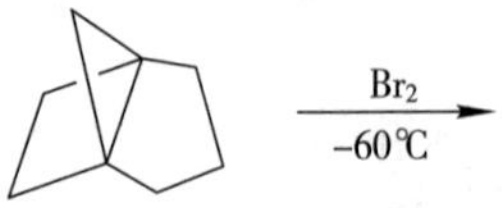

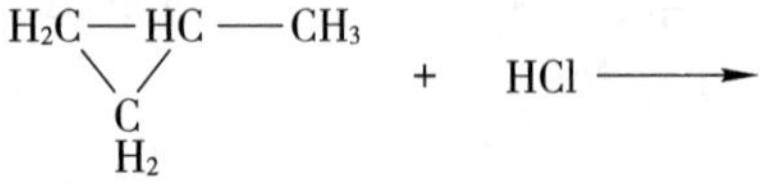

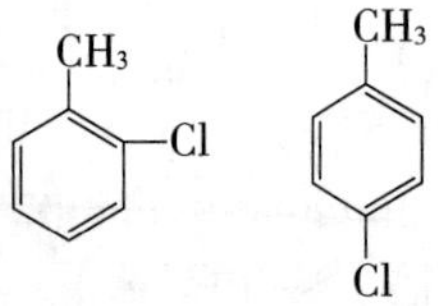

（5） + HCl ⟶

解：

（1） （2）O_2N——NO_2

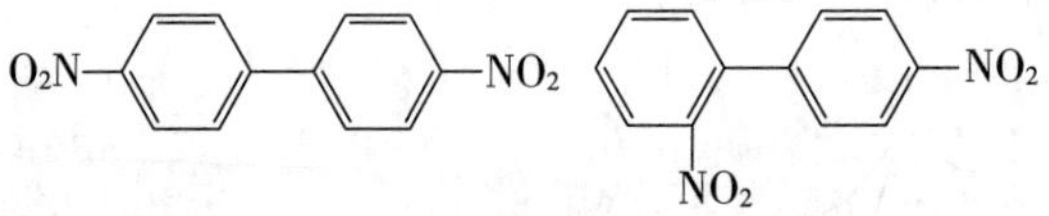

（3） 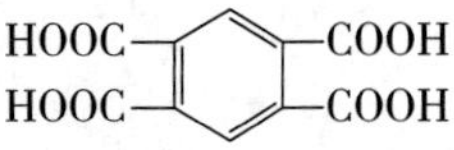 （4） 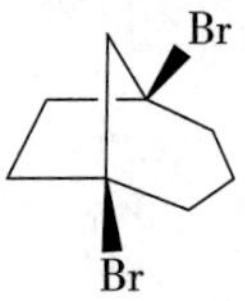 （5）$CH_3CH_2CHCH_3$ 下 Cl

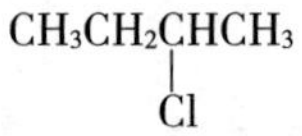

注释 （4）题由于反应物分子中有三元环和四元环结构，张力较大，极不稳定，易发生开环反应。

6. 指出下列化合物硝化时硝基取代的位置。

（1） 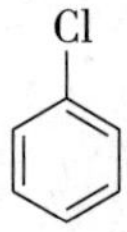 （2） 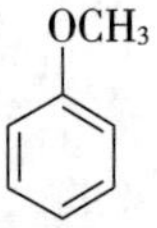 （3）

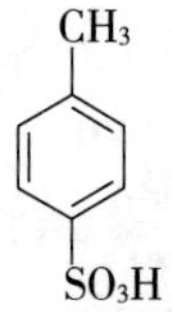

（4） 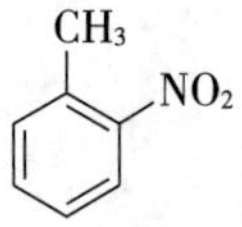 （5） 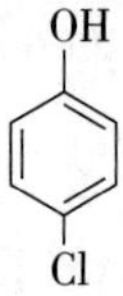 （6）

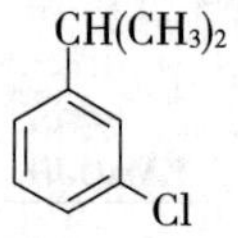

解：

（1） 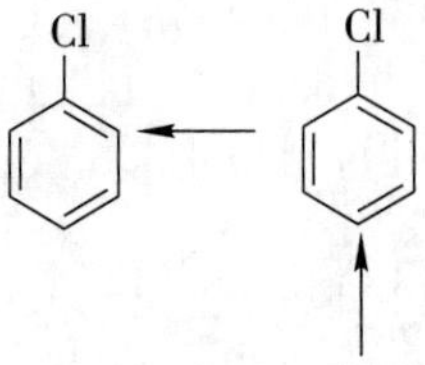 （2） 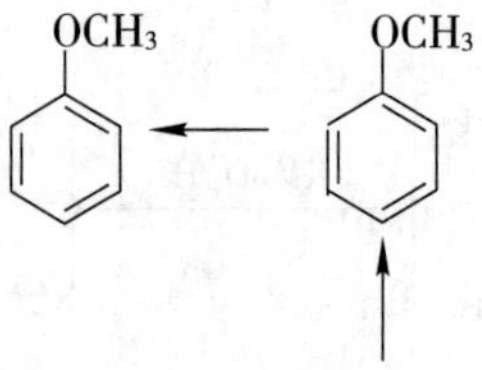 （3）

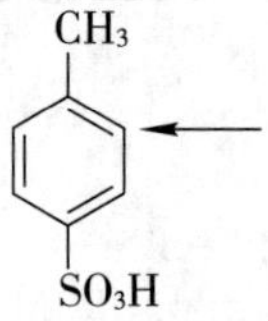

（4） 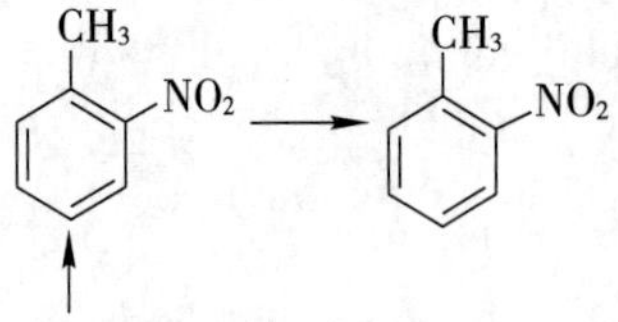 （5） 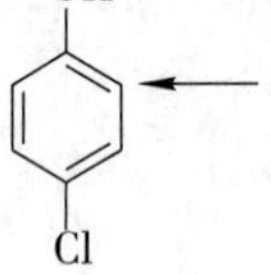 （6）

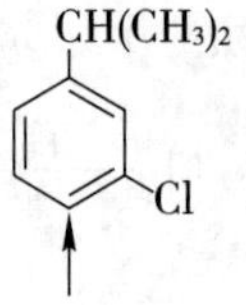

7. 以苯和氯甲烷为原料合成下列化合物：

（1）苯甲酸 （2）间硝基苯甲酸 （3）邻硝基苯甲酸

解：

（1） 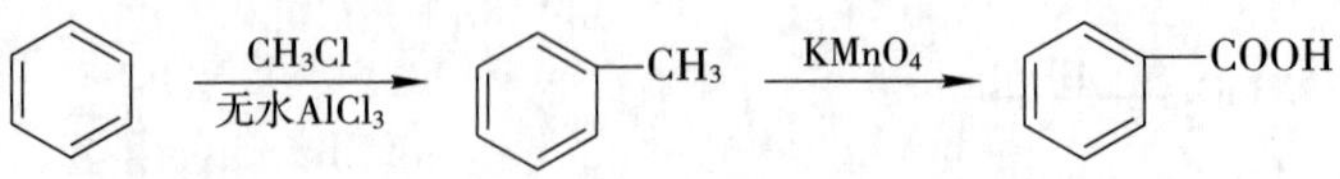 $\xrightarrow[\text{无水AlCl}_3]{\text{CH}_3\text{Cl}}$ $\xrightarrow{\text{KMnO}_4}$

（2）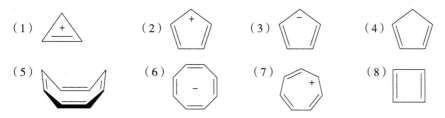

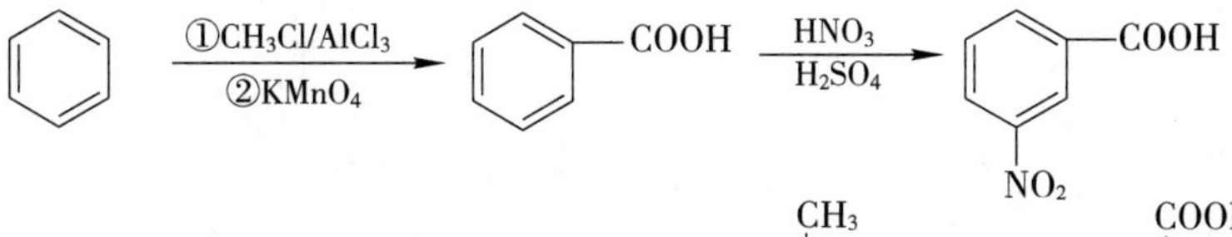

（3）苯 $\xrightarrow[\text{无水AlCl}_3]{\text{CH}_3\text{Cl}}$ 甲苯 $\xrightarrow{\text{HNO}_3}$ 邻硝基甲苯 $\xrightarrow{\text{KMnO}_4}$ 邻硝基苯甲酸

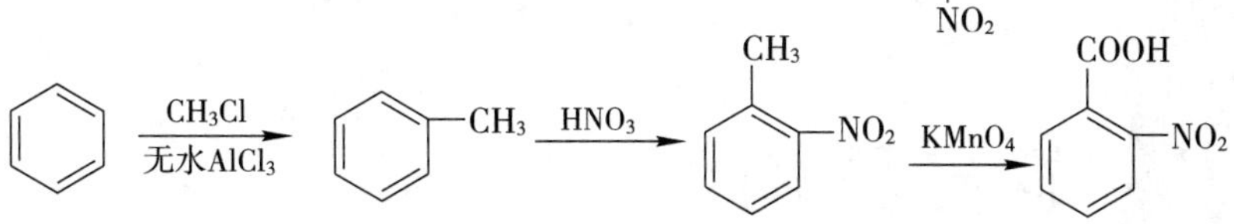

8. 根据 Hückel 规则判断下列化合物是否具有芳香性。

（1）（三元环 +）　（2）（五元环 +）　（3）（五元环 −）　（4）（五元环）

（5）　（6）（八元环 −）　（7）（七元环 +）　（8）（四元环）

解：Hückel 规则：π 电子数为 $4n+2$。（1）有（$n=0$）；（2）无；（3）有（$n=1$）；（4）无；（5）无；（6）有（$n=2$）；（7）有（$n=1$）；（8）无。

9. 有三种化合物 A、B、C 分子式相同，均为 C_9H_{12}，当以 $KMnO_4$ 的酸性溶液氧化后，A 变为一元羧酸，B 变为二元羧酸，C 变为三元羧酸。但经浓硝酸和浓硫酸硝化时，A 和 B 分别生成两种一硝基化合物，而 C 只生成一种一硝基化合物。试写出 A，B，C 的结构和名称。

解：

A（丙苯，C_3H_7）　B（1-乙基-4-甲基苯，CH_3，C_2H_5）　C（1,3,5-三甲苯，CH_3，H_3C，CH_3）

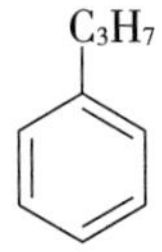

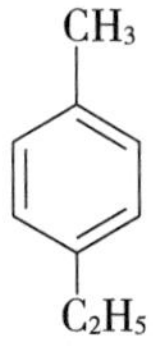

丙苯　　　　1-乙基-4-甲基苯　　　　1,3,5-三甲苯

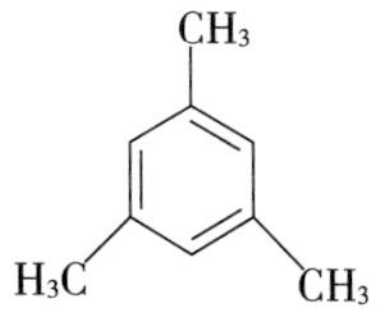

10. 某一化合物 A（$C_{10}H_{14}$）有五种可能的一溴衍生物（$C_{10}H_{13}Br$）。A 经 $KMnO_4$ 酸性溶液氧化生成化合物 B（$C_8H_6O_4$），B 硝化反应只生成一种硝基取代产物，试写出 AB 的结构式。

解：

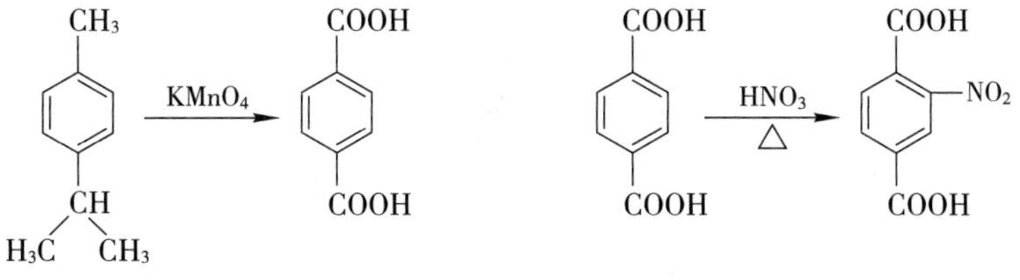

A 对异丙基甲苯 $\xrightarrow{\text{KMnO}_4}$ B 对苯二甲酸 $\xrightarrow[\triangle]{\text{HNO}_3}$ 硝基对苯二甲酸

A　　　　　　　B

11. 写出下列化合物进行硝化反应的活性顺序。
（1）苯，1,3,5 – 三甲苯，甲苯，间二甲苯，对二甲苯。
（2）苯，溴苯，硝基苯，甲苯。
解：（1）间二甲苯 > 对二甲苯 > 甲苯 > 苯 > 1,3,5 – 三甲苯。
（2）甲苯 > 苯 > 溴苯 > 硝基苯。

（济宁医学院　王　宁）

第 4 章 旋光异构

本章基本要求

- 掌握手性与手性分子、旋光度与比旋光度、对映体与非对映体、内消旋体与外消旋体等基本概念。
- 掌握分子对称因素与手性的关系。
- 掌握 Fischer 投影式的写法及手性碳构型的标记法（R/S，D/L）。
- 掌握立体异构的分类及其产生原因。
- 了解手性化合物与医学的关系。

主要知识点

4.1 立体异构

立体异构是指构造相同的分子，由于分子中各基团在空间的相对位置不同所产生的不同形象，它包括构象异构和构型异构。

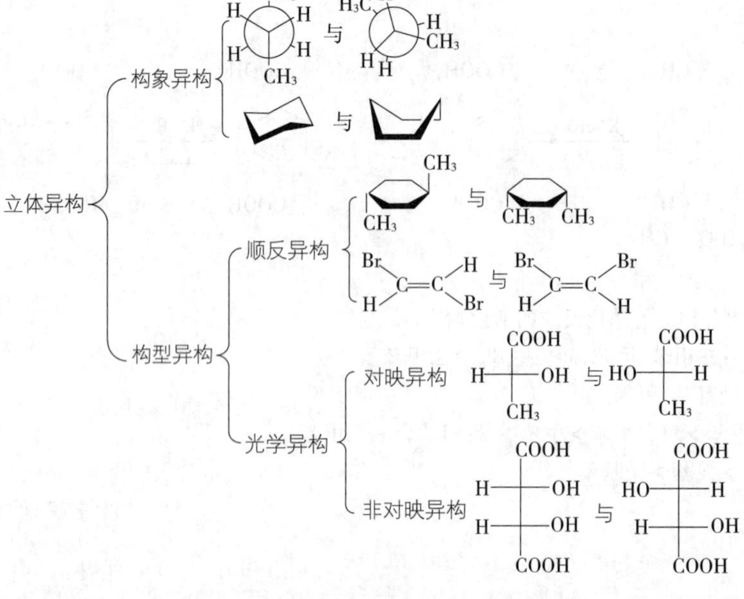

构象异构可以通过 σ 键的旋转相互转化,异构体不能分离;构型异构不能通过 σ 键的旋转相互转化,构型异构的相互转化必然伴随化学键的断裂。构型异构体可以被分离。

4.2　旋光度与比旋光度

能使平面偏振光的振动面发生旋转的性质称为物质的**旋光性**。具有旋光性的物质称为光活性物质。旋光性物质使平面偏振光的振动面偏转的角度称为**旋光度**,用符号 α 表示。物质的旋光方向和旋光能力大小一般用比旋光度 $[\alpha]_D^t$ 表示:

$$[\alpha]_D^t = \frac{\alpha}{l \times \rho}$$

式中: α 为实测旋光度; l 为盛液管的长度,单位为 dm; ρ 为物质的密度或溶液的质量浓度,单位为 $1\ \text{g}\cdot\text{mL}^{-1}$; t 为测定时的温度。在一定的波长和温度下,当 $\rho = 1\ \text{g}\cdot\text{mL}^{-1}$, $l = 1$ dm 时, $[\alpha]_D^t$ 数值等于 α 数值。

比旋光度即指:当盛液管长度为 1 dm,所测样品溶液的质量浓度为 $1\ \text{g}\cdot\text{mL}^{-1}$,光源波长为 D(钠光的 D 线为 589 nm 与 586 nm),测定温度为 t 时所测得的物质的旋光度。一定条件下, $[\alpha]_D^t$ 是一个常数。平面偏振光振动面偏转的方向即为旋光方向,一般用"$+$"或"d"表示右旋;用"$-$"或"l"表示左旋。

4.3　分子的手性和对映异构体

互成实物与镜像关系,彼此又不能重叠的特征,称为手征性或手性;凡是与其镜像不能重叠的分子,都具有手性,称为手性分子。手性分子存在对映异构体,一般具有旋光性。

互成实物与镜像关系,但彼此又不能重叠的两种异构体称为对映异构体。对映异构体的比旋光度相等,旋光方向相反。

4.4　分子的对称因素与手性

对称面是指分子中的一个假想平面,可以将分子分为对称的两半,其中一半是另一半的镜像。对称中心是指分子中的一个假想的中心点,分子中的任一原子或基团与该点的连线延长等距离后,可以遇到一个相同的原子或基团,这个点就称为对称中心。

有对称面或对称中心的分子是非手性分子;没有对称面和对称中心的分子是手性分子。

手性是分子存在对映异构体的充分必要条件。

4.5　对映异构体与手性碳原子

手性碳原子是指连接四个不同原子或基团的碳原子(也称为不对称碳原子)。除手性碳原子以外,其他多价杂原子如 N、S、P 等也可形成手性中心。例如下列标有"＊"者为手性原子。

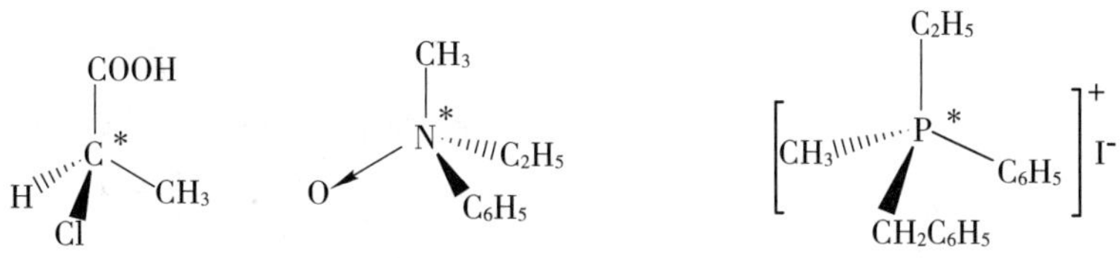

含有一个手性碳的化合物分子是手性分子,而含有多个手性碳的化合物分子不一定是手性

分子。手性分子存在对映异构体。

4.6 外消旋体

如果将构成对映异构体的两种光学异构体等物质的量混合,由于它们的旋光方向不同,旋光度相等,所以这种混合物是没有旋光性的。因此我们把等物质的量对映异构体的混合物称为外消旋体,用符号(±)或(dl)表示。

4.7 手性碳原子的构型表示式——费歇尔(Fischer)投影式

Fischer 投影式是将不对称碳原子上所连四个不同基团中的两个处于水平方向,面朝前,指向观察者;另外两个基团处于垂直方向,面向后,远离观察者,然后在平面上投影,得到一个十字形的平面投影式。这样,在纸平面上 Fischer 投影式中横线和竖线的交叉点"十"就代表的是手性碳原子,横线上的基团指向纸平面前面,竖线上的基团指向纸平面后面(主碳链通常在竖位,编号小的碳原子在上方)。例如,乳酸的一对对映体可表示如下:

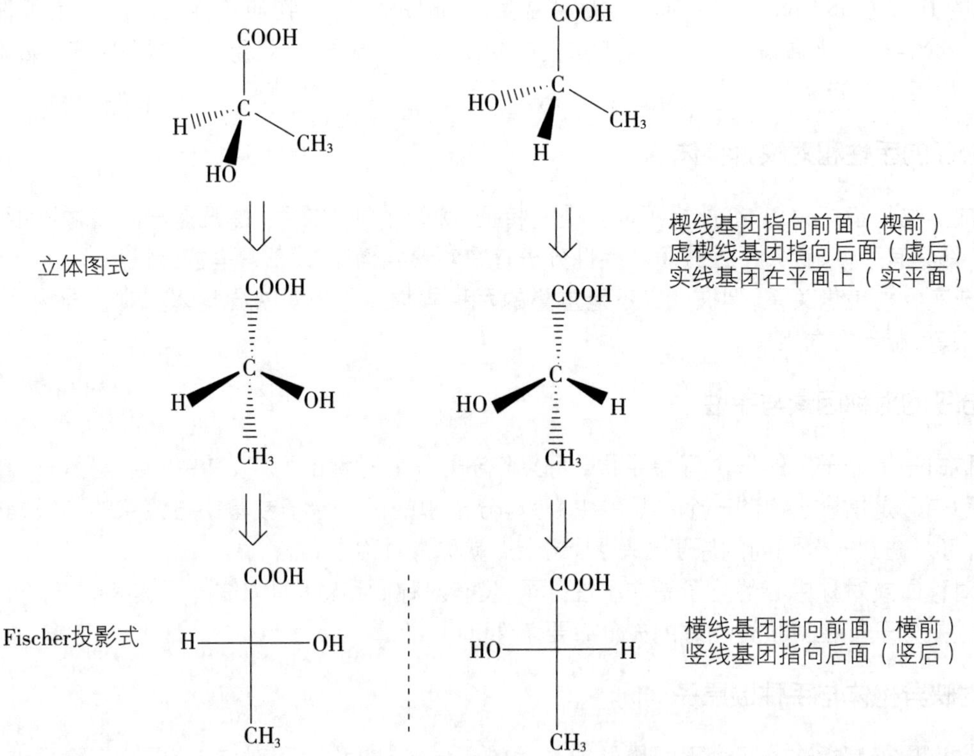

立体图式

Fischer投影式

楔线基团指向前面（楔前）
虚楔线基团指向后面（虚后）
实线基团在平面上（实平面）

横线基团指向前面（横前）
竖线基团指向后面（竖后）

含有多个手性碳的化合物分子,可以先将其转化为全重叠式构象,再按规定投影。例如:

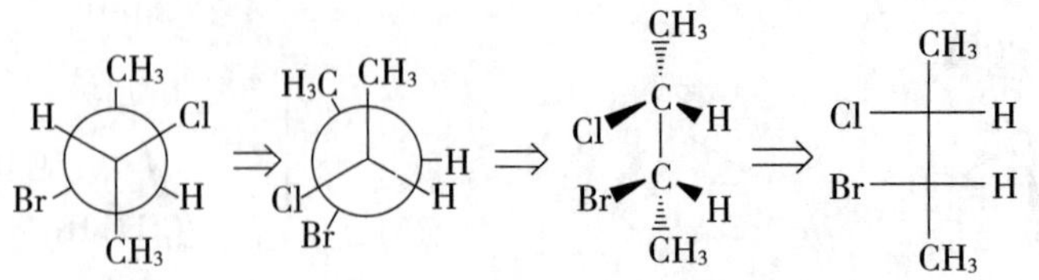

4.8 手性碳原子的构型标记法

4.8.1 D/L 标记法

D/L 标记法是一种相对构型标记法,是人为规定的。该法选择甘油醛为标准,规定右旋甘油醛为 D 构型,左旋甘油醛为 L 构型。在 D 构型中,手性碳上的羟基处在 Fischer 投影式主碳链的右侧;L 构型中,手性碳上的羟基处于投影式主碳链的左侧。对于其他手性化合物,如果取代基处在主碳链的右侧,就标记为 D 构型;如果取代基处在主碳链的左侧,就标记为 L 构型。

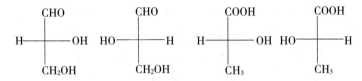

D-(+)-甘油醛　L-(−)-甘油醛　D-(−)-乳酸　L-(+)-乳酸

注意:字母 D 和 L 只代表两种不同的构型,与旋光方向无关。

D/L 标记法虽然在使用中有一定的局限性(不适用于手性碳上连有两个取代基的化合物等)但在糖类化合物及氨基酸类化合物的构型命名中仍然经常使用。

4.8.2 R/S 标记法

R/S 标记法是一种更具有普遍性,且能明确表示分子的绝对构型的方法。其基本原则如下:

(1) 排序　将与手性碳直接相连的四个基团(a,b,c,d)按次序规则由大到小排列成序(次序规则中的"较优"基团为较大基团),假设各基团的大小顺序为 a>b>c>d;

(2) 观察　将最小基团(d)远离观察者,观察其余三个基团的关系。若由 a→b→c 是顺时针排列,此手性碳就标记为 R 构型(来自拉丁文 Rectus 的词头,意"右");若由 a→b→c 是逆时针排列,此手性碳就标记为 S 构型(来自拉丁文 Sinister 的词头,意"左")。

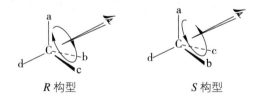

R 构型　　　　　　　　　S 构型

4.9 含有两个手性碳原子的化合物的光学异构体

含有一个手性碳的化合物分子有两种光学异构体,二者互为对映体。含有 n 个不同手性碳的化合物分子,其光学异构体的数目为 2^n 种。若分子中存在相同的手性碳,异构体的数目减少。

4.9.1 含有两个不同手性碳的化合物的光学异构体

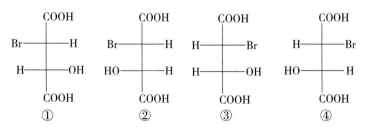

① (2S,3R)－2－溴－3－羟基丁二酸　②(2R,3S)－2－溴－3－羟基丁二酸
③ (2R,3R)－2－溴－3－羟基丁二酸　④(2R,3S)－2－溴－3－羟基丁二酸

相互关系:②和③互为对映体,①和④互为对映体。

①和③、①和④及②和③、②和④为非对映异构体

非对映异构体:构造相同,但不呈实物与镜像关系的光学异构体称为非对映异构体。

非对映异构体具有不同的物理、化学性质。

即含有两个不同手性碳的化合物共有四种光学异构体,两对对映体。

4.9.2　具有两个相同手性碳原子的化合物的光学异构体

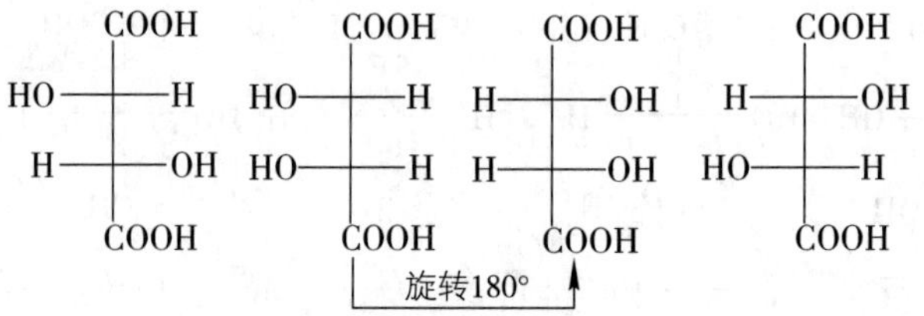

(2S,3S)–(–)–酒石酸　　(2S,3R)–酒石酸　　(2R,3R)–(+)–酒石酸
左旋酒石酸　　　　　内消旋酒石酸　　　　右旋酒石酸

内消旋体:由于分子内含有相同的手性碳原子,分子的两个半部互为实物与镜像的关系,从而使分子内部旋光性相互抵消的非旋光性化合物称为内消旋体。酒石酸分子实际上只存在三种光学异构体,即左旋体、右旋体和内消旋体。

内消旋体与外消旋体的区别:内消旋体是非手性分子,是单一化合物;而外消旋体是具有手性的两种对映异构体的等物质的量混合物。虽然两者都无旋光性,但本质不同。

4.10　不含手性碳化合物的对映异构体

4.10.1　丙二烯型化合物

由于丙二烯分子结构中两个双键中的 π 键平面相互垂直,所以在下列结构中,如果 a≠b 和 a'≠b',则存在对映异构体;如果 a=b 或 a'=b',则分子存在对称面,就不存在对映异构体。

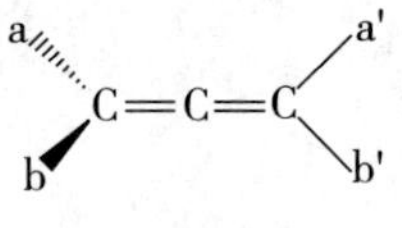

例如:

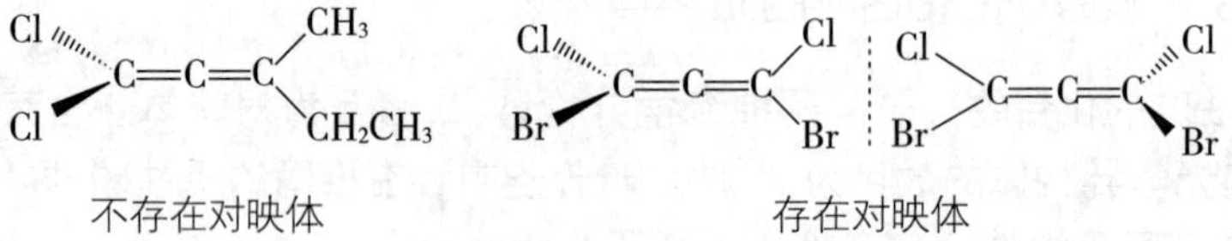

不存在对映体　　　　　　　　　　存在对映体

与丙二烯类似的结构还有螺环型化合物。例如,下列化合物都具有光学活性,存在对映体。

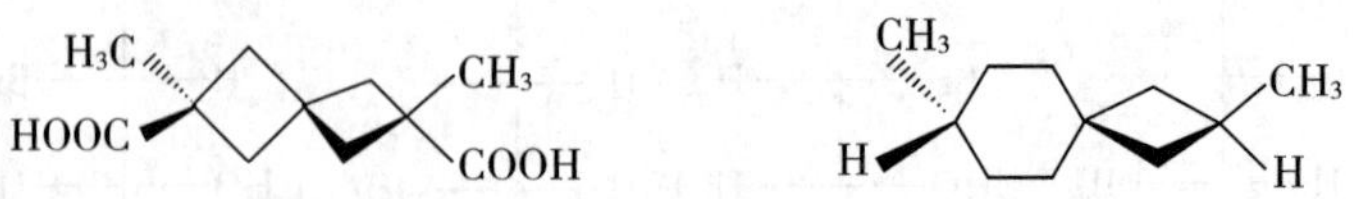

4.10.2　联苯型化合物

联苯型化合物中的两个苯环通过一根单键相连。当某些分子中的单键旋转受到阻碍时,两

个苯环不在同一平面上,这时就有可能产生对映异构体。例如,当联苯中的2,6和2',6'四个位置都连有取代基,且取代基的体积足够大时,两苯环间单键的自由旋转受阻(如图4-1所示),这时若每一个苯环上的两个取代基不同(即图中a≠b和a'≠b'),就存在对映异构体。

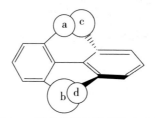

图4-1　联苯单键旋转受阻示意图

4.11　化学反应中的立体化学

当一个立体异构体,其中之一手性中心有可能产生新的可能,但实际上只生成了一种立体异构体(或有两种异构体占绝对优势),化学反应发生后产物的构型取决于反应历程。此类反应称为立体选择性反应。

由非手性化合物合成手性化合物时,在无手性因素的影响下,总会生成外消旋混合物。例如,非手性分子丁烷的自由基氯代,可以生成多种氯代产物,其中的一氯代产物有两种构造异构体,即1-氯丁烷和2-氯丁烷:

$$\underset{\text{光照}}{\overset{Cl_2}{\longrightarrow}}$$

$$CH_3CH_2CH_2CH_3 \xrightarrow[\text{光照}]{Cl_2} \underset{*}{CH_3}\overset{Cl}{\underset{|}{CH}}CH_2CH_3 + CH_3CH_2CH_2CH_2Cl$$

生成的2-氯丁烷中含有一个手性碳,存在对映异构体。实际生成的2-氯丁烷是由等物质的量的 R 异构体和 S 异构体组成的外消旋体。这一结果说明了反应中间体烷基自由基具有平面构型,Cl_2 以同样概率从平面两侧与自由基结合,产生等物质的量的对映异构体,故产物是外消旋体。

又如,丁-2-烯分子无手性,当它与 Br_2 发生加成反应后,产物中产生了两个相同的手性碳:

$$H_3C-CH=CH-CH_3 + Br_2 \longrightarrow \overset{*}{CH_3}\underset{\underset{Br}{|}}{CH}-\overset{*}{\underset{\underset{Br}{|}}{CH}}CH_3$$

含有两个相同手性碳的化合物存在三种光学异构体,即一个内消旋体和一对对映体。从前面已讨论过的烯烃性质可知,碳-碳双键的亲电加成反应可能经历链状碳正离子中间体或环状碳正离子(镓离子)中间体,不同的中间体,所生成的产物构型不同。

实验结果表明,cis-丁-2-烯只生成外消旋体的2,3-二溴丁烷,没有得到内消旋体;而 trans-丁-2-烯只生成了内消旋体2,3-二溴丁烷。

$$\overset{\underset{H}{|}}{\underset{\underset{H}{|}}{C}}=\overset{CH_3}{\underset{CH_3}{C}} \xrightarrow[CCl_4]{Br_2} \quad (外消旋体)$$

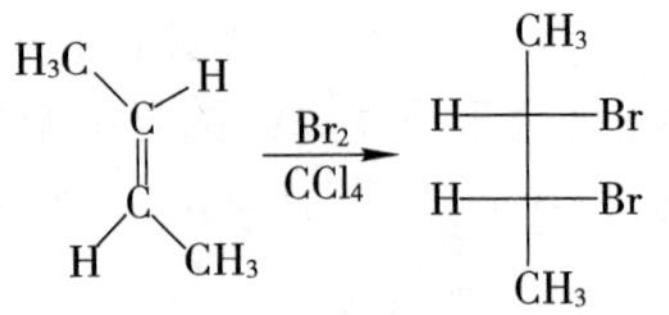

以上结果只能用溴鎓离子中间体解释。因此化学反应中的立体化学结果,是推测反应历程的重要依据。

典型例题剖析•

【例4-1】指出下列化合物哪些具有旋光性。

(1) 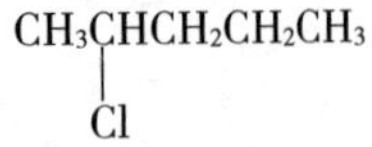 CH₃CHCH₂CH₂CH₃
　　　　|
　　　　Cl

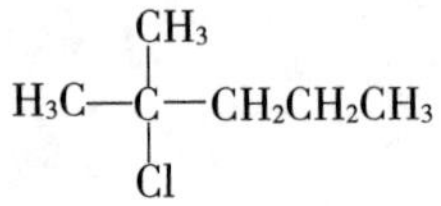

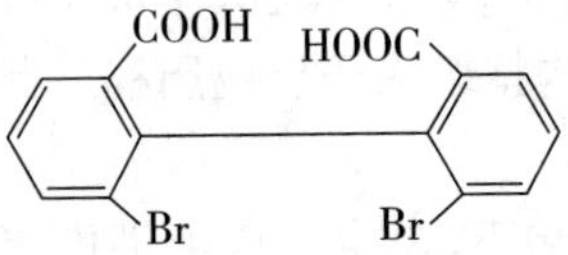

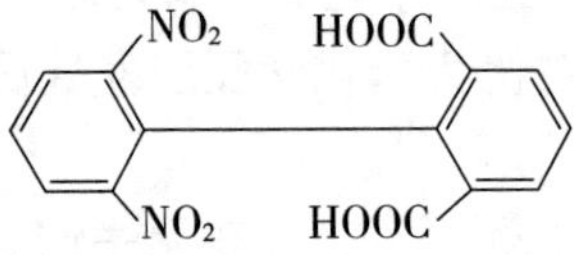

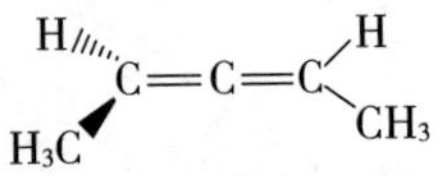

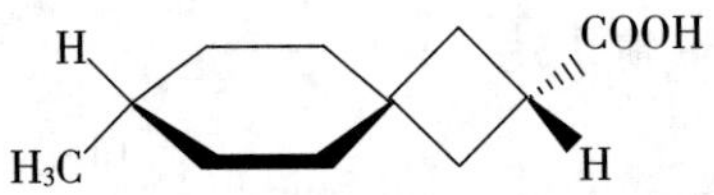

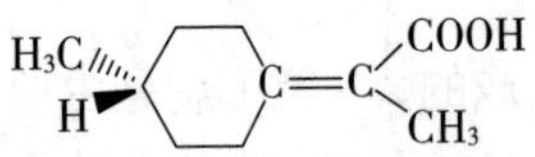

(2) H₃C—C—CH₂CH₂CH₃
　　　　　|
　　　　　Cl
　　　(CH₃ top)

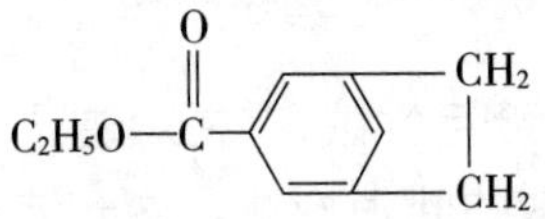

【解】(1),(3),(5),(6),(7),(8)具有旋光性。

【注释】(1)含有一个 C*。含一个 C* 的化合物一定具有旋光性。(3)尽管不含 C*,但每个苯环的邻位上有两个体积较大的基团存在,因而阻碍了连接两个苯环的单键的自由旋转,使整个分子没有对称面和对称中心,故是一个手性分子,具有旋光性。(5),(6)中两个双键(或两个环)所在平面相互垂直,整个分子没有对称面和对称中心,因此是手性分子,具有旋光性。(7),(8)分子中没有对称面也没有对称中心,是手性分子,有旋光性。

分子的手性特征是其具有旋光性的充分和必要条件。此题主要是判断分子是否具有手性。

【例4-2】写出下列化合物的立体异构体,并指出异构体之间的关系(顺反异构、对映异构、非对映异构)。

(1) 1,3-二甲基环己烷　　　　(2) 1,4-二甲基环己烷
(3) 3-氯戊-1-烯　　　　　　(4) 4-氯戊-2-烯

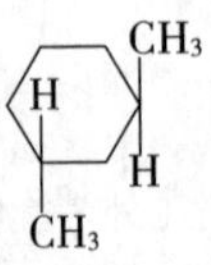

【解】

(1)

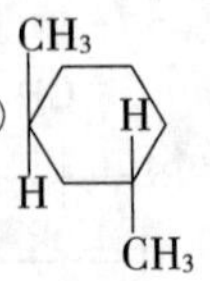

①与②③是顺反异构,②与③是对映异构。

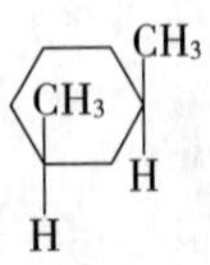

【注释】先写出顺反异构体,再判断各异构体是否具有手性,有手性的分子存在对映体。因为顺式结构中存在对称面,所以分子不具有手性;而反式异构体不存在对称面或对称中心,所以具有手性,故它存在对映异构体,所以1,3 - 二甲基环己烷共可写出三种立体异构体。

（2）① 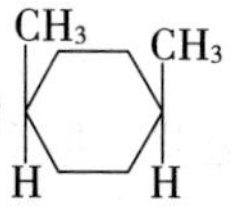　　　②

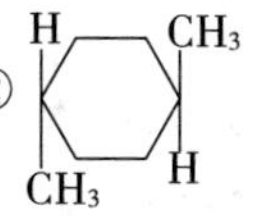

【注释】①与②是顺反异构。顺、反异构体都存在对称面,故分子无手性,不存在对映体。

（3）① 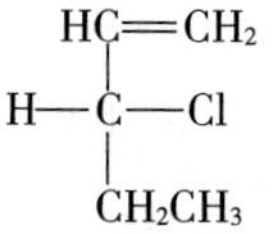　　②

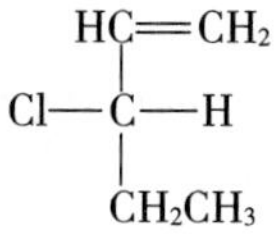

①与②是对映异构。

（4）① 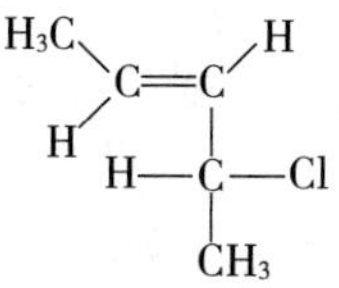　② 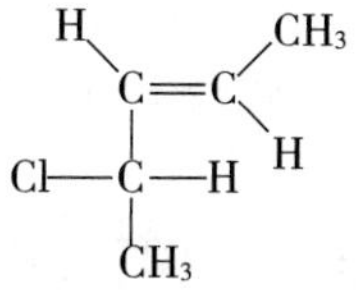　③ 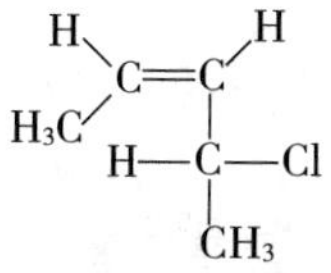　④

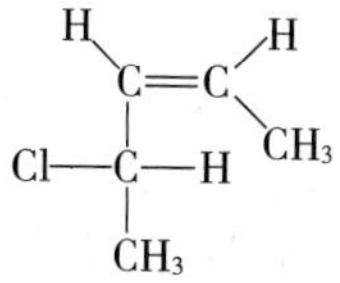

①与②、③与④是对映异构;①与③、②与④是顺反异构;①与④、②与③是非对映异构。

【例4 - 3】指出下列化合物之间的关系(对映异构、非对映异构、顺反异构、同一个化合物)。

（1）① 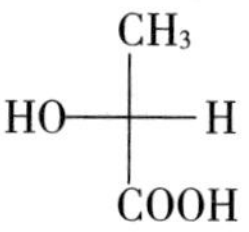　② 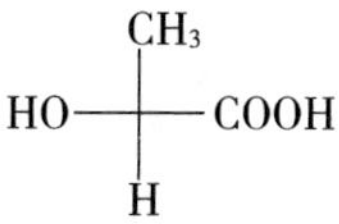　③ 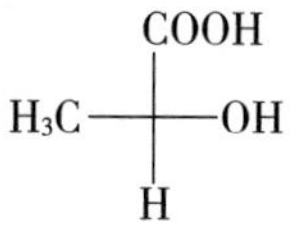　④

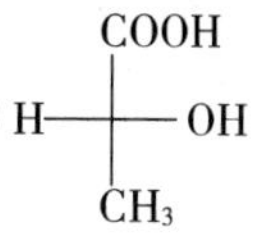

（2）① 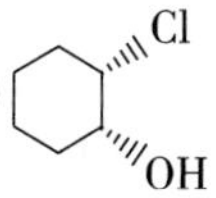　② 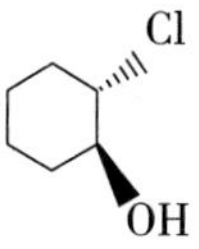　③ 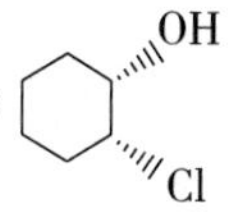　④

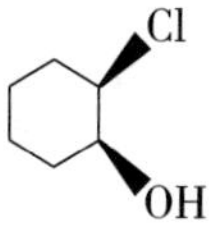

（3）① 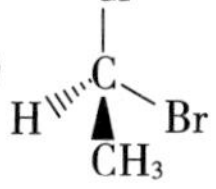　② 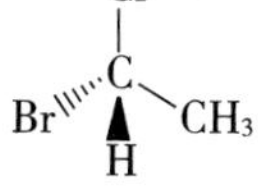　③

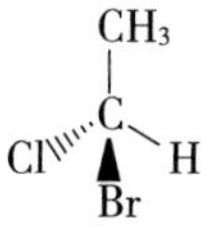

【解】(1) 中①、与④、②与③为同一化合物;①与②③、④与②③为对映异构。

（2）中①与③、④为对映异构;③与④为同一物;②与①、③、④为顺反异构(也是非对映异构体)。

（3）中①和②为同一化合物;①与③为对映异构。

【注释】含一个 C* 的化合物可通过构型符号来判断,若构型符号相同,即为同一物,否则为对映异构体。含两个或多个 C* 的化合物也可通过构型符号来判断。例如(2),①为(1R,2S),③为(1S,2R),那么(1R,2S)与(1S,2R)必为对映异构关系。

【例4 - 4】命名下列化合物。

（1） 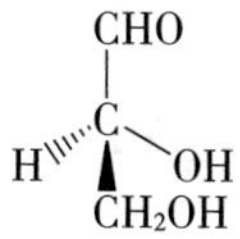　（2） 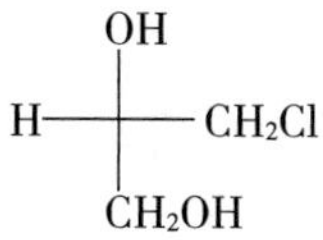　（3）

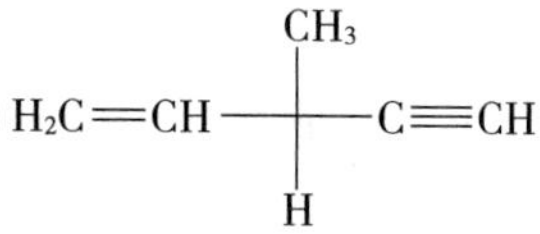

（4）
$$
\begin{array}{c}
H_3C \\
Cl
\end{array}
C = C
\begin{array}{c}
H \\
CH(CH_3)Br
\end{array}
$$

（5）
$$
\begin{array}{c}
CHO \\
H \longquad OH \\
H \longquad OH \\
CH_2OH
\end{array}
$$

【解】（1）基团优先次序为：—OH＞—CHO＞—CH₂OH＞—H，将—H远离观察者，其余三个基团由大到小的排列方式为逆时针，故为 *S* 构型。该化合物应命名为（*S*）－2，3－二羟基丙醛。

（2）基团优先次序为：—OH＞—CH₂Cl＞—CH₂OH＞—H，前三个基团的排列方式为逆时针方向，故为 *S* 构型，命名为（*S*）－3－氯丙－1，2－二醇。

（3）基团优先次序为：—C≡CH＞—CH＝CH₂＞—CH₃＞—H 排列方式为顺时针，故为 *R* 构型，命名为（*R*）－3－甲基戊－1－烯－4－炔。

（4）基团优先次序为：—Br＞—CH＝C—CH₃＞—CH₃＞—H，排列方式为顺时针，故 C* 为
$$
\quad\quad\quad\quad\quad\quad\quad\quad\quad\quad\quad |
$$
$$
\quad\quad\quad\quad\quad\quad\quad\quad\quad\quad\quad Cl
$$

R 构型；该化合物双键为 *Z* 构型，命名时应同时标明顺反异构体的构型，所以应命名为（2*Z*，4*R*）溴－2－氯戊－2－烯。

（5）（2*R*，3*R*）－2，3，4－三羟基丁醛（逐一比较每个 C* 上基团的优先次序）。

【例4－5】写出下列化合物的 Fischer 投影式。

（1）（*S*）－2－溴－1－苯基丁烷　　（2）（2*R*，3*S*）－3－溴戊－2－醇

（3）（1*R*，2*R*）－2－二氯乙酰胺基－1－对硝基苯基丙－1，3－二醇（氯霉素）

（4）（2*R*，3*R*）－酒石酸

【解】

（1）
$$
\begin{array}{c}
H_2C - C_6H_5 \\
Br \longquad H \\
CH_2CH_3
\end{array}
$$

（2）
$$
\begin{array}{c}
CH_3 \\
HO \longquad H \\
Br \longquad H \\
CH_2CH_3
\end{array}
$$

（3）
$$
\begin{array}{c}
NO_2 \\
\\
HO \longquad H \\
H \longquad N - C - CHCl_2 \\
CH_2OH
\end{array}
$$

（4）
$$
\begin{array}{c}
COOH \\
H \longquad OH \\
HO \longquad H \\
COOH
\end{array}
$$

【注释】① 先摆好主碳链：主碳链放竖位，编号小的碳原子一般写在上面，C* 用"＋"表示，例

（1）中：
$$
\begin{array}{c}
CH_2C_6H_5 \\
+ \\
CH_2CH_3
\end{array}
$$
。

② 根据构型符号，将取代基放在左边或右边，写好后验证一下是否为要求构型。例如（1）中，若 Br 放右边，则为 *R* 构型，故将 Br 放左边，方表示 *S* 构型。

【例4-6】将下列各式所表示的分子转化成相应的 Fischer 投影式。

（1）　（2）　（3）　（4）

【解】

（1）$\begin{array}{c} C_2H_5 \\ H\!-\!\!\!-\!\!\!-\!OH \\ CH(CH_3)_2 \end{array}$　　（2）$\begin{array}{c} COOH \\ H_2N\!-\!\!\!-\!\!\!-\!H \\ H_3C\!-\!\!\!-\!\!\!-\!H \\ CH_2SH \end{array}$　　（3）$\begin{array}{c} CHO \\ HO\!-\!\!\!-\!\!\!-\!H \\ CH_2OH \end{array}$　　（4）$\begin{array}{c} NH_2 \\ H\!-\!\!\!-\!\!\!-\!OH \\ C_2H_5 \end{array}$

【例4-7】40 mL 蔗糖水溶液中含蔗糖11.4 g。20℃时，将此溶液装入 10 cm 长的盛液管中，用钠光作光源，测得其旋光度为 +18.8°，求出比旋光度并回答：

（1）若将溶液放在 20 cm 长的盛液管中，其旋光度是多少？

（2）若将该溶液稀释到 80 mL，放在 10 cm 长的盛液管中测定，其旋光度是多少？

（3）（1）和（2）中的比旋光度各是多少？

【解】由题可知：$\rho = 11.4\ g/40\ mL = 0.285\ g \cdot mL^{-1}$

$l = 10\ cm = 1\ dm$

$\alpha = +18.8°$

依 $[\alpha]_D^t = \dfrac{\alpha}{l \times \rho}$

得 $[\alpha]_D^t = \dfrac{+18.8°}{1\ dm \times 0.285\ g \cdot mL^{-1}} = +65.96° \cdot dm^2 \cdot kg^{-1}$

（1）$\alpha = [\alpha]_D^t \times l \times \rho = +65.96° \cdot dm^2 \cdot kg^{-1} \times \dfrac{2\ dm}{1\ dm} \times \dfrac{11.4\ g}{40\ mL} = +37.59°$

（2）由题可知：$l = 10\ cm$　　$\rho = 11.4\ g/80\ mL = 0.142\ 5\ g \cdot mL^{-1}$

$\alpha = [\alpha]_D^{20} \times l \times \rho = +65.96° \cdot dm^2 \cdot kg^{-1} \times \dfrac{1\ dm}{1\ dm} \times 0.142\ 5\ g \cdot mL^{-1} = +9.4°$

（3）当测定波长、温度及溶液一定时，光活性物质的比旋光度是一个常数。所以（1）和（2）中的比旋光度不变。

【例4-8】判断下列说法是否正确。正确画"√"，不正确画"×"。

（1）一对对映异构体总有实物和镜像的关系。（　　）

（2）所有手性分子都存在非对映异构体。（　　）

（3）具有手性碳的化合物都是手性分子。（　　）

（4）每种对映异构体的构象只有一种，它们也呈对映关系。（　　）

（5）具有 R 构型的手性分子，其旋光方向为右旋；具有 S 构型的手性分子，其旋光方向为左旋。（　　）

（6）具有两个或两个以上手性碳的分子一定有非对映体。（　　）

（7）一对互为非对映体的光活性物质等物质的量混合后测得的旋光度一定不为 0。（　　）

（8）D/L 构型标记法是以甘油醛为参照的一种手性分子标记方法，其中右旋甘油醛为 D 型，左旋甘油醛为 L 型。其他手性分子若为右旋，则为 D 型，若为左旋，则是 L 型。（　　）

【解】(1) √（对映异构的定义）

(2) ×（含一个 C^* 的手性分子只有对映异构，而不存在非对映异构体。）

(3) ×（内消旋体含有 C^*，但因存在对称面，故不是手性分子。手性分子的判据是考察分子是否存在对称面和对称中心，而不是以是否含有 C^* 为判据。含有 C^* 的分子不一定都是手性分子，相反，有些分子不含 C^*，却是手性分子。）

(4) ×（构象异构是由 σ 键旋转所产生的不同分子形象。每个对映异构体都可以通过 σ 键旋转产生无数个构象，而不是只有一个构象。）

(5) ×（物质的旋光方向是实验测得的结果，与标记方法无关。）

(6) √（具有光学活性的分子，它的异构体数目为 $2n$ 个，其中对映体有 $2n-1$ 对。当 $n \geq 2$ 时，必然有非对映体存在。）

(7) √（对映体有消旋，非对映体等物质的量混合后不会完全消旋。）

(8) ×（D – L 构型标记法以甘油醛为参照，通过化学反应的关联来确定。若某化合物是由 D – 甘油醛通过反应转变而来，在反应过程中手性碳原子的四个键没有变化，则生成的化合物是 D 型的。跟旋光性没有关系。例如，D – 甘油酸由 D – 甘油醛氧化得到，但二者旋光方向相反）。

【例 4 – 9】产生对映异构体的条件是什么？旋光方向与 R, S 构型有什么关系？内消旋体与外消旋体之间有什么不同？

【解】产生对映异构体的充分必要条件是分子具有手性，即分子与其镜像不能重合的特性。旋光方向与 R, S 构型没有必然的对应关系，前者是由旋光仪实测所得结果，而 R, S 型是根据基团的排列顺序决定的。内消旋体是一个物质，外消旋体是等物质的量对映异构体的混合物，可以通过拆分而分离为两个物质。二者虽然都不显旋光性，但本质不同。

【例 4 – 10】D –（ + ）– 甘油醛经过氧化变成（ – ）– 甘油酸（ $\underset{\underset{OH}{|}}{HOCH_2CHCOOH}$ ），后者的构型应为 D 型还是 L 型？

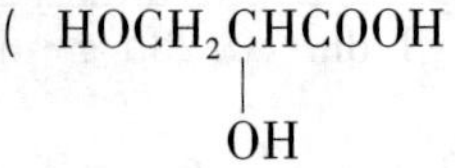

【解】因为甘油醛氧化为甘油酸的过程中只是官能团醛基转变为羧基，与 C^* 所连接的化学键没有发生断裂。所以（ – ）– 甘油酸的构型也为 D 型。即：

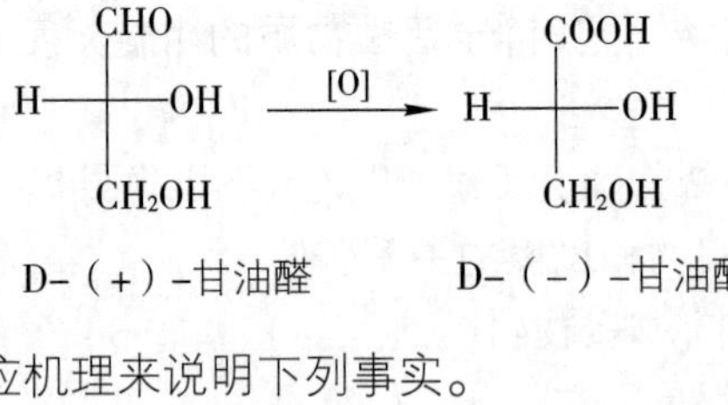

D –（ + ）– 甘油醛　　　　D –（ – ）– 甘油酸

【例 4 – 11】试用氯代反应机理来说明下列事实。

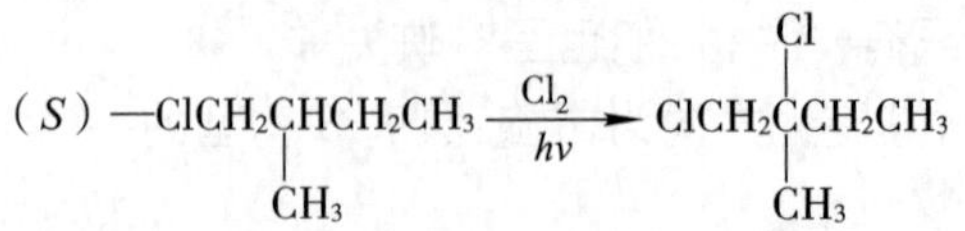

【解】该氯代反应经历自由基历程。当从手性碳上断裂一个 C—H 键后，生成平面的自由基 $\underset{\underset{CH_3}{|}}{ClCH_2\overset{\cdot}{C}CH_3}$，该自由基与 Cl_2 作用生成外消旋体。即：

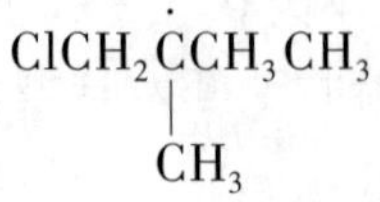

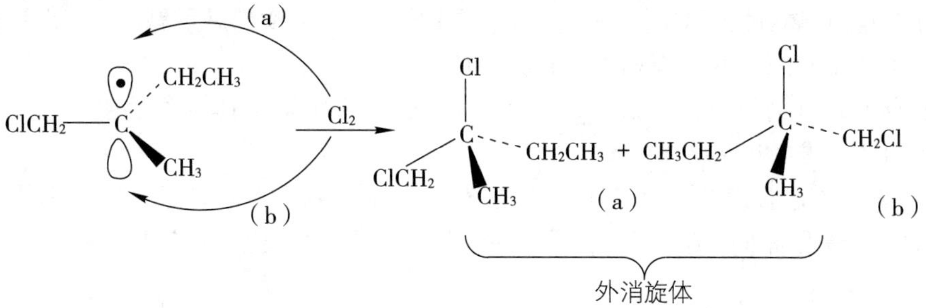

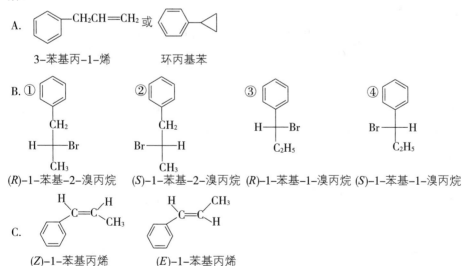

【例 4 – 12】化合物 A 的分子式为 C_6H_{10}，有光学活性。A 与 [Ag(NH$_3$)]$_2$OH 作用生成白色沉淀，A 经催化氢化后得到无光学活性的 B。试写出 A 的 Fischer 投影式并命名。

【解】由分子式及 A 可与 [Ag(NH$_3$)]$_2$OH 作用得知此化合物是一个端基炔。含有六个碳原子有旋光性的端基炔只有 3 – 甲基戊 – 1 – 炔。所以 A 的 Fischer 投影式为：

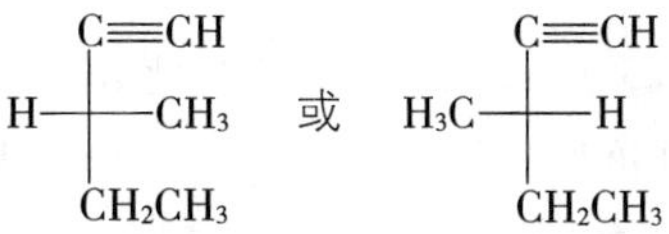

(R)–3–甲基戊–1–炔 (S)–3–甲基戊–1–炔

【例 4 – 13】某化合物 A（C_9H_{10}）能使 Br$_2$/CCl$_4$ 褪色，但无顺反异构体。A 与 HBr 作用得到 B（C_9H_{11}Br），B 具有对映异构体。B 与 KOH/C_2H_5OH 作用后生成 C（C_9H_{10}），C 也能使 Br$_2$/CCl$_4$ 褪色，并有顺反异构体。试写出 A 的结构式、B 的对映异构体及 C 的顺反异构体并命名。

解：

A.

3–苯基丙–1–烯   环丙基苯

B.①   ②   ③   ④

(R)–1–苯基–2–溴丙烷 (S)–1–苯基–2–溴丙烷 (R)–1–苯基–1–溴丙烷 (S)–1–苯基–1–溴丙烷

C.

(Z)–1–苯基丙烯 (E)–1–苯基丙烯

【注释】由组成可知 A 高度不饱和，故考虑 A 必含有苯环；又因 A 可与 Br$_2$/CCl$_4$ 和 HBr 作用，所以考虑苯环侧链含有双键或三元环，故 A 的可能结构为：

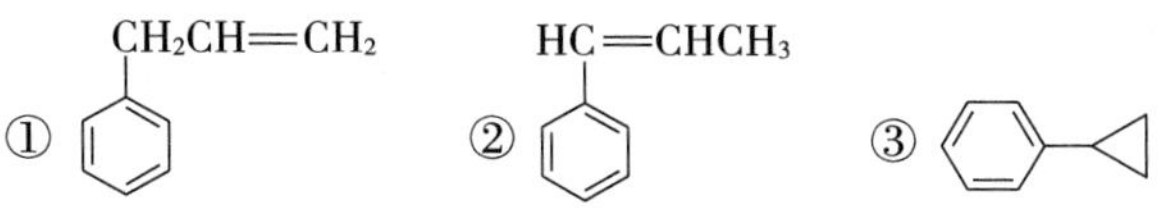

①   ②   ③

又因 A 没有顺反异构体,故排除②。进一步再考虑其他条件,①③均满足题意,所以 A 有两种可能的结构,那么与 A 对应的 B 就有两对对映异构体。

【例4－14】某烯烃(A)的分子式为 C_6H_{12},具有光学活性。该烯烃经 H_2 还原后生成一个没有光学活性的烷烃 C_6H_{14}。推断该烯烃的结构。

【解】该烯烃中与手性碳相连的一个基团必定能与 H_2 发生还原反应。且还原后的基团能与该手性碳相连的另一个基团相同,结果就失去了手性。所以 A 的结构及加氢产物为:

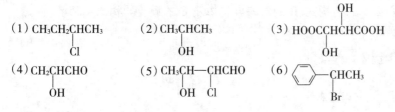

问题·

问题4－1　蔗糖水溶液的浓度为 $0.285\ g \cdot mL^{-1}$,20℃时,将此溶液装入 1 dm 长的盛液管中,用钠光作光源,测定其旋光度为 $+18.8°$,试求出其比旋光度。若将溶液放在 20 cm 长的盛液管中,其旋光度是多少?

解:已知 $\rho = 0.285\ g \cdot mL^{-1}$, $l = 1\ dm$, $\alpha = +18.8°$

所以:$[\alpha]_D^{20} = \alpha/(l \times \rho) = +18.8°/(1\ dm \times 0.285\ g \cdot mL^{-1}) = +65.9° \cdot dm^2 \cdot kg^{-1}$

当溶液放在 20 cm 长的盛液管时,$\alpha = [\alpha]_D^{20} \times l \times \rho = +18.8° \times 2 = +37.6°$

问题4－2　下列化合物有无手性碳原子? 若有,请用"＊"标记。

(1) $CH_3CH_2CHCH_3$
　　　　　　|
　　　　　　Cl

(2) CH_3CHCH_3
　　　　|
　　　　OH

(3) $HOOCCHCHCOOH$
　　　　　　 |　|
　　　　　 OH OH

(4) CH_2CHCHO
　　　|
　　　OH

(5) $CH_3CH—CHCHO$
　　　　 |　　|
　　　　OH　Cl

(6) 苯基—$CHCH_3$
　　　　　　|
　　　　　 Br

解:

(1) $CH_3CH_2\overset{*}{C}HCH_3$
　　　　　　　|
　　　　　　　Cl

(2) CH_3CHCH_3（无手性碳）
　　　　|
　　　　OH

(3) $HOOCC\overset{*}{H}CHCOOH$
　　　　　 |　|
　　　　 OH OH*

(4) $CH_3\overset{*}{C}HCHO$
　　　　 |
　　　　OH

(5) $CH_3\overset{*}{C}H—\overset{*}{C}HCHO$
　　　　 |　　 |
　　　　OH　Cl

(6) 苯基—$\overset{*}{C}HCH_3$
　　　　　　 |
　　　　　　Br

问题4－3　写出下列手性分子一对对映体的 Fischer 投影式。

(1) $CH_2CHCOOH$
　　　|　|
　　 SH NH₂

(2) $HOOCCHCH_2CH_3$
　　　　　　|
　　　　　 OH

(3) $CH_3CHCH=CH_2$
　　　　|
　　　　Br

(4)
$$\begin{matrix} & CHO & \\ H— & \overset{|}{C} & ┈CH_2OH \\ & | & \\ & OH & \end{matrix}$$

(5) $CH_3CHCH_2CH_3$
　　　　|
　　　 OH

(6) $C_6H_5CHCH_3$
　　　　　|
　　　　 Cl

解:

（1）结构式

（2）结构式

（3）结构式

（4）结构式

（5）结构式

（6）结构式

问题 4-4　用 D/L 标出下列化合物中手性碳的构型。

（1）结构式　　（2）结构式

解:（1）L　　（2）D

问题 4-5　用 R/S 标出下列化合物中手性碳的构型。

（1）结构式　　（2）结构式

解:（1）R　　（2）$2R,3S$

问题 4-6　cis-丁-2-烯与 Br_2 加成若经历链状碳正离子中间体,将会生成几种光学异构?

解:可能会生成三种光学异构体,一种内消旋体和一对对映体。其生成过程如下:

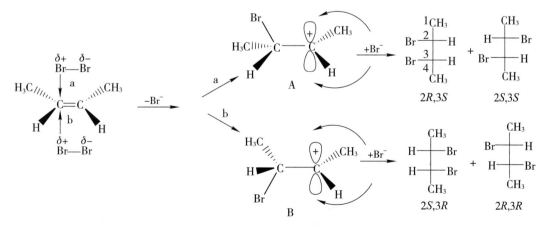

问题 4-7　环己烯与 Br_2 加成,得到的是外消旋体。用反应历程解释此立体化学结果。

解:反应经历环状溴正离子中间体,反式加成,得到外消旋体。反应过程如下:

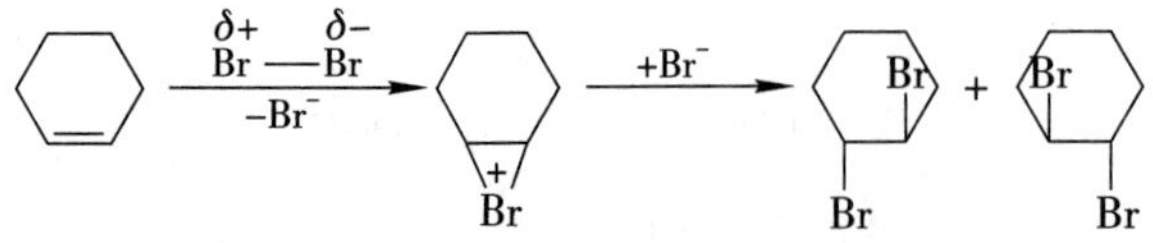

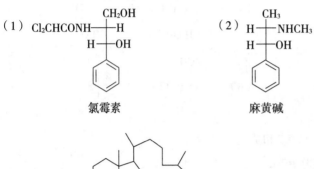

习题·

1. 用 * 号标出下列化合物中的手性碳原子。

（1）$Cl_2CHCONH-\overset{\overset{\displaystyle CH_2OH}{|}}{C}-H$
$\quad H-\overset{|}{C}-OH$
（在苯环上）

氯霉素

（2）$H-\overset{\overset{\displaystyle CH_3}{|}}{C}-NHCH_3$
$\quad H-\overset{|}{C}-OH$
（在苯环上）

麻黄碱

（3）

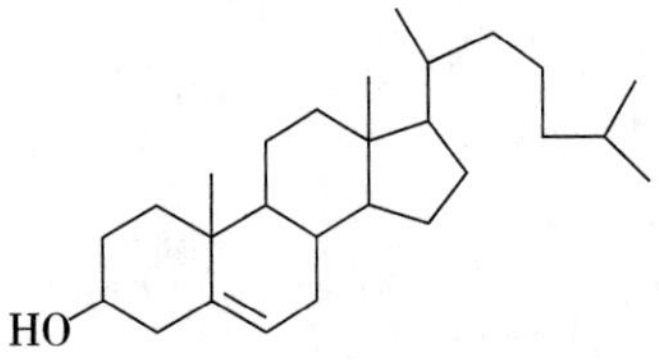

胆固醇

（4）$\overset{HO}{\underset{HO}{}}$—〈苯环〉—$CH_2CHCOOH$
$\quad\quad\quad\quad\quad\overset{|}{NH_2}$

多巴

解：

（1）$Cl_2CHCONH-\overset{\overset{\displaystyle CH_2OH}{|}}{\overset{*}{C}}-H$
$\quad H-\overset{*}{\underset{|}{C}}-OH$
（在苯环上）

（2）$H-\overset{\overset{\displaystyle CH_3}{|}}{\overset{*}{C}}-NHCH_3$
$\quad H-\overset{*}{\underset{|}{C}}-OH$
（在苯环上）

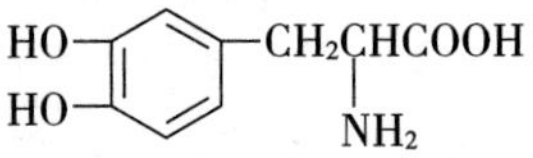

（3）

（4）$\overset{HO}{\underset{HO}{}}$—〈苯环〉—$CH_2\overset{*}{C}HCOOH$
$\quad\quad\quad\quad\quad\quad\overset{|}{NH_2}$

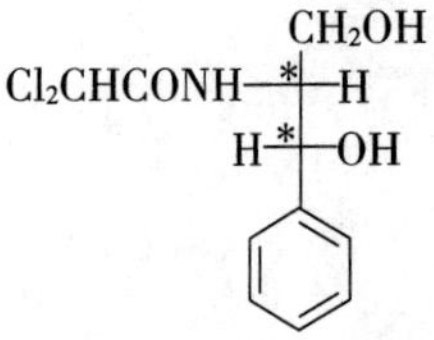

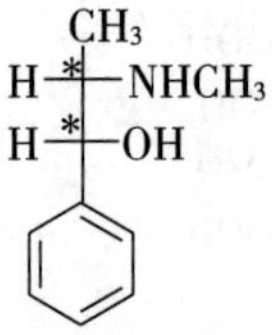

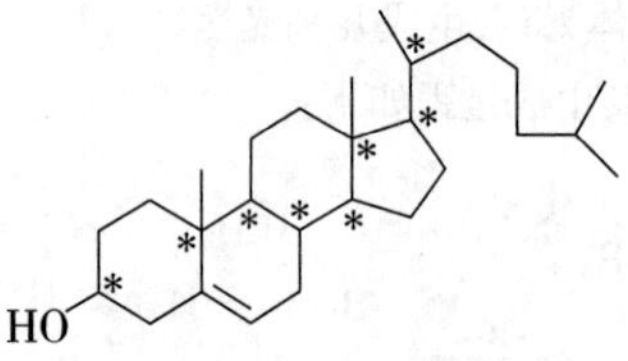

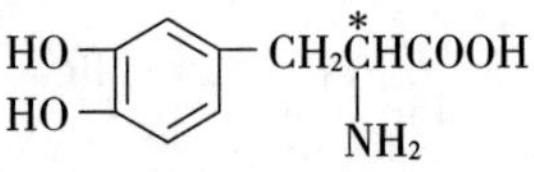

2. 用 *R/S* 标记下列化合物的绝对构型。

（1）$H_3C-\overset{\overset{\displaystyle H}{|}}{\underset{\underset{\displaystyle CH_2OH}{|}}{C}}-CHO$

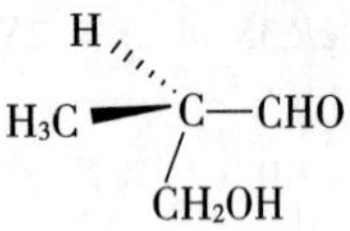

（2）$H-\overset{\overset{\displaystyle H_3C}{\diagdown}}{\underset{\underset{\displaystyle CH_2OH}{|}}{C}}-CH_2Br$

（3）$H\cdots\overset{\overset{\displaystyle OH}{|}}{\underset{\underset{\displaystyle C_2H_5}{|}}{C}}-COOH$

（4）$H\cdots\overset{\overset{\displaystyle CH=CH_2}{|}}{\underset{\underset{\displaystyle OH}{|}}{C}}-CH(CH_3)_2$

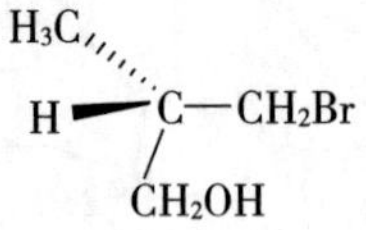

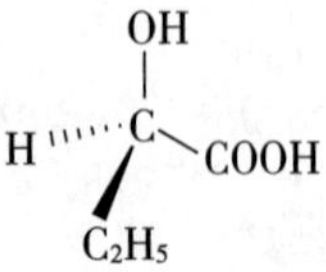

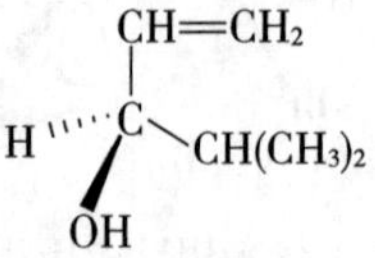

（5）

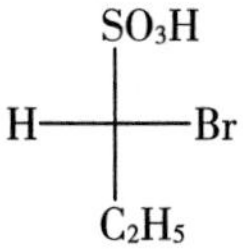

$$\begin{array}{c} SO_3H \\ H\!\!-\!\!\!-\!\!Br \\ C_2H_5 \end{array}$$

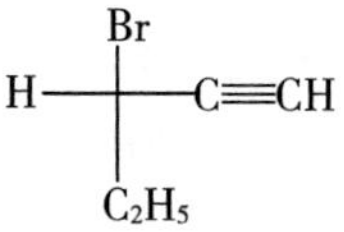

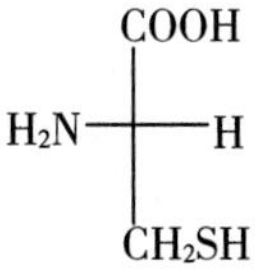

（6）

$$\begin{array}{c} Br \\ H\!\!-\!\!\!-\!\!C\!\equiv\!CH \\ C_2H_5 \end{array}$$

（7）

$$\begin{array}{c} COOH \\ H_2N\!\!-\!\!\!-\!\!H \\ CH_2SH \end{array}$$

（8）

$$\begin{array}{c} CHO \\ H\!\!-\!\!\!-\!\!OH \\ H\!\!-\!\!\!-\!\!Cl \\ CH_3 \end{array}$$

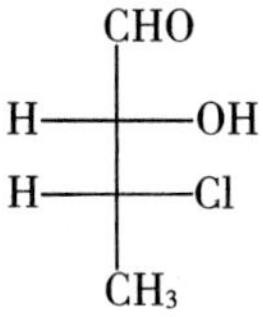

解:(1) R　(2) S　(3) R　(4) R　(5) R　(6) S　(7) R　(8) $2S,3R$

3. 写出分子式为 $C_5H_{12}O$ 醇的所有构造异构体,并指出那些存在对映异构体。

解:分子式为 $C_5H_{12}O$ 的醇有以下七种构造异构体,其中(2)、(4)、(6)存在对映异构体。

（1） 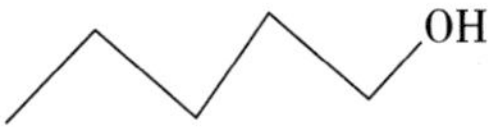　（2） 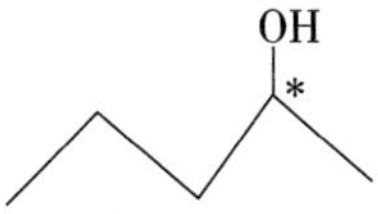　（3）

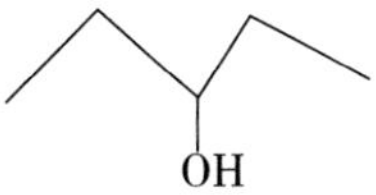

（4） 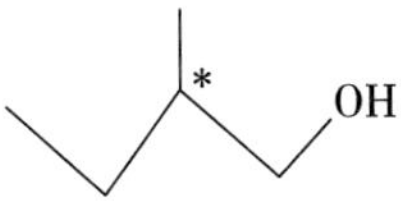　（5） 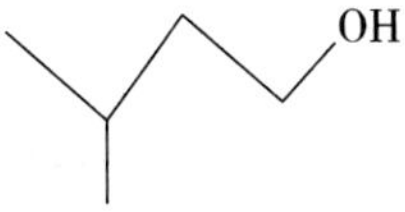　（6） 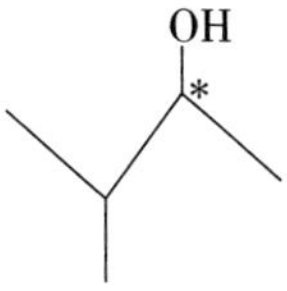　（7）

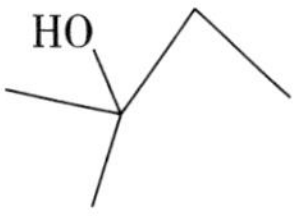

4. 请判断下列各对化合物中哪个是手性的。

（1）

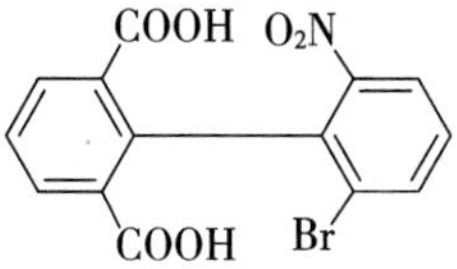

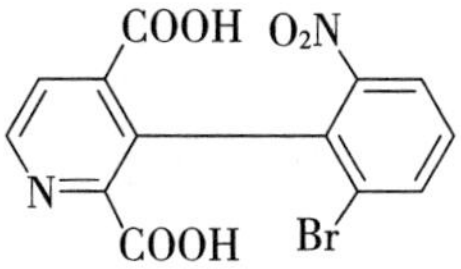

（2）

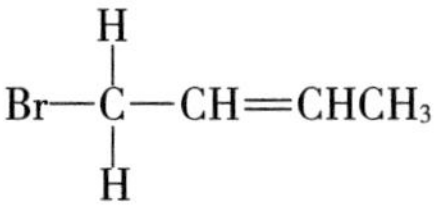

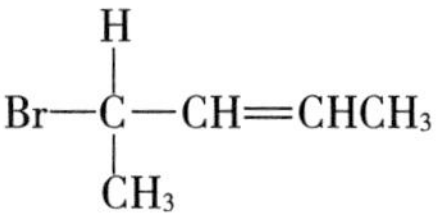

$$Br\!\!-\!\!\overset{\displaystyle H}{\underset{\displaystyle H}{C}}\!\!-\!\!CH\!=\!CHCH_3 \qquad Br\!\!-\!\!\overset{\displaystyle H}{\underset{\displaystyle CH_3}{C}}\!\!-\!\!CH\!=\!CHCH_3$$

（3）

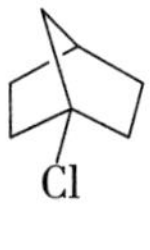

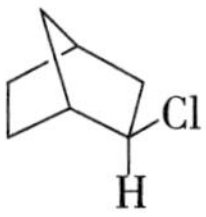

（4）

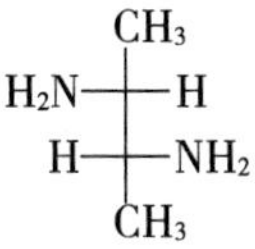

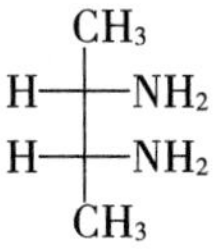

$$\begin{array}{c} CH_3 \\ H_2N\!\!-\!\!\!-\!\!H \\ H\!\!-\!\!\!-\!\!NH_2 \\ CH_3 \end{array} \qquad \begin{array}{c} CH_3 \\ H\!\!-\!\!\!-\!\!NH_2 \\ H\!\!-\!\!\!-\!\!NH_2 \\ CH_3 \end{array}$$

解:

（1） 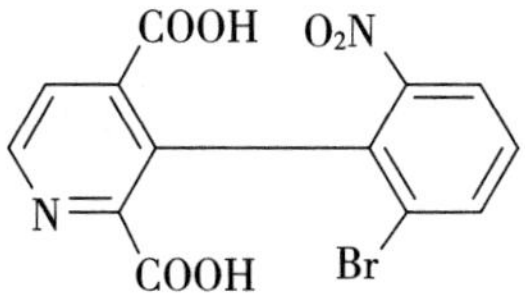　（2）

$$Br\!\!-\!\!\overset{\displaystyle H}{\underset{\displaystyle CH_3}{C}}\!\!-\!\!CH\!=\!CHCH_3$$

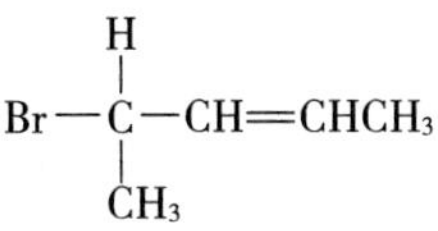

（3） 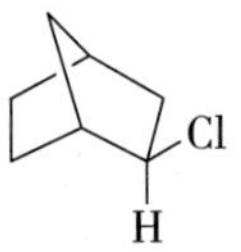　　　（4）

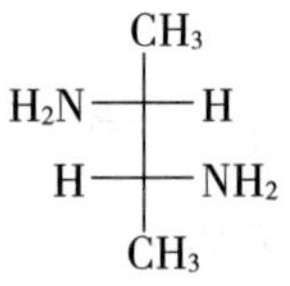

5. L－谷氨酸单钠盐（味精的主要成分）的结构如下所示,其绝对构型是 R 型? 还是 S 型? 将其转化为 Fischer 投影式。

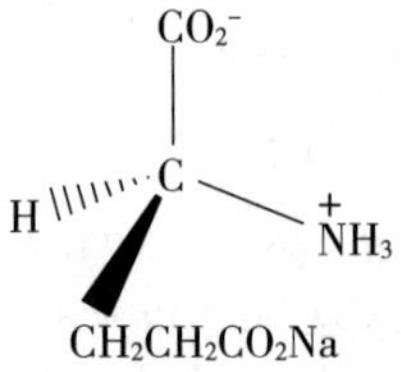

解：（S 构型）

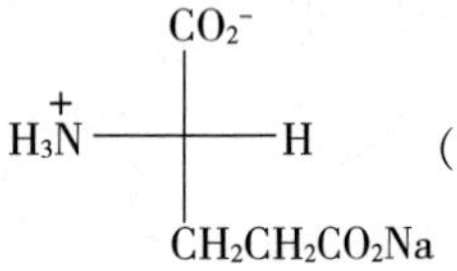

6. 写出下列化合物的 Fischer 投影式。

（1）（R）－2－氯－1－苯基丁烷　　　　（2）（2R,3S）－3－氯戊－2－醇

（3）（S）－3－苯基丁－1－烯　　　　（4）（R）－2－氨基－3－羟基丙酸

解：

（1） 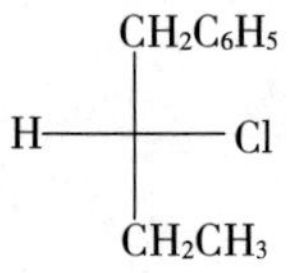　（2） 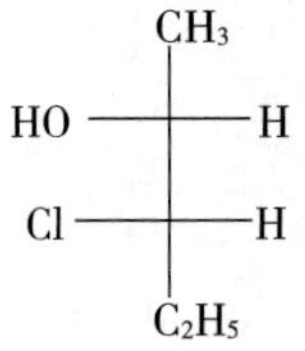　（3） 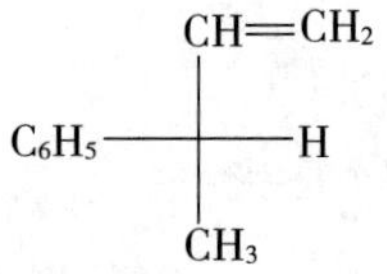　（4）

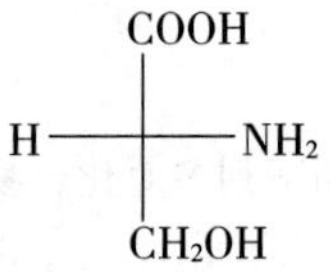

7. 某化合物 A（C_6H_{10}）含有一个五元环。A 与 Br_2 加成后可得到一对非对映体二溴化合物。请写出 A 和 Br_2 加成产物的可能结构式。

解：A 的结构为：

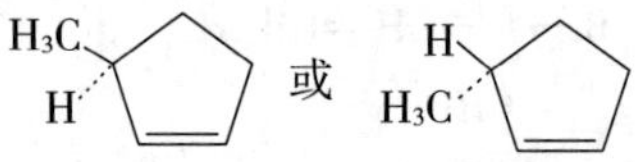

加成产物的可能结构为：

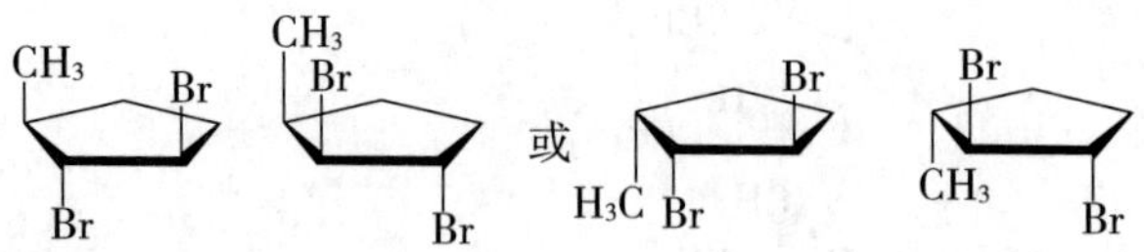

8. 下列叙述哪些是正确的? 哪些是错误的?

（1）所有手性分子都存在非对映体。

（2）具有手性碳的化合物都是手性分子。

（3）构象异构体都没有旋光性。

（4）某 S 构型光学异构体经过化学反应后得到 R 构型的产物,所以反应过程中手性碳的构型发生了转化。

（5）内消旋体和外消旋体都是非手性分子,因为它们都没有旋光性。

（6）由一种异构体转变为其对映体时,必须断裂与手性碳相连的化学键。

解:(1)（×） (2)（×） (3)（×） (4)（×） (5)（×） (6)（√）

9. 有一旋光性溴代烃的分子式为 $C_5H_9Br(A)$, A 能与 Br_2/CCl_4 反应。A 与酸性高锰酸钾作用放出二氧化碳, 生成具有旋光性的化合物 $B(C_4H_7O_2Br)$; A 与氢反应生成无旋光性的化合物 $C(C_5H_{11}Br)$, 试写出 A、B 和 C 的结构式。

解:A 能与 Br_2/CCl_4 反应说明含有双键;与酸性高锰酸钾作用放出二氧化碳说明是端基烯;A 与氢反应生成无旋光性的化合物 C 说明双键加氢后手性碳上连有相同基团。所以 A、B 和 C 的结构式为:

A. $\underset{\underset{Br}{|}}{C_2H_5CH}CH{=\!\!=}CH_2$ B. $\underset{\underset{Br}{|}}{C_2H_5CH}COOH$ C. $\underset{\underset{Br}{|}}{C_2H_5CH}CH_2CH_3$

（西安交通大学 许 昭 靳菊情）

第 5 章　卤代烃

💡 主要知识点

5.1　卤代烃的分类和命名

卤代烃为烃分子中的氢原子被卤素原子取代后的化合物。

5.1.1　卤代烃的分类

按卤原子的种类、卤原子的数目及烃基的结构的不同，卤代烃有几种分类方式，其中按卤原子所连接的饱和碳原子类型不同进行的分类方式最为重要。

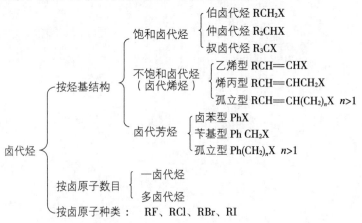

5.1.2 卤代烃的命名

系统命名法是以烃为母体,卤原子作为取代基;简单的卤代烃可采取烃基加卤素的名称来命名。有些多卤代烃常采用习惯的名称或商品名称。

5.2 卤代烃的化学性质

5.2.1 亲核取代反应

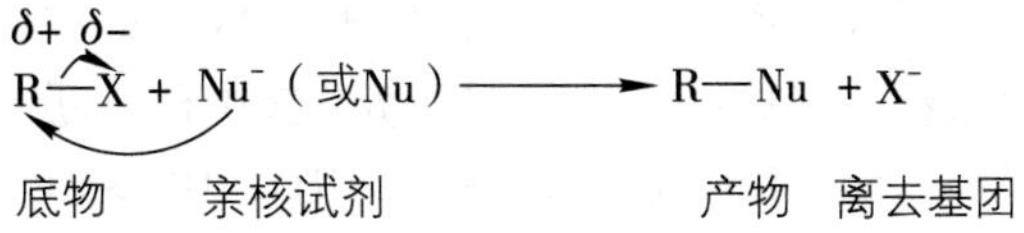

$$\overset{\delta+}{R}\overset{\delta-}{X} + Nu^- \text{(或Nu)} \longrightarrow R\!-\!Nu + X^-$$

底物　　　亲核试剂　　　　　产物　离去基团

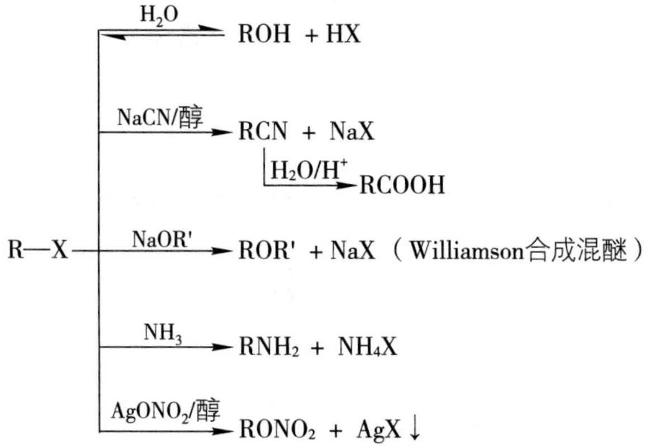

$$R\!-\!X
\begin{cases}
\xrightarrow{H_2O} ROH + HX \\[2pt]
\xrightarrow{NaCN/醇} RCN + NaX \xrightarrow{H_2O/H^+} RCOOH \\[2pt]
\xrightarrow{NaOR'} ROR' + NaX \text{（Williamson合成混醚）} \\[2pt]
\xrightarrow{NH_3} RNH_2 + NH_4X \\[2pt]
\xrightarrow{AgONO_2/醇} RONO_2 + AgX\downarrow
\end{cases}$$

5.2.2 亲核取代反应机理

（1）双分子亲核取代反应(S_N2)

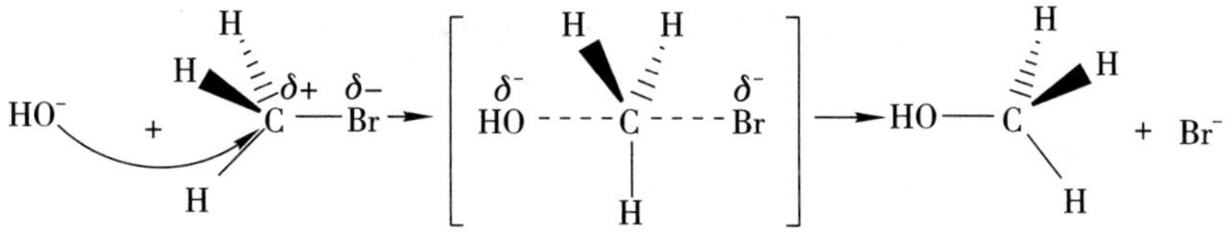

过渡态

S_N2 反应机理的特点:

- 反应是双分子反应,反应速率与卤代烷及亲核试剂的浓度都有关。
- 反应是一步完成的,旧键的断裂和新键的形成同时进行。
- 反应过程伴随有构型的转化。
- RX 活性:$CH_3X > 1° > 2° > 3°$。

（2）单分子亲核取代反应(S_N1)

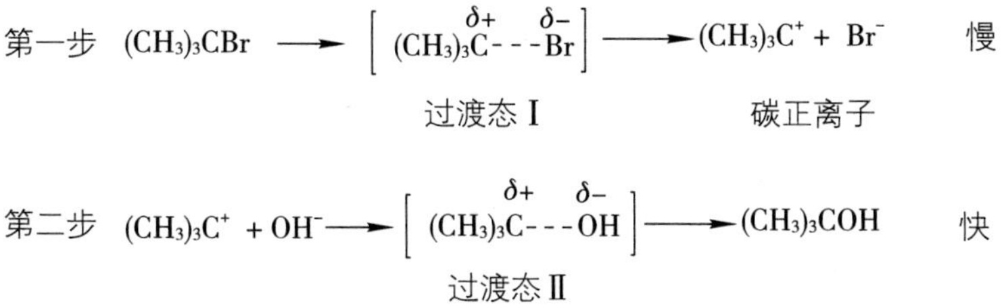

第一步　$(CH_3)_3CBr \longrightarrow \left[\overset{\delta+}{(CH_3)_3C}\text{---}\overset{\delta-}{Br}\right] \longrightarrow (CH_3)_3C^+ + Br^-$　　慢

　　　　　　　　　　过渡态 I　　　　　　　碳正离子

第二步　$(CH_3)_3C^+ + OH^- \longrightarrow \left[\overset{\delta+}{(CH_3)_3C}\text{---}\overset{\delta-}{OH}\right] \longrightarrow (CH_3)_3COH$　　快

　　　　　　　　　　　　过渡态 II

S_N1 反应的特点为：

- 反应为单分子反应，反应速率仅与卤代烷的浓度有关。
- 反应分两步进行。
- 反应中有活性中间体碳正离子生成。
- 产物外消旋化，常有重排产物。
- RX 活性：$3° > 2° > 1° > CH_3X$。

无论是 S_N1 机理还是 S_N2 机理，当烃基结构相同时，决定 S_N 反应活性的主要因素是卤负离子的离去能力。离去基团的碱性越弱，形成的负离子越稳定，越易离去，反应活性越高。不同 X^- 的离去能力为：$I^- > Br^- > Cl^-$，所以不同 RX 的反应活性为：$RI > RBr > RCl$。

此外，卤代烃的亲核取代反应还受亲核试剂、溶剂等因素的影响。在 S_N2 反应中，亲核试剂亲核性越强，反应越容易进行。试剂的亲核性对 S_N1 反应速率影响不大。增大溶剂的极性，有利于 S_N1 反应的进行。

5.2.3　卤代烷烃的消除反应及其反应机理

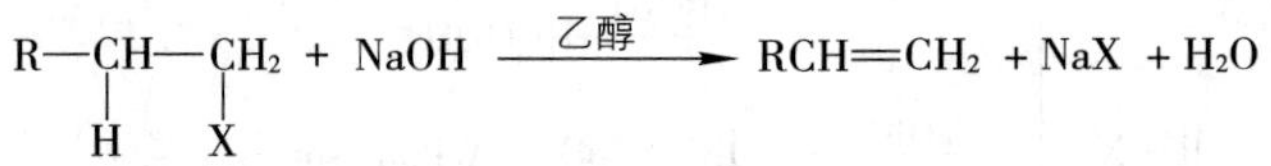

$$R{-}CH{-}CH_2 + NaOH \xrightarrow{\text{乙醇}} RCH{=}CH_2 + NaX + H_2O$$
$$\quad\ \ |\quad\ |$$
$$\quad\ \ H\quad X$$

不同卤代烃脱卤化氢反应的活泼顺序为：叔卤代烃 > 仲卤代烃 > 伯卤代烃

单分子消除（E1）反应：

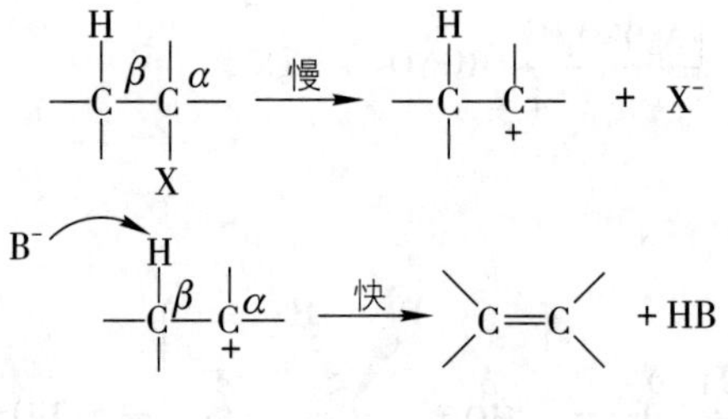

双分子消除（E2）反应：

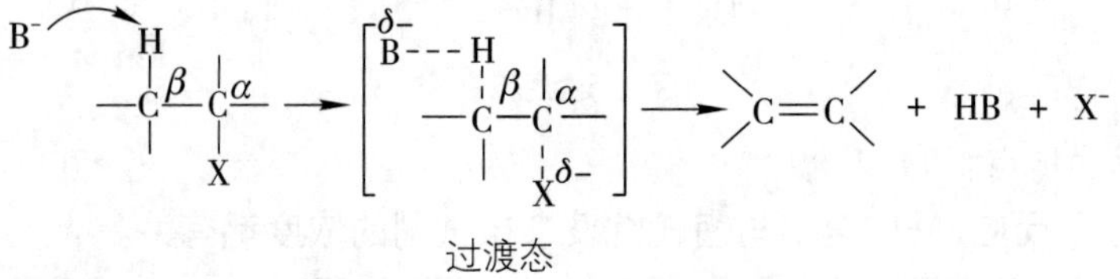

过渡态

E2 消除反应是反式共平面消除。

无论是 E1 机理，还是 E2 机理，当消除反应存在多种取向时，遵循 Saytzeff 规则，优先形成较稳定的异构体，即消除反应总是倾向于消除含氢较少的 β – 碳原子上的氢。

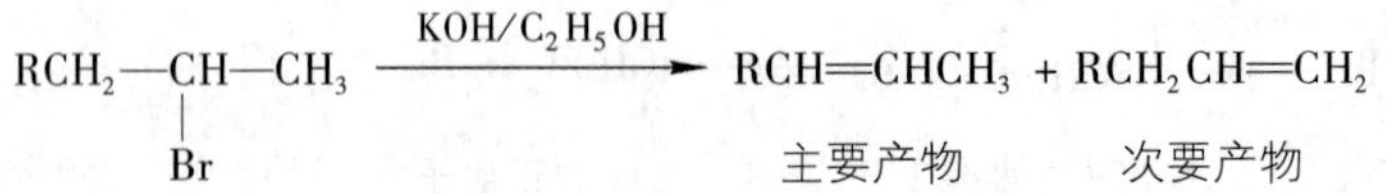

$$RCH_2{-}CH{-}CH_3 \xrightarrow{KOH/C_2H_5OH} RCH{=}CHCH_3 + RCH_2CH{=}CH_2$$
$$\qquad\quad |$$
$$\qquad\quad Br \qquad\qquad\qquad\quad\ \text{主要产物}\qquad\ \text{次要产物}$$

5.2.4　卤代烷烃消除反应与取代反应的竞争性

（1）卤代烷结构的影响　无支链的伯卤代烷主要发生 S_N2 反应，仲卤代烷和 β – 碳原子上有支链的伯卤代烷，E2 反应倾向增加。叔卤代烷一般有利于单分子反应，常得到 S_N1 取代产物和

E1 消除产物的混合物，在强碱存在时，叔卤代烷主要发生 E2 反应，得到消除产物。

（2）试剂的影响　试剂的碱性强，浓度大，有利于消除反应；试剂的亲核性强，碱性弱，有利于取代反应。例如，当仲卤代烷用 NaOH 水解时，一般得到取代和消除两种产物，因为 ^-OH 既是亲核试剂又是强碱，而在 KOH 的醇溶液中反应时，由于醇溶液中存在碱性更强的烷氧基负离子 RO^-，主要产物为烯烃，当反应用 I^- 或 CH_3COO^- 试剂时，由于试剂的碱性很弱，只发生取代反应。

试剂的体积对取代和消除反应影响也很大，试剂的体积越大，越不易接近 α - 碳原子，而容易接近 β - 碳原子上的氢，有利于 E2 消除反应。

（3）溶剂的影响　溶剂极性增大有利于取代反应，而不利于消除反应。卤代烷的消除反应通常在 NaOH 的醇溶液中进行，而取代反应通常在 NaOH 的水溶液中进行。

此外，提高温度对消除反应更有利。

5.2.5　卤代烯烃和卤代芳烃的亲核取代反应

三种不同结构类型的卤代烯烃或卤代芳烃进行亲核取代反应的活性顺序是：

$$\underset{\text{烯丙型卤代烯烃}}{RCH{=}CHCH_2X} > \underset{\text{孤立型卤代烯烃}}{RCH{=}CH(CH_2)_nX} > \underset{\text{乙烯型卤代烯烃}}{RCH{=}CHX} \qquad n \geqslant 2$$

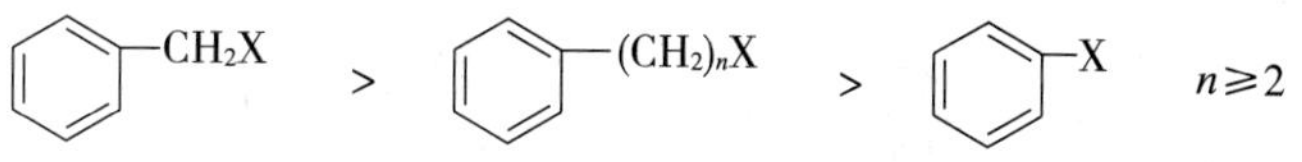

苄基型卤代芳烃　　孤立型卤代芳烃　　卤苯型卤代芳烃

乙烯型和卤苯型卤代烃：卤原子与双键碳或芳环直接相连，由于存在 p - π 共轭，使 C—X 键极性下降，不易断裂，不易发生亲核取代反应。如与 $AgNO_3$ 的醇溶液加热数天也无卤化银沉淀生成。

烯丙型和苄基型卤代烃：若发生 S_N1 反应，C—X 键异裂，生成的中间体碳正离子为烯丙基碳正离子或苄基碳正离子。这两种碳正离子中存在 p - π 共轭，稳定性增强。因此，这类卤代烃的 S_N1 反应非常容易进行。

烯丙基和苄基型卤代烃的 S_N2 反应也是有利的。因为亲核试剂与这类卤代烃形成的过渡态中也存在 p - π 共轭，增加了过渡态的稳定性，也比较易于形成。

这类卤代烃比一般的卤代烷更易发生亲核取代反应，在室温下与 $AgNO_3$ 的醇溶液反应，立刻有卤化银沉淀生成。

孤立型卤代烃：性质与卤代烷相同，与 $AgNO_3$ 的醇溶液反应，需在加热条件下才有卤化银沉淀生成。

5.2.6　Grignard 试剂

$$RX + Mg \xrightarrow{\text{无水乙醚}} RMgX$$

Grignard 试剂是强亲核试剂，其化学性质非常活泼。遇到活泼氢类的化合物（如水、醇、氨等），能立即分解生成烷烃，也可以与二氧化碳等多种化合物发生加成反应。

$$RMgX + HY \longrightarrow RH + Mg\begin{matrix} X \\ Y \end{matrix}$$

$$Y = OH, OR, NH_2 \text{ 等}$$

$$RMgX + CO_2 \xrightarrow{\text{低温}} RCOOMgX \xrightarrow{H_2O/H^+} RCOOH + Mg(OH)X$$

💡 典型例题剖析•

【例 5-1】新戊基溴进行 S_N1 反应和 S_N2 反应的活性都很低,为什么?

【解】新戊基溴按 S_N1 历程进行反应,则生成 $H_3C-\overset{\underset{|}{CH_3}}{\underset{CH_3}{C}}-CH_2^+$,这个伯碳正离子的稳定性差,不易生成,故新戊基溴按 S_N1 历程反应的活性很低。如果按 S_N2 历程进行反应,由于 α-碳所连的叔丁基体积很大,使亲核试剂对 α-碳的进攻受阻,所以新戊基溴按 S_N2 历程反应的活性也很低。

【例 5-2】根据反应结果,推测下列反应历程是 S_N1 历程还是 S_N2 历程。

$$(1)\ \underset{\overset{|}{CH_3}}{C_6H_{13}CHBr} \xrightarrow[H_2O]{NaOH} \underset{\overset{|}{CH_3}}{C_6H_{13}CHOH}$$

(R)-(−)-2-溴辛烷   (S)-(+)-2-辛醇

$$(2)\ H_3C-\underset{\underset{}{\text{（苯基）}}}{\text{（对位）}}-CHCl \xrightarrow[60℃]{80\%丙酮水溶液} H_3C-\underset{}{\text{（对位）}}-CHOH$$

(+)-对甲苯基苯基氯甲烷   (±)-对甲苯基苯甲醇

【解】(1) S_N2 历程。因为产物发生了构型的完全转化,这是 S_N2 反应的特征。

(2) S_N1 历程。因为产物发生了消旋化,说明反应过程中产生了碳正离子,是 S_N1 历程。

【例 5-3】写出下列反应的主要产物。

$$(1)\ \underset{H}{\overset{H_3C}{\diagup}}\overset{I}{\underset{CH_3}{\diagdown}} \xrightarrow[25℃]{CH_3OH}$$

$$(2)\ HO\diagdown\diagup\diagdown\diagup Cl + Na \xrightarrow{\text{无水乙醚}} \xrightarrow{\text{加热}}$$

$$(3)\ \underset{\underset{CH_3}{\overset{|}{H-C-Br}}}{\overset{\overset{CH_3}{|}}{H-C-D}} \xrightarrow[CH_3CH_2OH]{CH_3CH_2ONa}$$

【解】(1)

$$\underset{H}{\overset{H_3C}{\diagup}}\overset{I}{\underset{CH_3}{\diagdown}} \xrightarrow[25℃]{CH_3OH} \underset{H}{\overset{H_3C}{\diagup}}\overset{OCH_3}{\underset{CH_3}{\diagdown}} + \underset{H}{\overset{H_3C}{\diagup}}\overset{CH_3}{\underset{OCH_3}{\diagdown}}$$

【注释】反应为 S_N1 机理。

(2)

$$HO\diagdown\diagup\diagdown\diagup Cl + Na \xrightarrow{\text{无水乙醚}} NaO\diagdown\diagup\diagdown\diagup Cl \xrightarrow{\text{加热}} \underset{O}{\diagup\diagdown}$$

【注释】反应第一步为羟基 H 与活泼金属 Na 的反应,这一反应与水和金属 Na 的反应类似,但温和一些。第二步为氧负离子对 Cl 的 α – 碳原子的亲核进攻,发生分子内的 S_N2 反应。

（3）

【注释】卤代烃 E2 反应的立体化学为反式共平面消除。将反应物写成锯架式,待消除的基团处于对位交叉的位置,反式消除得到相应的烯烃。由于 β – 碳连有 H 和 D,都可受到碱的进攻,发生消除反应,所以得到两种产物。

【例 5 –4】下述反应能否用于合成醚? 为什么?

$$CH_3O^- + (CH_3)_3CBr \xrightarrow{S_N2} (CH_3)_3COCH_3$$

【解】此反应不能用于合成醚。因为叔卤代烃 S_N2 反应的活性很低,在强碱 CH_3O^- 的作用下,主要发生消除反应,生成 $(CH_3)_2C=CH_2$,而得不到产物 $(CH_3)_3COCH_3$。

【例 5 –5】某化合物 A 的分子式为 C_4H_8,在室温下与 Br_2 作用生成 $C_4H_8Br_2$,A 在高温下与 Br_2 作用可生成 $C_4H_7Br(C)$。C 与 KOH 的醇溶液作用生成化合物 $C_4H_6(D)$。写出 A、B、C、D 的结构式及各步反应。

【解】A.　$CH_2=CHCH_2CH_3$ 或 $CH_3CH=CHCH_3$

B.　$\underset{\underset{Br}{|}}{CH_2}-\underset{\underset{Br}{|}}{CH}CH_2CH_3$ 或 $CH_3-\underset{\underset{Br}{|}}{CH}-\underset{\underset{Br}{|}}{CH}CH_3$

C.　$CH_2=CHCHCH_3$ 或 $CH_2CH=CHCH_3$
　　　　　　　$\underset{Br}{|}$　　　　　$\underset{Br}{|}$

D.　$CH_2=CHCH=CH_2$

（A）$CH_2=CHCH_2CH_3 \xrightarrow[室温]{Br_2} \underset{\underset{Br}{|}}{CH_2}-\underset{\underset{Br}{|}}{CH}CH_2CH_3$（B）

（A）$CH_3CH=CHCH_3 \xrightarrow[室温]{Br_2} CH_3-\underset{\underset{Br}{|}}{CH}-\underset{\underset{Br}{|}}{CH}CH_3$（B）

（A）$CH_2=CHCH_2CH_3 \xrightarrow[高温]{Br_2} CH_2=CHCHCH_3$（C）
　　　　　　　　　　　　　　　　　　　　　　$\underset{Br}{|}$

（A） $CH_3CH\!=\!CHCH_3 \xrightarrow[\text{高温}]{Br_2} \underset{\underset{Br}{|}}{CH_2}CH\!=\!CHCH_3$ （C）

（C） $\underset{\underset{Br}{|}}{CH_2}CH\!=\!CHCH_3 \longleftrightarrow \underset{\underset{Br}{|}}{CH_2}\!=\!CHCHCH_3 \xrightarrow[\triangle]{KOH/C_2H_5OH} CH_2\!=\!CHCH\!=\!CH_2$ （D）

【例5－6】当化合物 [结构图] 与 CH_3ONa 反应时，只得到一种取代反应产物，而无消除产物，请解释之。

【解】该化合物没有与溴成反式的 $\beta - H$，所以无法进行反式消除。

⚡ 问题 •

问题5－1 写出2－甲基戊烷发生一溴代的所有产物，并用系统命名法命名。

解：

$$\underset{\underset{CH_2BrCHCH_2CH_2CH_3}{}}{\overset{CH_3}{|}} \qquad \underset{\underset{Br}{|}}{\overset{CH_3}{|}}CH_3CCH_2CH_2CH_3 \qquad \underset{\underset{Br}{|}}{\overset{CH_3}{|}}CH_3CHCHCH_2CH_3(\pm)$$

1－溴－2－甲基戊烷 　　2－溴－2－甲基戊烷 　　（±）3－溴－2－甲基戊烷

$$\underset{\underset{Br}{|}}{\overset{CH_3}{|}}CH_3CHCH_2CHCH_3(\pm) \qquad \overset{CH_3}{|}CH_3CHCH_2CH_2CH_2Br$$

（±）－2－溴－4－甲基戊烷 　　1－溴－4－甲基戊烷

问题5－2 完成下列反应式。

（1） $CH_3I + CH_3CH_2ONa \longrightarrow$

（2） $CH_3CH_2Br + NaCN \xrightarrow{C_2H_5OH} \xrightarrow{H_2O/H^+}$

解：（1） $CH_3OCH_2CH_3 + NaI$

（2） CH_3CH_2CN, CH_3CH_2COOH

问题5－3 将下列各组化合物发生 S_N2 反应的速率排序。

（1）溴乙烷、1－溴－2－甲基丙烷、2－溴－3－甲基丁烷、3－溴－2,2－甲基丁烷

（2）环己基溴、1－溴－2－甲基环己烷、2－溴－1,3－二甲基环己烷

解：（1）溴乙烷＞1－溴－2－甲基丙烷＞2－溴－3－甲基丁烷＞3－溴－2,2－甲基丁烷

（2）环己基溴＞1－溴－2－甲基环己烷＞2－溴－1,3－二甲基环己烷

问题5－4 写出下列卤代烷发生消除反应的主要产物。

（1）2－溴－2,3－二甲基丁烷 　　（2）2－溴－3－乙基戊烷 　　（3）1－氯－2－甲基环己烷

（4）4 - 溴环己烯　　　（5）2 - 溴 - 1 - 苯基丁烷

解：（1）

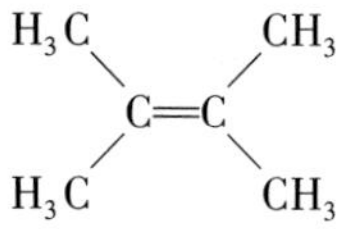

$$H_3C \underset{H_3C}{\overset{}{>}} C = C \underset{CH_3}{\overset{CH_3}{<}}$$

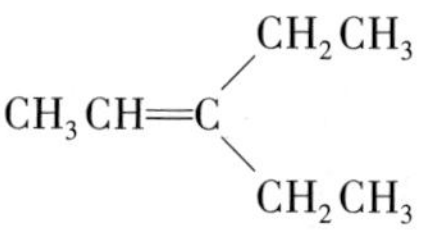

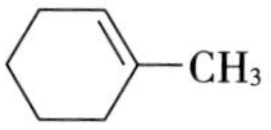

（2）$CH_3CH = C \underset{CH_2CH_3}{\overset{CH_2CH_3}{<}}$

（3） 〔环己烯〕—CH₃　　（4） 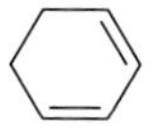 〔苯环〕　　（5） 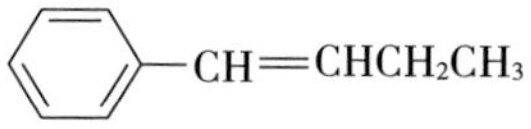 〔苯环〕—CH = CHCH₂CH₃

问题 5 - 5　将下列各组化合物按与硝酸银醇溶液反应的活性次序排列顺序。

（1）1 - 溴 - 2 - 甲基丁烷、2 - 溴 - 1 - 戊烯、3 - 氯环己烯

（2）2 - 溴戊烷、3 - 氯戊烷、1 - 氯戊烷、2 - 溴 - 2 - 甲基丁烷

解：（1）3 - 氯环己烯 > 1 - 溴 - 2 - 甲基丁烷 > 2 - 溴 - 1 - 戊烯

（2）2 - 溴 - 2 - 甲基丁烷 > 2 - 溴戊烷 > 3 - 氯戊烷 > 1 - 氯戊烷

💡 习题 •

1. 在卤代烷亲核取代反应中 S_N1 反应与 S_N2 反应各有哪些特点。

解：

	单分子反应（S_N1）机理	双分子反应（S_N2）机理
反应速率	仅与卤代烷的浓度有关	与卤代烷及亲核试剂的浓度都有关
步骤	两步进行	一步完成
中间体	碳正离子	无中间体
产物	消旋化、重排	构型完全转化
RX 的活性	3° > 2° > 1° > CH₃X	CH₃X > 1° > 2° > 3°

2. 解释叔丁基碳正离子比甲基碳正离子稳定的原因。

解：叔丁基碳正离子：三个甲基的给电子诱导效应和九个 C—H 键的 $\sigma - p$ 超共轭效应分散正电荷。而甲基碳正离子不存在这些稳定因素。

3. 比较卤代烷亲核取代反应和 β - 消除反应，两者有何联系？又有什么不同？

解：联系：卤代烷亲核取代反应和 β - 消除反应都是由碳卤极性键引起的，二者平行存在，相互竞争；又都有单分子和双分子过程。

不同：亲核取代反应（S_N）是亲核试剂进攻中心碳原子，而 β - 消除反应是碱进攻卤原子的 β - 氢原子。

4. 用系统命名法命名下列化合物。

（1） 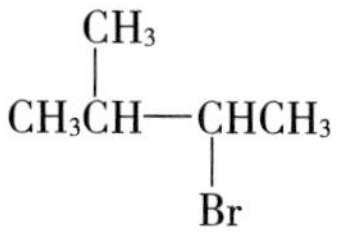 $CH_3CH - CHCH_3$，CH_3，Br

（2） $CH_3CH_2C - Br$，CH_3，CH_3

（3） $CH_3 - CH_2 - C - C - CH_3$，$CH_3$，$Br$，$CH_3$，$Br$

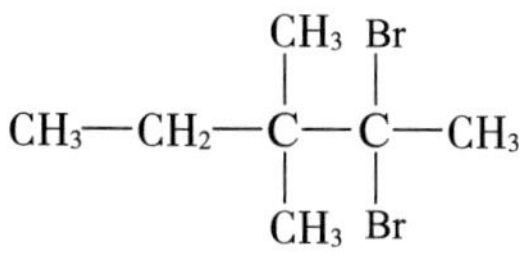

（4） 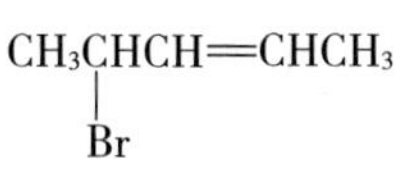 $CH_3CHCH = CHCH_3$，Br

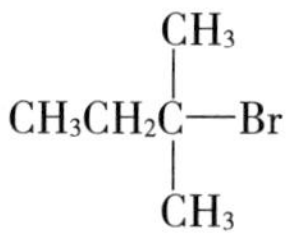

（5）

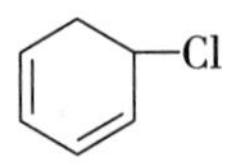

（6）

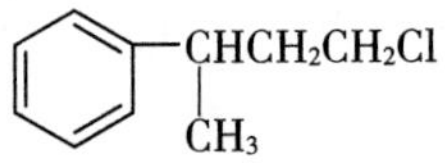

（7）

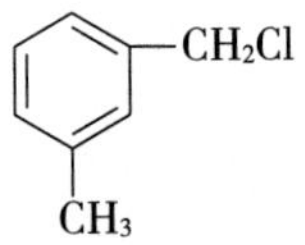

（8）

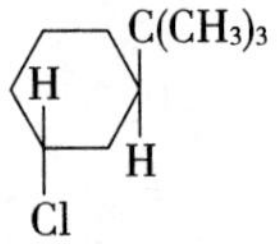

解:（1）2 - 溴 - 3 - 甲基丁烷　　　　（2）2 - 溴 - 2 - 甲基丁烷

（3）2,2 - 二溴 - 3,3 - 二甲基戊烷　　（4）4 - 溴戊 - 2 - 烯

（5）5 - 氯环己 - 1,3 - 二烯　　　　　（6）1 - 氯 - 3 - 苯基丁烷

（7）间甲基苄基氯　　　　　　　　　（8）（1R,3R）- 1 - 氯 - 3 - 叔丁基环己烷

5. 写出下列化合物的结构。

（1）4-bromo-2-pentene　　　　　　（2）2,4 - 二氯 - 1 - 甲基环己烷

（3）对溴苄基溴　　　　　　　　　　（4）6 - 氯 - 4 - 碘 - 2 - 甲基辛烷

（5）3-chloro-1-cychexene　　　　　　（6）间氯甲苯

（7）反 - 5 - 碘 - 4 - 甲基戊 - 2 - 烯　　（8）（S）- 3 - 溴 - 4 - 氯丁 - 1 - 烯

解:

（1）CH_3CH＝$CHCHCH_3$

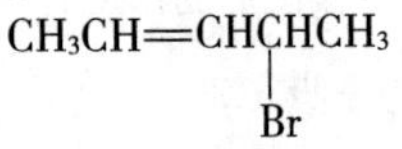

（2）

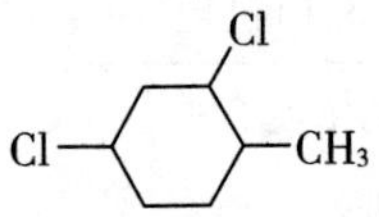

（3）

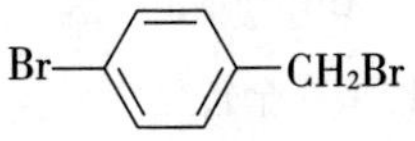

（4）$CH_3CHCH_2CHCH_2CHCH_2CH_3$

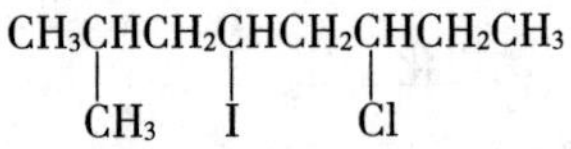

（5）

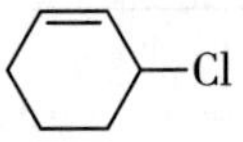

（6）

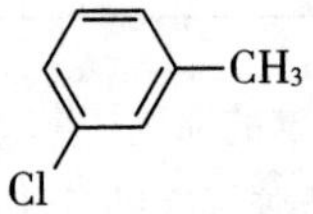

（7）

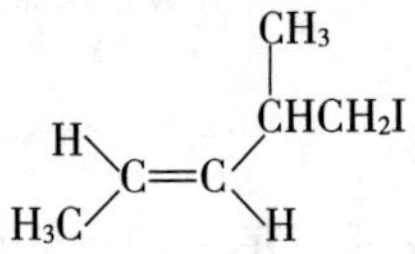

（8）

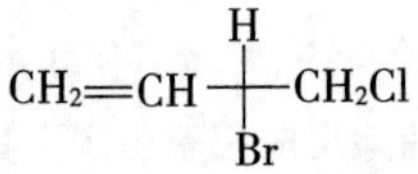

6. 完成下列反应式（写出主要产物）。

（1）

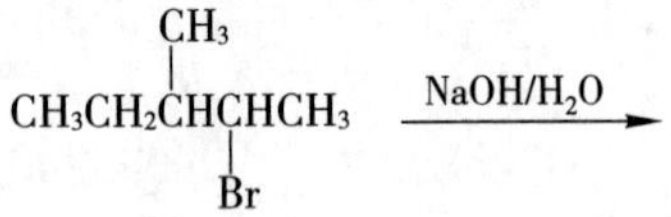

（2）

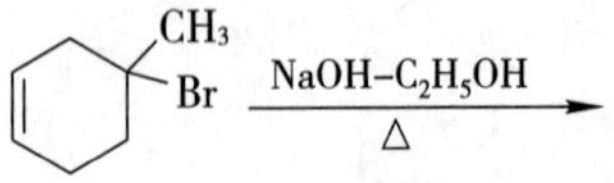

（3）

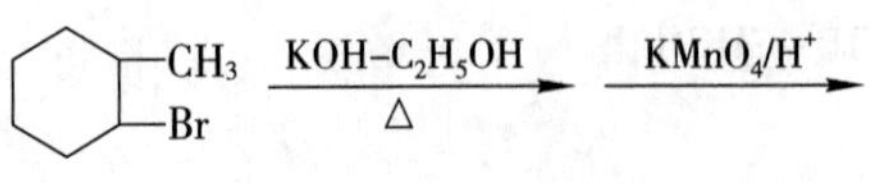

（4）　Br—⟨benzene⟩—CHCH₃ + NaOH $\xrightarrow{H_2O}$
　　　　　　　　　　　|
　　　　　　　　　　　Cl

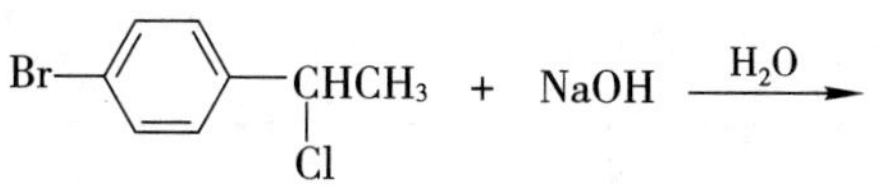

（5）　(CH₃)₂CHCH₂CH₂Br + CH₃COONa $\xrightarrow{CH_3CH_2OH}$

（6）　C₆H₅CH=CH₂ $\xrightarrow{HBr}$ $\xrightarrow[\text{无水乙醚}]{Mg}$ $\xrightarrow[②H_3O^+]{①CO_2}$

解：（1）　$CH_3CH_2\underset{\underset{OH}{|}}{\overset{\overset{CH_3}{|}}{C}}CH_2CH_3$ + $CH_3CH_2\underset{\underset{OH}{|}}{\overset{\overset{CH_3}{|}}{C}}HCHCH_3$

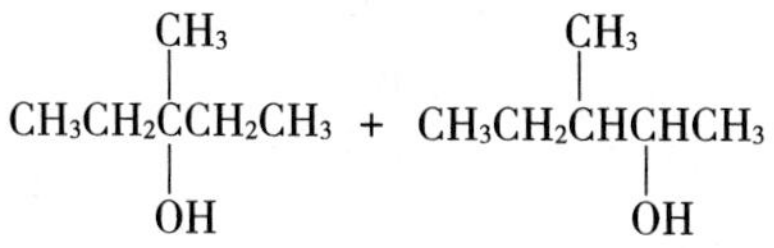

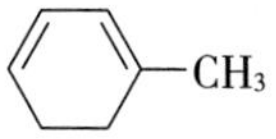

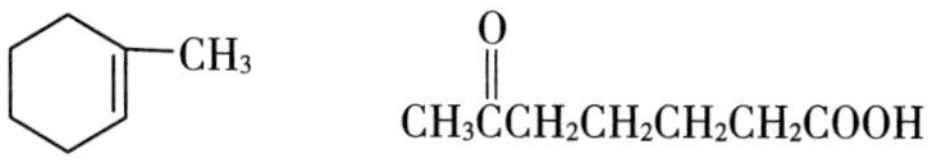

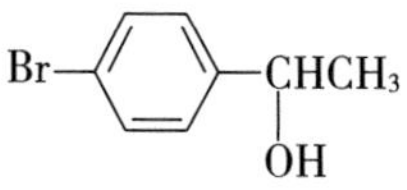

（2）　⟨cyclohexadiene⟩—CH₃

（3）　⟨cyclohexene⟩—CH₃　　　　$CH_3\overset{\overset{O}{\|}}{C}CH_2CH_2CH_2CH_2COOH$

（4）　Br—⟨benzene⟩—CHCH₃
　　　　　　　　　　　|
　　　　　　　　　　　OH

（5）　(CH₃)₂CHCH₂CH₂OOCCH₃

（6）　$C_6H_5\underset{\underset{Br}{|}}{C}HCH_3$　　　$C_6H_5\underset{\underset{MgBr}{|}}{C}HCH_3$　　　$C_6H_5\underset{\underset{CH_3}{|}}{C}HCOOH$

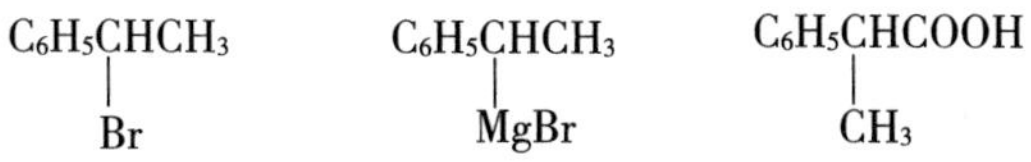

7. 卤代烷与氢氧化钠的水 – 醇溶液中进行反应,下列现象哪些属于 S_N1 机理? 哪些属于 S_N2 机理?

（1）NaOH 的浓度增加,反应速率增加;

（2）反应是分步进行的;

（3）产物的构型完全转化;

（4）有重排产物生成;

（5）产物发生外消旋化;

（6）伯卤代烷的反应速率大于叔卤代烷。

解:(1)(3)(6)属于 S_N2 机理;(2)(4)(5)属于 S_N1 机理。

8. 用简单的化学方法鉴别下列各组化合物:

(1) 1 – 溴戊 – 1 – 烯、3 – 溴戊 – 1 – 烯、4 – 溴戊 – 1 – 烯

(2) 对氯甲苯、苄基氯、β – 氯乙苯

解:(1)

试剂、反应条件	1 – 溴戊 – 1 – 烯	3 – 溴戊 – 1 – 烯	4 – 溴戊 – 1 – 烯
AgNO₃/醇溶液,室温	无变化	AgBr 淡黄色沉淀	无变化
AgNO₃/醇溶液,加热	无变化	无变化	AgBr 淡黄色沉淀

（2）

试剂、反应条件	对氯甲苯	苄基氯	β-氯乙苯
AgNO₃/醇溶液,室温	无变化	AgCl 白色沉淀	无变化
AgNO₃/醇溶液,加热	无变化		AgCl 白色沉淀

9. 写出 1-溴丁烷与下列试剂反应的主要产物。

（1）NaOH 水溶液　　　（2）KOH 醇溶液,加热　　　（3）Mg,无水乙醚

（4）NaCN 醇溶液　　　（5）AgNO₃醇溶液,加热　　　（6）NaOC₂H₅

解:（1）$CH_3CH_2CH_2CH_2OH$　　　　　（2）$CH_3CH_2CH=CH_2 + HBr$

（3）$CH_3CH_2CH_2CH_2MgBr$　　　　　（4）$CH_3CH_2CH_2CH_2CN$

（5）$CH_3CH_2CH_2CH_2ONO_2 + AgBr\downarrow$　　（6）$CH_3CH_2CH_2CH_2OC_2H_5$

10. 比较下列各组化合物进行 S$_N$1 反应的速率大小。

（1）$CH_3CH_2CHCH_2CH_2Br$（下标 CH₃）　　$\underset{\underset{CH_3}{|}}{CH_3CH_2CHCHCH_3}$（上标 Br）　　$\underset{\underset{CH_3}{|}}{CH_3CH_2CCH_2CH_3}$（上标 Br）

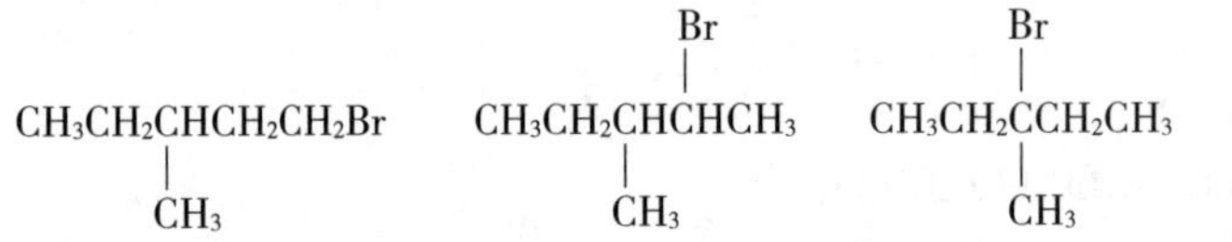

（2）苯基-C(CH₃)₂Br　　　苯基-CH₂CH₂Br　　　苯基-CH₂CH₃/Br

（3）环己基-Cl　　　环己基-I　　　环己基-Br

解:

（1）$\underset{\underset{CH_3}{|}}{CH_3CH_2CCH_2CH_3}$（上标 Br）　>　$\underset{\underset{CH_3}{|}}{CH_3CH_2CHCHCH_3}$（上标 Br）　>　$CH_3CH_2CHCH_2CH_2Br$（下标 CH₃）

（2）苯基-C(CH₃)₂Br　>　苯基-CH₂CH₂Br　>　苯基-CH₂CH₃/Br

（3）环己基-I　>　环己基-Br　>　环己基-Cl

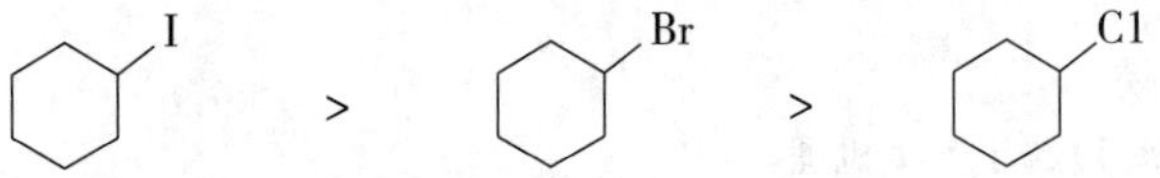

11. 比较下列各组化合物在 KOH 醇溶液中脱 HBr 的相对反应速率。

（1）$\underset{\underset{Br}{|}}{CH_3CH_2CHCH_3}$　　　$CH_3CH_2CH_2Br$　　　$\overset{\overset{CH_3}{|}}{\underset{\underset{Br}{|}}{CH_3CH_2CCH_3}}$

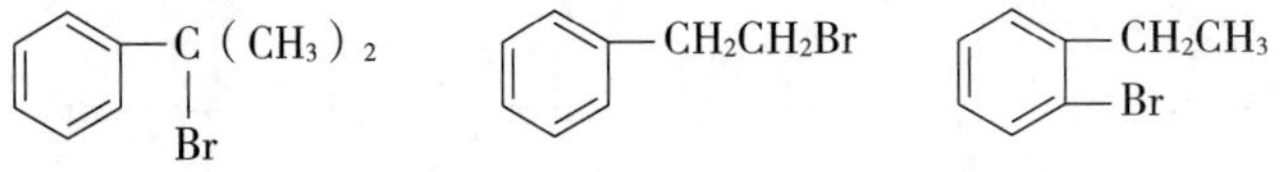

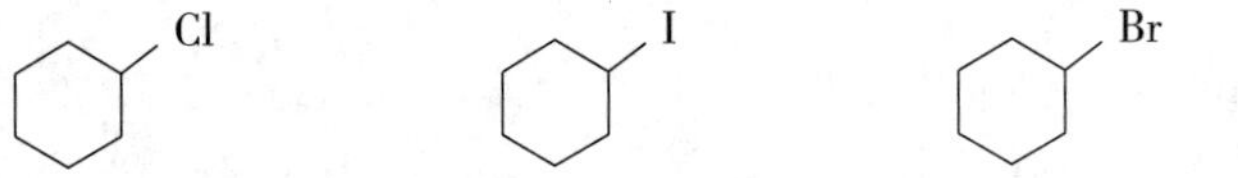

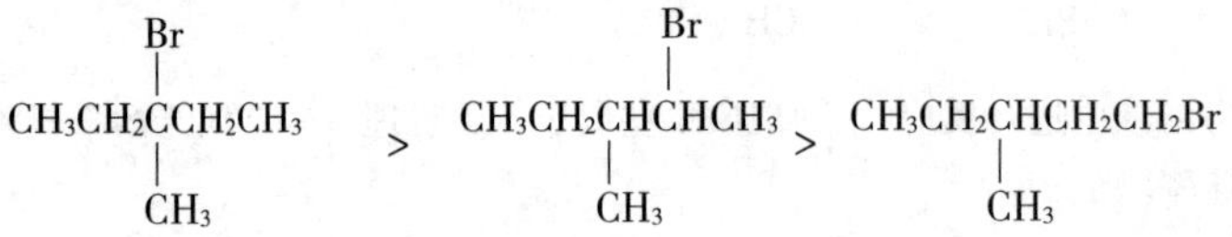

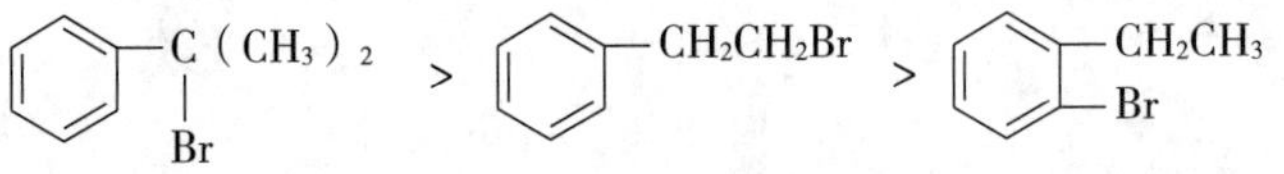

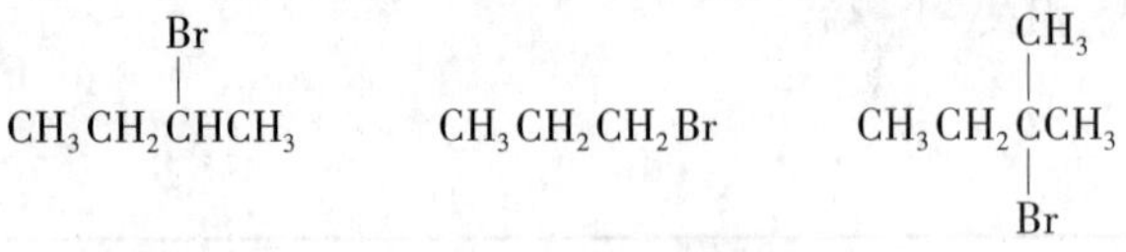

（2）环己烯基-Br　　　环己基-Br　　　苯基-Br

解:（1）$\overset{\overset{CH_3}{|}}{\underset{\underset{Br}{|}}{CH_3CH_2CCH_3}}$　>　$\underset{\underset{Br}{|}}{CH_3CH_2CHCH_3}$　>　$CH_3CH_2CH_2Br$

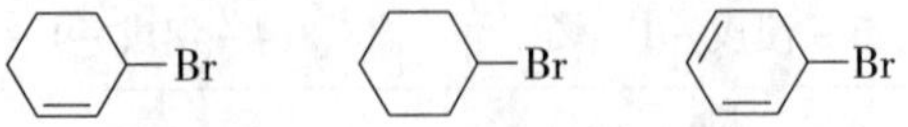

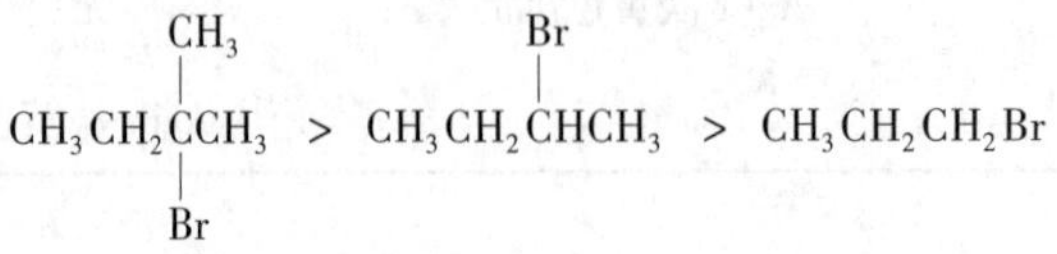

（2）〈 〉—Br ＞ 〈 〉—Br ＞ 〈 〉—Br

12. 写出下列卤代烷进行 β - 消除反应的可能产物,并指出主要产物。

（1）3 - 溴 - 2 - 甲基戊烷

（2）3 - 溴 - 2,3 - 二甲基戊烷

（3）3 - 溴 - 2 - 甲基 - 4 - 苯基戊烷

解：（1）
$$CH_3\overset{CH_3}{\underset{}{C}}{=}CHCH_2CH_3 \quad + \quad CH_3\overset{CH_3}{\underset{}{CH}}CH{=}CHCH_3$$
　　　　　　主要产物

（2）
$$CH_3\overset{CH_3}{\underset{CH_3}{C}}{=}CCH_2CH_3 \quad + \quad CH_3\overset{CH_3}{\underset{CH_3}{C}}CH{=}CHCH_3$$
　　　　　主要产物

（3）
$$CH_3\overset{CH_3}{\underset{}{C}}{=}CHCH\overset{C_6H_5}{\underset{}{}}CH_3 \quad + \quad CH_3\overset{CH_3}{\underset{}{CH}}CH{=}\overset{C_6H_5}{\underset{}{C}}CH_3$$
　　　　　　　　　主要产物

13. 指出下列反应是否正确,并简述理由。

（1）〈 〉—CH₂CHCH₂CH₃ (下标 Br) $\xrightarrow{KOH-乙醇}$ 〈 〉—CH₂CH=CHCH₃

（2）$HOCH_2CH_2CH_2Br + Mg \xrightarrow{无水乙醚} HOCH_2CH_2CH_2MgBr$

解：（1）不正确。卤代烃发生消除反应有多种取向时,应以生成稳定的烯烃为主要产物。题中给出的产物两个碳碳双键独立存在,没有形成共轭体系,因此其稳定性不如共轭体系,产物应为 〈 〉—CH=CHCH₂CH₃。

（2）不正确。$HOCH_2CH_2CH_2Br$ 分子中有一个活泼的羟基 H,形成的 Grignard 试剂遇活泼 H 会发生分解。

14. 解释下列反应现象。

（1）$CH_3CH_2CH_2CH_2Cl$ 在含水的乙醇中进行碱性水解时,若增加水的比例,使反应速率减慢;

（2）$(CH_3)_3CCl$ 在含水的乙醇中进行碱性水解时,若增加水的比例,使反应速率加快。

解：（1）$CH_3CH_2CH_2CH_2Cl$ 在碱性的乙醇水溶液中进行水解为 S_N2 机理,反应速率与卤代烷及亲核试剂 OH^- 的浓度都有关。若增加水的比例,OH^- 的浓度都有所降低,使反应速率减慢。

（2）$(CH_3)_3CCl$ 在碱性的乙醇水溶液中进行水解为 S_N1 机理,反应速率与亲核试剂 OH^- 的浓度无关。若增加水的比例,溶剂的极性增大,有助于 C—Cl 键的断裂,稳定中间体碳正离子,从而使反应速率加快。

15. 分子式为 C_5H_{10} 的化合物 A,不与溴水反应,在光照下被溴单取代得到产物 B(C_5H_9Br),B 在 KOH 的醇溶液中加热得到化合物 C(C_5H_8),C 能被酸性 $KMnO_4$ 氧化为戊二酸。试写出 A,B、C 的可能结构式及各步反应式。

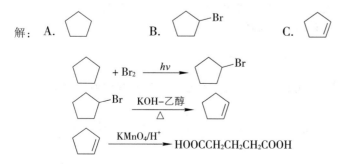

解：A. 〈五边形〉　　B. 〈五边形〉—Br　　C. 〈五边形〉

〈五边形〉 $+Br_2 \xrightarrow{h\nu}$ 〈五边形〉—Br

〈五边形〉—Br $\xrightarrow[\triangle]{KOH-乙醇}$ 〈五边形〉

〈五边形〉 $\xrightarrow{KMnO_4/H^+}$ $HOOCCH_2CH_2CH_2COOH$

（温州医科大学　叶晓霞）

第 6 章　醇和酚

📋 **本章基本要求**

- 掌握醇和酚的分类和命名方法。
- 熟悉醇和酚的结构特点及氢键对物理性质的影响。
- 掌握醇和酚的主要化学性质。

💡 **主要知识点**

6.1　醇

6.1.1　醇的结构

醇的结构特点:羟基直接和饱和碳原子结合,醇羟基中的氧是 sp^3 不等性杂化:

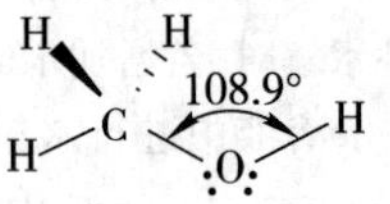

$$\begin{array}{c} H \quad\quad H \\ H-C\overset{108.9°}{\diagdown O}H \\ \overset{\cdot\cdot}{O}: \end{array}$$

6.1.2　醇的分类

根据羟基所连接的饱和碳原子类型,可将醇分为三类,即伯醇(一级醇,1°醇)、仲醇(二级醇,2°醇)和叔醇(三级醇,3°醇);根据分子中所含羟基数目的多少,醇又分为一元醇、二元醇和三元醇,含两个以上羟基的醇统称为多元醇,羟基连接在相邻碳原子上的多元醇又称为"邻二醇"类;根据羟基所连的烃基结构不同分为饱和醇、不饱和醇和芳香醇;两个羟基在同一碳原子上的二元醇称为偕二醇。偕二醇结构很不稳定,容易脱水变成羰基化合物:

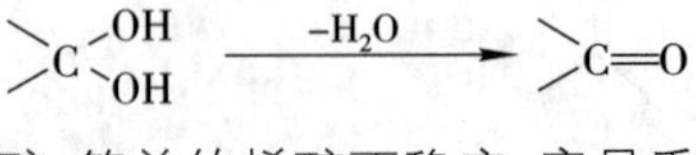

$$\underset{OH}{\overset{OH}{>}}C \xrightarrow{-H_2O} >C=O$$

羟基连在双键上的醇称为烯醇,简单的烯醇不稳定,容易重排为羰基化合物。例如:

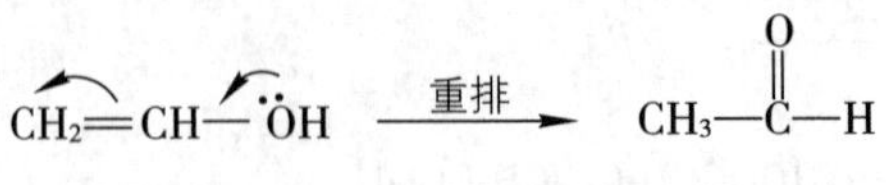

$$CH_2=CH-\overset{\cdot\cdot}{O}H \xrightarrow{\text{重排}} CH_3-\overset{\overset{O}{\|}}{C}-H$$

乙烯醇　　　　　　　　　　　乙醛

90

6.1.3　醇的命名

结构简单的醇在"醇"字前面加上烃基名称构成,通常省去"基"字。例如:

$$CH_3OH \qquad 甲醇 \qquad C_6H_5CH_2OH \qquad 苄醇(苯甲醇)$$

结构复杂的醇用系统命名法,其原则为:

(1) 选择包含羟基所在碳原子的最长碳链为主链,主链母体醇的命名由主链所对应碳链的烃基名称后加"醇"字构成。

(2) 主链从距羟基最近端开始编号。

英文命名用词尾 – ol 代替相应烷烃词尾 – ane 中的 e 即可,例如:

$$\begin{array}{c} \qquad\qquad\quad CH_3 \\ \qquad\qquad\quad | \\ CH_3CHCH_2CH_2CCH_2CH_3 \\ \quad | \qquad\qquad\quad | \\ \quad OH \qquad\qquad CH_3 \end{array}$$

5,5–二甲基庚 –2–醇（5,5-dimethyl-2-heptanol）

6.1.4　醇的物理性质

醇与醇之间可以形成氢键,因此,醇的沸点比相对分子质量相近的烃类高得多。醇与水之间也能形成氢键,故醇的水溶性也较烃和卤代烃等大,小分子醇可与水混溶,随着醇分子中烃基的增大,疏水的烃基与水之间的排斥力逐渐占主导作用,醇在水中的溶解度明显下降。随着醇相对分子质量的增大,烷基对整个醇分子的影响越来越大,醇的物理性质越来越接近烷烃。

6.1.5　醇的化学性质

醇不但可发生氧 – 氢键断裂和碳 – 氧键断裂,其羟基的影响使 α – 或 β – 碳上的氢活泼,易发生氧化或脱氢反应。

$$\begin{array}{c} \quad H \quad H \\ \quad | \quad | \\ R-C-C-O-H \\ \quad | \quad | \end{array}$$

(1) 醇羟基的酸性　醇羟基的氢原子具有一定的酸性,可以和活泼金属反应,放出氢气。

$$ROH + Na \longrightarrow RONa + 1/2H_2\uparrow$$

醇的活性为:甲醇 > 伯醇 > 仲醇 > 叔醇

(2) 醇羟基的取代反应

$$CH_3CH_2{-\!\!-}OH + HI \Longrightarrow CH_3CH_2{-\!\!-}I + H_2O$$

不同氢卤酸及不同醇的反应活性顺序为:

$$HI > HBr > HCl \qquad 叔醇 > 仲醇 > 伯醇$$

无水氯化锌和浓盐酸的混合物称为 Lucas 试剂,通常可用来鉴别六个碳以下的伯醇、仲醇和叔醇。

叔醇或烯丙醇的反应主要按 S_N1 机理进行,有碳正离子中间体产生,容易发生重排。伯醇的取代主要按 S_N2 机理进行。

醇羟基还可被卤化磷（PX_3、PX_5）或氯化亚砜（$SOCl_2$）所取代,生成卤代烃,不发生重排。

$$R\text{—}OH + PI_3 \longrightarrow R\text{—}I + H_3PO_3$$

$$R\text{—}OH + SOCl_2 \xrightarrow[\triangle]{\text{醚}} R\text{—}Cl + SO_2 \uparrow + HCl \uparrow$$

（3）脱水反应　分子内脱水：

$$\underset{\underset{H}{|}}{CH_2}\text{—}\underset{\underset{OH}{|}}{CH_2} \xrightarrow[170℃]{96\% \ H_2SO_4} CH_2{=}CH_2 + H_2O$$

不同醇的脱水活性的顺序为：叔醇 > 仲醇 > 伯醇；仲醇和叔醇分子内脱水也遵守 Saytzeff 规律，即生成双键上取代基多的烯烃；某些特殊结构的醇也发生重排反应。

分子间脱水：

$$CH_3CH_2\text{——}OH + H\text{——}OCH_2CH_3 \xrightarrow[140℃]{\text{浓}H_2SO_4} CH_3CH_2OCH_2CH_3 + H_2O$$

伯醇可以分子间脱水成醚，而仲醇和叔醇主要发生分子内脱水，生成烯烃。

（4）无机含氧酸酯的生成　醇与无机含氧酸（如硝酸、亚硝酸、硫酸和磷酸等）脱水，生成无机酸酯。

$$\begin{array}{l} CH_2\text{—}OH \\ | \\ CH\text{—}OH \\ | \\ CH_2\text{—}OH \end{array} + 3HONO_2 \xrightarrow{H_2SO_4} \begin{array}{l} CH_2\text{—}ONO_2 \\ | \\ CH\text{—}ONO_2 \\ | \\ CH_2\text{—}ONO_2 \end{array} + 3H_2O$$

（5）醇的氧化和脱氢反应

$$\underset{\text{伯醇}}{CH_3\text{—}CH_2\text{—}OH} \xrightarrow{[O]} \underset{\text{醛}}{CH_3\overset{\overset{O}{\|}}{C}H} \xrightarrow{[O]} \underset{\text{羧酸}}{CH_3\overset{\overset{O}{\|}}{C}OH}$$

$$\underset{\text{仲醇}}{CH_3\underset{\underset{OH}{|}}{C}HCH_3} \xrightarrow{[O]} \underset{\text{酮}}{CH_3\overset{\overset{O}{\|}}{C}CH_3}$$

氧化试剂：$KMnO_4$、$K_2Cr_2O_7$ 酸性溶液。伯醇在此条件下不能停留在醛的一步，最终产物是羧酸；仲醇氧化生成酮；叔醇 α - 碳上无氢原子，通常不被氧化。

在无水条件下用 CrO_3 - 吡啶（称为 Sarrett 试剂或 Collins 试剂）氧化伯醇，反应可停留醛的阶段。例如：

$$\underset{\text{3 - 苯丙烯醇}}{C_6H_5CH{=}CHCH_2OH} + CrO_3(C_5H_5N)_2 \xrightarrow[25℃]{CH_2Cl_2} \underset{\text{3 - 苯丙烯醛}}{C_6H_5CH{=}CHCHO}$$

伯醇和仲醇还可脱氢生成醛或酮，叔醇无 α - 氢，不能发生脱氢反应。

$$R\text{—}CH_2OH \xrightarrow{Cu,325℃} R\overset{\overset{O}{\|}}{C}H + H_2$$

$$R\underset{\underset{OH}{|}}{C}H\text{—}R' \xrightarrow{Cu,325℃} R\overset{\overset{O}{\|}}{C}R' + H_2$$

（6）邻二醇类的特性　醇羟基的活泼氢可以被金属钠所置换,放出氢气;伯醇和仲醇能被氧化,通过颜色变化进行鉴别;Lucas 试剂还能区别伯醇、仲醇和叔醇;$CH_3CH(OH)$—结构的醇可发生碘仿反应。

邻二醇类的鉴别:

与氢氧化铜的反应

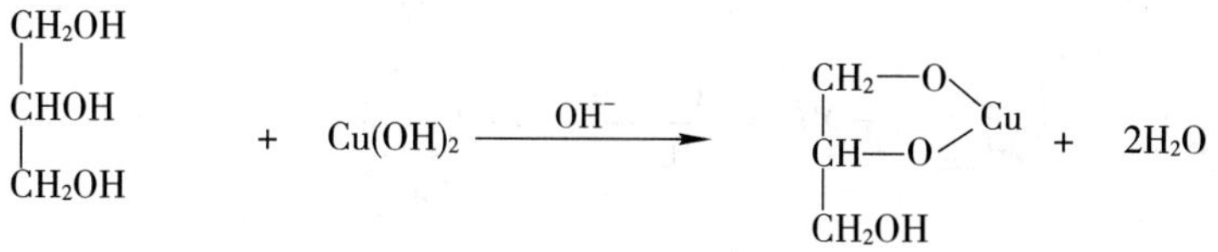

（绛兰色）

与高碘酸的反应

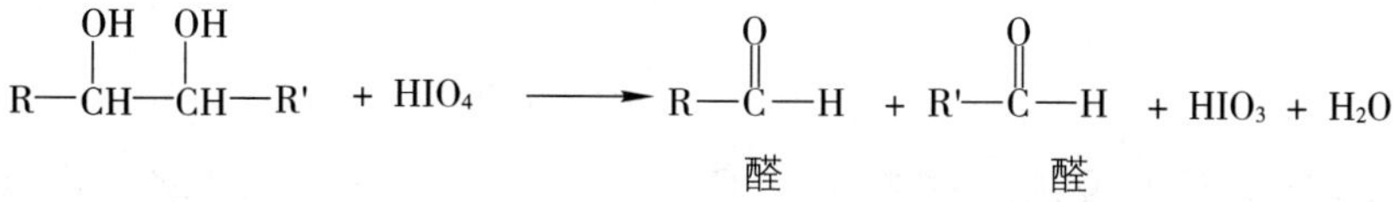

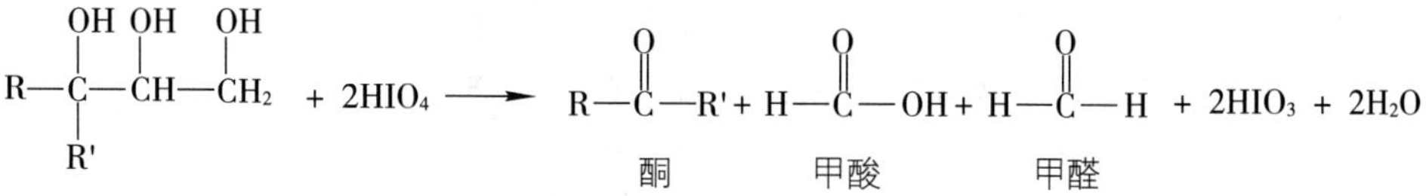

6.2 酚

6.2.1 酚的结构

羟基直接连在芳环上的化合物称为酚,酚羟基中氧原子呈 sp^2 杂化状态,处于未杂化的 p 轨道中的未共用电子对与苯环的大 π 键形成 $p-\pi$ 共轭体系:

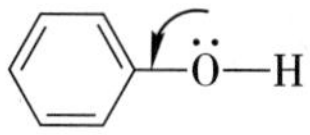

6.2.2 酚的命名

简单的酚通常以酚为母体,多元酚及取代酚通常用邻、间、对（$o-$、$m-$、$p-$）标明取代基的位置;对于结构比较复杂的酚可以烃为母体,许多酚的衍生物还有俗名。例如:

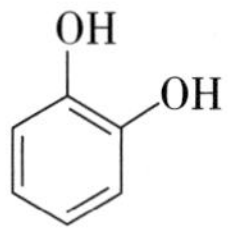

邻苯二酚　　　　邻羟基苯甲酸　　　　2,4,6-三硝基苯酚
（儿茶酚）　　　　（水杨酸）　　　　　（味酸）

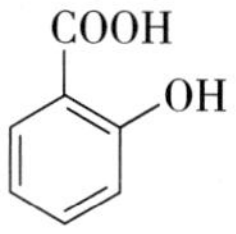

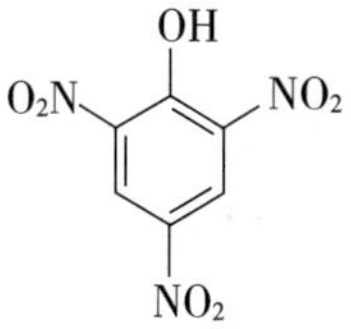

6.2.3 酚的化学性质

（1）酚羟基的酸性　酚羟基与苯环形成 $p-\pi$ 共轭,羟基 O—H 键极性增大,氢容易解离,酚的酸性比醇强很多,$pK_a=9.96$,可与 NaOH 反应成盐而溶于水。

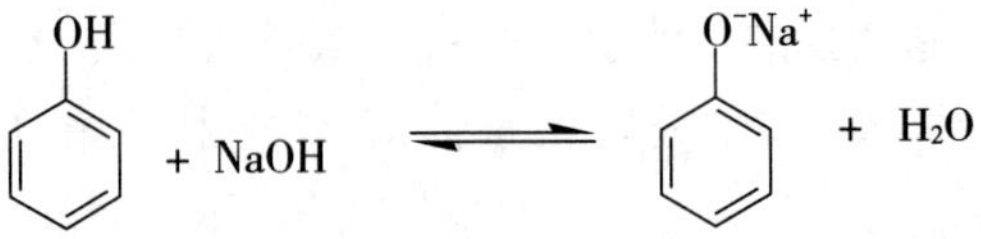

（2）酚的氧化反应 空气中的氧就可以氧化酚,由无色晶体变为粉红色、红色、暗红色等颜色。用重铬酸钾和硫酸试剂可将酚氧化成醌类化合物,多元酚就更容易被氧化。

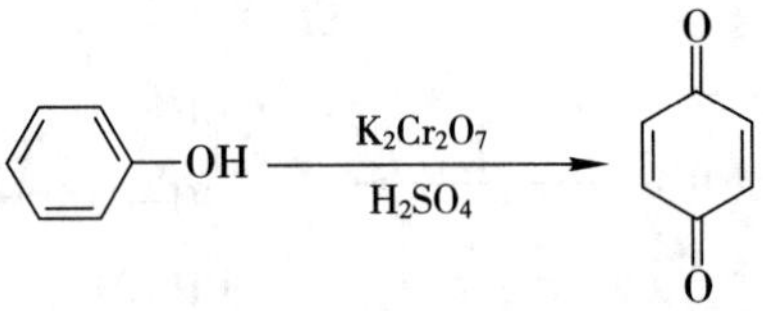

苯-1,4-醌（对苯醌）

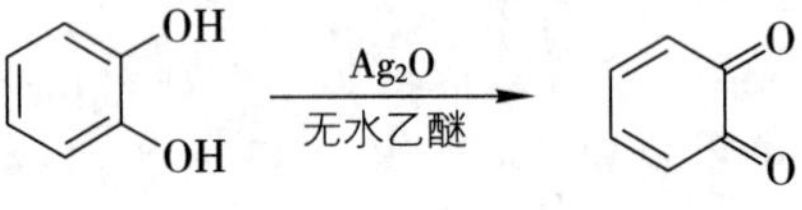

苯-1,2-醌（邻苯醌）

（3）酚的鉴别反应   酚羟基及烯醇式结构( )能与三氯化铁水溶液起颜色反应;苯酚还可与溴水反应生成2,4,6－三溴苯酚白色沉淀,可用于鉴别。

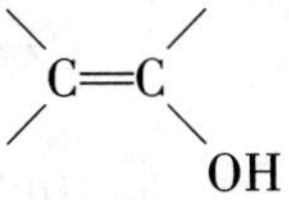

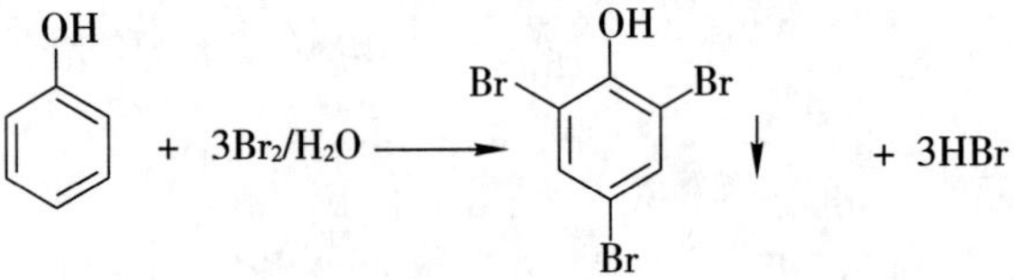

2,4,6-三溴苯酚（白色）

典型例题剖析•

【例6-1】用系统命名法命名下列化合物。

（1） 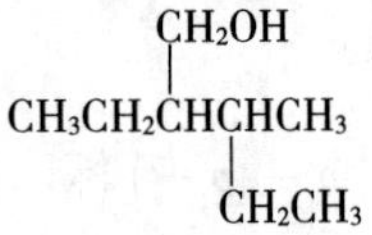 CH₃CH₂CHCHCH₃
          |
          CH₂CH₃
          (CH₂OH上)

（2）

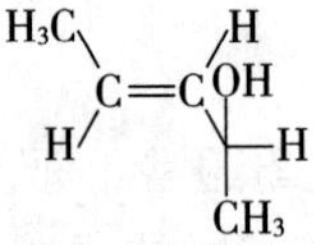

（3）

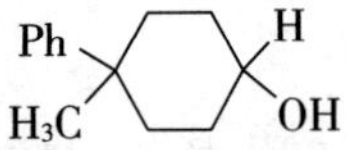

（4）

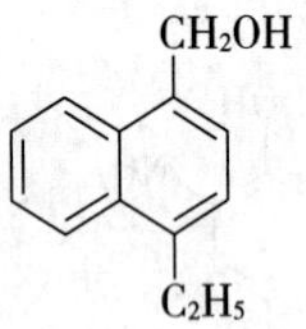

（5） 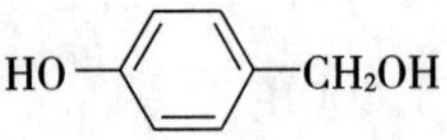 HO—◯—CH₂OH

（6） H₃C—◯—CH—CH₃
                    |
                    OH

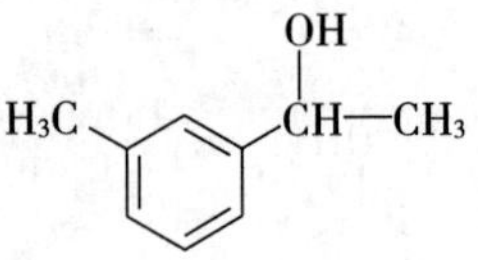

（7）

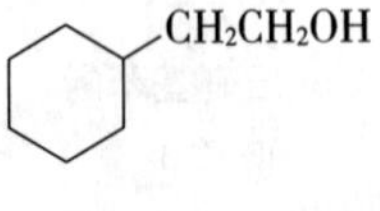

（8）

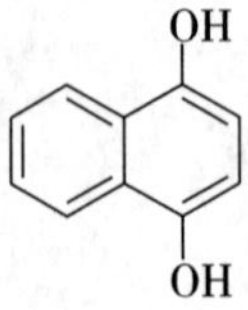

（9） 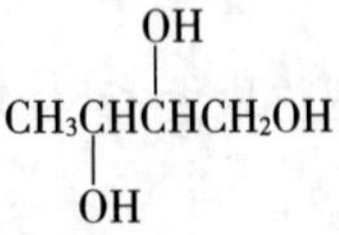 CH₃CH—CHCH₂OH
          | |
          OH   OH

（10） CH₃CH—CH=CHCH₃
            |
            OH   CH₃

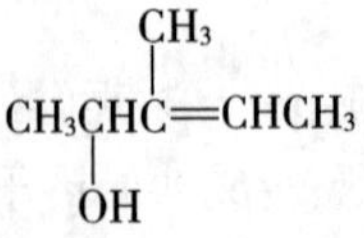

【解】（1）3 - 甲基 - 2 - 乙基戊醇　　　　（2）（3E,2R）戊 - 3 - 烯 - 2 - 醇

　　　（3）4 - 甲基 - 4 - 苯基环己醇　　（4）4 - 乙基萘 - 1 - 甲醇

　　　（5）对羟甲基苯酚　　　　　　　（6）1 - 间甲苯基乙醇

　　　（7）2 - 环己基乙醇　　　　　　（8）萘 - 1,4 - 二酚

　　　（9）丁 - 1,2,3 - 三醇　　　　　（10）3 - 甲基戊 - 3 - 烯 - 2 - 醇

【例 6 - 2】写出下列化合物的结构式。

（1）苦味酸　　　　（2）苄醇　　　　（3）1,2 - 二苯基乙醇　　　　（4）β - 萘酚

（5）2 - 甲基 - 4 - 叔丁基环己醇　　（6）4 - 甲基 - 3 - 丙基己 - 2 - 醇

（7）顺环己 - 1,4 - 二醇　　　　　　（8）3 - 甲基 - 6 - 氯 - 己 - 2 - 醇

（9）2,4,6 - 三溴苯酚　　　　　　　（10）（1R,3R） - 3 - 甲基环己醇

【解】

（1） 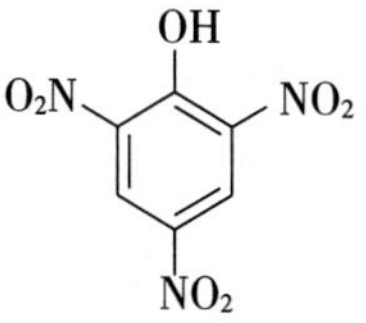　　　　（2）

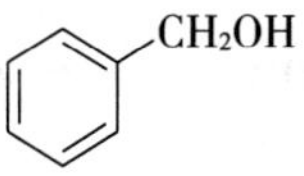

（3） 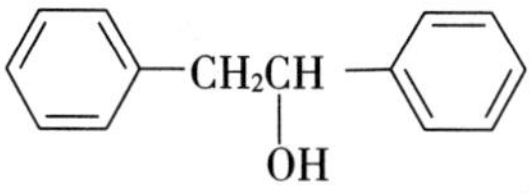　　　　（4）

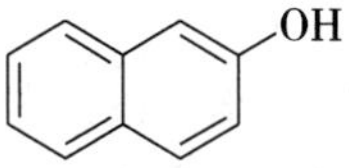

（5） 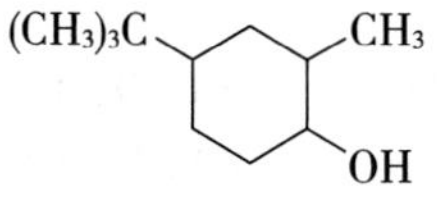　　　　（6）$CH_3CH_2CHCHCH_2CH_3$（含 $CH_2CH_2CH_3$、OH、CH_3 取代）

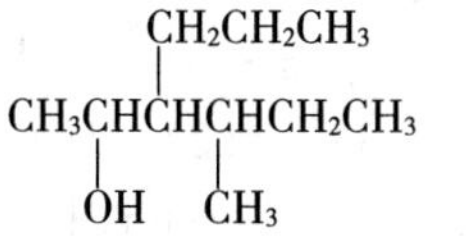

（7） 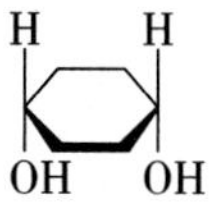　　　　（8）$CH_3CHCH_2CH_2CH_2Cl$（含 CH_3、OH 取代）

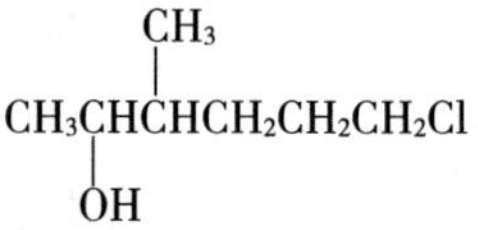

（9） 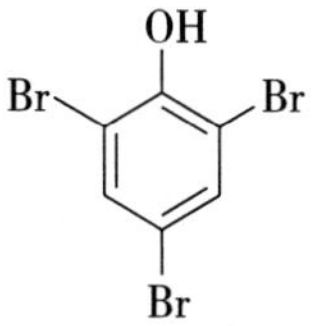　　　　（10）

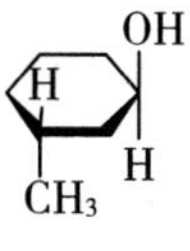

【例 6 - 3】完成下列反应式。

（1） 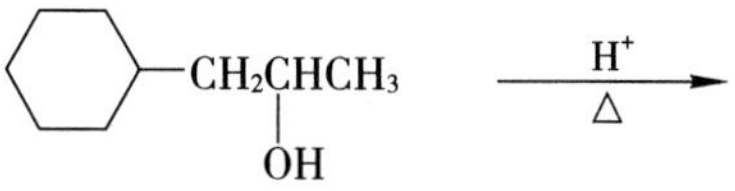 $\xrightarrow[\triangle]{H^+}$

（2） 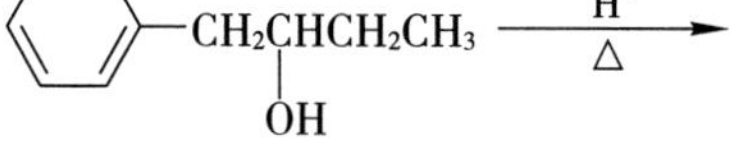 $\xrightarrow[\triangle]{H^+}$

（3） 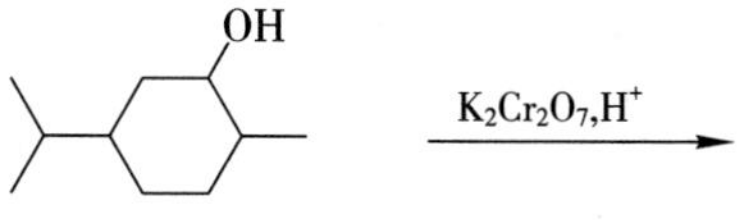 $\xrightarrow{K_2Cr_2O_7,H^+}$

（4）HO—⟨苯环⟩—CH$_2$OH ＋ NaOH ⟶

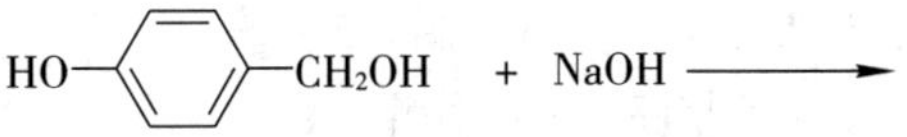

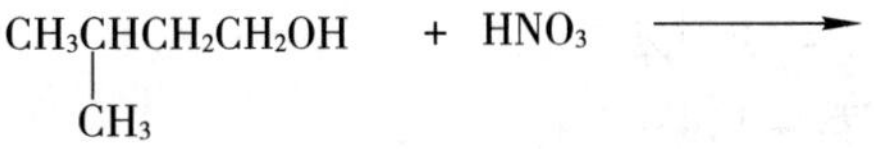

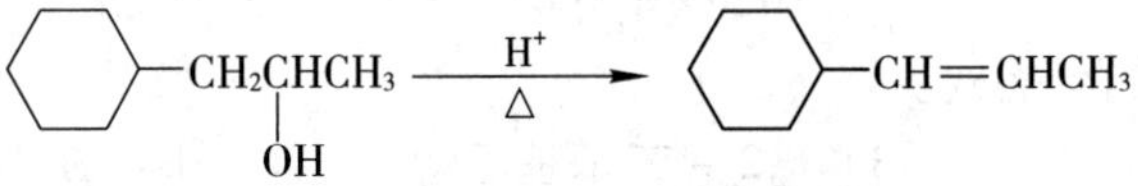

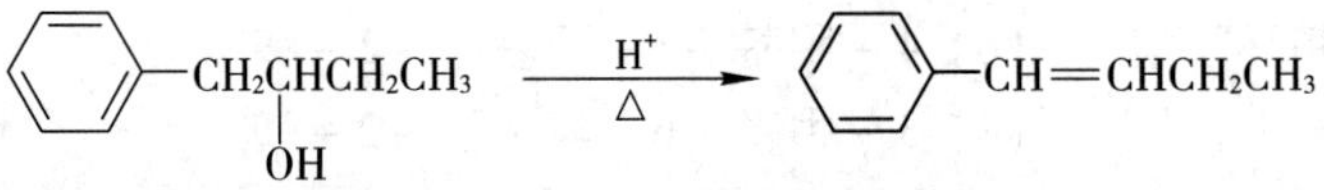

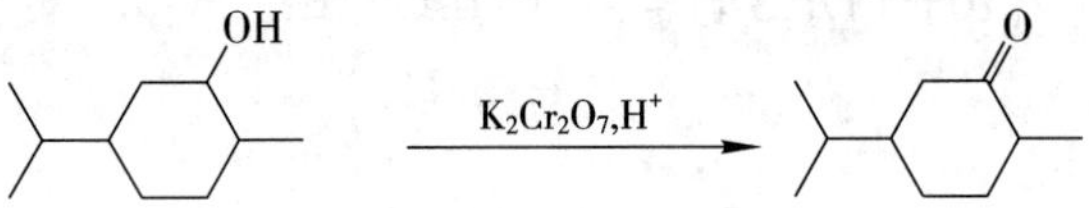

（5）CH$_3$CHCH$_2$CH$_2$OH ＋ HNO$_3$ ⟶
　　　　|
　　　CH$_3$

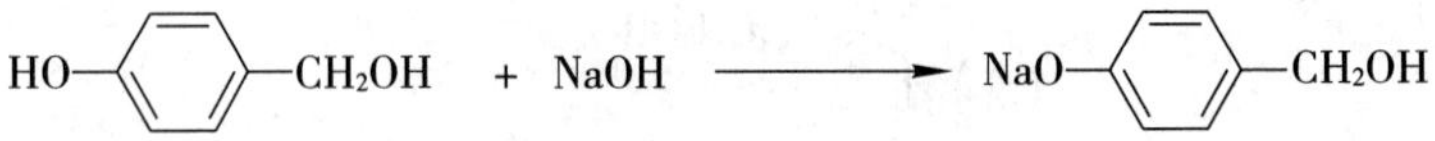

解：（1）⟨环己基⟩—CH$_2$CHCH$_3$ $\xrightarrow[\triangle]{H^+}$ ⟨环己基⟩—CH＝CHCH$_3$
　　　　　　　　　　|
　　　　　　　　　OH

（2）⟨苯基⟩—CH$_2$CHCH$_2$CH$_3$ $\xrightarrow[\triangle]{H^+}$ ⟨苯基⟩—CH＝CHCH$_2$CH$_3$
　　　　　　　　　　|
　　　　　　　　　OH

（3）⟨异丙基取代环己醇⟩ $\xrightarrow{K_2Cr_2O_7,H^+}$ ⟨异丙基取代环己酮⟩

（4）HO—⟨苯环⟩—CH$_2$OH ＋ NaOH ⟶ NaO—⟨苯环⟩—CH$_2$OH

（5）CH$_3$CHCH$_2$CH$_2$OH ＋ HNO$_3$ ⟶ CH$_3$CHCH$_2$CH$_2$ONO$_2$
　　　　|　　　　　　　　　　　　　　　　|
　　　CH$_3$　　　　　　　　　　　　　　CH$_3$

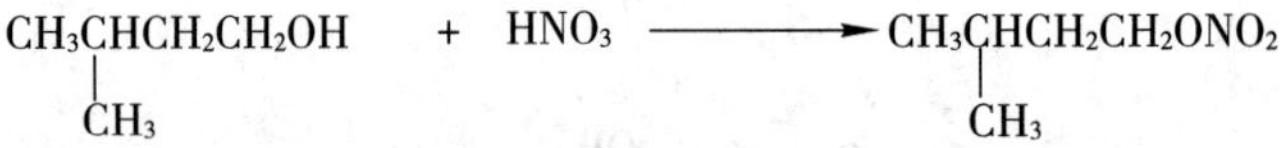

【例 6－4】写出正丙醇与下列试剂作用的产物。

（1）冷浓硫酸　　　（2）硫酸,加热 140℃　　　（3）硫酸,加热 170℃　　　（4）金属钠

（5）SOCl$_2$　　　（6）CrO$_3$,吡啶　　　　　（7）KMnO$_4$ ＋ H$^+$

【解】（1）CH$_3$CH$_2$CH$_2$OSO$_2$OH　　　（2）CH$_3$CH$_2$CH$_2$OCH$_2$CH$_2$CH$_3$　　　（3）CH$_3$CH＝CH$_2$

　　　（4）CH$_3$CH$_2$CH$_2$ONa　　　（5）CH$_3$CH$_2$CH$_2$Cl　　　（6）CH$_3$CH$_2$CHO

　　　（7）CH$_3$CH$_2$COOH

【例 6－5】按酸性大小排列下列各组化合物。

（1）⟨对乙酰基苯酚⟩　　⟨间乙酰基苯酚⟩　　⟨苯酚⟩

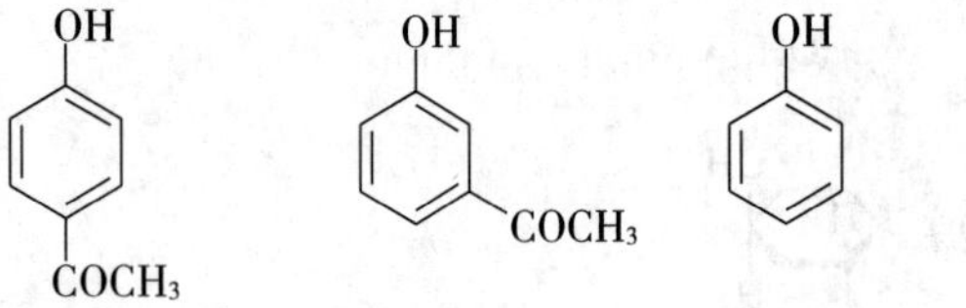

（2）⟨对氯苯酚⟩　　⟨对甲基苯酚⟩　　⟨对溴苯酚⟩

（3）⟨苯酚⟩　　⟨环己醇⟩　　⟨2-氯环己醇⟩

解：（1）⟨对乙酰基苯酚⟩ ＞ ⟨间乙酰基苯酚⟩ ＞ ⟨苯酚⟩

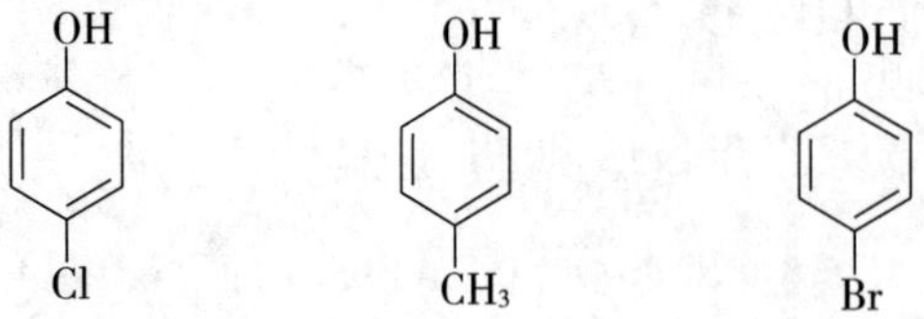

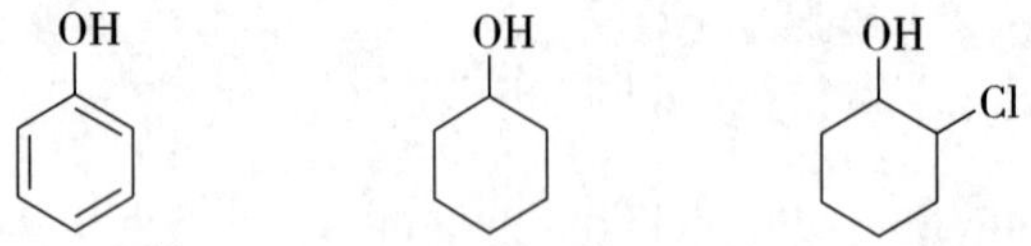

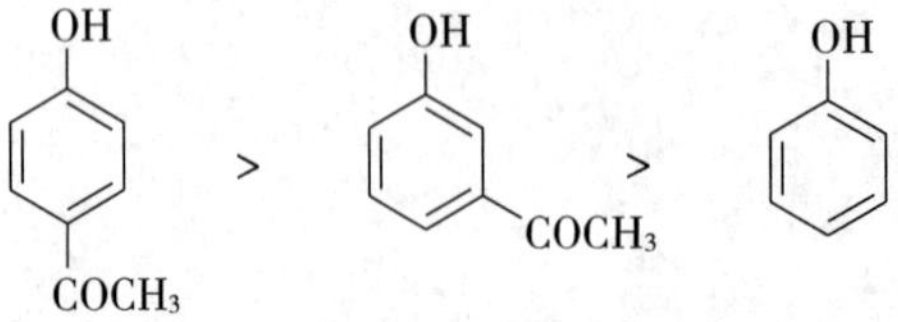

（2）

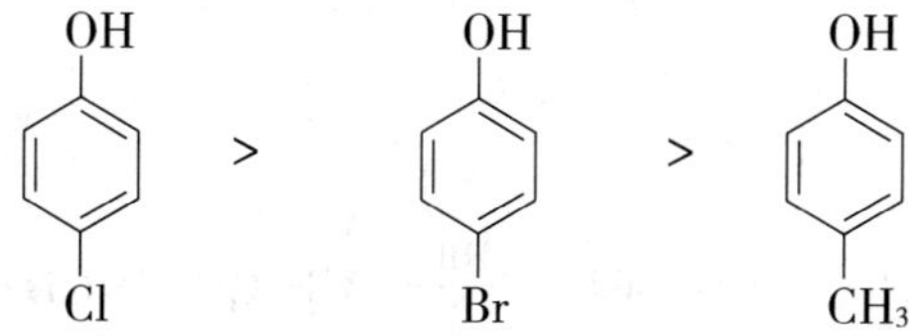

（以对氯苯酚 > 对溴苯酚 > 对甲苯酚 的顺序，三个带 OH 的苯环，取代基分别为 Cl、Br、CH₃）

OH（Cl） > OH（Br） > OH（CH₃）

（3）

（苯酚 > 2-氯环己醇 > 环己醇）

OH（苯酚） > OH（环己基带Cl） > OH（环己醇）

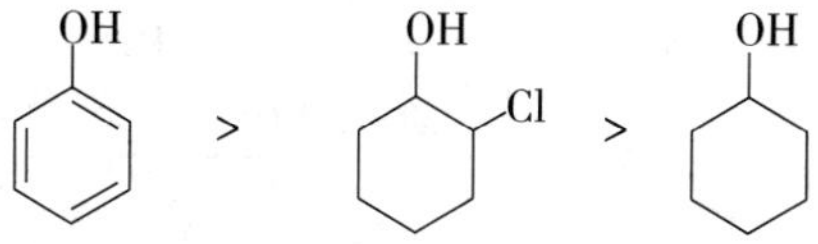

【例 6-6】用化学方法鉴别下列各组化合物。

（1）苄醇、间甲苯酚、氯化苄、氯苯

（2）庚烷、丁-1-醇、1-溴戊烷、丁-2-炔

【解】

（1）

	苄醇	间甲苯酚	氯化苄	氯苯
$FeCl_3$	无变化	显色	无变化	无变化
$AgNO_3$（醇）	无变化		白色沉淀	无变化
Na	产生气体			无变化

（2）

	庚烷	1-丁醇	1-溴戊烷	2-丁炔
Na	无变化	产生气体	无变化	无变化
$KMnO_4$（H^+）	无变化		无变化	褪色
$AgNO_3$（乙醇）	无变化		浅黄色沉淀	

【例 6-7】三种醇 A、B、C 经 HIO_4 氧化后得到的下列产物，试写出醇的结构。

$A + HIO_4 \rightarrow 2HCOOH + 2HCHO$　　　　　$B + HIO_4 \rightarrow CH_3COCH_3 + CH_3CHO$

$C + HIO_4 \rightarrow PhCOOH + CH_3COOH$

【解】将产物的羰基用 2 个羟基代替，然后将产物之间 2 个羟基去掉即得到原来醇的结构。

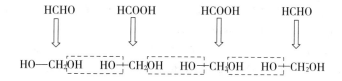

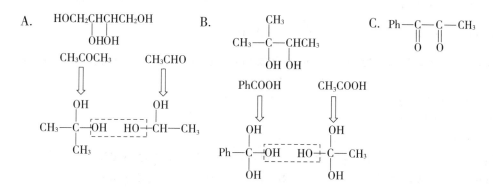

【例6-8】用反应式表示下列转化过程。

(1) 1-溴丁烷 —→ 丁-2-醇

(2) 正丙醇 —→ 1-氯丙-2-醇

【解】(1) $CH_3CH_2CH_2CH_2Br \xrightarrow[\triangle]{NaOH(乙醇)} CH_3CH_2CH=CH_2 \xrightarrow{HBr} CH_3CH_2\underset{\underset{Br}{|}}{C}HCH_3$

$$\xrightarrow{NaOH(H_2O)} CH_3CH_2\underset{\underset{OH}{|}}{C}HCH_3$$

(2) $CH_3CH_2CH_2OH \xrightarrow[\triangle]{H^+} CH_3CH=CH_2 \xrightarrow{Cl_2/H_2O} CH_3\underset{\underset{OH}{|}}{C}HCH_2Cl$

【例6-9】化合物 A 的分子式为 $C_6H_{14}O$,与金属钠作用放出氢气,与 Lucas 试剂作用可在数分钟后反应,A 与浓 H_2SO_4 共热后再经 $KMnO_4$ 氧化可生成两种产物,一种为酸性物质,另一种为中性化合物,试推测 A 的可能结构式。

【解】 $CH_3\underset{\underset{OH}{|}}{\overset{\overset{CH_3}{|}}{C}}HCHCH_2CH_3$

💡 问题 •

问题6-1 命名或写出下列化合物的结构式。

(1) $CH_3\underset{\underset{CH_3}{|}}{\overset{\overset{OH}{|}}{C}}HCHCH_3$ (2) ⟨苯环⟩$CH\underset{\underset{CH_3}{|}}{C}H_2\overset{\overset{}{}}{C}HCH_3$ (3) $CH_3\underset{\underset{CH_2CH_3}{|}}{\overset{\overset{OH}{|}}{C}}HCHCH_2OH$

(4) 2-乙基-4-氯丁-1-醇 (5) 3-苯基丙-2-烯-1-醇 (6) 4-甲基戊-1,2-二醇

(7) 3-chloro-1-propanol (8) 2-phenylethanol

解:(1) 3-甲基丁-2-醇 (2) 4-苯基戊-2-醇 (3) 2-乙基丁-1,3-二醇

(4) $CH_2CH_2\underset{\underset{CH_2CH_3}{|}}{C}HCH_2OH$ (5) $C_6H_5CH=CHCH_2OH$ (6) $CH_3\underset{\underset{CH_3}{|}}{C}HCH_2\underset{\underset{OH}{|}}{C}HCH_2OH$
　　　|
　　Cl

(7) $ClCH_2CH_2CH_2OH$ (8) ⟨苯环⟩CH_2CH_2OH

问题6-2 请排列出正丁醇、仲丁醇、异丁醇和叔丁醇的酸性大小及其相应的醇钠的碱性大小顺序。

解:醇酸性:正丁醇 > 异丁醇 > 仲丁醇 > 叔丁醇

　　　醇钠碱性:叔丁醇钠 > 仲丁醇钠 > 异丁醇钠 > 正丁醇钠

问题6-3 用化学方法鉴别下列化合物。

3-甲基丁-2-醇,2,3-二甲基丁-2-醇,3,3-二甲基丁-1-醇

解:　　　　3,3-二甲基丁-1-醇　　　3-甲基丁-2-醇　　2,3-二甲基丁-2-醇

Lucas 试剂　　短时间无变化　　　　　　数分钟出现浑浊　　　立即出现浑浊

问题6-4 下列各醇分别在酸催化下进行分子内脱水反应,写出各醇所得两种烯烃的结构,并指出何者为

主要产物。

(1) 1-甲基环己醇　(2) 2,3-二甲基-2-丁醇　(3) 2-甲基戊-3-醇　(4) 1-苯基丁-2-醇

解：

(1) 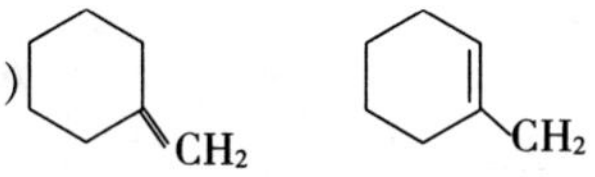 (主要产物)

(2) $CH_3-CH(CH_3)-C(CH_3)=CH_2$ 和 $CH_3-C(CH_3)=C(CH_3)-CH_3$ (主要产物)

(3) $(CH_3)_2CHCH=CHCH_3$ 和 $(CH_3)_2C=CHCH_2CH_3$ (主要产物)

(4) $C_6H_5CH_2CH=CHCH_3$ 和 $C_6H_5CH=CHCH_2CH_3$ (主要产物)

问题 6-5　完成下列反应。

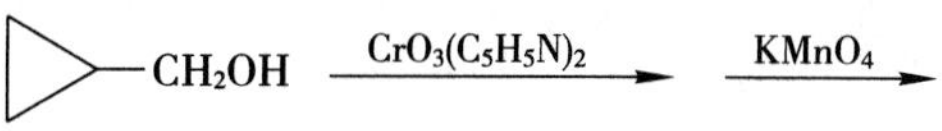

解:

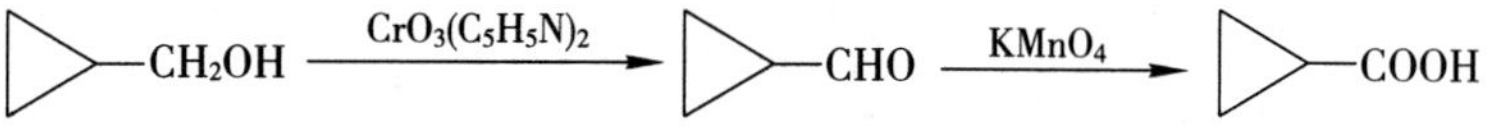

问题 6-6　试将下列化合物按酸性由强到弱排列。

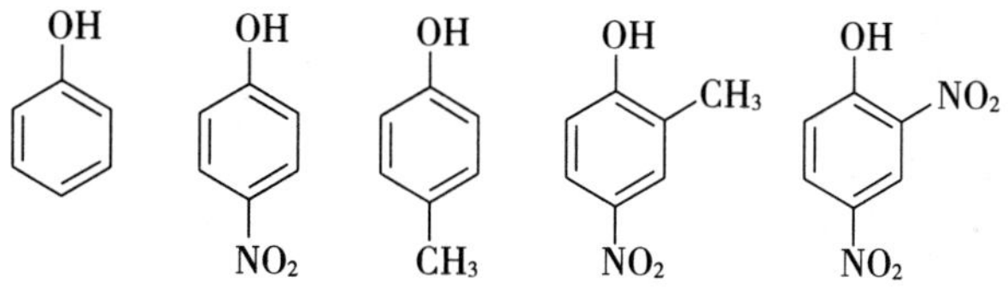

解：

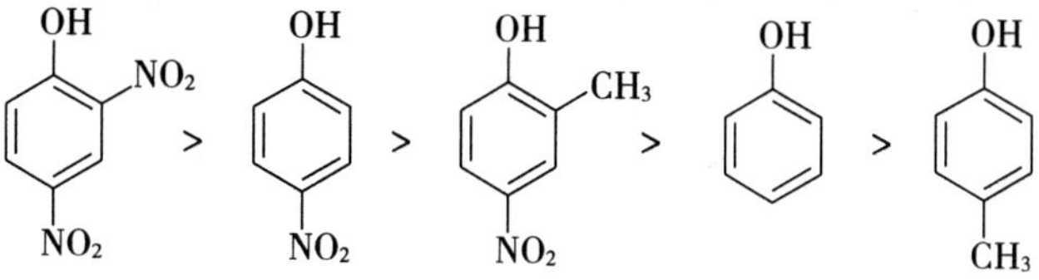

习题

1. 分别用中英文命名下列化合物。

(1) $CH_3-CH(OH)-CH_2-CH(CH_3)-CH(CH_3)-CH_3$

(2) $CH_3-CH(OH)-C(CH_2CH_3)=CH_2$

(3) 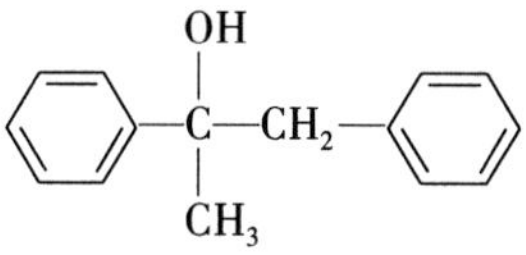

(4) 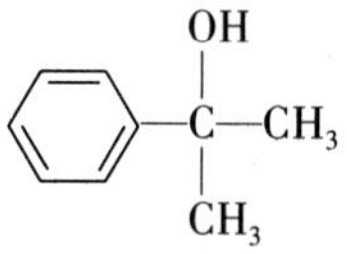

解：(1) 4,5-二甲基己-2-醇
4,5-dimethyl-2-hexanol

(2) 3-乙基丁-3-烯-2-醇
3-ethyl-3-butene-2-ol

(3) 1,2-二苯基丙-2-醇
1,2-diphenyl-2-propanol

(4) 2-苯基丙-2-醇
2-phenyl-2-propanol

2. 写出下列化合物的结构。

(1) (S) – 3 – 甲基 – 2 – 乙基丁 – 1 – 醇

(2) (E) 丁 – 2 – 烯 – 1 – 醇

(3) 反环己 – 1,3 – 二醇

(4) 二环[2.2.1]庚 – 2 – 醇

(5) ethanediol

(6) cyclohexanol

解：

(1)
$$C_2H_5 - \overset{\displaystyle CH_2OH}{\underset{\displaystyle CH(CH_3)_2}{|}} - H$$

(2)
$$\overset{\displaystyle H}{\underset{\displaystyle H_3C}{>}}C = C\overset{\displaystyle CH_2OH}{\underset{\displaystyle H}{<}}$$

(3)

(4)

(5) HOCH₂CH₂OH

(6)

$HOCH_2CH_2OH$

3. 完成下列反应。

(1) $(CH_3)_2CCH(CH_3)_2 \xrightarrow[\triangle]{H^+}$
$\quad\quad\quad\;\; \overset{|}{OH}$

(2)
$\xrightarrow{H^+}$

(3) $(CH_3)_2CHCH_2OH \xrightarrow{(C_5H_5N)_2CrO_3}$

(4)
$\xrightarrow{KMnO_4/H^+}$

(5) $(CH_3)_2CHCHCH_2OH \xrightarrow{PBr_3}$
$\quad\quad\quad\quad\;\; \overset{|}{CH_3}$

解：(1) $(CH_3)_2CCH(CH_3)_2 \xrightarrow[\triangle]{H^+} (CH_3)_2C{=}C(CH_3)_2$
$\quad\quad\quad\quad\;\; \overset{|}{OH}$

(2)
$\xrightarrow[\triangle]{H^+}$

(3) $(CH_3)_2CHCH_2OH \xrightarrow{(C_5H_5N)_2CrO_3} (CH_3)_2CHCHO$

(4)
$\xrightarrow{KMnO_4/H^+}$

(5) $(CH_3)_2CHCHCH_2OH \xrightarrow{PBr_3} (CH_3)_2CHCHCH_2Br$
$\quad\quad\quad\; \overset{|}{CH_3} \quad\quad\quad\quad\quad\quad\quad\;\; \overset{|}{CH_3}$

4. 写出下列反应的主要产物并推测反应机理。

$$CH_3 - \overset{\overset{\displaystyle CH_3}{|}}{\underset{\underset{\displaystyle H}{|}}{C}} - \overset{\overset{\displaystyle H}{|}}{\underset{\underset{\displaystyle OH}{|}}{C}} - CH_3 \quad + \quad HBr \longrightarrow$$

解：

$$CH_3-\underset{\underset{OH}{|}}{\overset{\overset{CH_3}{|}}{C}}-\overset{\overset{H}{|}}{C}-CH_3 + HBr \longrightarrow CH_3-\underset{\underset{Br}{|}}{\overset{\overset{CH_3}{|}}{C}}-\underset{\underset{CH_3}{|}}{C}H-CH_3$$

（主要产物）

机理：

$$CH_3-\underset{\underset{OH}{|}}{\overset{\overset{CH_3}{|}}{C}}-CH_3 \xrightarrow{H^+} CH_3-\underset{\underset{CH_3}{|}}{\overset{\overset{CH_3}{|}}{C}}-\overset{\overset{H}{|}}{\underset{\underset{+OH_2}{|}}{C}}-CH_3 \xrightarrow{-H_2O} CH_3-\underset{\underset{CH_3}{|}}{\overset{\overset{CH_3}{|}}{C}}-\overset{\overset{H}{|}}{\underset{+}{C}}-CH_3$$

$$\xrightarrow[\text{重排}]{\text{甲基迁移}} CH_3-\underset{\underset{CH_3}{|}}{\overset{\overset{CH_3}{|}}{\underset{+}{C}}}-\overset{\overset{H}{|}}{C}-CH_3 \xrightarrow{Br^-} CH_3-\underset{\underset{Br}{|}}{\overset{\overset{CH_3}{|}}{C}}-\underset{\underset{CH_3}{|}}{C}H-CH_3$$

5. 用简单的化学方法鉴别下列各组化合物。

（1）3 - 甲基丁 - 2 - 醇、2,3 - 二甲基丁 - 2 - 醇、3,3 - 二甲基丁 - 1 - 醇

（2）丙 - 1,3 - 二醇、丙 - 1,2 - 二醇、叔丁醇

解：（1）

	3 - 甲基丁 - 2 - 醇	2,3 - 二甲基丁 - 2 - 醇	3,3 - 二甲基丁 - 1 - 醇
Lucas 试剂	数分钟浑浊	立即浑浊	短时间不浑浊

（2）

	丙 - 1,3 - 二醇	丙 - 1,2 - 二醇	叔丁醇
$Cu(OH)_2$	无变化	绛蓝色溶液	无变化
$KMnO_4/H^+$	褪色		不褪色

6. 将下列化合物的沸点由高到低排列，并解释原因。

环己烷、环己醇、环己 - 1,2 - 二醇、环己六醇

解：环己六醇 > 环己 - 1,2 - 二醇 > 环己醇 > 环己烷。

原因：醇羟基形成氢键的能力越大，沸点越高。

7. 将乙醇、丁醇及癸醇分别与水混合，会出现何种现象？解释原因。

解：醇的水溶性与羟基和烃基的相对大小有关，乙醇与水完全混溶，为透明溶液；丁醇溶解度下降，溶液出现浑浊；癸醇溶解度较小，溶液出现分层。

8. 完成下列反应。

$$C_6H_5CH=\overset{\overset{CH_3}{|}}{C}C_6H_5 + (\qquad) \longrightarrow C_6H_5\underset{\underset{OH}{|}}{C}H-\underset{\underset{OH}{|}}{\overset{\overset{CH_3}{|}}{C}}C_6H_5 \xrightarrow{HIO_4}$$

解：$KMnO_4$（中性，室温）；$C_6H_5CHO + C_6H_5COCH_3$。

9. 命名或写出结构式。

（1）　　（2）　　（3）　　（4）

（5）儿茶酚　　（6）γ - 蒽酚　　（7）2,4-dinitrophenol　　（8）o-chlorophenol

解:(1) 4 - 甲基苯 - 1,3 - 二酚   (2) 2 - 烯丙基苯酚

    (3) 3 - 甲基 - 5 - 甲氧基苯酚   (4) 苯 - 1,2,3 三酚(连苯三酚)

(5)

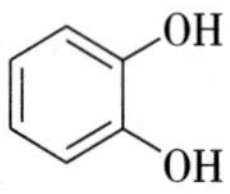

(6)

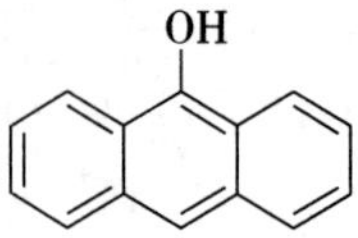

(7)

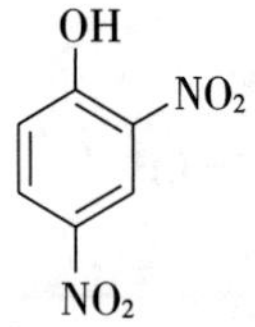

(8)

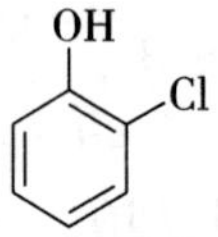

10. 按酸性大小排列下列各组化合物。

(1) 丁醇、2 - 氟丁醇、2 - 氯丁醇、3 - 氯丁醇

(2) 苯酚、对甲基苯酚、对硝基苯酚、苄醇、碳酸

解:(1) 2 - 氟丁醇 > 2 - 氯丁醇 > 3 - 氯丁醇 > 丁醇

    (2) 碳酸 > 对硝基苯酚 > 苯酚 > 对甲基苯酚 > 苄醇

11. 用简单的化学方法鉴别下列化合物。

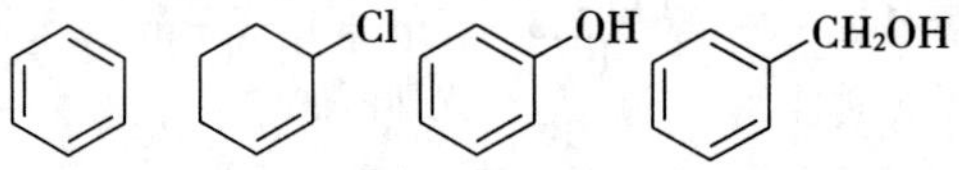

解:

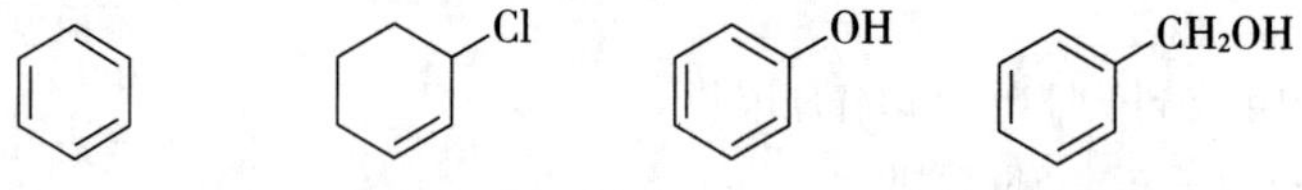

$FeCl_3$	无变化	无变化	紫色	无变化
$AgNO_3$(醇)	无变化	白色沉淀		无变化
Na	无变化			产生气体

12. 写出间甲苯酚与下列试剂的反应式。

(1) 稀 HNO_3 (2) NaOH 水溶液   (3) Br_2/H_2O

解:

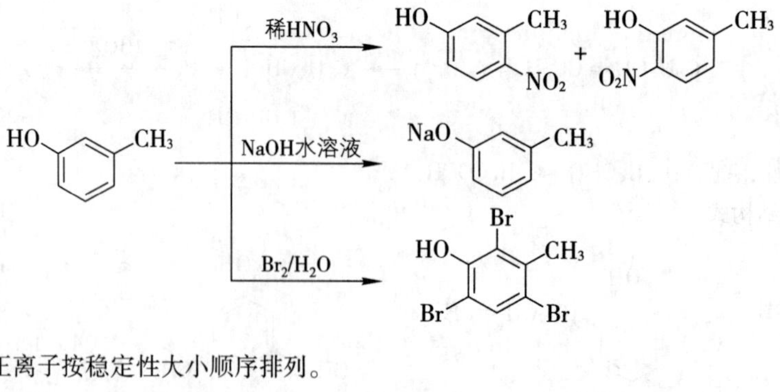

13. 将下列碳正离子按稳定性大小顺序排列。

(1) $(CH_3)_2\overset{+}{C}H$ (2) $C_6H_5\overset{+}{C}HCH_3$ (3) $(C_6H_5)_2\overset{+}{C}H$ (4) $(C_6H_5)_3\overset{+}{C}$ (5) $\overset{+}{C}H_3$

解:(4) > (3) > (2) > (1) > (5)

14. 将下列醇按与金属钠反应的快慢顺序排列。

(1) $CH_3CH_2CHCH_3$　　(2) 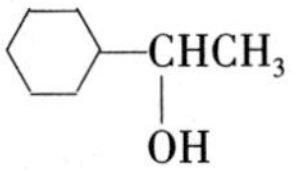 ⬡—$CHCH_3$　　(3) CH_3CH_2OH
　　　　　|OH　　　　　　　　　　|OH

(4) $(CH_3)_2CHOH$　　　(5) $(CH_3)_3COH$

解:(3) > (4) > (1) > (2) > (5)

15. 完成下列转化。

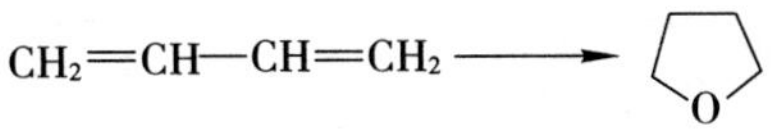

$$CH_2{=}CH{-}CH{=}CH_2 \longrightarrow \text{（四氢呋喃环）}$$

解:

$$CH_2{=}CH{-}CH{=}CH_2 \xrightarrow{Br_2} \underset{\underset{Br}{|}}{CH_2}{-}CH{=}CH{-}\underset{\underset{Br}{|}}{CH_2} \xrightarrow{NaOH/H_2O} \underset{\underset{OH}{|}}{CH_2}{-}CH{=}CH{-}\underset{\underset{OH}{|}}{CH_2}$$

$$\xrightarrow{[H]} \underset{\underset{OH}{|}}{CH_2}{-}CH_2{-}CH_2{-}\underset{\underset{OH}{|}}{CH_2} \xrightarrow{\triangle} \text{（四氢呋喃环）}$$

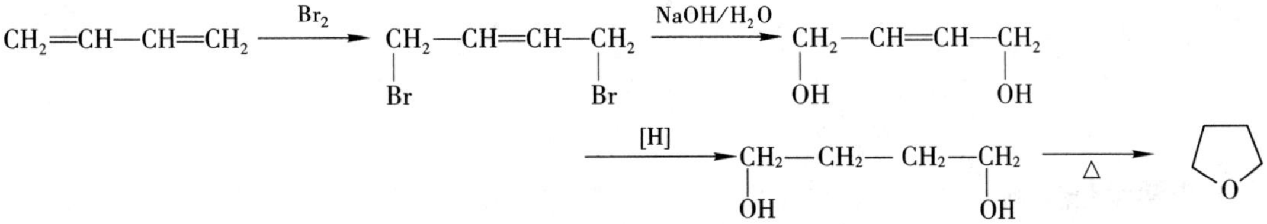

16. 某化合物 A 的分子式为 $C_{10}H_{12}O_3$,能溶于 NaOH 水溶液,但不溶于 $NaHCO_3$ 水溶液。如用 CH_3I 碱性水溶液处理 A,得到分子式为 $C_{11}H_{14}O_3$ 的化合物 B,B 不溶于 NaOH 水溶液,但可与金属钠反应,也能和 $KMnO_4$ 反应,并能使 Br_2/CCl_4 褪色。A 经 O_3 氧化后还原,可得到 p – 羟基 – m – 甲氧基苯甲醛。试写出 A、B 的结构式。

解:

A. 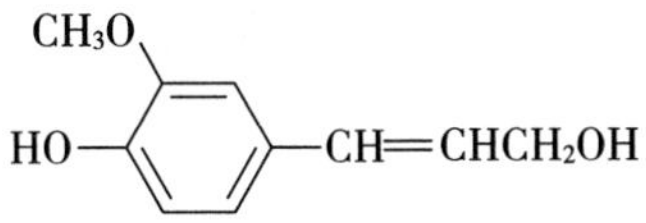 （苯环，取代基：OCH₃、HO、CH=CHCH₂OH）
HO—⬡(—OCH₃)—CH=CHCH₂OH

B. 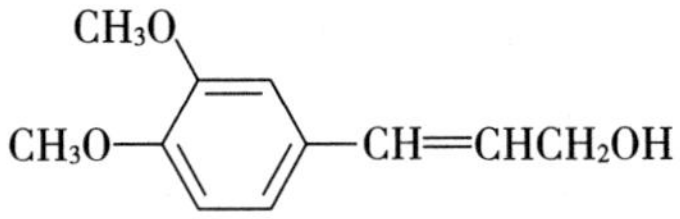 （苯环，取代基：OCH₃、CH₃O、CH=CHCH₂OH）
CH₃O—⬡(—OCH₃)—CH=CHCH₂OH

（中国医科大学　李晓娜）

第 7 章　醚和环氧化合物

📑 **本章基本要求**

- 掌握醚和环氧化合物的分类和命名方法。
- 熟悉醚和环氧化合物结构特点。
- 掌握醚和环氧化合物的主要化学性质。

💡 **主要知识点**

7.1　醚的结构、分类和命名

（1）醚的通式为 R—O—R′，官能团（ $\diagup$ —C—O—C— $\diagdown$ ）称为醚键。

从结构上看，醚可看作是水的烃基衍生物，醚分子中的氧原子采取不等性的 sp^3 杂化。

（2）根据醚键连接的烃基不同，醚可分为饱和醚、不饱和醚和芳醚。如果两个烃基相同，为单醚；两个烃基不同为混醚。

（3）单醚命名时，如果是两个饱和烃基，直接在烃基名称后面加"醚"字，通常"二"字可省略；如果是不饱和烃基或芳烃基，"二"字不可省略。

混醚命名时，分别写出两个烃基的名称，加上"醚"字，如果是两个脂肪烃基，较优基团放在后面，即"先小后大"，称"某某醚"；如果有芳烃基，则芳烃基放在前面，即"先芳香后脂肪"。

结构复杂的醚，常用系统命名法，通常烷氧基作为取代基。

如果氧原子与烃基连成环称为环醚。环醚可以称为环氧某烷，也可按杂环化合物名称命名。环氧化合物的普通命名法称为氧化环某烯，环氧化合物的系统命名法有两种：① 将环氧化合物的母体命名为环氧乙烷，三元环中的氧原子编号为 1，两个碳原子依次编号；② 环氧化合物命名为环氧某烷，并标明与氧原子成环后的碳原子的位置。

（4）分子结构中含有多个—OCH_2CH_2—的环醚，称为冠醚。冠醚命名时要分别表明分子中原子总数（ X ）和氧原子数（ Y ），称为 X – 冠 – Y 。

7.2　醚的性质

醚类化合物的极性比较弱,醚分子间不能形成氢键,沸点接近相对分子质量相近的烷烃,比相对分子质量相近的醇要低得多。醚与水分子可形成氢键,所以低级醚在水中的溶解度与相对分子质量相近的醇接近。醚是常用的有机溶剂。

醚的化学性质比较稳定,通常不易发生醚键的断裂反应(环氧乙烷类化合物除外)。饱和醚一般不与强碱、氧化剂、还原剂、Na 发生化学反应。但醚的氧原子上有孤对电子,可以接受质子,在酸性条件下生成。醚能在强酸性介质中,C—O 键也可发生断裂,发生亲核取代反应。

7.2.1　锌盐的生成

醚的氧原子可以接受强酸提供的质子生成氧镓离子,并以锌盐的形式溶于强酸中。锌盐是不稳定的强酸弱碱盐,将其置于冰水中便可分解释放出醚。在实验室中,常用浓硫酸除去烃中含有的少量醚杂质。

$$R-\overset{..}{O}-R + H_2SO_4 \rightleftharpoons R-\overset{H}{\underset{+}{O}}-R + HSO_4^-$$

$$R-\overset{H}{\underset{+}{O}}-R + H_2O \longrightarrow R-\overset{..}{O}-R + H_3O^+$$

7.2.2　醚键断裂反应

脂肪族醚与氢卤酸(HI)生成的锌盐在酸中可以稳定存在,但在受热时,则发生醚键断裂,生成醇和卤代烃。如果氢卤酸过量的,则生成的醇也转变成卤代烃。

$$R-\overset{..}{O}-R + HX \xrightarrow{\triangle} RX + ROH$$
$$\xrightarrow[HX]{} RX + H_2O$$

此类反应特点:

(1) 反应活性:HI > HBr > > HCl,HCl 几乎不能使醚键断裂。

(2) 混合醚与氢卤酸反应时,一般是较小的烃基生成卤代烷,较大烃基或芳基生成醇或酚。

反应机理为:醚先与强酸生成锌盐,然后随烷基结构不同,可按 S_N1 或 S_N2 机理进行。一级烷基按照 S_N2 反应进行,三级烷基容易发生 S_N1 反应。

醚键断裂反应的一个重要应用是测定混醚中甲氧基或乙氧基的含量。因为 HI 与这种醚在受热下总是在小烷基发生 S_N2 反应,并且是定量进行的;可以由测定生成 CH_3I 或 C_2H_5I 来推知醚中—OCH_3 或—OC_2H_5 的含量,这个方法称为 Zeisel 测定法。

对芳基烷基混醚来说,氢碘酸与之共热所发生的醚键断裂则生成酚和碘代烷(叔丁基除外)。

7.2.3　醚的自动氧化

饱和的烷基醚虽然对氧化剂是稳定的,但是将醚置于空气中,会发生缓慢的氧化反应,生成醚的过氧化物。这是一种发生在醚的 α - 碳氢键上的自动氧化,生成氢过氧化醚,并且可以自聚成爆炸性很强的过氧化醚高聚物。例如:

$$\text{［图］} \xrightarrow{O_2} \text{［图］} \xrightarrow{O_2} \text{［图］}_n$$

过氧化聚醚极为不稳定,受热时迅速分解并可引起爆炸,因此醚的存放应避光,密封存于阴凉处。在蒸馏醚类时,应当预先检验是否含有过氧化物(使用酸性碘化钾淀粉试纸),若试纸变蓝,表明过氧化物存在,可用硫酸亚铁水溶液或亚硫酸钠水溶液洗涤,以破坏过氧化物。

7.2.4 环氧乙烷的开环反应

环氧乙烷是最小的环醚,分子内存在着相当大的环张力,再加上氧原子的强吸电子诱导作用,使环氧乙烷具有非常高的化学活性,它对许多试剂都很敏感,极容易发生一系列的开环加成反应。例如:

$$\text{［图］} + H-Y \longrightarrow \underset{\substack{|\\HO}}{H_2C} - \underset{\substack{|\\Y}}{CH_2}$$

$$HY = H_2O, \ HOR, \ HCN, \ H-NHR, \ HO-\text{［苯环］}$$

不对称的环氧化合物与试剂在不同反应条件下发生开环反应,所得到的开环主产物是不同的。例如:

$$\underset{\substack{H_3C\\H_3C}}{}\!C\!-\!CH_2 \xrightarrow[\substack{ROH\\(H^+)}]{} H_3C-\underset{\substack{|\\OR}}{\overset{\substack{CH_3\\|}}{C}}-CH_2OH \quad (主产物)$$

$$\xrightarrow[\substack{ROH\\(NaOR)}]{} H_3C-\underset{\substack{|\\OR}}{\overset{\substack{CH_3\\|}}{C}}-CH_2OR \quad (主产物)$$

在酸性条件下,醚先质子化,使碳氧键极性增强有利于亲核试剂的进攻。在碱性条件下,由于不能生成镁盐,亲核试剂优先进攻含取代基较少的环碳原子。环氧乙烷开环反应可以看做 S_N2 反应。开环取向可以总结为:

$$R-\underset{\substack{|\\}}{\overset{\substack{H\\|}}{C}}-CH_2$$
$$\text{酸催化断裂} \qquad O \qquad \text{碱催化断裂}$$

💡 典型例题剖析•

【例7-1】命名下列化合物。

(1) $CH_3CH_2O-\underset{\substack{|\\CH_3}}{\overset{\substack{CH_3\\|}}{C}}-CH_3$ 　(2) ［苯环］$-OCH_3$，$-OH$ 　(3) ［环氧化合物］

(4) $CH_3CH_2\underset{\substack{|\\OCH_3}}{CHCHOH}$ 　(5) $CH_3\underset{\substack{|\\OCH_3}}{CHOCH_3}$ 　(6) ［苯环］$-O-\underset{\substack{|\\CH_3}}{CHCH_3}$

【解】（1）乙基叔丁基醚 （2）2－甲氧基苯酚 （3）1,2－环氧环戊烷

（4）3－甲氧基戊－2－醇 （5）1,1－二甲氧基乙烷 （6）苯基异丙基醚

【例 7－2】写出下列化合物的结构式。

（1）苄醚 （2）2,3－环氧丁烷 （3）异丁醚

（4）2,2－二甲基环氧乙烷 （5）4－甲氧基－1－萘酚 （6）1,3－二甲氧基苯

【解】

（1）〈苯环〉—CH₂—O—CH₂—〈苯环〉 （2）CH₃CH—CHCH₃（O桥） （3）CH₃CHCH₂—O—CH₂CHCH₃（各带CH₃）

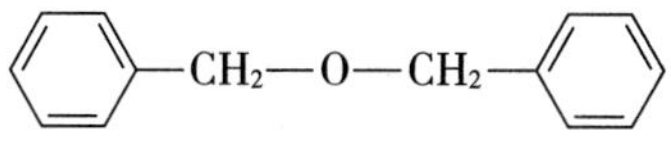

（4）H₂C—C(CH₃)₂（O桥） （5）萘环，OH上、OCH₃下 （6）苯环，两个OCH₃，1,3位

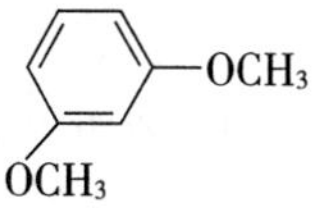

【例 7－3】完成下列反应式。

（1）CH₃CH—CH₂（O桥） + CH₃CH₂OH $\xrightarrow{H^+}$

（2）CH₃CH—CH₂（O桥） + CH₃CH₂ONa $\xrightarrow{CH_3CH_2OH}$

（3）CH₃OCH(CH₃)CH₂CH₃ + HI $\longrightarrow$

（4）〈苯环〉—OCH₃ + HI $\longrightarrow$

（5）□O（四元环氧） + HI(过量) $\longrightarrow$

（6）CH₃—C(CH₃)—CH₂（O桥） + NH₃ $\xrightarrow{H_2O}$

【解】

（1）CH₃CH—CH₂（O桥） + CH₃CH₂OH $\xrightarrow{H^+}$ CH₃CHCH₂OH（OCH₂CH₃）

（2）CH₃CH—CH₂（O桥） + CH₃CH₂ONa $\xrightarrow{CH_3CH_2OH}$ CH₃CHCH₂OCH₂CH₃（OH）

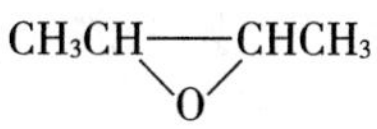

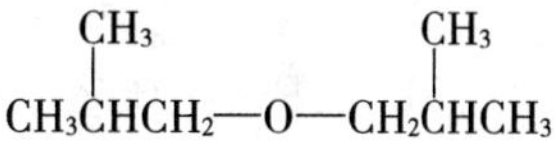

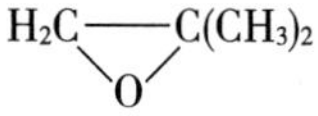

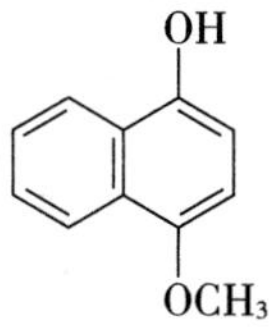

（3）CH₃OCH(CH₃)CH₂CH₃ + HI $\longrightarrow$ CH₃I + CH₂CHCH₂CH₃（OH, CH₃）

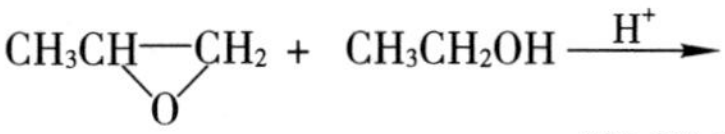

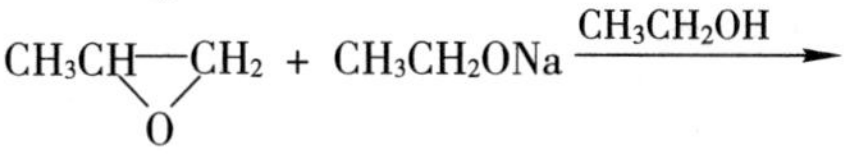

（4）〈苯环〉—OCH₃ + 2HI $\longrightarrow$ 〈苯环〉—OH + CH₃I

（5）□O + HI(过量) $\longrightarrow$ ICH₂CH₂CH₂CH₂I

（6）CH₃—C(CH₃)—CH₂（O桥） + NH₃ $\xrightarrow{H_2O}$ CH₃—C(CH₃)(OH)—CH₂NH₂

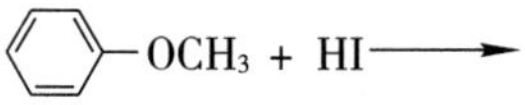

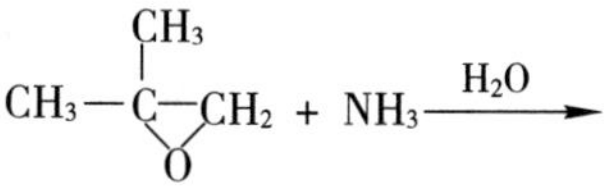

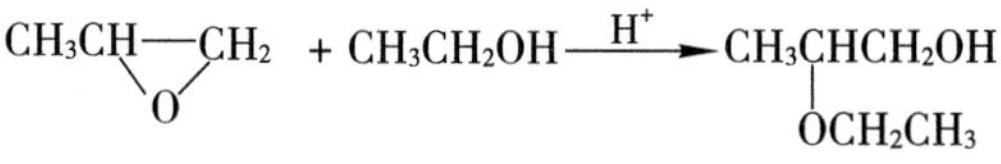

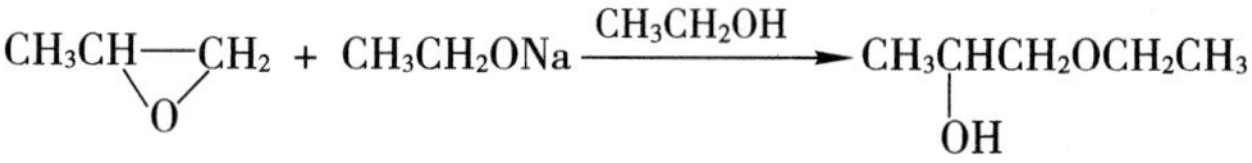

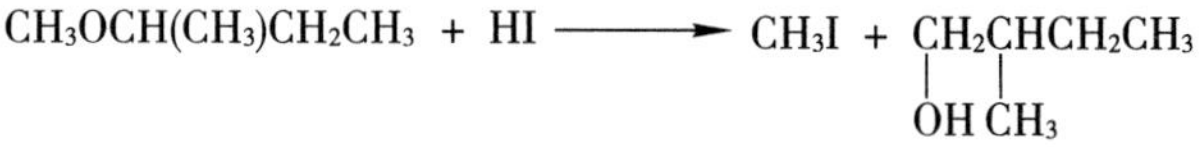

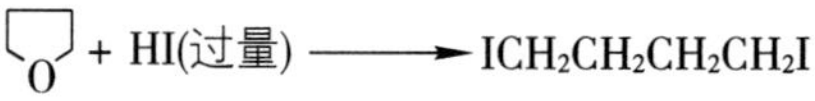

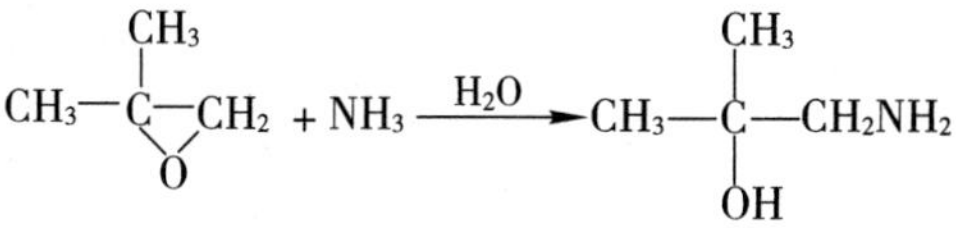

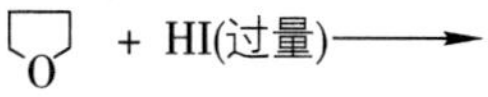

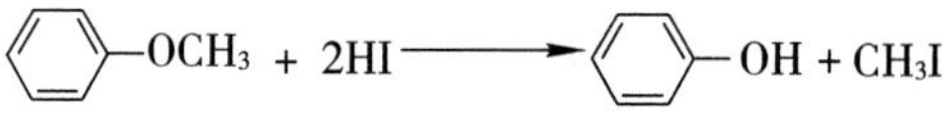

【例7-4】选择题。

(1) 醚在水中有一定的溶解度,是因为( )
  A. 醚是路易斯酸   B. 氧原子具有孤电子对,可与水中的氢原子形成氢键
  C. 醚分子间不形成氢键 D. 醚键具有极性

(2) 乙醇的沸点(78.3℃)与相对分子质量相等的甲醚沸点(-23.4℃)相比高得多,是由于( )。
  A. 乙醇与水能形成氢键,甲醚则不能
  B. 乙醇能形成分子间氢键,甲醚则不能
  C. 甲醚能形成分子间氢键,乙醇则不能
  D. 甲醚与水能形成氢键,乙醇则不能

(3) 关于锌盐,下列说法不正确的是( )
  A. 醚作为路易斯碱,与有机强酸中的 H^+ 结合而成
  B. 醚作为路易斯碱,与强酸中的 H^+ 结合而成
  C. 锌盐不稳定,遇水分解,生成原来的醚
  D. 锌盐的结构类似于盐而得名

(4) 醚键断裂的反应机理是( )
  A. 亲电取代反应   B. 亲电加成反应
  C. 亲核取代反应   D. 亲核加成反应

(5) 环氧化合物是指( )
  A. 含氧的脂环族化合物 B. 含氧的芳香族化合物
  C. 含氧的非苯型环状化合物 D. 含有三元环的醚及其衍生物

【解】(1) B (2) B (3) A (4) C (5) D

【例7-5】鉴别下列各组化合物。

(1) 苯酚 环己醇 四氢呋喃

(2) 烯丙基醚 异丙醚 异丙醇

【解】

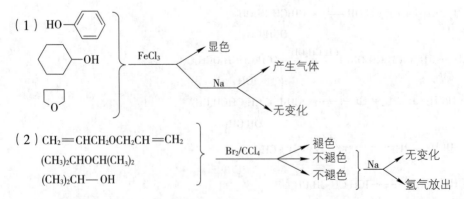

【例7-6】化合物 A 和 B 的分子式都是 $C_{10}H_{12}O$,两者都不溶于水、稀酸、稀碱,但都能使 Br_2/CCl_4 溶液褪色,A 和 B 经高锰酸钾强烈氧化,都生成对甲氧基苯甲酸,经催化氢化得同一化合物,试推断 A 和 B 的结构。

【解】

A. CH₃O—⟨benzene⟩—CH₂CH=CH₂   B. CH₃O—⟨benzene⟩—CH=CH—CH₃

💡 问题 •

问题 1－1　请对图 7－1 中的键角变化规律给出合理的解释。

解：随着与氧原子相连接原子或基团的体积增大，两个原子或基团间的范德华作用力也随之增加，因此键角增大。

问题 1－2　命名下列化合物。

（1）CH₃CH₂—O—CH=CH₂　（2）⟨环戊烯氧化物⟩

（3）⟨三甲基环氧乙烷⟩　　　（4）H₃CO—⟨benzene⟩—CH₃

解：（1）乙基乙烯基醚　　　　（2）氧化环戊烯
　　（3）2,2,3 － 三甲基环氧乙烷　（4）对甲氧基甲苯

问题 1－3　化合物 1,3 － 二氧六环 － 5 － 醇 ⟨结构式⟩—OH 的稳定构象是椅型构象，其分子中的羟基处于椅型构象中的直立键上，为什么？环己醇又是采取怎样的稳定构象？（提示：氢键作用）

解：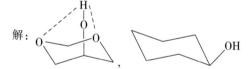,

问题 1－4　完成下列反应式。

（1）⟨环戊基⟩—OCH₂CH₂CH₂CH₃ + HBr ——△——→

（2）⟨benzene⟩—CH₂OCH₂—⟨benzene⟩ + HBr(过量) ——△——→

（3）⟨四氢呋喃⟩ + HI ——△——→ ——△——→ HI

解：

（1）⟨环戊基⟩—OH + BrCH₂CH₂CH₂CH₃

（2）⟨benzene⟩—CH₂Br

（3）HOH₂C—⟨环丙烷⟩—CH₂I ——△——→ ICH₂—⟨环丙烷⟩—CH₂I
　　　　　　　　　　　　HI

问题 1－5　为什么反 － 2 － 溴环己醇在碱性条件下可生成氧化环己烯，而顺式化合物却不能？

解:在碱性条件下,—OH 部分形成 RO⁻,RO⁻从背后进攻 C—Br 键的碳原子,符合分子间 S$_N$2 反应的立体化学要求。所以—OH 与 Br 原子处于反式时此反应才能发生。

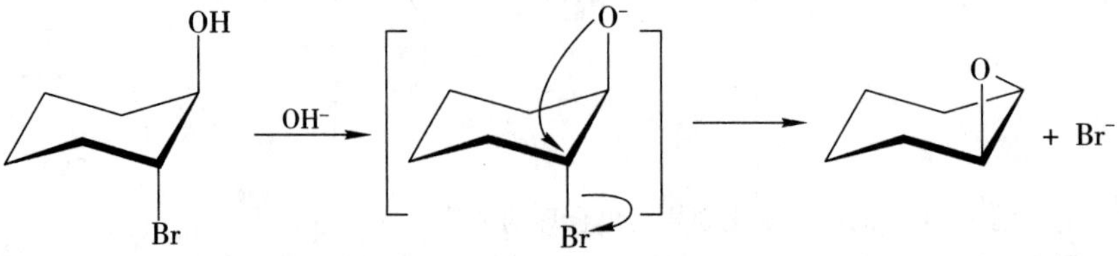

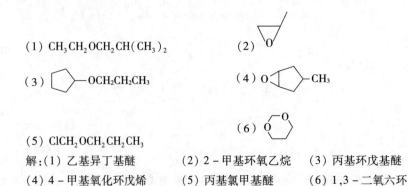

当—OH 与—Br 处于顺式构型(顺式 – 2 – 溴环己醇),不符合 S$_N$2 反应的立体化学要求,不能生成环氧化物,只能发生 E2 消除,然后互变异构,得到羰基化合物。

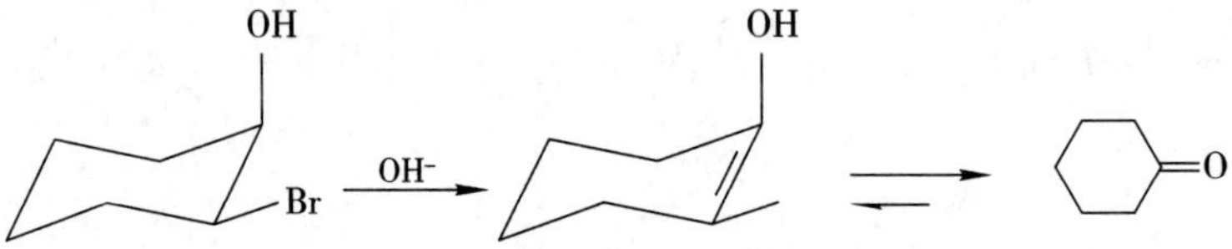

问题 1 – 6 完成下列反应式。

（1）CH_2—$CHCH_3$ 对应 $\xrightarrow[CH_3CH_2OH/H_2O]{NaCN}$

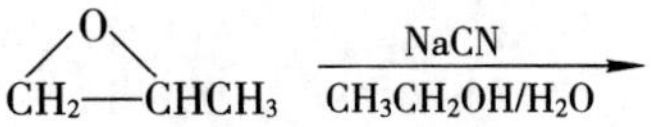

（2）CH_2—$C(CH_3)_2$ 对应 $\xrightarrow[CH_3OH]{NH_3}$

（3）CH_2—CH—（苯基）$\xrightarrow[CHCl_3]{HCl}$

（4）H_3CH_2C—$\overset{H_3C}{\underset{}{C}}$—$\overset{H}{\underset{}{C}}$—$CH_3$（环氧）$\xrightarrow[CH_3OH]{CH_3ONa}$

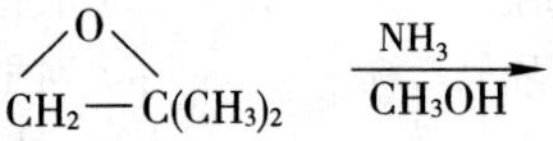

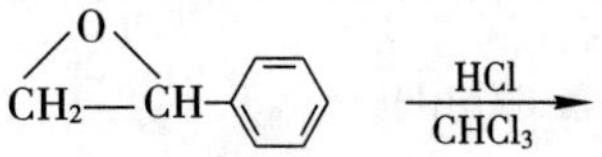

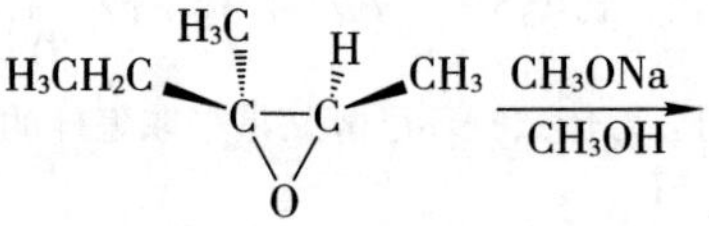

解:

（1）$CNCH_2CHOHCH_3$

（2）$H_2NCH_2COH(CH_3)_2$

（3）（苯基）$\overset{}{\underset{Cl}{CH}}CH_2OH$

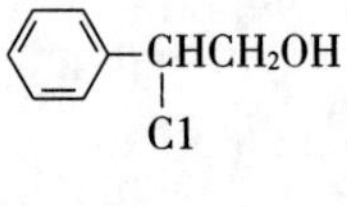

（4）H_3CH_2C—$\overset{H_3C}{\underset{OH}{C}}$—$\overset{OCH_3}{\underset{H}{C}}$—$CH_3$

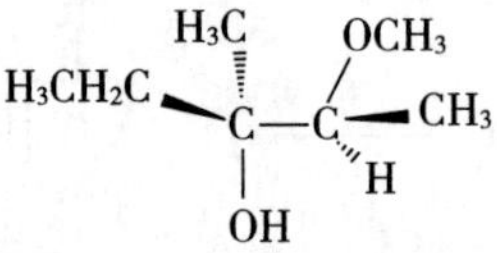

💡 **习题**

1. 命名下列化合物。

（1）$CH_3CH_2OCH_2CH(CH_3)_2$

（2）（环氧乙烷结构）

（3）（环戊基）—$OCH_2CH_2CH_3$

（4）O（环戊烯环氧）—CH_3

（6）O（环）O

（5）$ClCH_2OCH_2CH_2CH_3$

解:（1）乙基异丁基醚　　（2）2 – 甲基环氧乙烷　　（3）丙基环戊基醚
（4）4 – 甲基氧化环戊烯　　（5）丙基氯甲基醚　　（6）1,3 – 二氧六环

2. 写出下列化合物的结构式。

（1）二苄基醚　　（2）乙基叔丁基醚　　（3）二烯丙基醚　　（4）反 – 2 – 甲氧基环戊醇

（5）2 – 硝基苯甲醚　　　　　　　　（6）3 – 甲基 – 3,4 – 环氧丁 – 1 – 烯

（7）4 – 烯丙基 – 2 – 甲氧基苯酚

解：

（1）

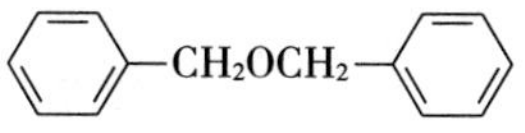

—CH_2OCH_2—

（2）　$CH_3CH_2OC(CH_3)_3$

（3）　CH_2=$CHCH_2OCH_2CH$=CH_2

（4）

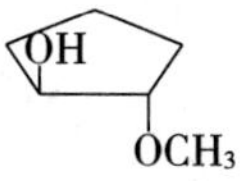

（5） 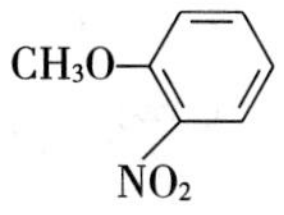　CH_3O

NO_2

（6） 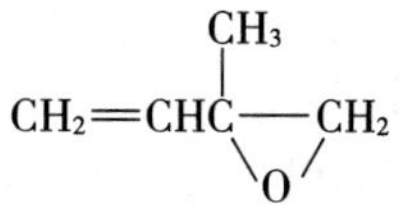　CH_2=

（7） 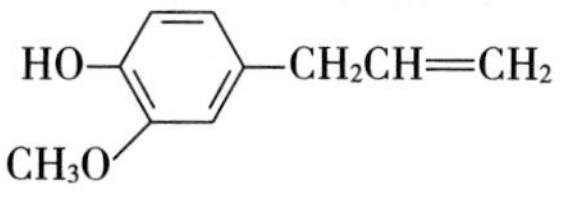　HO

CH_3O

3. 下列左边化合物的 IUPAC 名称为 1,4 – 环氧环己烷,依据此法,命名右边的化合物。

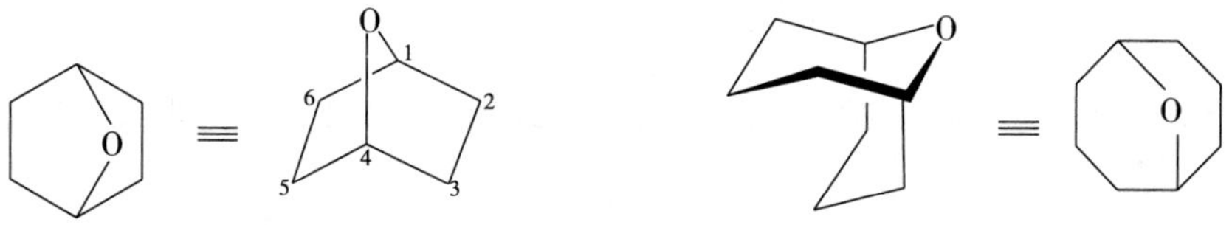

1,4 – 环氧环己烷(1,4 – epoxycyclohexane)

解:1,5 – 环氧环辛烷

4. 完成下列反应式。

（1）　　$CH_3OCH_2CH_2CH_3$ + HI $\xrightarrow{\triangle}$

（2）

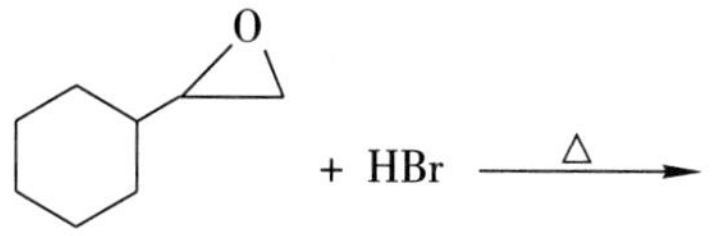

+ HBr $\xrightarrow{\triangle}$

（3） 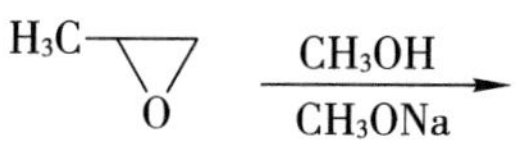　H_3C

$\xrightarrow[CH_3ONa]{CH_3OH}$

（4）

$\xrightarrow{CH_3MgBr}$ $\xrightarrow{H^+}$

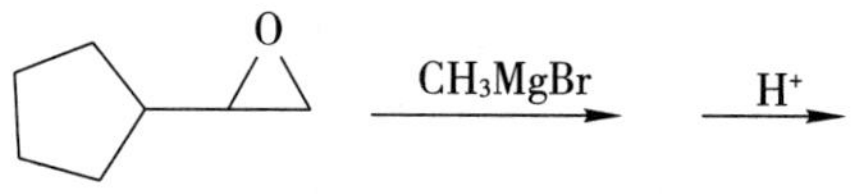

解：

（1）　CH_3I + $CH_3CH_2CH_2OH$　　（2）

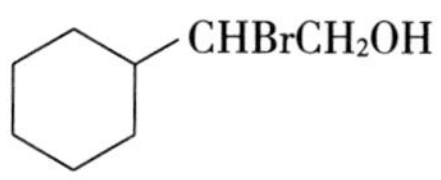

（3）

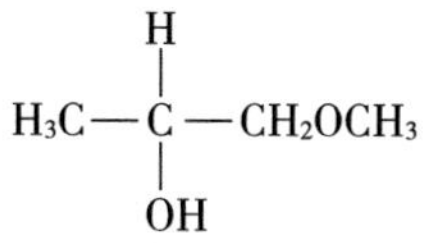

　　（4）

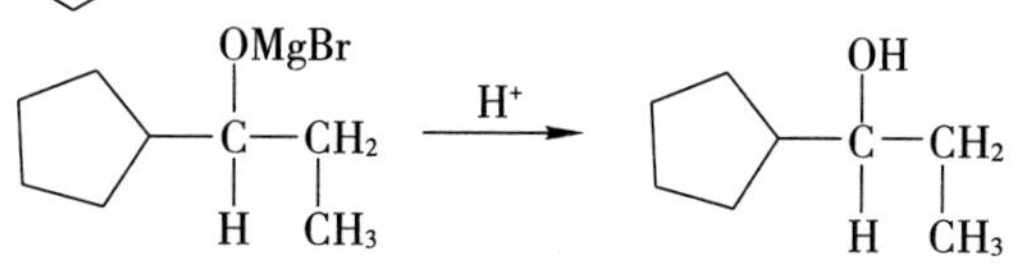

5. 解释下列实验事实。

(1) 试说明 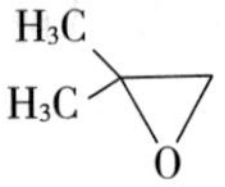 与 CH₃OH 在酸性和碱性介质中反应生成两种不同异构体的原因。

(2)

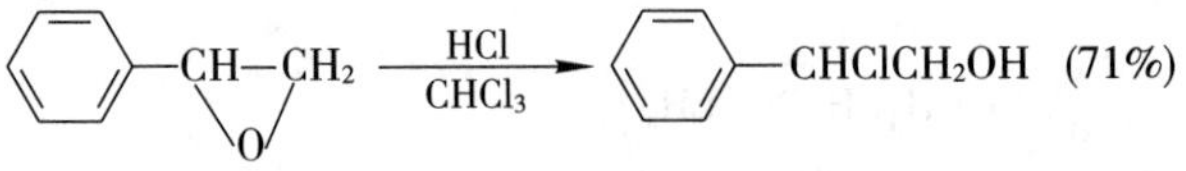

(3)

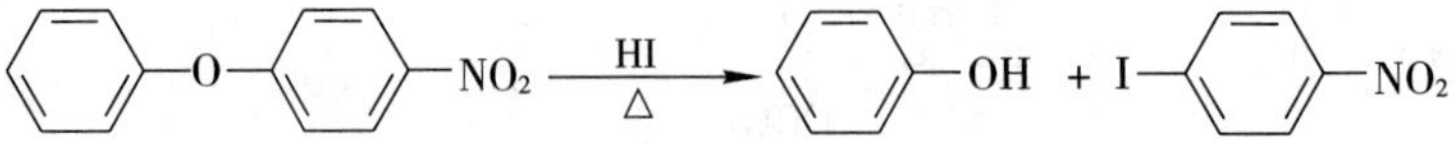

解：

(1) 在酸催化下， 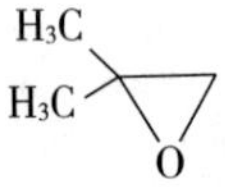 与 CH₃OH 发生的开环反应的机理可描述如下：氧首先质子化，使碳氧键极性增强有利于亲核试剂的进攻。被质子化生成镁盐，亲核试剂主要进攻取代基较多的碳原子，此时的环碳原子由于烷基的给电子效应使正电荷分散而稳定。

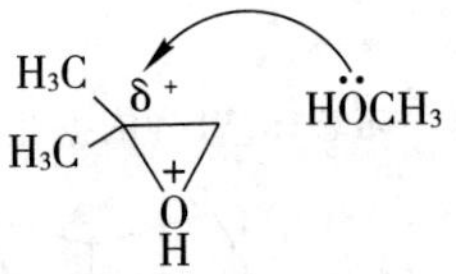

在碱性条件下，由于不能形成镁盐，而烷氧基的离去能力又较弱，此时亲核试剂优先进攻含取代基较少的环碳原子，开环反应按 S_N2 机理进行。

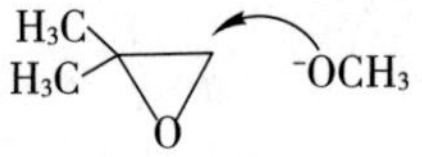

(2)

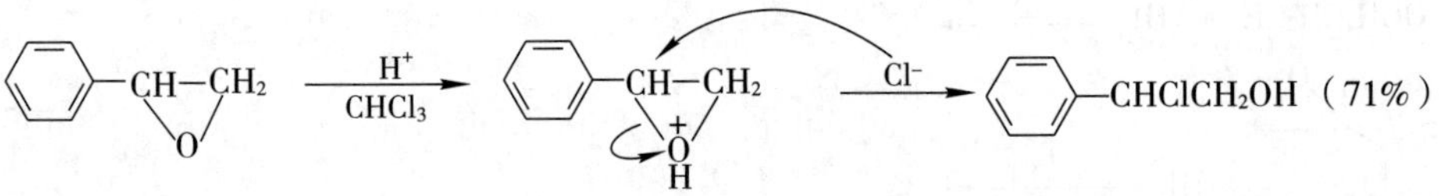

在酸性条件下，环氧化合物首先生成氧鎓离子；然后亲核试剂 Cl^- 进攻相对比较稳定的苄基碳正离子，生成较高产率的产物。

(3)

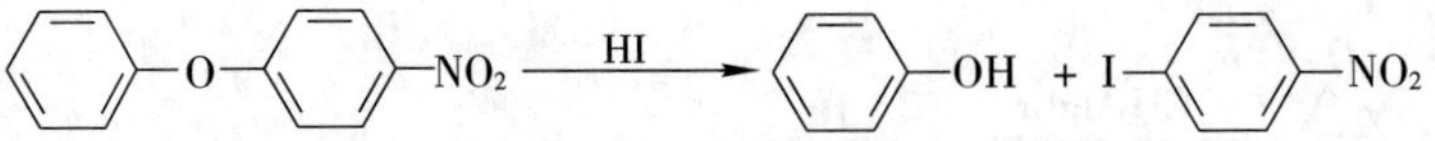

通常芳醚在酸性条件下不易发生醚键的断裂反应，但当醚键的邻、对位上有强吸电子基团（如—NO₂）时，硝基所在苯环的醚键就较容易发生断裂反应生成相应的碘代烃。

6. 用化学方法鉴别下列各组化合物。

(1) 丁烷与乙醚

(2) 异丙醚和甲基烯丙基醚

(3) 苯甲醇、苯甲醚和对甲基苯酚

解：

(1) 利用乙醚能溶解在浓硫酸这一特性，可将丁烷与乙醚鉴别出来。

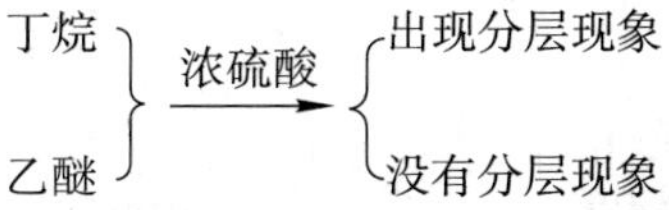

（2）异丙醚是饱和醚而甲基烯丙基醚是不饱和醚。因此可用中性 $KMnO_4$ 或饱和溴水来鉴别。

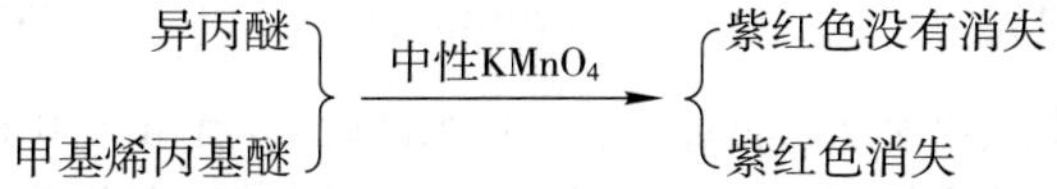

（3）这三种化合物分别属于醇、醚和酚，因此可利用它们性质上的差异加以鉴别。

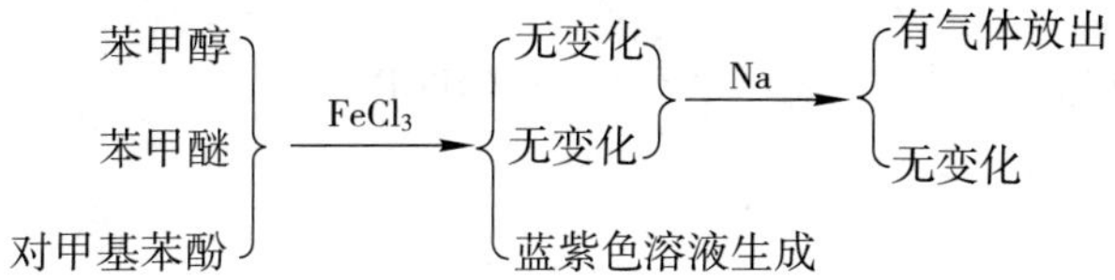

7. 完成下列化合物的转化。

（1）

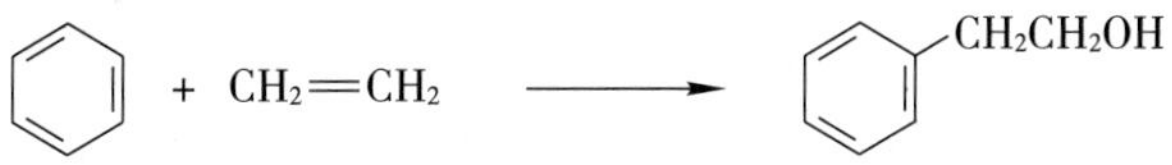

（2）

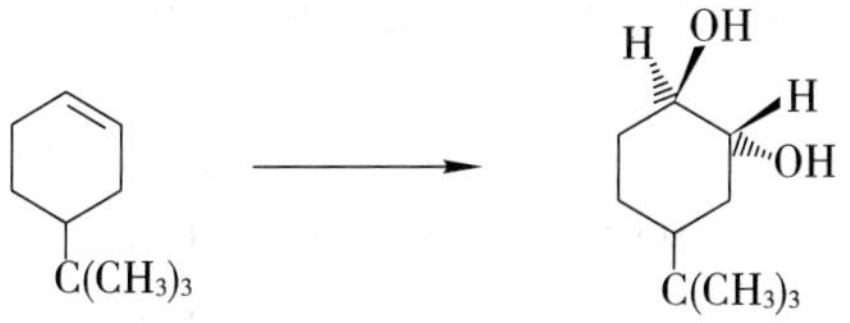

解：

（1）目标分子碳原子个数为两个反应物碳原子个数之和，因此利用所学过的增长碳链反应将两个反应物联系起来。

第一步：合成格氏试剂

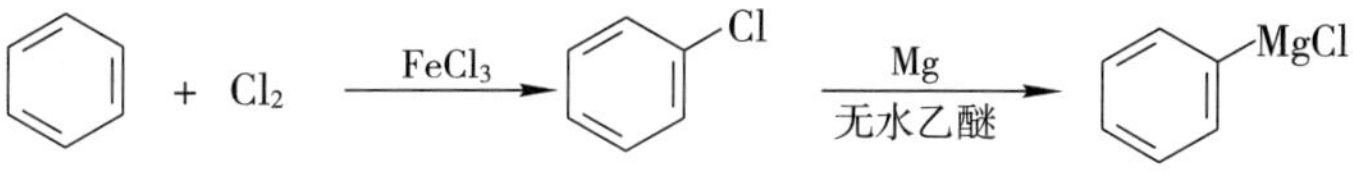

第二步：合成环氧乙烷

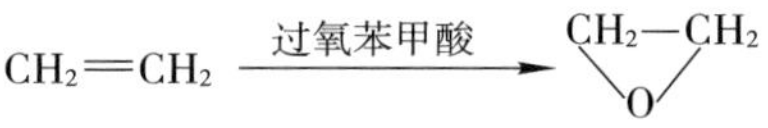

第三步：合成目标产物

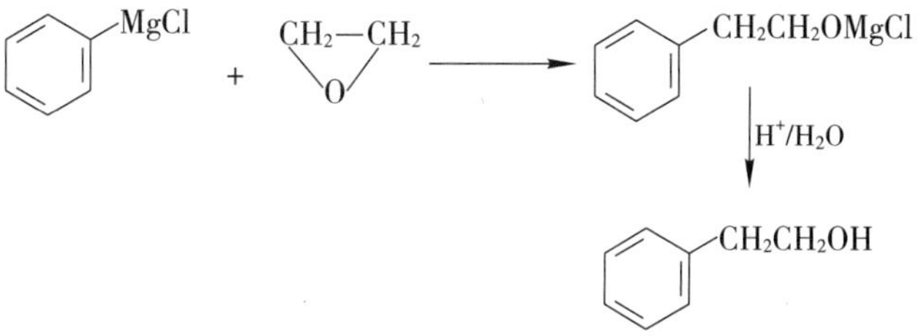

（2）目标分子与反应物具有相同的碳原子个数，因此只需通过官能团的转换即可。

由烯烃变成连二醇我们学过两种方法：一种是用碱性高锰酸钾氧化得到顺式产物（与目标产物不一致）；另一种是通过环氧化合物的水解可得到反式产物（与目标产物一致——符合要求），因此转化途径可设计如下（不考虑光学异构）：

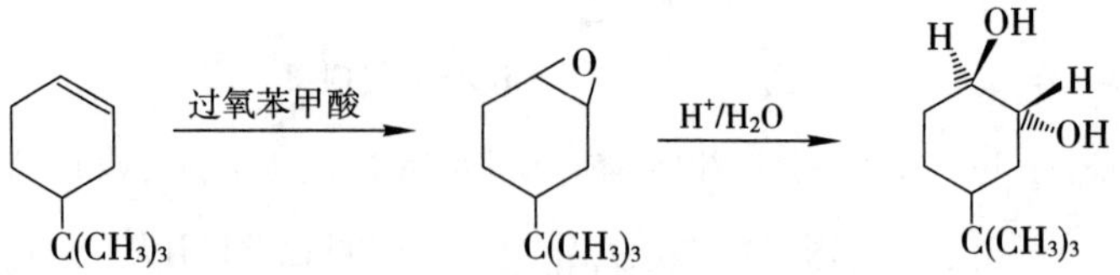

8. 化合物 A($C_9H_{12}O$)与氢氧化钠、高锰酸钾均不反应,遇碘化氢生成 B(C_6H_6O)和 C(C_3H_7I),B 能与 $FeCl_3$ 溶液发生颜色反应,C 与硝酸银溶液共热产生黄色沉淀。试写出 A、B、C 的结构式和相应的反应式。

解:

A. 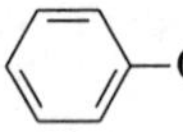 　　或　　

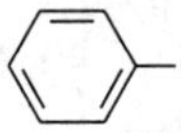

B.

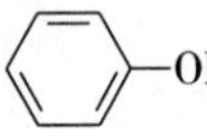

C. $ICH_2CH_2CH_3$ 或 CH_3CHICH_3

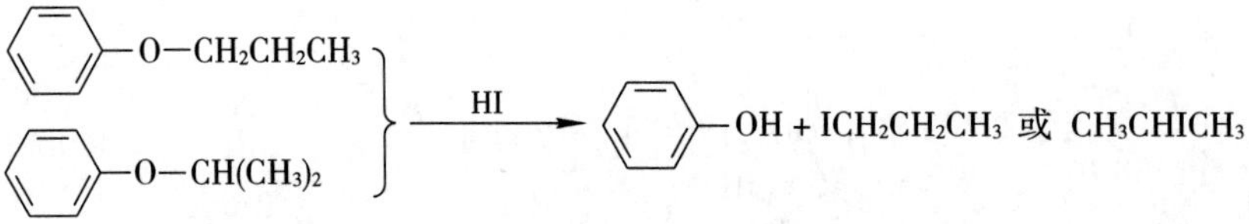

$ICH_2CH_2CH_3$ 或 CH_3CHICH_3 $\xrightarrow[\triangle]{AgNO_3}$ $AgI\downarrow$ + $CH_3CH_2CH_2ONO_2$ 或 CH_3CHCH_3
$\qquad\qquad\qquad\qquad\qquad\qquad\qquad\qquad\qquad\qquad\qquad\qquad$ ONO_2

（长治医学院　李银涛）

第 8 章　醛、酮和醌

本章基本要求

- 掌握醛、酮和醌的结构特征,认识其联系与区别。
- 根据结构式,写出醛、酮和醌的名称。
- 根据名称,写出醛、酮和醌的结构式。
- 理解醛和酮的物理性质与其结构的关系。
- 描述亲核加成反应的机理,理解影响反应的各种因素,了解亲核加成反应的立体化学, 掌握醛和酮反应活性的差别,推测醛和酮亲核加成反应的产物。
- 掌握醛和酮在各种条件下的还原反应,能够根据要求选择适当的还原剂。
- 掌握碘仿反应和羟醛缩合反应,利用碘仿反应鉴定甲基酮结构,了解羟醛缩合反应的 应用。
- 理解 α,β – 不饱和醛,酮的亲核加成反应。
- 掌握醛的特殊反应,能够选择适当的试剂鉴别醛和酮。
- 理解醌的化学性质与其结构的关系。

主要知识点

8.1　醛和酮的结构

醛和酮的分子中都含有羰基($\diagdown\!\!C\!\!=\!\!O$),都属于羰基化合物。醛的通式为

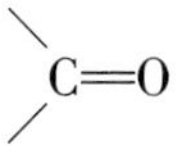

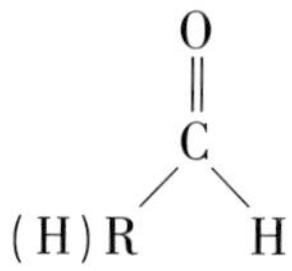

$\begin{matrix} & O \\ & \| \\ (H)R & C \\ & \diagup \diagdown \\ & H \end{matrix}$,

其中 $\begin{matrix} & O \\ & \| \\ & C \\ (C) & \diagup \diagdown \; H \end{matrix}$ 称为醛基,是醛的官能团,可简写成—CHO。酮可用通式 $\begin{matrix} & O \\ & \| \\ & C \\ R & \diagup \diagdown \; R' \end{matrix}$ 表示,酮基

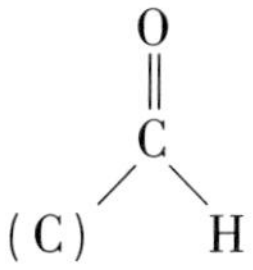

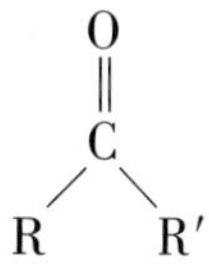

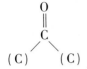

是酮的官能团。其中，R、R′可以是脂肪烃基，也可以是芳香烃基。根据烃基的种类及其与羰基结合的特点，可将醛、酮分为脂肪族醛、酮和芳香族醛、酮，饱和醛、酮和不饱和醛、酮；根据分子中羰基的数目，可将醛、酮分为一元醛、酮和多元醛、酮。

醛和酮的羰基碳原子和氧原子均为 sp^2 杂化，羰基呈平面构型，氧上有两对未共用电子对。由于氧比碳的电负性大，碳氧双键具有较强的极性：电子云偏向氧原子，使氧原子带部分负电荷，碳原子带部分正电荷。

8.2 醛和酮的命名

8.2.1 普通命名法

脂肪醛，根据其所含碳原子数及碳链特征命名为"某醛"，编号可用希腊字母，从醛基所连的碳原子开始。酮，在羰基所连两个烃基的名称后加"甲酮"，两个烃基按其英文名称的字母顺序列出。例如：

$(CH_3)_2CHCHO$　　CH_3CHCH_2CHO（上Br）　　$CH_3CCH_2CH_3$（上O）

异丁醛　　　　β - 溴丁醛　　　　乙基甲基甲酮

8.2.2 系统命名法

与醇的系统命名法相似。选择含羰基碳的最长碳链作主链，根据碳原子数称为"某醛"或"某酮"。从靠近羰基的一端开始，用阿拉伯数字给主链碳原子编号；醛基总是第一位，不标出，酮基的位次插在"酮"字之前。芳香环作取代基。例如：

3 - 乙基 - 4 - 甲基戊醛　　2 - 甲基戊 - 3 - 酮　　苯乙醛　　3,4 - 二甲基戊 - 2 - 酮

（3-ethyl-4-methylpentanal）　（2-methylpentan-3-one）　（phenylethanal）　（3,4-dimethylpentan-2-one）

醛和酮的英文命名法是，分别将相应烷烃名称末尾的"e"换成"al"和"one"。

命名不饱和醛、酮时，要选择同时包含碳碳不饱和键和羰基碳的最长碳链作主链，从靠近羰基的一端开始编号，不饱和键的位次插在"烯（炔）"之前。例如：

$CH_3CH{=\!=}CH{-}CHO$　　　　$CH{\equiv}CCCH_3$（上O）

丁 - 2 - 烯醛　　　　　　丁 - 3 - 炔 - 2 - 酮

多元醛、酮的命名，选择含羰基最多的最长碳链作主链，标明官能团的数目和酮基的位次。分子中同时含有醛基和酮基时，以醛的母体来命名，酮基氧作取代基，名称为"氧亚基"。例如：

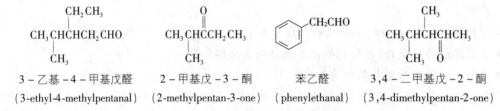

乙二醛　　　　戊 - 2,4 - 二酮　　　　3 - 氧亚基戊醛

8.3　醛和酮的化学性质

醛、酮分子中的羰基具有极性，碳带部分正电荷，能与亲核试剂发生加成反应。羰基的吸电子诱导效应使 α - 氢活泼。由于羰基连着氢，醛有特殊的反应。它们的主要化学反应如下：

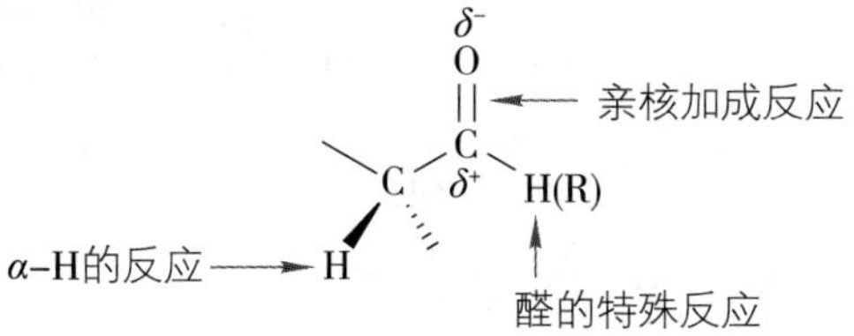

8.3.1　羰基的亲核加成反应

醛、酮羰基上发生的加成反应属于亲核加成。首先，亲核试剂提供一对电子与带部分正电荷的羰基碳结合，同时碳氧之间的一对 π 键电子转移到氧上，形成氧负离子。接着，氧负离子接受一个质子，完成反应。羰基碳原子由 sp^2 杂化、平面三角形构型转化为 sp^3 杂化、四面体构型。整个反应过程可用下式表示：

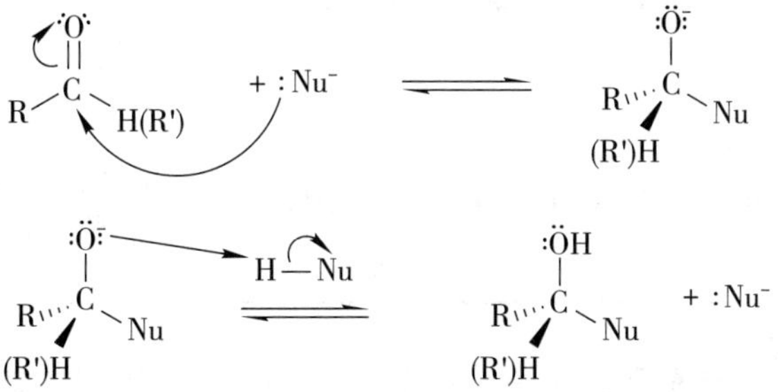

反应的难易主要取决于亲核试剂亲核性的强弱及醛、酮羰基的活性。羰基碳原子所带的正电荷越多，羰基所连基团的体积越小，反应活性越高；反之越低。一般醛比酮容易起反应。亲核加成反应可在酸或碱催化下进行。醛、酮通常可与氢氰酸、Grignard 试剂、$NaHSO_3$ 饱和溶液、水、醇、氨的衍生物等试剂发生亲核加成反应。与 Grignard 试剂及氨的衍生物的反应比较容易，这是由于 Grignard 试剂有很强的亲核性，而氨的衍生物的加成产物易脱水生成含有碳氮双键（C═N）的化合物。上述反应可简单归纳于表 8 - 1。

表 8 - 1　醛和酮的亲核加成反应

试剂	反应通式	备注
HCN	$\mathrm{R{-}\overset{O}{\overset{\Vert}{C}}{-}H(R')} + \mathrm{HCN} \rightleftharpoons \mathrm{H{-}\underset{CN}{\underset{\vert}{\overset{OH}{\overset{\vert}{C}}}}{-}H(R')}$	①只有醛、脂肪族甲基酮和小于 8 个碳以下的环酮才反应；②产物在酸性条件下水解，生成 α - 羟基酸
RMgX	$\mathrm{R{-}\overset{O}{\overset{\Vert}{C}}{-}H(R')} + \mathrm{R''MgX} \xrightarrow{\text{无水乙醚}} \xrightarrow{H_2O} \mathrm{H{-}\underset{R''}{\underset{\vert}{\overset{OH}{\overset{\vert}{C}}}}{-}H(R'')}$	可用于制备各种醇：甲醛→伯醇；其他醛→仲醇；酮→叔醇

续表

试剂	反应通式	备注
NaHSO₃ 饱和溶液	$R\!-\!\overset{O}{\overset{\|}{C}}\!-\!H(CH_3) + HO\!-\!\overset{O}{\underset{O}{\overset{\|}{S}}}\!-\!O^-\ ^+Na \rightleftharpoons R\!-\!\overset{OH}{\underset{SO_3^-\ ^+Na}{\overset{\|}{C}}}\!-\!H(CH_3)$	①只有醛、脂肪族甲基酮和小于8个碳以下的环酮才反应；②产物被酸或碱分解为原来的醛、酮；用于醛、酮的分离、纯化和鉴定
H₂O	$R\!-\!\overset{O}{\overset{\|}{C}}\!-\!H(R') + H_2O \rightleftharpoons H\!-\!\overset{OH}{\underset{OH}{\overset{\|}{C}}}\!-\!H(R')$	
ROH	$R\!-\!\overset{O}{\overset{\|}{C}}\!-\!H(R') + R''OH \rightleftharpoons R\!-\!\overset{OH}{\underset{OR''}{\overset{\|}{C}}}\!-\!H(R')$ $R\!-\!\overset{OH}{\underset{OR''}{\overset{\|}{C}}}\!-\!H(R') + R''OH \rightleftharpoons R\!-\!\overset{OR''}{\underset{OR''}{\overset{\|}{C}}}\!-\!H(R')$	半缩醛不稳定,在干燥HCl作用下继续与醇反应生成缩醛。缩醛在酸作用下分解为原来醛、酮。整个反应可用于保护羰基
H₂N—G	$R\!-\!\overset{O}{\overset{\|}{C}}\!-\!H(R') + H_2N\!-\!G \rightarrow R\!-\!\overset{N\!-\!G}{\overset{\|}{C}}\!-\!H(R')$	产物多为黄色的难溶物。试剂2,4-二硝基苯肼可用于鉴定醛、酮

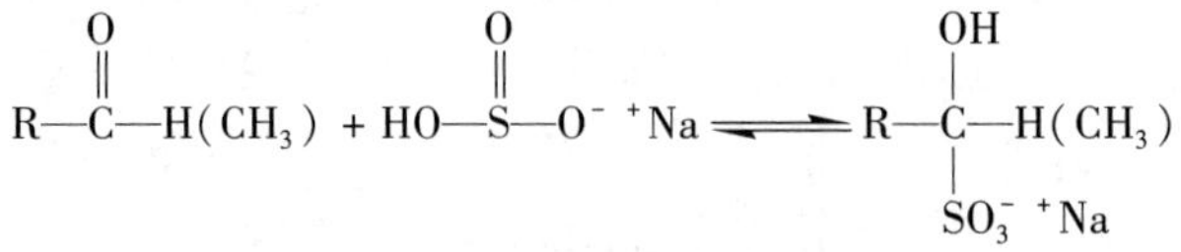

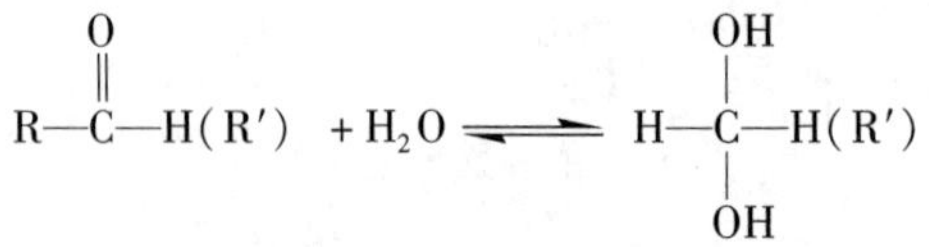

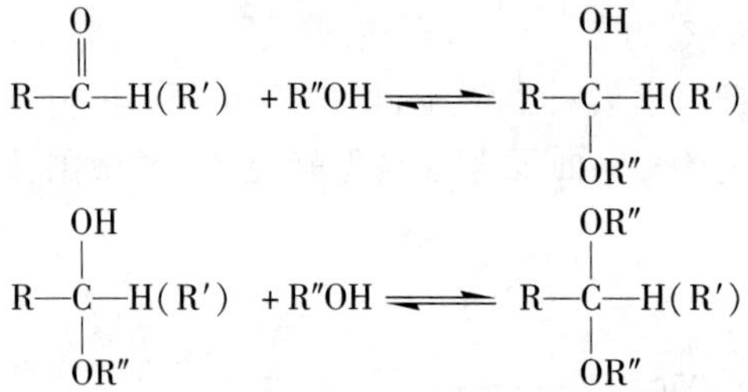

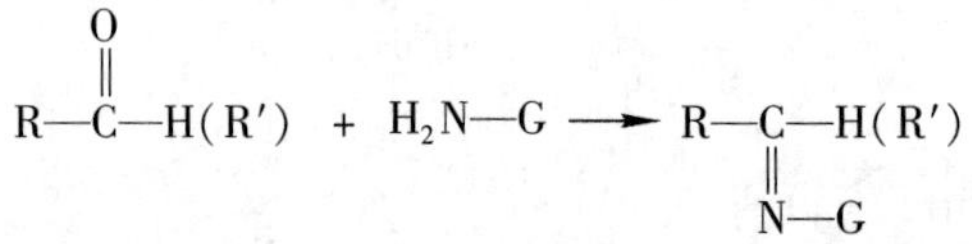

有些加成反应,原来的羰基碳成为手性碳原子,生成一对对映异构体。如果 α-碳是手性碳原子,则反应遵循 Cram 规则:试剂主要从空间位阻较小的一侧进攻羰基碳,生成数量不等的非对映异构体的混合物。

α,β-不饱和醛、酮,既能发生 1,2-加成,又能发生 1,4-加成(也称为共轭加成)。

8.3.2 羰基的还原反应

在镍、钯、铂等金属催化剂存在下,醛、酮的羰基加氢,生成相应的醇;如果分子中有碳碳双键,同时也被还原。氢化铝锂($LiAlH_4$),硼氢化钠($NaBH_4$),$[(CH_3)_2CHO]_3Al$ 等还原剂有选择性,只将羰基还原,而不影响分子中的碳碳双键。Clemmensen 还原和黄鸣龙还原法可分别在酸性条件和碱性条件下将羰基还原为亚甲基。黄鸣龙还原法是在高沸点溶剂(如一缩乙二醇)中将醛、酮与水合肼、NaOH 一起回流。例如:

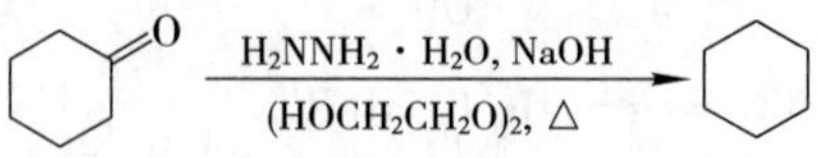

8.3.3 α-H 的反应

羰基较强的吸电子作用增强了 α-H 的活性,使其容易被取代。含有 α-H 的酮与卤素作用,α-H 被取代,生成 α-卤代酮。甲基酮的三个 α-H 依次被取代,生成 α,α,α-三卤代酮,它在碱作用下分解为三卤甲烷(卤仿)和羧酸盐,称为卤仿反应。碘作用下的碘仿反应,生成难溶于水的黄色碘仿,常用于结构鉴定。

$$RCCH_3 \xrightarrow{I_2, \text{NaOH}} CHI_3\downarrow + RCO^-$$

具有 $CH_3-\overset{OH}{\underset{}{CH}}-R$ 结构的醇被卤素的碱溶液氧化为甲基酮,也能发生卤仿反应。

醛在此条件下容易被氧化成羧酸。在做乙醛的碘仿反应时,应严格控制反应条件,将乙醛加入碘的 NaOH 溶液中。

含有 $\alpha-H$ 的醛酮,在稀碱作用下,发生羟醛缩合反应,生成 $\beta-$ 羟基醛酮。一分子发生羰基上的亲核加成反应,另一分子发生 $\alpha-H$ 的取代反应。例如:

$$CH_3CH_2\overset{O}{\underset{}{CH}} + \overset{H}{\underset{CH_3}{CHCHO}} \xrightarrow{\text{稀NaOH}} CH_3CH_2\overset{OH}{\underset{}{CH}}-\overset{}{\underset{CH_3}{CHCHO}}$$

$\beta-$ 羟基醛、酮受热失水,生成 $\alpha,\beta-$ 不饱和醛、酮。通常可以采用适当提高温度、随时除去反应生成的水等措施来提高产率。

$$CH_3CH_2\overset{OH}{\underset{}{CH}}-\overset{}{\underset{CH_3}{CHCHO}} \xrightarrow{\triangle} CH_3CH_2CH=\overset{}{\underset{CH_3}{CCHO}} + H_2O$$

两种含有 $\alpha-H$ 的醛或酮之间进行羟醛缩合,可生成四种不同的缩合产物,实用意义不大。若用一个含有 $\alpha-H$ 的醛或酮和一个不含 $\alpha-H$ 的醛,进行交叉醇醛缩合反应,可得到单一产物。

$$CH_3-\overset{CH_3}{\underset{CH_3}{C}}-CHO + CH_3CHO \xrightarrow{\text{稀NaOH}} CH_3-\overset{CH_3}{\underset{CH_3}{C}}-\overset{CH_2OH}{\underset{}{CHCH_2CHO}}$$

8.3.4 醛的特殊反应

醛能被 Tollens 试剂、Fehling 试剂、Benedict 试剂等弱氧化剂氧化,而酮则不能。

$$R-\overset{O}{\underset{}{C}}-H + 2Ag(NH_3)_2^+ + 3OH^- \xrightarrow{\triangle} R-\overset{O}{\underset{}{C}}-O^- + 2Ag\downarrow + 4NH_3 + 2H_2O$$

$$R-\overset{O}{\underset{}{C}}-H + 2Cu^{2+} + 5OH^- \xrightarrow{\triangle} R-\overset{O}{\underset{}{C}}-O^- + Cu_2O\downarrow + 3H_2O$$

利用 Tollens 试剂可区别醛和酮;Fehling 试剂只与脂肪醛反应,利用它不仅可以区别脂肪醛和酮,还能区别脂肪醛和芳香醛。

用 Schiff 试剂可以区别醛和酮、甲醛和其他醛。

无 $\alpha-H$ 的醛,在浓碱作用下发生歧化反应,一分子被氧化成羧酸,另一分子被还原成醇,称为 Cannizzaro(康尼查罗) 反应。例如:

$$CH_3-\overset{CH_3}{\underset{CH_3}{C}}-CHO \xrightarrow{\text{浓NaOH}} CH_3-\overset{CH_3}{\underset{CH_3}{C}}-COONa + CH_3-\overset{CH_3}{\underset{CH_3}{C}}-CH_2OH$$

8.4 醌的结构和命名

醌是共轭的环己二烯二酮类化合物,其基本结构单位是醌型结构,有对位和邻位两种。醌类通常以相应芳烃的衍生物来命名,以苯醌、萘醌、蒽醌等为母体,两个羰基的位置可用阿拉伯数字或对、邻、远等汉字及 α,β 等希腊字母标明。例如:

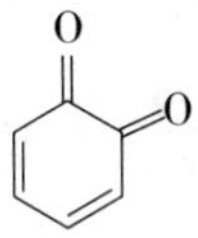

苯–1,2–醌(邻苯醌) 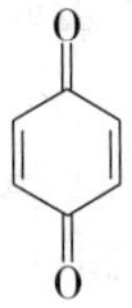　　　苯–1,4–醌(对苯醌) 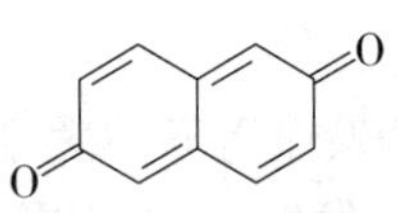　　　萘–2,6–醌(远萘醌) 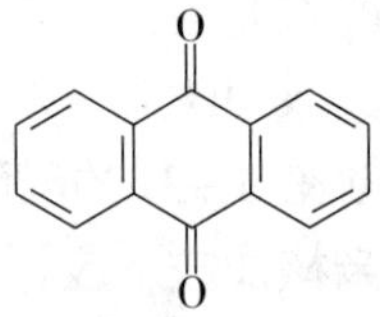　　　蒽–9,10–醌

8.5 醌的化学性质

醌可以发生碳碳双键的加成反应,亦可发生羰基的亲核加成,还可以发生 1,4 – 加成反应(共轭加成)。1,4 – 加成后常发生重排,得到相应的取代苯二酚产物。例如:

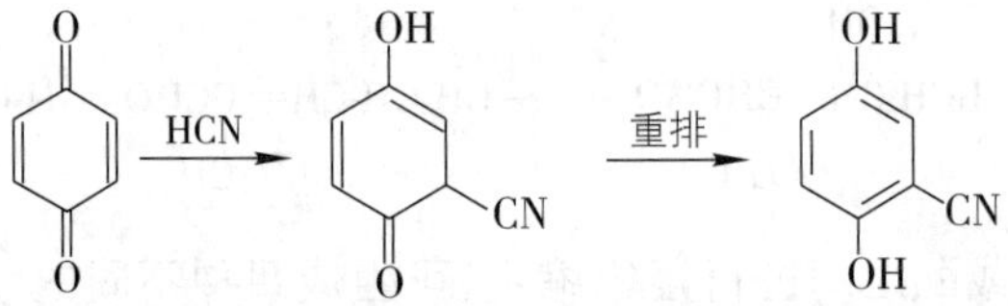

醌类可被还原成对应的苯二酚。

典型例题剖析·

【例 8 – 1】试写出分子式为 $C_5H_{10}O$ 的醛或酮的各种异构体的结构式,并用系统命名法命名。这些异构体中,哪些有对映异构现象?

【解】共有 7 种,分别是:

CH₃CH₂CH₂CH₂CHO
戊醛

$$\underset{\text{2 – 甲基丁醛}}{CH_3CH_2\overset{\overset{\displaystyle CH_3}{|}}{C}HCHO}$$

$$\underset{\text{3 – 甲基丁醛}}{\overset{\overset{\displaystyle CH_3}{|}}{C}H_3CHCH_2CHO}$$

(CH₃)₃CCHO
2,2 – 二甲基丙醛

$$\underset{\text{戊 – 2 – 酮}}{CH_3\overset{\overset{\displaystyle O}{\|}}{C}-CH_2CH_2CH_3}$$

$$\underset{\text{3 – 甲基丁 – 2 – 酮}}{CH_3\overset{\overset{\displaystyle O}{\|}}{C}-CH(CH_3)_2}$$

$$\underset{\text{戊 – 3 – 酮}}{CH_3CH_2\overset{\overset{\displaystyle O}{\|}}{C}-CH_2CH_3}$$

其中,2 – 甲基丁醛有对映异构现象。

【注释】写同分异构体时,先确定官能团,再将其余原子组成不同的烃基,连接在官能团上。严格按照逻辑顺序写,不能多写,也不能少写。根据分子中有无手性碳原子来判断有无对映异构现象。只含一个手性碳原子的分子为手性分子。

【例 8-2】命名或写结构式。

（1）$CH_3-CH_2-\overset{\overset{\displaystyle O}{\|}}{C}-CH-CH-CH_3$
 （下方：CH_2CH_3、苯环、CH_3）

（2）$CH_3-\overset{CH_3}{\underset{CH_2CH_3}{C}}-\overset{\overset{\displaystyle O}{\|}}{C}-CH_2CH_2-\overset{\overset{\displaystyle O}{\|}}{C}-\overset{}{\underset{CH_3}{CH}}-CH_3$

（3）$C_6H_5-CH=\overset{}{\underset{CH_3}{CH}}CHCHO$

（4）苯环上：CH_3、Cl、CHO、NO_2

（5）2,3-二甲基戊醛

（6）2-溴-4-甲基苯乙酮

（7）柠檬醛

【解】（1）2,5-二甲基-3-苯基庚-4-酮　　（2）2,7,7-三甲基壬-3,6-二酮

（3）2-甲基-4-苯基丁-3-烯　　（4）2-氯-3-甲基-5-硝基苯甲醛

（5）$CH_3CH_2\overset{}{\underset{CH_3}{\overset{CH_3}{C}}}HCHCHO$

（6）苯环上：$\overset{\overset{\displaystyle O}{\|}}{C}CH_3$、$CH_3$、$Br$

（7）$(CH_3)_2C=CHCH_2CH_2\overset{CH_3}{\underset{H}{C=C}}\overset{CHO}{}$

【注释】按命名规则,首先选择主链,确定母体;从靠近羰基一端进行编号,如果羰基在碳链中间,则从首先遇到取代基的一端编号,命名时要考虑基团后列出的顺序(基团英文名称的字母顺序),此外酮羰基和不饱和键的位次分别插在"酮"字和"烯(炔)"字之前。

写结构式时,先确定母体骨架,将取代基连在相应的碳上,还要按要求写出其立体构型。

【例 8-3】将下列羰基化合物按发生亲核加成反应的难易顺序排列。

（1）$HCHO$、$C_6H_5COCH_3$、CH_3CHO、C_6H_5CHO、$C_6H_5COC_6H_5$

（2）$CH_3CHClCHO$、CH_3CCl_2CHO、CH_3CH_2CHO、CH_2ClCH_2CHO、CH_3CHO

【解】发生亲核加成反应由易到难的顺序是:

（1）$HCHO > CH_3CHO > C_6H_5CHO > C_6H_5COCH_3 > C_6H_5COC_6H_5$

（2）$CH_3CCl_2CHO > CH_3CHClCHO > CH_2ClCH_2CHO > CH_3CHO > CH_3CH_2CHO$

【注释】(1)从电子效应分析,当甲醛中的氢原子被甲基、苯基取代后,由于甲基的给电子诱导效应和 $\sigma-\pi$ 超共轭效应及苯基与羰基间的 $\pi-\pi$ 共轭效应,都使羰基碳的正电性下降,而且 $\pi-\pi$ 共轭所引起的电子云向羰基的转移,比甲基的诱导效应和 $\sigma-\pi$ 超共轭作用更强,因此,从甲醛到二苯酮,羰基碳的正电性逐渐减弱,反应活性逐渐降低。另一方面,从空间效应分析,苯基所产生的空间位阻最大,其次是甲基。因此,当羰基上的氢原子被这些基团取代后,便不利于亲核试剂进攻羰基碳原子,而且羰基上所连的苯基、甲基愈多,愈不利于亲核加成反应的进行。

（2）主要从羰基碳原子的正电性强弱来分析。羰基碳原子正电性愈强,亲核反应愈易进行。Cl 原子为吸电子基,它可增加羰基碳原子的正电性。$\beta-$碳原子上 Cl 原子对羰基碳原子正电

性的影响小于 α - 碳上 Cl 原子的影响。甲基为给电子基团，其作用是降低了羰基碳原子的正电性。

【例 8 - 4】不查物理常数，试推测下列各对化合物中，哪一种具有较高的沸点？

（1）丁 - 1 - 醇和丁醛　　（2）戊 - 2 - 醇和戊酮

（3）丙酮和丙烷　　（4）2 - 苯基乙醇和苯乙酮

【解】各对化合物沸点的大小为：

（1）丁 - 1 - 醇 > 丁醛　　（2）戊 - 2 - 醇 > 戊酮

（3）丙酮 > 丙烷　　（4）2 - 苯基乙醇 > 苯乙酮

【注释】碳原子数相同的醛、酮和醇相比，醇的沸点较高，因为醇分子间能形成氢键，使沸点升高，而醛、酮不能形成分子间氢键。醛、酮因羰基而有极性，分子间存在极性 - 极性相互吸引，而烷烃为非极性分子，分子间只有范德华引力，较弱，故醛、酮比相应烷烃的沸点高。

【例 8 - 5】试用简便的化学方法鉴别甲醛、乙醛、苯甲醛、丙酮和戊 - 3 - 酮。

【解】

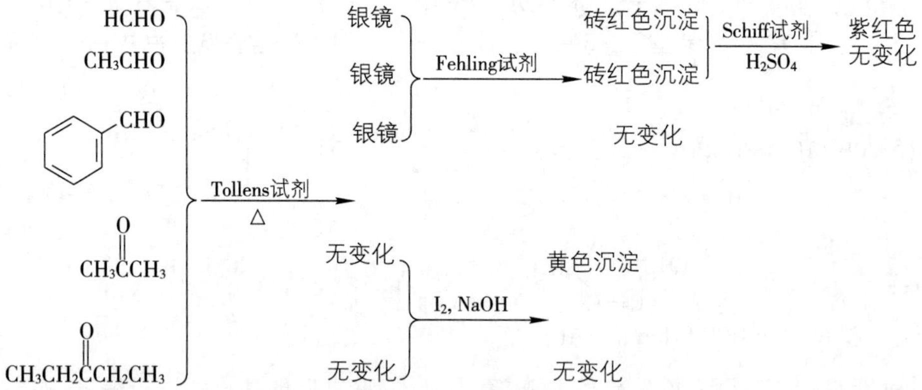

【注释】根据醛能与 Tollens 试剂反应而酮不反应的特性，把醛和酮区别开；再根据脂肪醛能与 Fehling 试剂反应而芳香醛不反应的特性，把脂肪醛与芳香醛区别开；最后，利用甲基酮能发生碘仿反应的特性，把甲基酮与非甲基酮区别开。甲醛和其他醛，可用 Schiff 试剂区别开。

【例 8 - 6】完成下列反应式。

（1）

（2）$CH_3COCH_2CH_2CHO \xrightarrow{C_2H_5OH,干燥HCl} \xrightarrow{C_2H_5MgBr} \xrightarrow{H^+,H_2O}$

（3）

（4）$CH_3COCH_2CH_2CHO \xrightarrow[\triangle]{OH^-,C_2H_5OH} \xrightarrow[Pt]{H_2}$

（5）

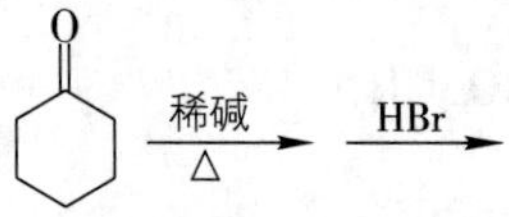

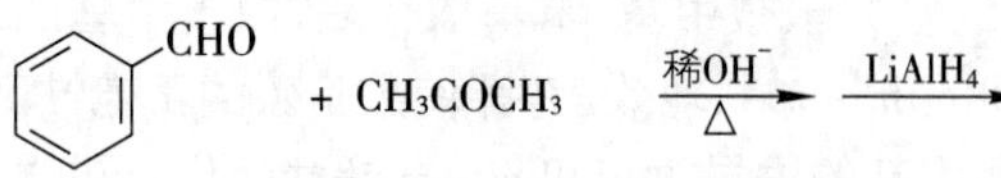

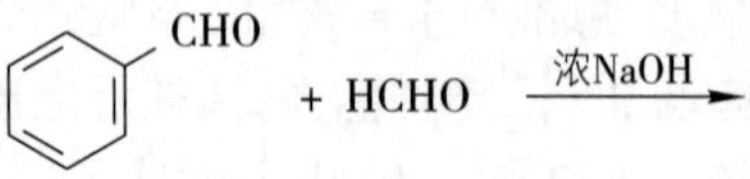

（6）$C_6H_5COCH_2CH_3$ + H_2NNH⟶[具2,4-二硝基苯]⟶

（7）$(CH_3)_2CHCHO$ + Br_2 ⟶

（8）⟶[苯乙酮] $\xrightarrow{I_2,NaOH}$

（9）⟶[环戊酮] $\begin{cases} \xrightarrow{HCN} \xrightarrow{H^+,H_2O} \\ \xrightarrow{NaHSO_3} \end{cases}$

（10）$CH_3COCH_2CH(OC_2H_5)_2$ $\begin{cases} \xrightarrow[HCl]{Zn-Hg} \\ \xrightarrow[(HOCH_2CH_2)_2O,\triangle]{H_2NNH_2,KOH} \end{cases}$

（11）C_2H_5MgBr $\begin{cases} \xrightarrow{环氧乙烷} \\ \xrightarrow{HCHO} \\ \xrightarrow{CH_3CHO} \\ \xrightarrow{COCH_3} \end{cases}$

【解】（1）⟶[环己酮] $\xrightarrow[\triangle]{稀OH^-}$ ⟶ $\xrightarrow{HBr}$

【注释】具有 α – H 的醛（酮）在碱性环境中发生羟醛缩合反应，生成 β – 羟基醛（酮），受热生成 α,β – 不饱和醛（酮），后者与 HBr 发生亲电加成反应，羰基对碳碳双键的吸电子作用决定反应的取向。

（2）$CH_3COCH_2CH_2CHO$ $\xrightarrow{C_2H_5OH,干燥HCl}$ $CH_3COCH_2CH_2CH(OC_2H_5)_2$

$\xrightarrow{C_2H_5MgBr}$ $\underset{\overset{|}{C_2H_5}}{CH_3\overset{OMgBr}{\underset{|}{C}}CH_2CH_2CH(OC_2H_5)_2}$ $\xrightarrow{H^+,H_2O}$ $\underset{\overset{|}{C_2H_5}}{CH_3\overset{OH}{\underset{|}{C}}CH_2CH_2CHO}$

【注释】利用生成缩醛先将醛基保护起来，在酮羰基与格氏试剂发生亲核加成反应后再水解，释放醛基。

（3）⟶[苯甲醛] $+ CH_3COCH_3$ $\xrightarrow[\triangle]{稀碱}$ ⟶[$CH=CHCOCH_3$] $\xrightarrow{LiAlH_4}$ ⟶[$CH=CHCHCH_3$ OH]

【注释】第一步是不含 α – H 的醛与含 α – H 的酮发生交叉羟醛缩合反应，生成唯一产物。第二步是不饱和酮被 $LiAlH_4$ 还原，$LiAlH_4$ 具有选择性，可将分子中的羰基还原，而碳碳双键则保持不被还原。

（4）$CH_3COCH_2CH_2CHO$ $\xrightarrow[\triangle]{OH^-,C_2H_5OH}$ ⟶ $\xrightarrow{H_2}{Pt}$

【注释】第一步是发生在分子内的羟醛缩合反应。第二步是催化加氢,既可将羰基还原,也可将碳碳双键还原。

(5) $+$ HCHO $\xrightarrow{\text{浓NaOH}}$ $+$ HCOONa

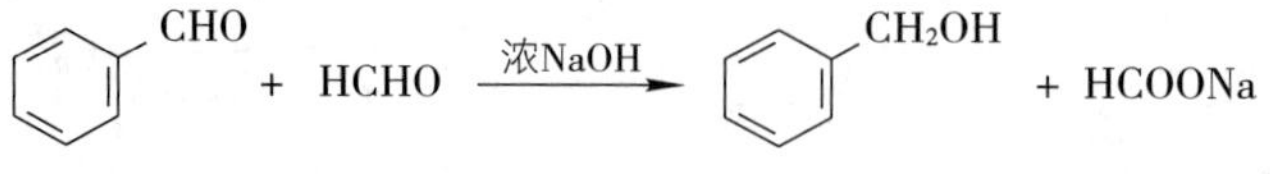

【注释】不含 $\alpha - H$ 的醛在浓的强碱作用下发生 Cannizzaro 反应,由于甲醛的还原性最强,故它总是被氧化生成甲酸盐,其他醛则生成醇。

(6) $C_6H_5COCH_2CH_3 + H_2NNH-$$-NO_2 \longrightarrow C_6H_5C$$=NNH-$$-NO_2$

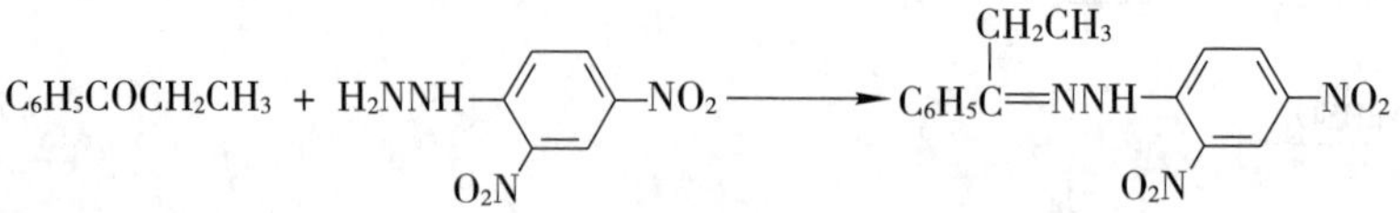

【注释】羰基化合物和 2,4 - 二硝基苯肼发生缩合(加成 - 消除)反应,生成具有碳氮双键的黄色固体有机物 2,4 - 二硝基苯腙,此反应常用于鉴定羰基化合物。

(7) $(CH_3)_2CHCHO + Br_2 \longrightarrow (CH_3)_2\overset{Br}{\underset{}{C}}CHO + HBr$

【注释】$\alpha - H$ 的溴代反应。没有 $\alpha - H$ 的,不能反应。

(8) $\xrightarrow{I_2, NaOH}$ $+ CHI_3\downarrow$

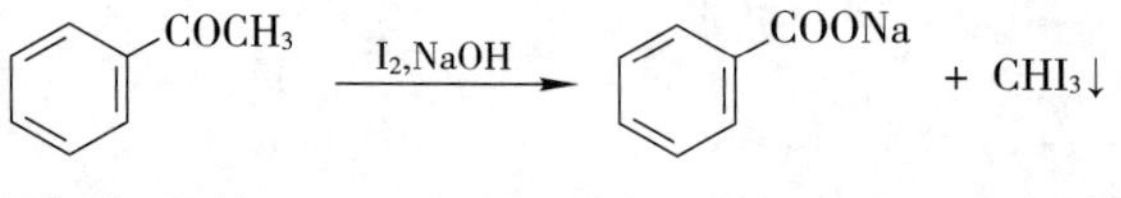

【注释】醛、酮的 $\alpha - H$ 可发生卤代反应,甲基酮可发生碘仿反应。

(9)

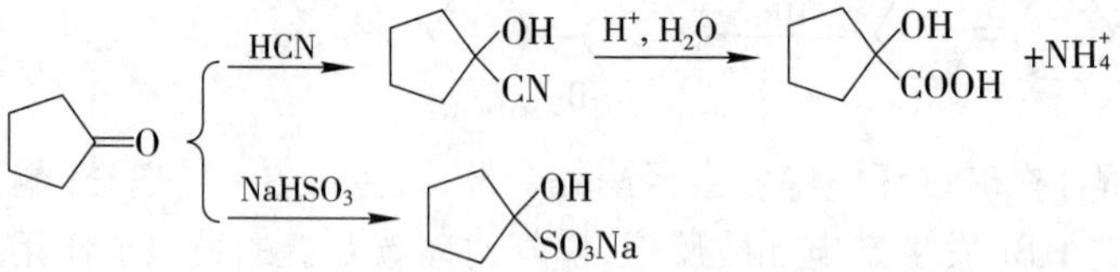

【注释】只有醛、脂肪族甲基酮及 8 个碳以下的环酮可以进行上述两个反应。第一个反应生成的 $\alpha -$ 羟基氰在酸性条件下水解,生成 $\alpha -$ 羟基酸。第二个反应生成 $\alpha -$ 羟基磺酸钠。

(10) $CH_3COCH_2CH(OC_2H_5)_2$

【注释】第一个反应:缩醛在酸性条件下不稳定,分解后游离出羰基,与分子中的另一个羰基一起被还原为次甲基(该反应称 Clemmensen 还原)。第二个反应:缩醛在碱性条件下稳定,不分解,只是游离的羰基被还原。这种碱性条件下的还原反应称为 Wolff - Kishner - 黄鸣龙还原。

(11) C_2H_5MgBr

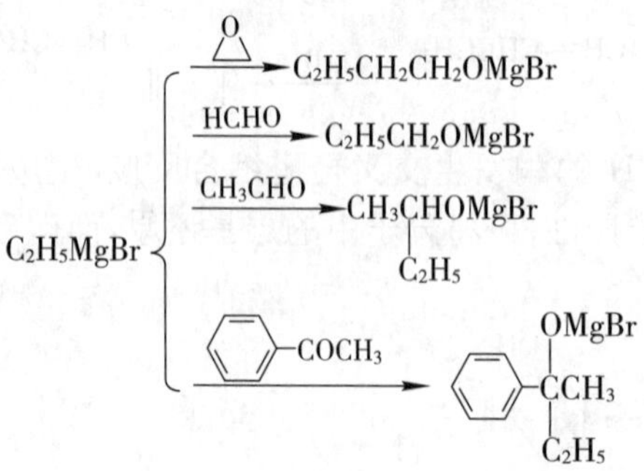

【注释】醛、酮与 Grignard 试剂的亲核加成反应是制备各类醇的重要方法。以环氧乙烷、甲醛做原料可以制备伯醇：与环氧乙烷反应，碳链增加 2 个碳原子；与甲醛反应，碳链增加 1 个碳原子。以其他醛制备仲醇。以酮制备叔醇。

【例 8 - 7】预测下列各对化合物中，哪一个的烯醇化程度较高？

(1) $CH_3COCH_2COCH_3$ 和 $CH_3COC(CH_3)_2COCH_3$

(2) $CH_3COCH_2CO_2C_2H_5$ 和 $CH_3COCH_2COCH_3$

(3) 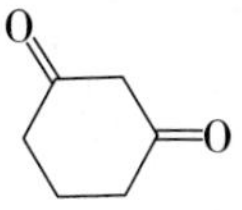 和

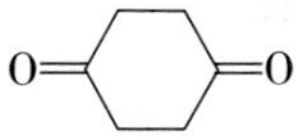

(4) 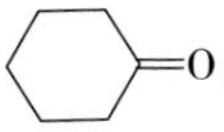 和

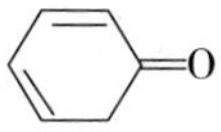

【解】(1) $CH_3COCH_2COCH_3$ 烯醇化程度高于 $CH_3COC(CH_3)_2COCH_3$。

【注释】分子中的两个羰基使处于它们中间的次甲基上的 H 原子高度活化，且其烯醇式异构体不仅存在 $\pi - \pi$ 共轭体系，而且由于形成分子内氢键而稳定：

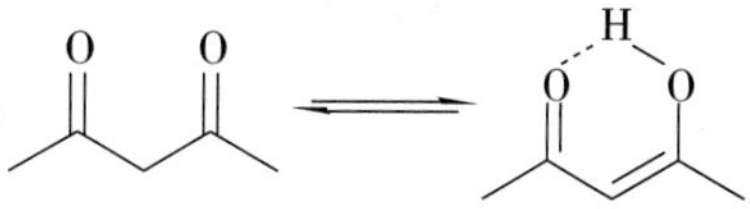

；

而 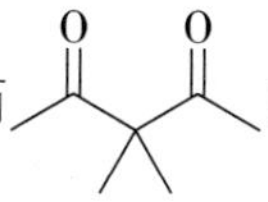 因为 $C_3 - H$ 被完全取代，不能形成稳定的烯醇，只能形成极少量、不稳定的

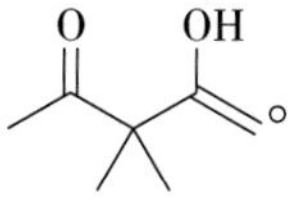

。

(2) $CH_3COCH_2COCH_3$ 烯醇化程度高于 $CH_3COCH_2CO_2C_2H_5$。

【注释】酮羰基对 $\alpha - H$ 的活化能力高于酯羰基，因为酮羰基的吸电子作用强于酯羰基。

(3) 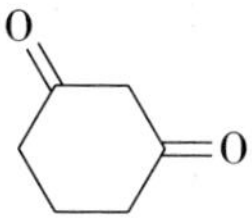 烯醇化程度高于 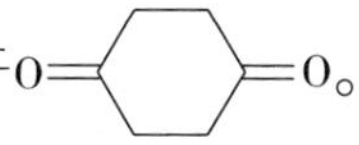 。

【注释】，有 $\pi - \pi$ 共轭体系，较稳定；

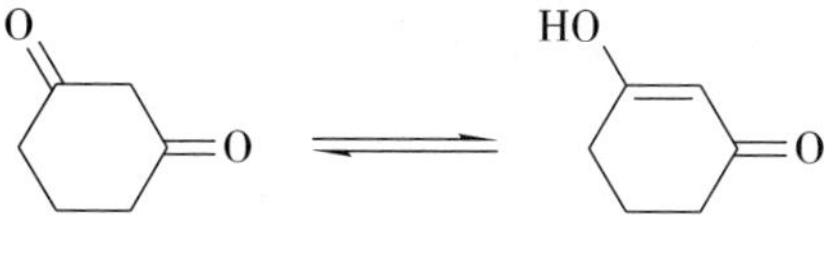

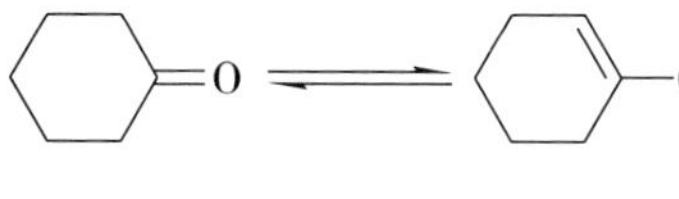

，无 $\pi - \pi$ 共轭体系，不稳定。

(4) 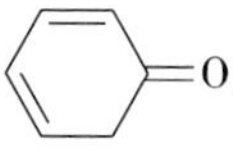 烯醇化程度高于

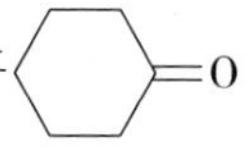

【注释】，苯酚，有苯环结构，极为稳定。

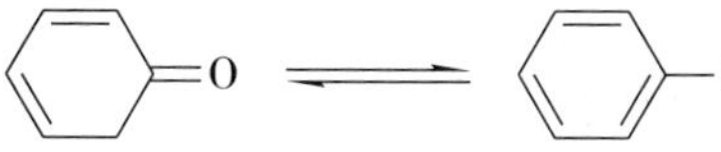

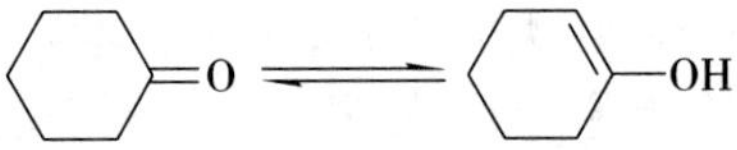

,无 π－π 共轭体系,不稳定。

【例 8－8】下列化合物中,哪些可以和亚硫酸氢钠发生反应?

(1) 1－苯基丁－1－酮　(2) 环戊酮　(3) 丙醛　(4) 二苯基甲酮

【解】(2)与(3)可以和亚硫酸氢钠反应。

【注释】只有醛、脂肪族甲基酮及 8 个碳以下的环酮才能和亚硫酸氢钠发生反应。(3)属于脂肪醛,(2)是含 5 个碳原子的环酮。(1)和(4)都是芳香酮。

【例 8－9】下列化合物中哪些可以发生碘仿反应?

(1) 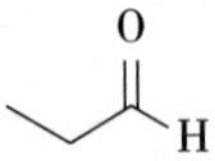　(2) 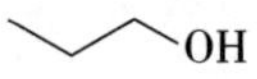　(3) 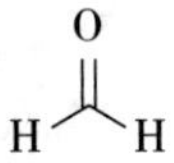

(4) 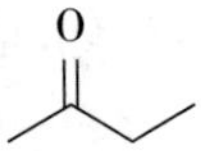　(5) 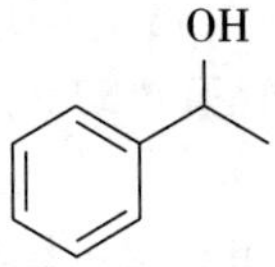　(6) 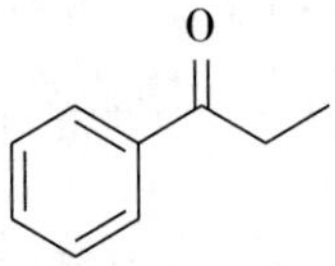

(7) 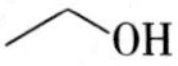　(8) 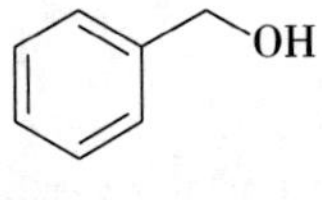　(9) 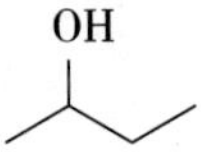

(10) —OH　(11) 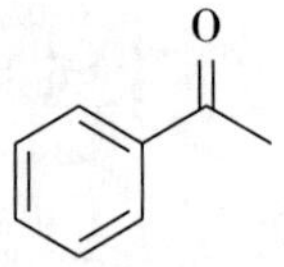　(12) 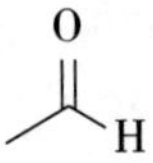

【解】(4)、(5)、(7)、(9)、(11)、(12)可以发生碘仿反应。

【注释】甲基酮和具有 $RCH(OH)CH_3$ 结构的醇类化合物可以发生碘仿反应,在碘的氢氧化钠溶液中,醇 $RCH(OH)CH_3$ 很易被氧化成甲基酮 $RCOCH_3$。(4)和(11)属于甲基酮,(5)、(7)、(9)属于含 $RCH(OH)CH_3$ 结构的醇。在此条件下,醛被氧化;所以只有在严格控制反应条件时,(7)和(12)才能发生碘仿反应。

【例 8－10】以苯、甲苯和四个碳以下的有机化合物为原料合成下列化合物,无机试剂任选。

(1) 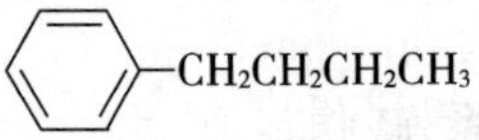　(2) 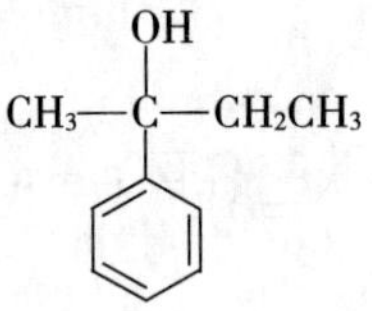　(3) $CH_3\overset{COOH}{\overset{|}{C}}=CHCH_3$

(4) $CH_3CH_2CH_2\underset{CH_3}{\underset{|}{CH}}CHO$　(5) $CH_3COC(CH_3)_3$

【解】(1) 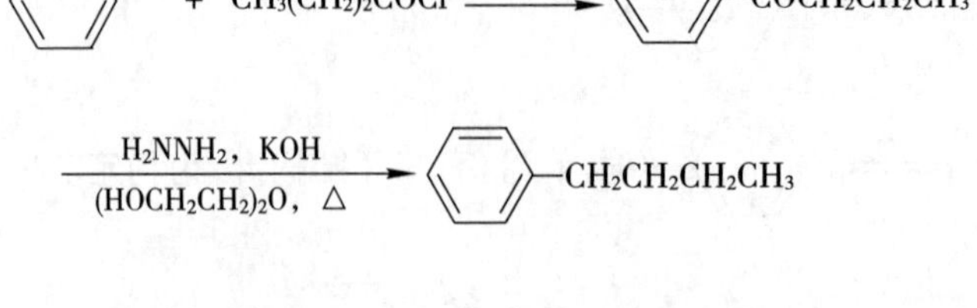

【注释】首先用 Friedel – Crafts 反应合成对应的芳香酮,然后用黄鸣龙还原法还原为目标分子。合成化合物的一种策略是逆合成分析,采用逆推的方法寻找所用的起始反应物料。从目标分子出发,分析它可由哪种较简单的物质(前体1)通过什么反应生成。接着,分析前体1可由哪种更简单的物质(前体2)通过什么反应生成。如此继续,直至找到可以在市面上买到的简单的试剂。例如:

$$\langle\text{苯}\rangle\text{—CH}_2\text{CH}_2\text{CH}_2\text{CH}_3 \Rightarrow \langle\text{苯}\rangle\text{—COCH}_2\text{CH}_2\text{CH}_3 \Rightarrow \langle\text{苯}\rangle + \text{CH}_3(\text{CH}_2)_2\text{COCl}$$

(2)　$\langle\text{苯}\rangle + \text{Br}_2 \xrightarrow{\text{Fe}} \langle\text{苯}\rangle\text{—Br} \xrightarrow[\text{无水乙醚}]{\text{Mg}} \langle\text{苯}\rangle\text{—MgBr}$

$$\xrightarrow{\text{CH}_3\text{COCH}_2\text{CH}_3} \xrightarrow{\text{H}_3\text{O}^+} \langle\text{苯}\rangle\text{—C(OH)(CH}_3)\text{CH}_2\text{CH}_3$$

【注释】用逆推法还可得到下列两组原料:

$$\text{CH}_3\overset{\text{OH}}{\underset{\langle\text{苯}\rangle}{\text{C}}}\text{CH}_2\text{CH}_3 \Rightarrow \begin{cases} \langle\text{苯}\rangle\text{—COCH}_3 + \text{C}_2\text{H}_5\text{MgBr} \\ \langle\text{苯}\rangle\text{—COCH}_2\text{CH}_3 + \text{CH}_3\text{MgBr} \end{cases}$$

(3)　$\text{CH}_3\overset{\text{O}}{\underset{}{\text{C}}}\text{—CH}_2\text{CH}_3 + \text{HCN} \xrightarrow{\text{OH}^-} \text{CH}_3\overset{\text{OH}}{\underset{\text{CN}}{\text{C}}}\text{—CH}_2\text{CH}_3 \xrightarrow[\triangle]{\text{H}^+,\ \text{H}_2\text{O}} \text{CH}_3\overset{\text{COOH}}{\text{C}}\!=\!\text{CHCH}_3$

(4)　$\text{CH}_3\text{CH}_2\text{CHO} + \text{CH}_3\text{CH}_2\text{CHO} \xrightarrow[\triangle]{\text{OH}^-} \text{CH}_3\text{CH}_2\text{CH}\!=\!\underset{\text{CH}_3}{\text{C}}\text{CHO}$

$$\xrightarrow{\text{C}_2\text{H}_5\text{OH,\ 干燥HCl}} \text{CH}_3\text{CH}_2\text{CH}\!=\!\underset{\text{CH}_3}{\text{C}}\text{CH(OC}_2\text{H}_5)_2$$

$$\xrightarrow[(2)\text{H}^+,\ \text{H}_2\text{O}]{(1)\text{H}_2/\text{Pt}} \text{CH}_3\text{CH}_2\text{CH}_2\underset{\text{CH}_3}{\text{CH}}\text{CHO}$$

【注释】先利用羟醛缩合反应制备 2 – 甲基戊 – 2 – 烯醛,再生成缩醛保护醛基,然后氢化碳碳双键,最后水解释放醛基。逆合成分析如下:

$$\text{CH}_3\text{CH}_2\text{CH}_2\overset{\alpha}{\underset{\text{CH}_3}{\text{CH}}}\text{CHO} \Rightarrow \text{CH}_3\text{CH}_2\text{CH}\!=\!\underset{\text{CH}_3}{\text{C}}\text{CHO} \Rightarrow \text{CH}_3\text{CH}_2\text{CHO} + \text{CH}_3\text{CH}_2\text{CHO}$$

(5)　$\text{CH}_3\text{CHO} + (\text{CH}_3)_3\text{CMgBr} \xrightarrow[②\text{H}^+,\ \text{H}_2\text{O}]{①\text{无水乙醚}} \text{CH}_3\overset{\text{OH}}{\text{CH}}\text{C(CH}_3)_3 \xrightarrow{\text{PCC}} \text{CH}_3\text{—}\overset{\text{O}}{\text{C}}\text{—C(CH}_3)_3$

【注释】乙醛与 Grignard 试剂反应生成相应的仲醇,再氧化即生成目标分子。

【例 8 – 11】化合物 A,Tollens 试验呈阳性,形成银镜;与乙基溴化镁反应随即加稀酸得化合物 B,分子式为 $C_6H_{14}O$。B 经浓硫酸处理得化合物 C,分子式为 C_6H_{12}。C 与臭氧反应并接着在锌存在下与水作用,得到丙醛和丙酮两种产物。试写出 A、B、C 的结构。

【解】

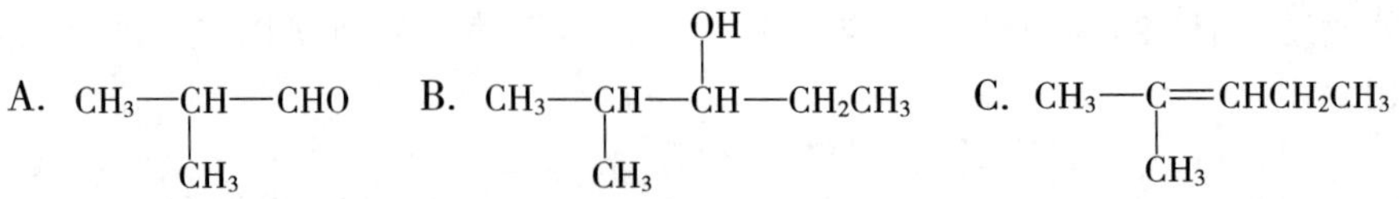

A. $CH_3-\underset{\underset{CH_3}{|}}{CH}-CHO$ B. $CH_3-\underset{\underset{CH_3}{|}}{CH}-\overset{\overset{OH}{|}}{CH}-CH_2CH_3$ C. $CH_3-\underset{\underset{CH_3}{|}}{C}=CHCH_2CH_3$

【注释】推导结构的方法一般也是采取由结果逆推,然后从头开始逐步检查验证:

$(CH_3)_2C=O+O=CHCH_2CH_3 \Longrightarrow (CH_3)_2C=CHCH_2CH_3(C)$

B 是 C 的水合物,有两种可能,是 C 中双键的两个碳原子分别加一个 H 或 OH:

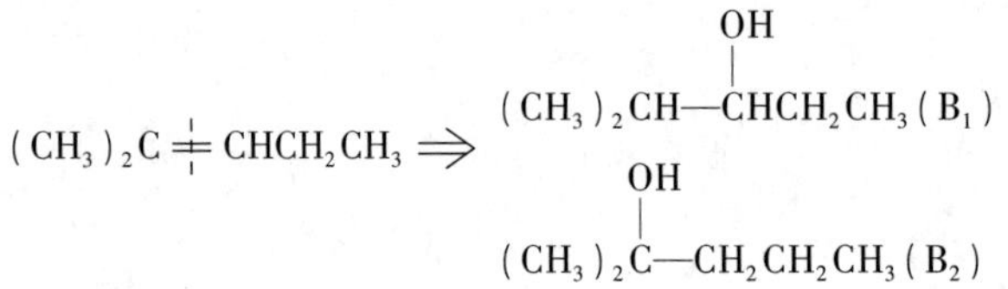

$(CH_3)_2\overset{|}{C}\doteq \overset{|}{CH}CH_2CH_3 \Longrightarrow$ $(CH_3)_2CH-\overset{\overset{OH}{|}}{CH}CH_2CH_3(B_1)$

$(CH_3)_2\overset{\overset{OH}{|}}{C}-CH_2CH_2CH_3(B_2)$

由于 A 能够发生银镜反应,它是醛,与乙基溴化镁反应,生成的应该是仲醇,所以,B 是上面推出的 B_1、而不是 B_2。

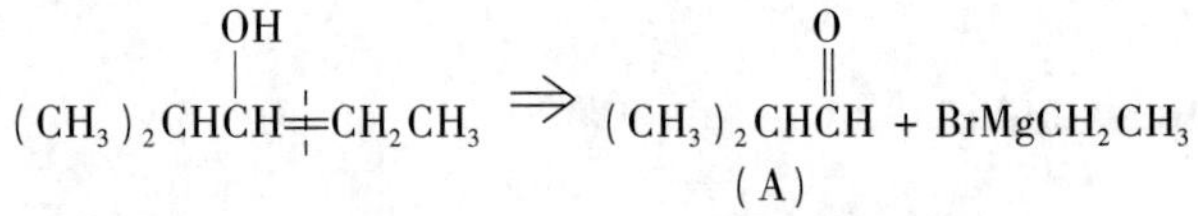

$(CH_3)_2CHCH\doteq CH_2CH_3 \Longrightarrow (CH_3)_2CH\overset{\overset{O}{||}}{CH} + BrMgCH_2CH_3$
$\qquad\qquad\qquad\qquad\qquad\qquad (A)$

【例 8-12】分子式为 $C_8H_{14}O$ 的化合物 A,不能发生银镜反应,但可与 2,4-二硝基苯肼反应,且可使溴水很快褪色,A 经高锰酸钾氧化得到分子式为 C_4H_8O 的化合物 B 和分子式为 $C_4H_6O_3$ 的化合物 C。B 不能发生银镜反应,但能与碘的氢氧化钠溶液作用生成碘仿和分子式为 $C_3H_5O_2Na$ 的化合物 D。C 具有酸性,受热放出 CO_2,生成分子式为 C_3H_6O 的化合物 E。E 可发生碘仿反应。试写出 A、B、C、D 和 E 的结构式。

【解】A. $CH_3CH_2\underset{\underset{CH_3}{|}}{C}=CHCH_2COCH_3$ B. $CH_3CH_2-\overset{\overset{O}{||}}{C}-CH_3$

C. $CH_3-\overset{\overset{O}{||}}{C}-CH_2COOH$ D. CH_3CH_2COONa E. $CH_3-\overset{\overset{O}{||}}{C}-CH_3$

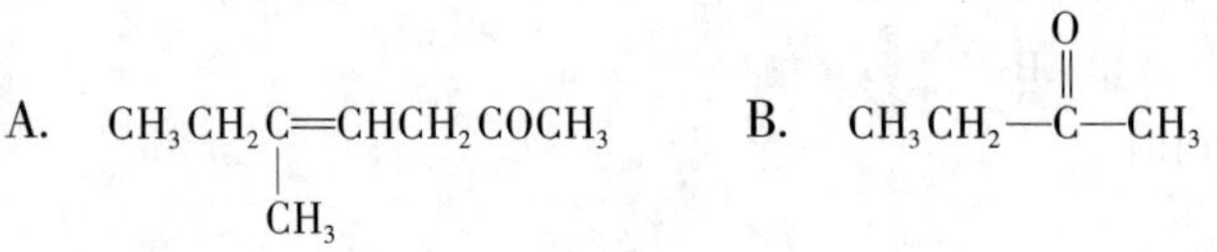

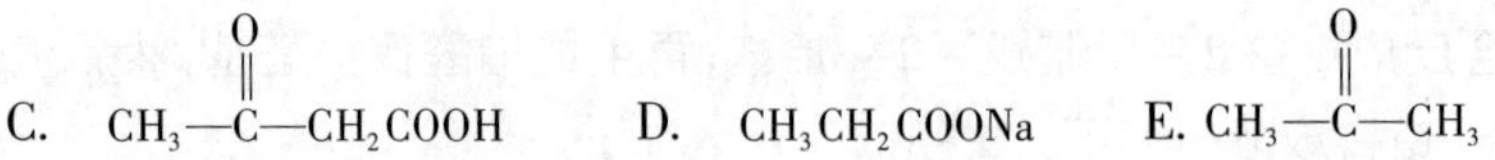

【注释】由 C_3H_6O 可发生碘仿反应的事实推出 E 的结构为 CH_3COCH_3;根据 E 是由酸性化合物 $C_4H_6O_3$ 脱羧而得的事实推出 C 的结构为 CH_3COCH_2COOH;根据 B 不能发生银镜反应,而能发生碘仿反应的事实推出 B 为甲基酮 $CH_3CH_2COCH_3$;根据 B 发生碘仿反应的产物推出 D 的结构为 CH_3CH_2COONa;最后根据 A($C_8H_{14}O$)不能发生银镜反应,但能与 2,4-二硝基苯肼反应、可使溴水褪色的事实推出 A 是含有 C=C 的酮。B、C 是 A 被高锰酸钾氧化的产物,只可能是碳碳双键被氧化,也就是说 B 的羰基与 C 的羧基来源于 A 的碳碳双键,将这两部分合起来即可得出 A 的结构式。

问题

问题 8－1　命名下列化合物：

（1）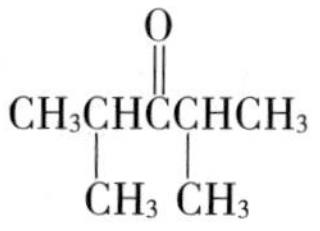　（2）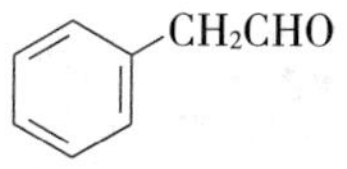　（3）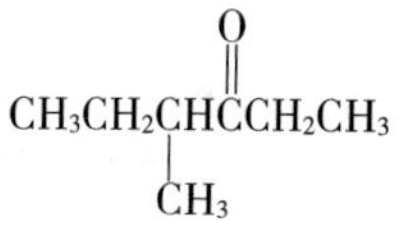

（4）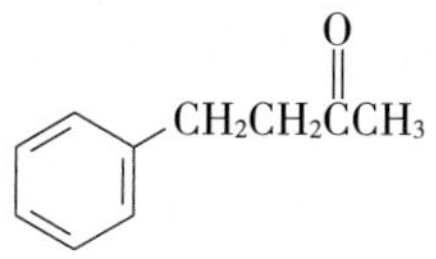　（5）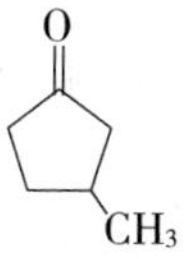　（6）$ClCH_2CH_2CHO$

解：(1) 二异丙基甲酮或 2,4－二甲基戊－3－酮(diisopropyl ketone or 2,4－dimethylpentan－3－one)

(2) 苯乙醛(2－phenylethanal)

(3) 仲丁基乙基甲酮或 4－甲基己－3－酮(*sec*－butyl ethyl ketone or 4－methylhexan－3－one)

(4) 甲基 β－苯乙基甲酮或 4－苯基丁－2－酮(methyl β－phenylethyl ketone or 4－phenylbutan－2－one)

(5) 3－甲基环戊酮(3－methylcyclopentanone)

(6) β－氯丙醛或 3－氯丙醛(β－chloropropanal or 3－chloropropanal)

问题 8－2　不查表，比较下列各组化合物的沸点高低，并予解释。

(1) 戊醛和戊－1－醇　(2) 戊－2－酮和戊－2－醇　(3) 正戊烷和戊醛

解：(1) 戊－1－醇的沸点较高。因为戊－1－醇能够形成分子间氢键，而戊醛不能。

(2) 戊－2－醇的沸点较高。因为戊－2－醇能够形成分子间氢键，而 2－戊酮不能。

(3) 戊醛的沸点较高。因为戊醛为极性分子，分子间作用力较强；而正戊烷为非极性分子，分子间作用力较弱。

问题 8－3　用适当的 Grignard 试剂制备下列醇。

(1) 2－甲基丁－2－醇　(2) 5－甲基己－3－醇　(3) 1－苯基丙－2－醇

解：(1) 2－甲基丁－2－醇属于叔醇，由酮和 Grignard 试剂反应生成，原则上有三种制备途径，因为连羟基的碳上有两个甲基，因此只有两种途径：

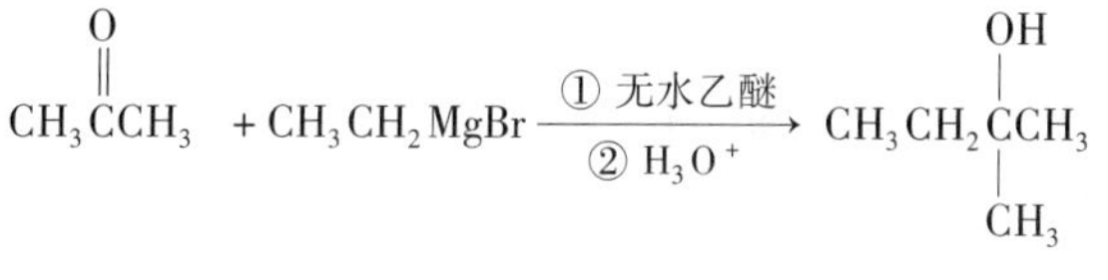

或 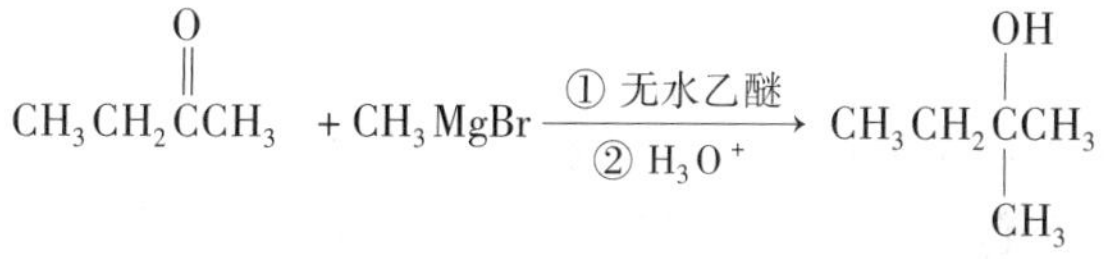

(2) 5－甲基己－3－醇属于仲醇，由醛和 Grignard 试剂反应生成，有两种制备途径：

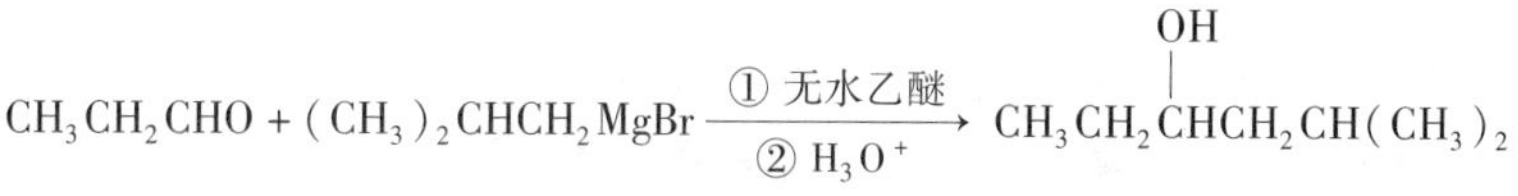

或 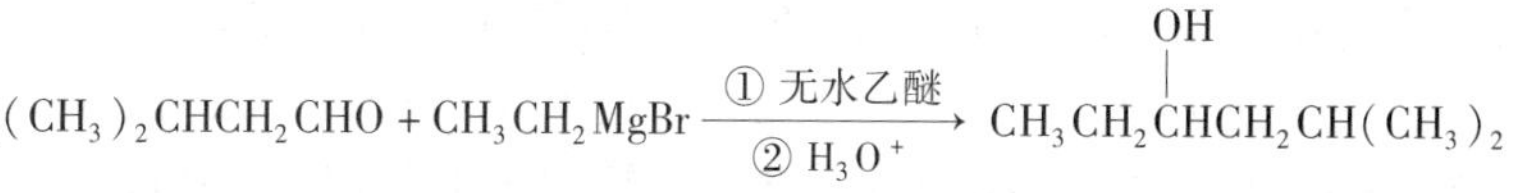

(3) 1－苯基丙－2－醇属于仲醇，由醛和 Grignard 试剂反应生成，有两种制备途径：

$$\text{（苯环）}CH_2MgBr \quad + \quad CH_3CHO \quad \xrightarrow[\text{②}H_3O^+]{\text{①无水乙醚}} \quad \text{（苯环）}CH_2CHCH_3 \text{（OH）}$$

或

$$\text{（苯环）}CH_2CHO \quad + \quad CH_3MgBr \quad \xrightarrow[\text{②}H_3O^+]{\text{①无水乙醚}} \quad \text{（苯环）}CH_2CHCH_3 \text{（OH）}$$

问题 8 - 4 以丙烯醛为原料合成甘油醛（2,3 - 二羟基丙醛），写出各步反应式。

解：$CH_2\!=\!CH\!-\!CHO$ + $\begin{array}{c} HO\!-\!CH_2 \\ HO\!-\!CH_2 \end{array}$ $\xrightarrow{\text{干燥}HCl}$ $CH_2\!=\!CH\!-\!CH\begin{array}{c} O\!-\!CH_2 \\ O\!-\!CH_2 \end{array}$

$$CH_2\!=\!CH\!-\!CH\begin{array}{c} O\!-\!CH_2 \\ O\!-\!CH_2 \end{array} \quad \xrightarrow{\text{稀，冷}KMnO_4,\ OH^-} \quad CH_2\!-\!CH\!-\!CH\begin{array}{c} O\!-\!CH_2 \\ O\!-\!CH_2 \end{array} \text{（OH OH）}$$

$$CH_2\!-\!CH\!-\!CH\begin{array}{c} O\!-\!CH_2 \\ O\!-\!CH_2 \end{array}\text{（OH OH）} \quad \xrightarrow{H_3O^+} \quad CH_2\!-\!CH\!-\!CHO\text{（OH OH）} + \begin{array}{c} HO\!-\!CH_2 \\ HO\!-\!CH_2 \end{array}$$

问题 8 - 5 写出苯甲醛与下列试剂的反应式。

（1）$H_2N\!-\!OH$ （2）$H_2N\!-\!NH\text{（苯环）}$

解：加成 - 消除反应，结果相当于苯甲醛去掉羰基氧，氨的衍生物去掉氮上的两个氢，碳氮以双键结合。

（1）$\text{（苯环）}CHO \quad + \quad H_2N\!-\!OH \quad \longrightarrow \quad \text{（苯环）}CH\!=\!N\!-\!OH$

（2）$\text{（苯环）}CHO \quad + \quad H_2N\!-\!NH\text{（苯环）} \quad \longrightarrow \quad \text{（苯环）}CH\!=\!N\!-\!NH\text{（苯环）}$

问题 8 - 6 下列化合物中，哪些能发生碘仿反应？

（1）乙醇； （2）戊 - 2 - 醇； （3）戊 - 3 - 醇； （4）丙 - 1 - 醇；

（5）丁 - 2 - 醇；（6）异丙醇； （7）丙醛； （8）苯乙酮。

解：能够发生碘仿反应的是甲基酮 CH_3COR，或能够被氧化成甲基酮的醇 $CH_3CH(OH)R$。所以，（2）、（5）、（6）和（8）可以发生碘仿反应。

问题 8 - 7 下列化合物中，哪些能发生羟醛缩合？哪些能发生 Cannizzaro 反应？

（1）丙酮 （2）苯乙醛 （3）2,2 - 二甲基丙醛 （4）呋喃甲醛。

解：有 α - H 的醛酮能发生羟醛缩合反应，没有 α - H 的醛酮能发生 Cannizzaro 反应。所以，（1）和（2）能发生羟醛缩合反应，（3）和（4）能发生 Cannizzaro 反应。

问题 8 - 8 季戊四醇四硝酸酯是心血管扩张药物，用过量甲醛与乙醛（4∶1）作用，在 $Ca(OH)_2$ 存在下可以合成季戊四醇，写出其反应式。

$$
\begin{array}{c}
\quad\quad CH_2OH \\
\quad\quad | \\
HOCH_2\!-\!C\!-\!CH_2OH \\
\quad\quad | \\
\quad\quad CH_2OH
\end{array}
$$

解:乙醛含有三个 α – H,可与三个甲醛分子发生三次羟醛反应,生成没有 α – H 的化合物,它再与甲醛发生 Cannizzaro 反应(甲醛被氧化)即得季戊四醇:

$$
3HCHO + CH_3CHO \xrightarrow{Ca(OH)_2} HOCH_2\!-\!\overset{\overset{\displaystyle CH_2OH}{|}}{\underset{\underset{\displaystyle CH_2OH}{|}}{C}}\!-\!CHO
$$

$$
HOCH_2\!-\!\overset{\overset{\displaystyle CH_2OH}{|}}{\underset{\underset{\displaystyle CH_2OH}{|}}{C}}\!-\!CHO \xrightarrow[Ca(OH)_2]{HCHO} HOCH_2\!-\!\overset{\overset{\displaystyle CH_2OH}{|}}{\underset{\underset{\displaystyle CH_2OH}{|}}{C}}\!-\!CH_2OH
$$

💡 习题 •

1. 命名下列各化合物。

(1)
$$
\begin{array}{c}
\quad CH_2CH_3 \\
\quad | \\
(CH_3)_2CHCHCHO
\end{array}
$$

(2)
$$
\mathbf{\text{苯}}\!-\!CH_2\!-\!\overset{\overset{\displaystyle O}{\|}}{C}\!-\!\overset{\overset{\displaystyle CH_3}{|}}{CH}\!-\!CH_3
$$

(3) $CH_2\!=\!CH\!-\!\overset{\overset{\displaystyle O}{\|}}{C}\!-\!CH\!=\!CH_2$

(4)

(5)

(6)

(7) $CH_3\!-\!\overset{\overset{\displaystyle O}{\|}}{C}\!-\!CH\!=\!CH\!-\!\overset{\overset{\displaystyle O}{\|}}{C}\!-\!CH_3$

(8)

(9)

(10)

解:(1) 2 – 乙基 – 3 – 甲基丁醛(2-ethyl-3-methylbutanal)

(2) 苄基异丙基甲酮或 3 – 甲基 – 1 – 苯基丁 – 2 – 酮(benzyl isopropyl ketone or 3-methyl-1-phenyl butan-2-one)

(3) 二乙烯基甲酮或戊 – 1,4 – 二烯 – 3 – 酮(divinyl ketone or penta-1,4-dien-3-one)

(4) 2 – 异丙基 – 5 – 甲基环己酮(2-isopropyl-5-methylcyclohexanone)

(5) 4 – 羟基 – 3 – 甲氧基苯甲醛(4-hydroxy-3-methoxybenzaldehyde)

(6) 二苄基甲酮或 1,3 – 二苯基丙酮(dibenzyl ketone or 1,3-diphenylpropanone)

（7）己－3－烯－2,5－二酮(hex-3-ene-2,5-dione)

（8）2－甲基－1,4－萘醌(2-methyl-1,4-naphthoquinone)

（9）反－2－甲基环己烷甲醛(*trans*-2-methylcyclohexanecarbaldehyde)

（10）顺－2,5－二甲基环己酮(*cis*-2,5-dimethylcyclohexanone)

2. 写出下列各化合物的结构式。

（1）对羟基苯乙酮 （2）邻甲氧基苯甲醛

（3）苄基苯基甲酮 （4）4－甲基戊－3－烯酮

（5）3－甲基环己酮 （6）柠檬醛[（*E*）－3,7－二甲基辛－2,6－二烯醛]

（7）3-methylbut-3-enal （8）benzaldehyde

（9）4-chloropentan-2-one （10）2,2-dimethylcyclohexanecarbaldehyde

解：（1）$HO-\bigcirc-\overset{\overset{O}{\|}}{C}-CH_3$ （2） 结构图

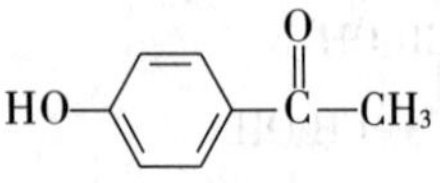

（3） 结构图 （4）$(CH_3)_2C=CH-\overset{\overset{O}{\|}}{C}-CH_3$

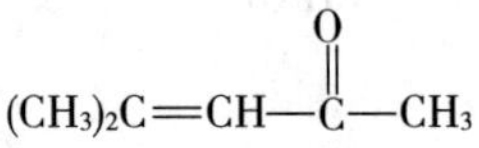

（5） 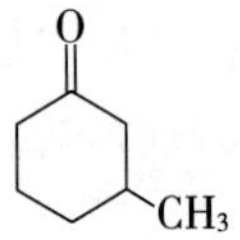 结构图 （6）$(CH_3)_2C=CHCH_2CH_2-\overset{\overset{CH_3}{|}}{C}=\overset{\overset{CHO}{}}{C}-H$

（7）$CH_2=\overset{\overset{CH_3}{|}}{C}-CH_2CHO$ （8） 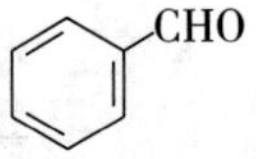 结构图

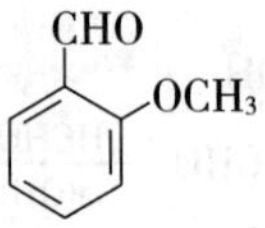

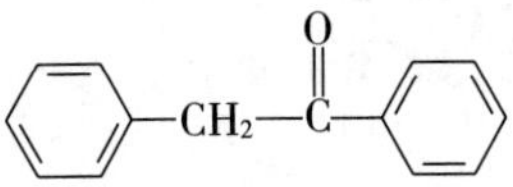

（9）$CH_3-\overset{\overset{Cl}{|}}{CH}-CH_2-\overset{\overset{O}{\|}}{C}-CH_3$ （10） 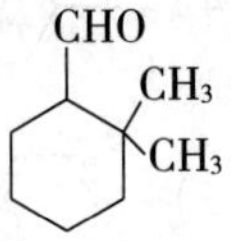 结构图

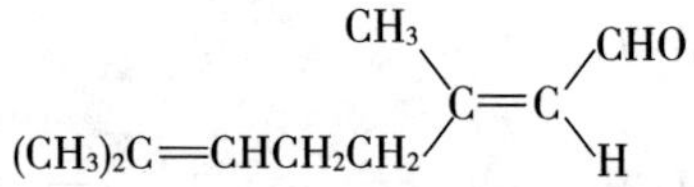

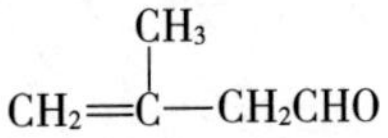

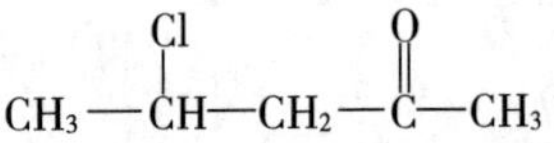

3. 写出分子式为 $C_6H_{12}O$ 的所有醛酮的结构式和名称。

解：（1） 结构图 ，己醛（hexanal）

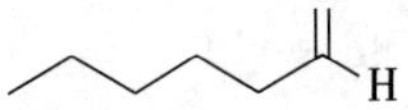

（2） 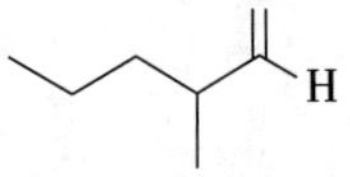 结构图 ，2-甲基戊醛（2-methylpentanal）

（3） 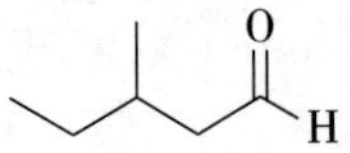 结构图 ，3-甲基戊醛（3-methylpentanal）

（4） 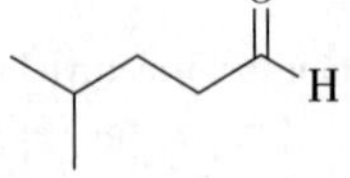 结构图 ，4-甲基戊醛（4-methylpentanal）

（5） 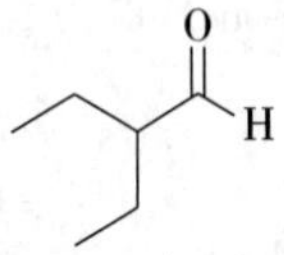 结构图 ，2-乙基丁醛（2-ethylbutanal）

(6) 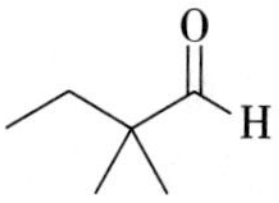，2,2–二甲基丁醛（2,2–dimethylbutanal）

(7) 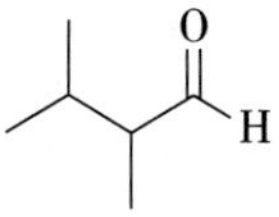，2,3–二甲基丁醛（2,3–dimethylbutanal）

(8) 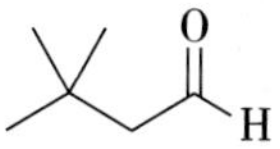，3,3–二甲基丁醛（3,3–dimethylbutanal）

(9) 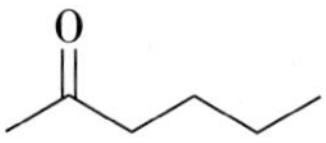，己–2–酮（hexan–2–one）

(10) 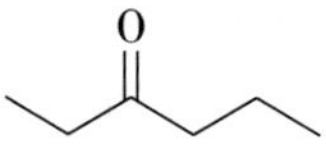，己–3–酮（hexan–3–one）

(11) 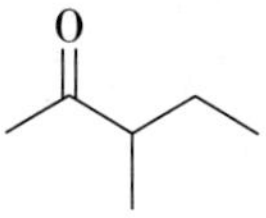，3–甲基戊–2–酮（3–methylpentan–2–one）

(12) 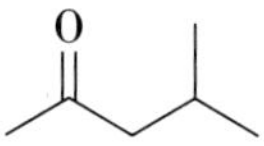，4–甲基戊–2–酮（4–methylpentan–2–one）

(13) 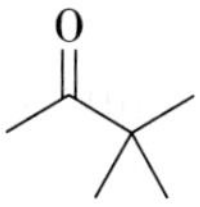，3,3–二甲基丁–2–酮（3,3–dimethylbutan–2–one）

(14) 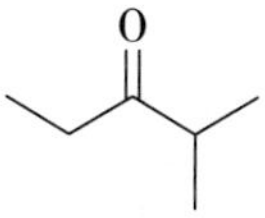，2–甲基戊–3–酮（2–methylpentan–3–one）

4. 下列各试剂分别与苯乙醛和苯乙酮发生反应，写出产物的结构和类别：

(1) a. 硼氢化钠；b. H_3O^+　(2) a. 溴化甲基镁；b. H_3O^+　(3) 甲醇/H^+

(4) 苯肼　(5) 氰化钠 + 硫酸　(6) Tollens 试剂

解：(1) 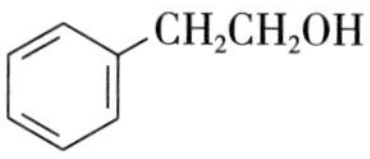（伯醇）；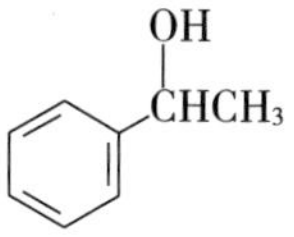（仲醇）

(2) 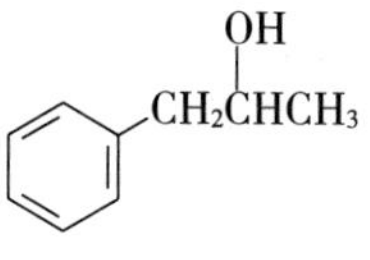（仲醇）；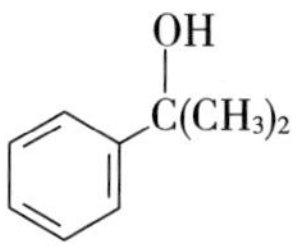（叔醇）

(3) 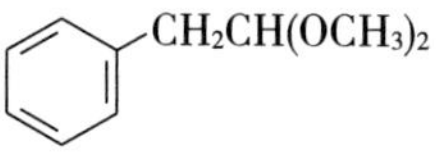（缩醛）；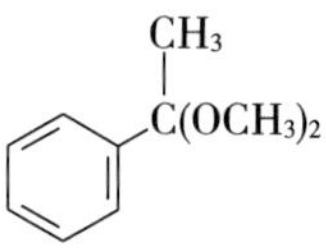（缩酮）

（4） 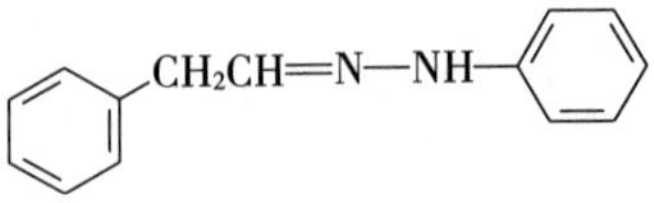 （苯腙）； 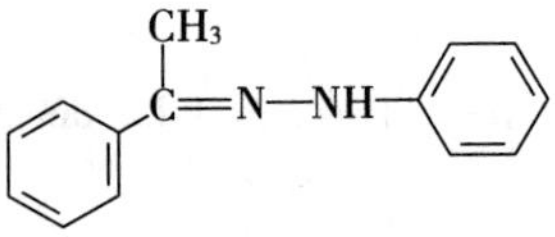 （苯腙）

（5） 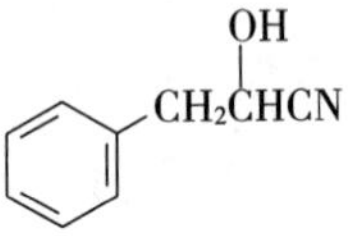 （α–氰醇）；苯乙酮不反应

（6） 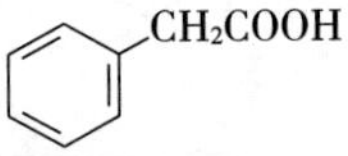 （羧酸）；苯乙酮不反应

5. 完成下列反应,写出主要产物:

解:（1） O ＋ HCN —→　（2） 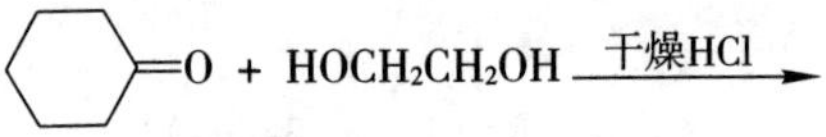 O ＋ HOCH$_2$CH$_2$OH $\xrightarrow{\text{干燥HCl}}$

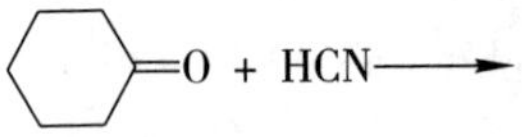

（3） 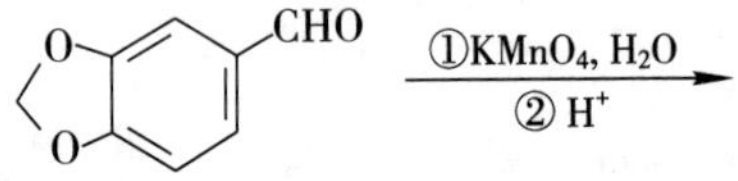 $\xrightarrow[\text{② H}^+]{\text{①KMnO}_4, \text{H}_2\text{O}}$ 　（4） $\xrightarrow[\triangle]{\text{稀碱}}$ $\xrightarrow{\text{NaBH}_4}$

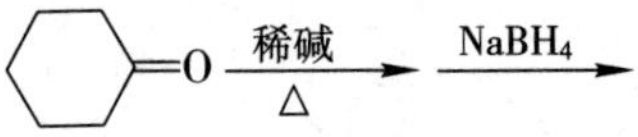

（5） 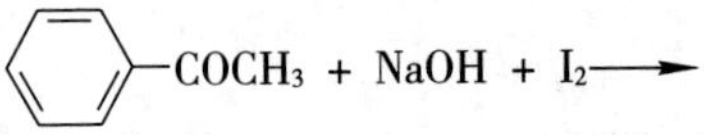 —COCH$_3$ ＋ NaOH ＋ I$_2$ —→　（6） 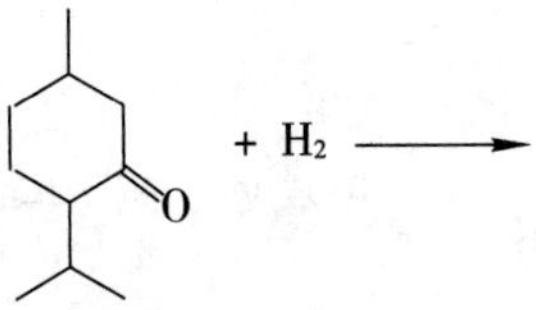 ＋ H$_2$ —→

（7） 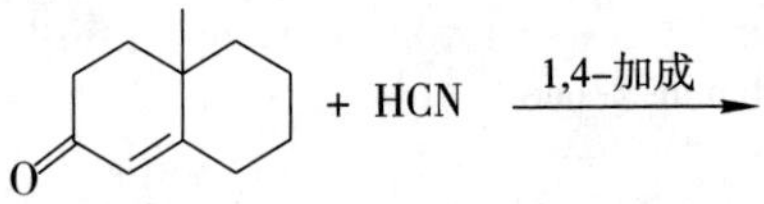 ＋ HCN $\xrightarrow{\text{1,4-加成}}$　（8） 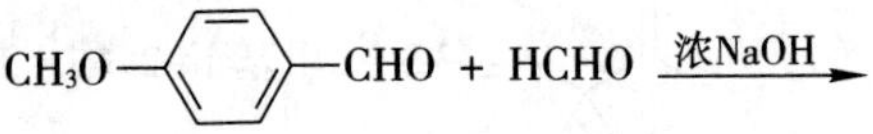 CH$_3$O——CHO ＋ HCHO $\xrightarrow{\text{浓NaOH}}$

（9） 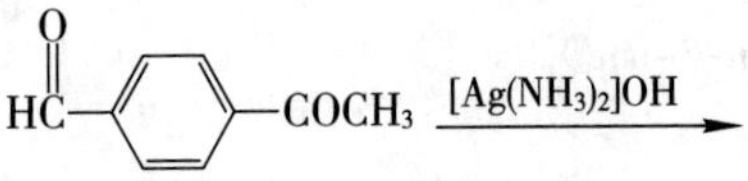 H$\overset{O}{\underset{}{C}}$——COCH$_3$ $\xrightarrow{\text{[Ag(NH}_3)_2]\text{OH}}$　（10） 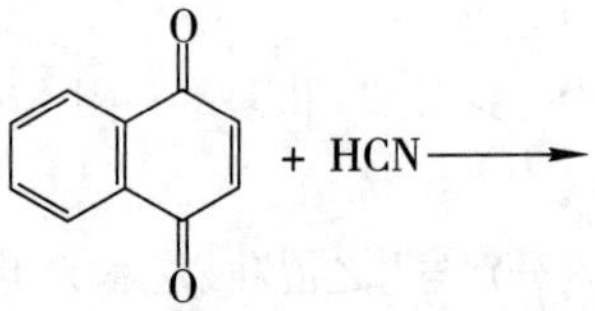 ＋ HCN —→

（11） 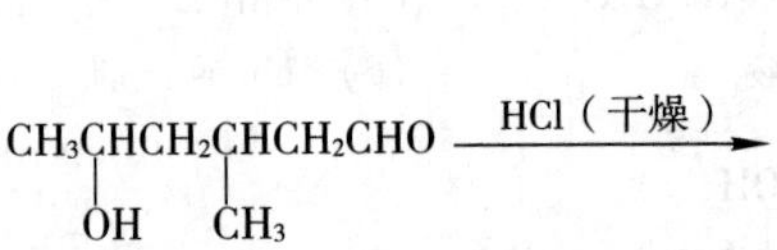 CH$_3$CHCH$_2$CHCH$_2$CHO $\xrightarrow{\text{HCl（干燥）}}$　（12） 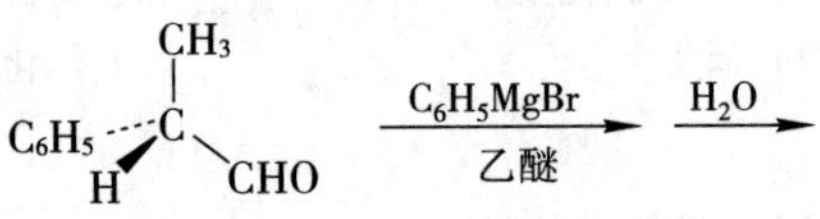 C$_6$H$_5\overset{\text{CH}_3}{\underset{\text{H}}{\cdots C}}$CHO $\xrightarrow[\text{乙醚}]{\text{C}_6\text{H}_5\text{MgBr}}$ $\xrightarrow{\text{H}_2\text{O}}$

解:（1） 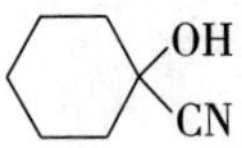 　（2）

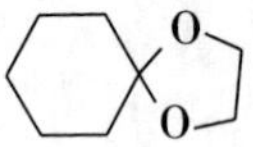

（3） 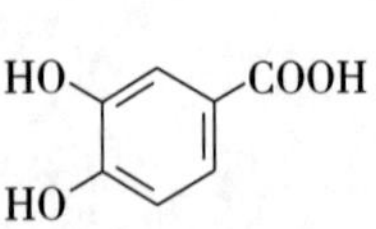 ＋ HCHO　（4） 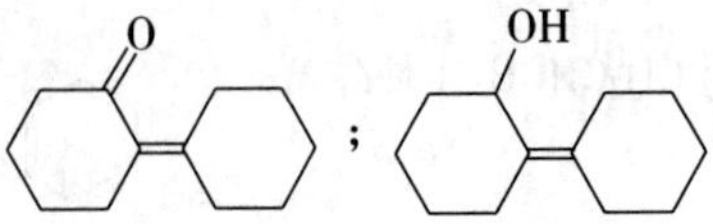 ;

（5） 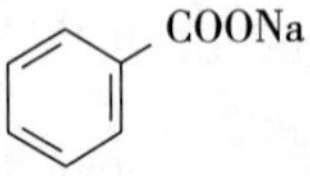 —COONa ＋ CHI$_3$↓　（6）

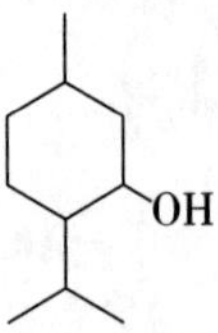

（7）　　（8）$CH_3O-\langle\rangle-CH_2OH + HCOONa$

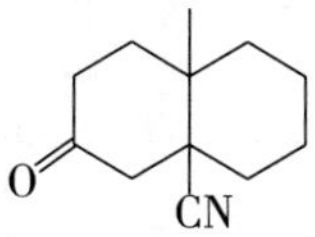

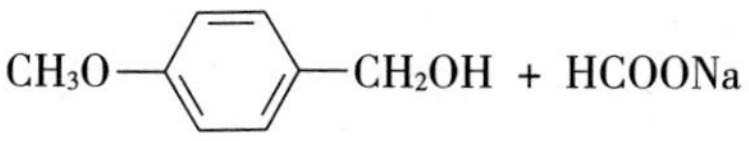

（9）$NH_4^+OOC-\langle\rangle-COCH_3+Ag\downarrow$　（10）

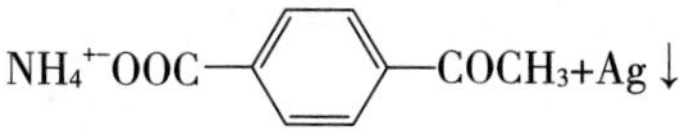

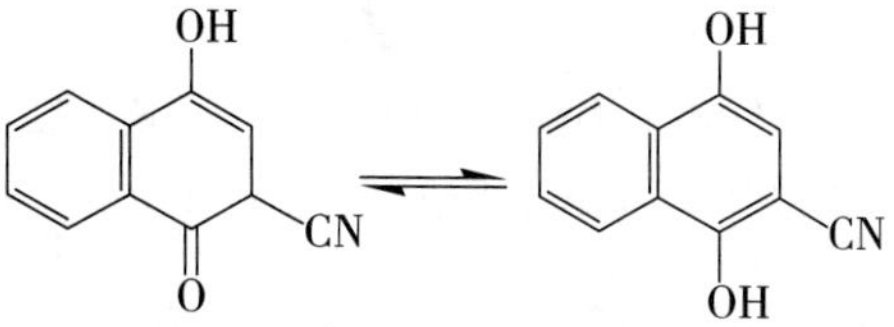

（11） 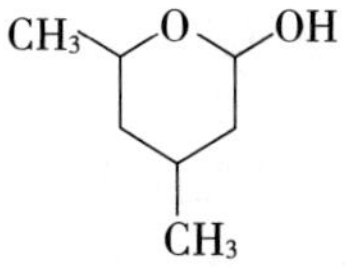　　　　　（12）

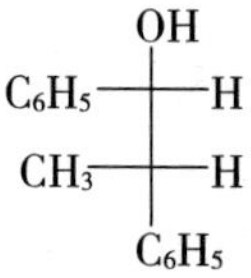

6. 下列化合物中,哪些既可与 HCN 加成,又能起碘仿反应?

（1）$CH_3CH_2CH_2OH$　　　（2）CH_3CH_2CHO　　　（3）$CH_3CH_2COCH_3$　　　（4）CH_3CH_2OH

（5） 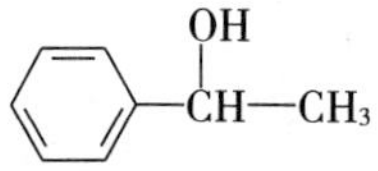　　（6） 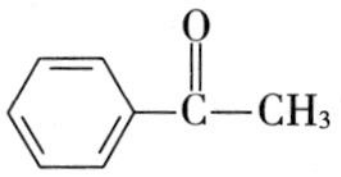　　（7） 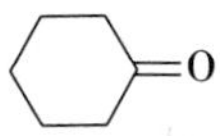　　（8）CH_3CHO

解:与 HCN 加成的是醛、脂肪族甲基酮和 8 个碳以下的环酮,(2)、(3)、(7)、(8)是;发生碘仿反应的是甲基

酮和含结构单位 $\underset{\underset{\displaystyle H}{|}}{CH_3CH-}$ 的醇,(3)、(4)、(5)、(6)是;两种反应都能发生的只有脂肪族甲基酮,所以只有(3)

能。控制反应条件,(8)也能发生碘仿反应。

7. 将下列羰基化合物按发生亲核加成反应的难易顺序排列。

$CH_3CHO;CH_3COCH_3;CF_3CHO;CCl_3CHO$

解:羰基碳所带的正电荷程度越高,越容易反应;羰基碳所连基团的体积越小,空间位阻越小,越容易反应。
F 和 Cl 都有吸电子诱导效应,使羰基碳的正电荷程度增高。F 比 Cl 的电负性大,吸电子诱导效应强。甲基有斥
电子诱导效应,比 H 的空间位阻又大。所以,它们的活性顺序是:$CF_3CHO > CCl_3CHO > CH_3CHO > CH_3COCH_3$。

8. 已知镇咳药苯哌丙醇(diphepanol)的结构如下,其制备的最后一步涉及使用 Grignard 试剂,试写出完成此
步反应所需的可能反应物的结构式。

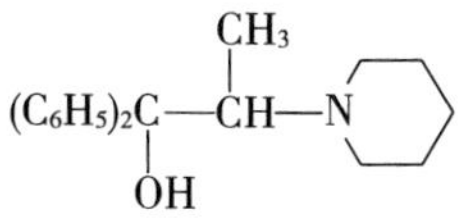

解:苯哌丙醇为叔醇,但连羟基的碳原子上有两个相同的苯基,所以,可能的反应物有两种:

（1） 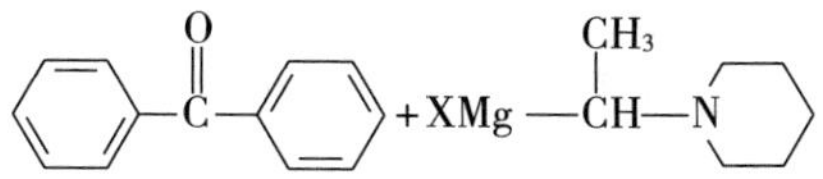　（2）

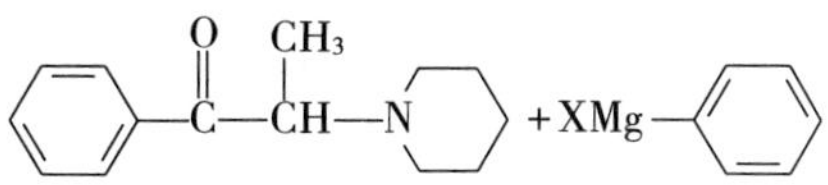

9. 给出采用不同羰基化合物与 Grignard 试剂反应生成下列各醇的可能途径,并指出哪些醇尚可用醛或酮还
原制得。

（1）$(CH_3)_2CH-CH_2-CH_2-\underset{\underset{\displaystyle OH}{|}}{CH}-CH_2-CH_3$

（2）$(CH_3)_3C-CH_2-OH$

（3）

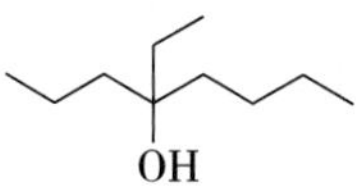

解:(1)仲醇,由 Grignard 试剂反应,有两种可能的途径:$(CH_3)_2CH—CH_2—CH_2—\overset{\overset{\displaystyle O}{\|}}{CH}$ + XMgCH$_2$—CH$_3$ 或

$(CH_3)_2CH—CH_2—CH_2MgX$ + $HC\overset{\overset{\displaystyle O}{\|}}{—}CH_2—CH_3$,还可由 $(CH_3)_2CH—CH_2—CH_2\overset{\overset{\displaystyle O}{\|}}{—}C—CH_2—CH_3$ 还原制得。

(2)伯醇,由 Grignard 试剂反应,只有一种途径:$(CH_3)_3CMgX + HCHO$;还可由 $(CH_3)_3CCHO$ 还原制得。

(3)叔醇,由 Grignard 试剂反应,有三种可能的途径:或 〔结构式〕 + 〔结构式〕MgX 或

〔结构式〕 + 〔结构式〕MgX 或 〔结构式〕 + 〔结构式〕MgX。

10. 化合物 A、B 和 C 的分子式均为 C_3H_6O,其中 A 和 B 能与 2,4 - 二硝基苯肼作用生成黄色沉淀,试写出 A、B 和 C 的结构式。

解:A 和 B 能与 2,4 - 二硝基苯肼作用生成黄色沉淀,说明 A 和 B 为醛 〔结构式〕 或酮 〔结构式〕。C 可能是不饱和醇 〔结构式〕OH、环醇 〔结构式〕—OH 或环醚 〔结构式〕 或 〔结构式〕。

11. 化合物 A 的分子式为 $C_{10}H_{12}O$,与溴的氢氧化钠溶液作用,再经酸化得产物 $B(C_9H_{10}O_2)$;A 经 Clemmensen 还原法还原得化合物 $C(C_{10}H_{14})$。在稀碱溶液中,A 与苯甲醛反应生成 $D(C_{17}H_{16}O)$。A、B、C 和 D 经强烈氧化都可以得到同一产物邻苯二甲酸。试写出 A、B、C 和 D 的可能结构式。

解:A 可与溴的氢氧化钠溶液作用,说明它属于甲基酮,含有结构单位 $CH_3CO—C$;A、B、C 和 D 经强烈氧化都得到邻苯二甲酸,说明苯环的两个邻位碳上都有侧链,且与苯环相连的侧链碳原子上有氢,即有结构单位 〔邻位CH—CH结构式〕。综合以上分析,再结合其他条件,可推得:A 为 〔结构式 CH$_2$—C(=O)—CH$_3$〕,B 为 〔结构式 CH$_2$—C(=O)—OH〕,C 为 〔结构式 CH$_2$—CH$_2$—CH$_3$〕,D 为 〔结构式 CH$_2$—C(=O)—HC=CH—苯基〕。

12. 分子式同为 $C_6H_{12}O$ 的化合物 A、B、C 和 D,其碳链不含支链。它们均不与溴的四氯化碳溶液作用;但 A、B 和 C 都可与 2,4 - 二硝基苯肼生成黄色沉淀;A 和 B 还可与 HCN 作用,A 与 Tollens 试剂作用,有银镜生成,B 无此反应,但可与碘的氢氧化钠溶液作用生成黄色沉淀。D 不与上述试剂作用,但遇金属钠能放出氢气。试写出 A、B、C 和 D 的结构式。

解:不与溴的四氯化碳溶液作用,说明它们的结构中不含碳碳不饱和键;A、B、C 都可与 2,4 - 二硝基苯肼生成黄色沉淀,说明 A、B、C 是醛或酮(D 不是);A 和 B 可与 HCN 作用,说明 A 和 B 为醛或脂肪族甲基酮(C 不是);A 与 Tollens 试剂作用,说明 A 是醛(则 B 是甲基酮)。结合其他条件,可推知:A 为 $CH_3CH_2CH_2CH_2CH_2CHO$,B 为 $CH_3CH_2CH_2CH_2\overset{\overset{\displaystyle O}{\|}}{C}CH_3$,C 为 $CH_3CH_2CH_2\overset{\overset{\displaystyle O}{\|}}{C}CH_2CH_3$,D 为 〔环己醇结构式〕OH。

13. 化合物 A 的分子式为 $C_9H_{10}O_2$,能溶于 NaOH 溶液,并可与 $FeCl_3$ 及 2,4 - 二硝基苯肼作用,但不与 Tollens 试剂作用。A 用 $LiAlH_4$ 还原生成化合物 $B(C_9H_{12}O_2)$。A 和 B 均可与碘的氢氧化钠溶液作用,有黄色沉淀生成。A 与(Zn - Hg)/HCl 作用,得到化合物 $C(C_9H_{12}O)$。C 与 NaOH 成盐后,与 CH_3I 反应得到化合物 $D(C_{10}H_{14}O)$,后者用 $KMnO_4$ 处理,得到对甲氧基苯甲酸。试写出 A、B、C 和 D 的结构式。

解:A 能溶于 NaOH 溶液,并可与 FeCl₃ 及 2,4 - 二硝基苯肼作用,但不与 Tollens 试剂作用,说明 A 含有酚羟基和酮羰基;A 可与碘的氢氧化钠溶液作用,说明它是甲基酮,含有结构单位 CH₃CO—C。C 由 A 的羰基还原为亚甲基而得,其中的氧为酚羟基氧;与 NaOH 反应生成酚钠。D 由酚钠与 CH₃I 反应亲核取代反应生成,其苯环上必含甲氧基;氧化后生成对甲氧基苯甲酸,说明甲氧基的对位有侧链,且侧链与苯环相连的碳上有氢。则 A、

B、C 均为对位有侧链的苯酚。综合各种条件,可推知:A 为 CH₃CH₂C(=O)—⟨苯环⟩—OH,B 为

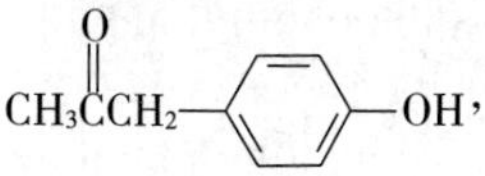

OH
|
CH₃CHCH₂—⟨苯环⟩—OH,C 为 CH₃CH₂CH₂—⟨苯环⟩—OH,D 为 CH₃CH₂CH₂—⟨苯环⟩—OCH₃。

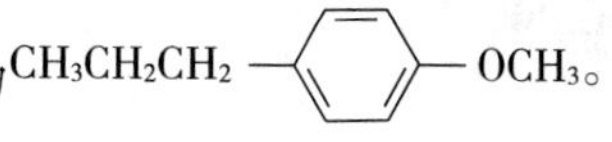

14. 试用简便的化学方法鉴别下列各组化合物。

(1) 甲醛、丁醛、丁 - 2 - 酮

(2) 戊 - 2 - 酮、戊 - 3 - 酮和环己酮

(3) 苯甲醛、苯乙酮和 1 - 苯基丙 - 2 - 酮

解: (1) 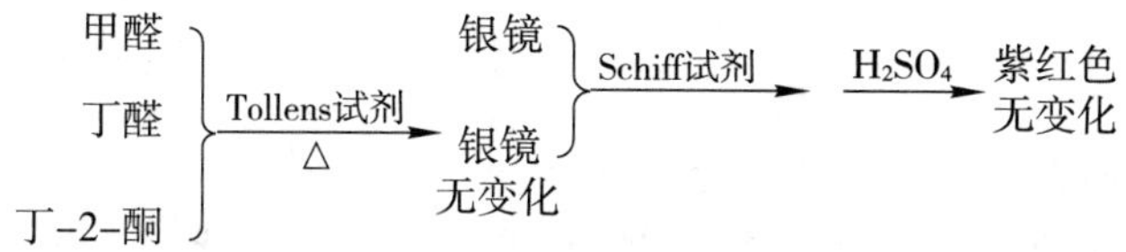
甲醛
丁醛   } Tollens试剂 △ → 银镜 / 银镜 → Schiff试剂 → 无变化 / H₂SO₄ → 紫红色 / 无变化
丁-2-酮 → 无变化

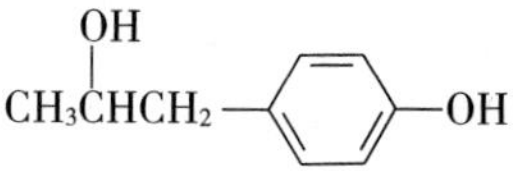

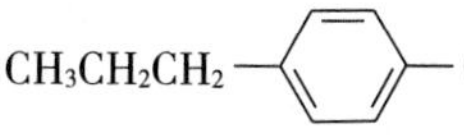

(2) 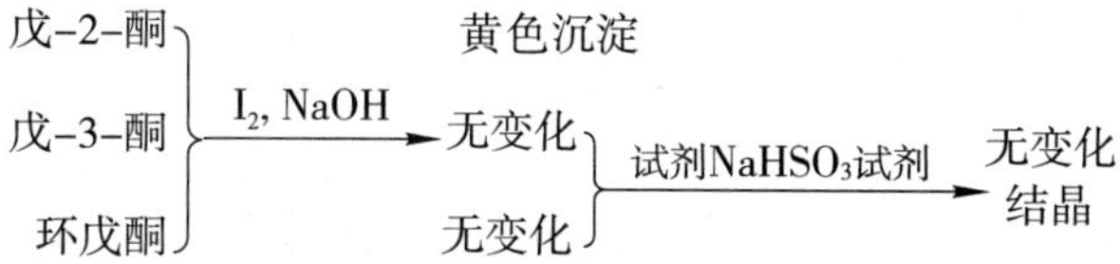
戊-2-酮
戊-3-酮 } I₂, NaOH → 黄色沉淀 / 无变化 → 试剂NaHSO₃试剂 → 无变化 / 结晶
环戊酮 → 无变化

(3)
苯甲醛
苯乙酮 } Tollens试剂 △ → 银镜 / 无变化 → 试剂NaHSO₃试剂 → 无变化 / 结晶
1-苯基丙-2-酮 → 无变化

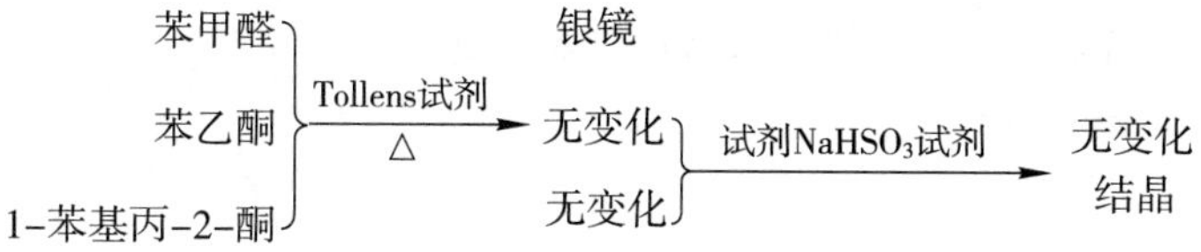

15. 写出完成下列变化所需的试剂 A、B、C、D。

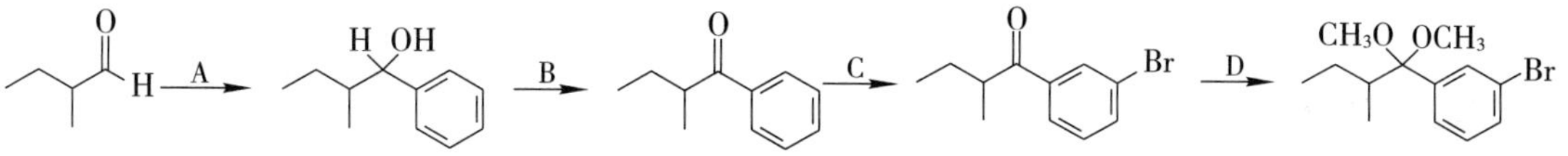

解:A:a. ⟨苯基⟩MgBr /无水乙醚,b. H₃O⁺;B:PCC;C:Br₂/FeBr₃;D:CH₃OH/干燥 HCl。

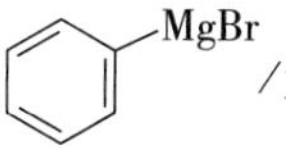

(山西医科大学　卫建琮)

第 9 章　羧酸及其衍生物

📑 **本章基本要求**

- 掌握羧酸及其衍生物的系统命名和某些俗名。
- 掌握羧基的结构和羧酸的主要化学性质:酸性、羧基中羟基的取代、$\alpha - H$ 的卤代、羧基的还原、脱羧及二元羧酸加热时的变化。
- 掌握和比较羧酸衍生物的水解、醇解、氨解反应。理解亲核的历程。
- 掌握羧酸及其衍生物的相互转化关系。
- 熟悉羧酸衍生物的还原反应、Claisen 酯缩合反应及在有机合成上的应用。
- 熟悉酰胺的主要化学性质:酸碱性、HNO_2反应、Hofmann 降解反应。
- 掌握脲的结构及主要化学性质,了解缩二脲的反应和用途。
- 了解巴比妥药物的结构和生理活性。

💡 **主要知识点**

9.1　羧酸的结构

在羧酸分子中,羧基碳原子为 sp^2 杂化,羰基与羟基的氧原子形成 $p - \pi$ 共轭体系。$p - \pi$共轭的结果,导致羧基碳上的正电性降低,使羧羰基不易发生亲核加成反应;同时还导致羧羟基氧的 p 电子云向羧羰基转移,增强了羧羟基 O—H 键的极性而使羧酸具有酸性。

9.2　羧酸的分类

羧酸根据羧基所连接的烃基不同,分为脂肪酸、脂环酸和芳香酸;根据分子中所含羧基的数目,可分为一元羧酸、二元羧酸和多元羧酸;依据烃基饱和与否,可分为饱和羧酸和不饱和羧酸;不饱和羧酸又可分为烯酸和炔酸。

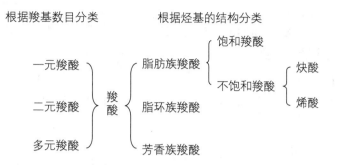

9.3 羧酸的命名

从许多天然产物中得到的羧酸,常根据来源采用俗名,如醋酸、草酸和安息香酸等。其系统命名法是以含羧基在内的最长碳链为主链而命名为"某酸",若主链碳原子上有取代基,则用阿拉伯数字(编号从羧基开始)或希腊字母 α、β、γ 等标明取代基的位次,如 $CH_3CH(CH_3)CH(CH_3)COOH$ 为 2,3 – 二甲基丁酸或 α,β – 二甲基丁酸。脂环或芳香族羧酸以脂肪酸作为母体,如:

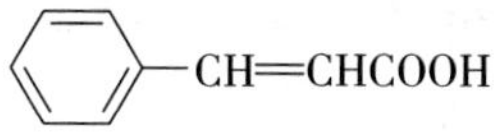

CH=CHCOOH

3–苯基丙烯酸

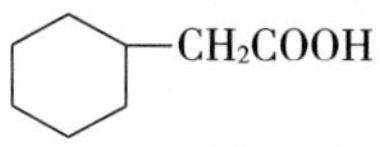

CH₂COOH

环己基乙酸

9.4 羧酸的化学性质

羧酸的化学性质主要表现在四种键的断裂上:

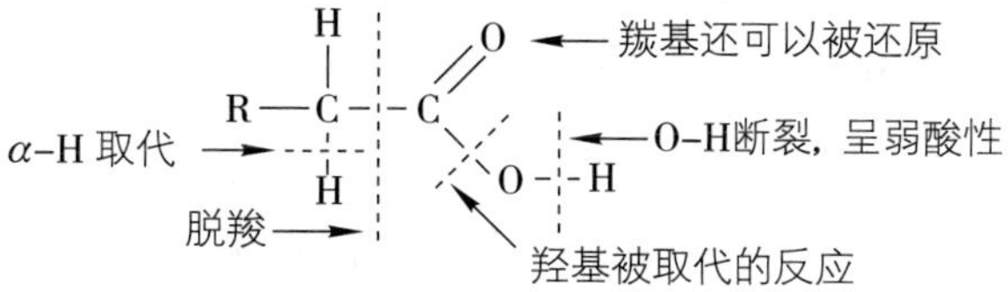

α-H 取代 →

脱羧 →

R—C—C

羰基还可以被还原

O-H断裂,呈弱酸性

羟基被取代的反应

9.4.1 酸性

羧酸具有酸性,其酸性比一般无机强酸弱而比碳酸和苯酚强,这个性质可用于鉴别羧酸和酚类。羧酸盐类遇强酸则游离出羧酸,利用此性质可分离、精制羧酸。

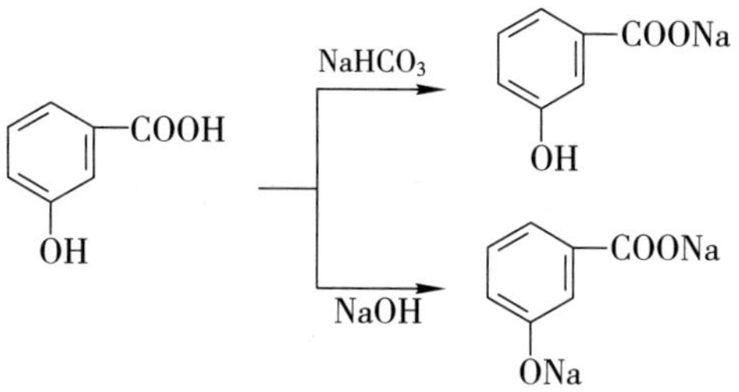

COOH
OH

NaHCO₃ →

NaOH →

COONa
OH

COONa
ONa

分子中存在吸电子基团时,羧酸的酸性增强,而在分子中存在给电子基团时,羧酸的酸性减弱。如甲酸的酸性比其他脂肪族一元羧酸强,二元羧酸的酸性较对应的一元羧酸强。各类羧酸酸性的强弱可用诱导效应,共轭效应、空间效应及氢键等加以解释。

9.4.2 羧基中羟基被取代的反应

羧基中的羟基可被—X、—OCOR、—OR、—NH₂取代,分别生成酰卤、酸酐、酯或酰胺等羧酸衍生物,其中酯化反应最为重要。

$$R-\overset{\overset{\displaystyle O}{\|}}{C}-OH \ + \ Y^- \ \Longleftrightarrow \ R-\overset{\overset{\displaystyle O^-}{|}}{\underset{\underset{\displaystyle Y}{|}}{C}}-OH \ \Longleftrightarrow \ R-\overset{\overset{\displaystyle O}{\|}}{C}-Y \ + \ OH^-$$

$$RCOOH \begin{cases} \xrightarrow[PX_3或PX_5]{SOCl_2} & R\overset{\overset{\displaystyle O}{\|}}{C}-Cl \quad 酰卤 \\[2mm] \xrightarrow{脱水剂} & (R\overset{\overset{\displaystyle O}{\|}}{C})_2O \quad 酸酐 \\[2mm] \xrightarrow[H^+]{R'OH} & RCOOR' \quad 酯 \\[2mm] \xrightarrow[\triangle]{NH_3} & R\overset{\overset{\displaystyle O}{\|}}{C}-NH_2 \quad 酰胺 \end{cases}$$

羧酸的酯化反应是亲核加成 – 消除历程。通常伯醇、仲醇与羧酸进行酯化时,羧基提供羟基,醇提供氢,羧酸与伯醇和仲醇酸催化的酯化反应机理如下:

$$R-\overset{\overset{\displaystyle O}{\|}}{C}-OH \xrightleftharpoons{H^+} R-\overset{\overset{\displaystyle \overset{+}{O}H}{\|}}{C}-OH \xleftarrow{HO^{18}-R} R-\overset{\overset{\displaystyle OH}{|}}{\underset{\underset{\underset{\displaystyle R}{|}}{\overset{+18}{O}H}}{C}}-OH \xrightleftharpoons{} R-\overset{\overset{\displaystyle OH}{|}}{\underset{\underset{\displaystyle R}{|}}{\overset{18}{O}}}C-\overset{+}{O}H_2$$

$$\xrightleftharpoons{-H_2O} R-\overset{\overset{\displaystyle \overset{+}{O}H}{\|}}{C}-\overset{18}{O}-R \xrightleftharpoons{-H^+} R-\overset{\overset{\displaystyle O}{\|}}{C}-\overset{18}{O}-R$$

羧酸与叔醇酯化时,则羧基提供氢,醇提供羟基,酸催化反应的反应机理如下:

$$R_3C-\overset{18}{O}H \xrightleftharpoons{H^+} R_3C-\overset{+18}{O}H_2 \xrightleftharpoons{} R_3C^+ + H_2O^{18}$$

$$R-\overset{\overset{\displaystyle O}{\|}}{C}-OH \ + \ R_3C^+ \xrightleftharpoons{} R-\overset{\overset{\displaystyle O}{\|}}{C}-\overset{\overset{\displaystyle H}{|}}{\overset{+}{O}}-CR_3 \xrightleftharpoons{-H^+} R-\overset{\overset{\displaystyle O}{\|}}{C}-O-CR_3$$

9.4.3 脱羧反应

饱和一元酸在一般条件下不易脱羧,需用无水碱金属盐与碱石灰共热才能脱羧。但 $\alpha-C$ 上有吸电子取代基(如硝基、卤素、氰基、羰基和羧基等)的羧酸较易脱羧。芳香羧酸比脂肪羧酸容易脱羧。

$$CH_3COONa \xrightarrow[\triangle]{NaOH(CaO)} CH_4\uparrow \ + \ Na_2CO_3$$

在生物体内酶的催化下,一元羧酸容易发生脱羧反应。

9.4.4 羧酸的还原反应

羧基中的羰基不易被催化氢化还原,但强的还原剂氢化铝锂($LiAlH_4$)却能使羧酸还原成伯醇。氢化铝锂是一种选择性还原剂,对不饱和羧酸分子中的双键、三键不产生影响。

$$CH=CH-\overset{\overset{\displaystyle O}{\|}}{C}-OH + LiAlH_4 \xrightarrow[\text{②H}^+,\ H_2O]{\text{①无水乙醚}} CH=CH-CH_2OH$$

9.4.5　脂肪酸 α–H 的卤代反应

与醛、酮类似,羧酸的 α–H 也能被卤素取代生成卤代酸,但反应比醛、酮困难,需要少量红磷作催化剂才能进行。例如:

$$RCH_2\overset{\overset{\displaystyle O}{\|}}{C}-OH + Cl_2 \xrightarrow{\text{红磷}} R\overset{}{\underset{\underset{\displaystyle Cl}{|}}{C}}H\overset{\overset{\displaystyle O}{\|}}{C}-OH + HCl$$

9.4.6　甲酸的特殊反应

甲酸除具有羧酸所具有的性质外,在结构上也可看做是羟基甲醛,所以甲酸具有醛的某些特性。例如,甲酸具有还原性,能发生银镜反应,可以使高锰酸钾溶液褪色等。

$$H-\overset{\overset{\displaystyle O}{\|}}{C}-OH \xrightarrow{[O]} CO_2 + H_2O$$

9.4.7　二元羧酸受热时的特殊反应

由于分子中两个羧基的相互影响,二元羧酸对热比较敏感,受热时,随着两个羧基间距离不同分别发生脱羧、脱水或既脱羧又脱水得到不同的产物。

含 2~3 个碳原子的二元酸,脱羧生成少一个碳的羧酸。

$$\begin{matrix} COOH \\ | \\ COOH \end{matrix} \xrightarrow{\triangle} HCOOH + CO_2\uparrow$$

含 4~5 个碳原子的二元酸,脱水生成五元环或六元环的环酐。

$$\begin{matrix} CH_2COOH \\ | \\ CH_2 \\ | \\ CH_2COOH \end{matrix} \xrightarrow{\triangle} \begin{matrix} H_2C \end{matrix} + H_2O$$

含 6~7 个碳原子的二元酸,分子内脱羧又脱水,生成少一个碳的环酮。

$$\begin{matrix} CH_2CH_2COOH \\ | \\ CH_2 \\ | \\ CH_2CH_2COOH \end{matrix} \xrightarrow{\triangle} \quad O + H_2O + CO_2\uparrow$$

9.5　羧酸衍生物的结构

羧酸衍生物的结构特点是分子中都含有酰基,可用下列通式表示:

$$R-\overset{\overset{\displaystyle O}{\|}}{C}-L \qquad L=-X, RO-, R\overset{\overset{\displaystyle O}{\|}}{C}-O-, -NH_2(-NHR 或 -NR_2)$$

酰基中的羰基可与相连的卤素、氧或氮原子上的未用 p 电子对形成 p-π 共轭体系。

9.6 羧酸衍生物的命名

9.6.1 酰氯和酰胺的命名

酰氯和酰胺根据酰基的名称而命名为"某酰卤"和"某酰胺"。当酰胺氮上有取代基时,用 N 表示取代基连在氮原子上。例如:

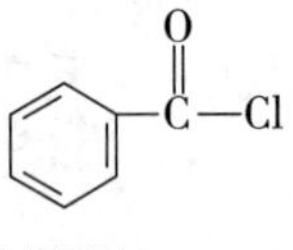

苯甲酰氯 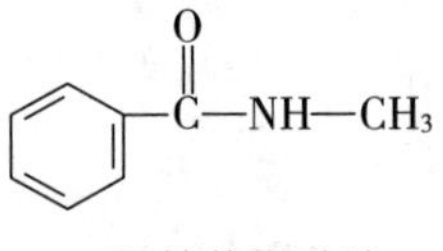　　　　　　　　　　　N-甲基苯甲酰胺

9.6.2 酸酐的命名

酸酐由相应羧酸名称加上"酐"字而成(酸字可以省略)。例如:

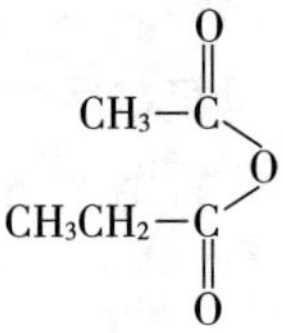

乙丙酐 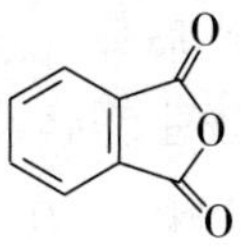　　　　　　　　　　　邻苯二甲酸酐

9.6.3 酯的命名

酯按生成酯的酸和醇的名称而命名为"某酸某酯",多元醇的酯称为"某醇某酸酯"。例如:

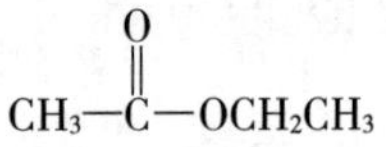

乙酸乙酯 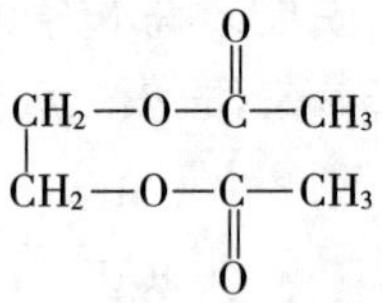　　　　　　　　　　乙二醇二乙酸酯

9.7 羧酸衍生物的化学性质

9.7.1 亲核取代反应

羧酸衍生物的水解、醇解和氨解属于亲核取代反应。

(1) 酰卤的亲核取代反应

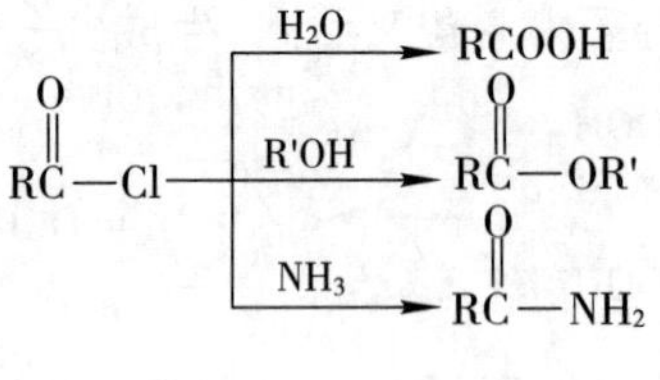

(2) 酸酐的亲核取代反应

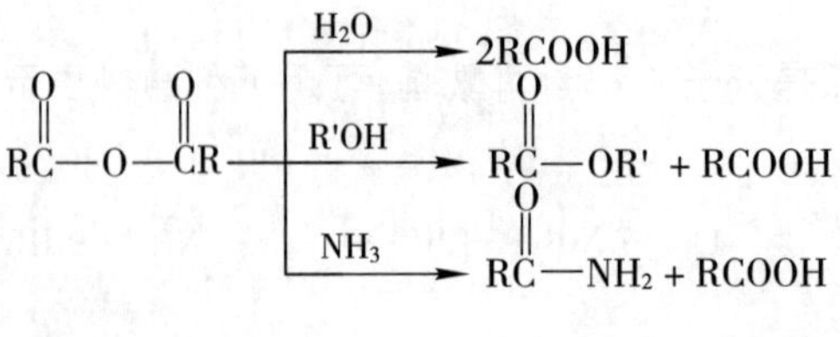

有机分子中引入酰基的反应称为酰化反应或酰基转移反应。能提供酰基的化合物称为酰化剂。酰卤和酸酐是常用的酰化剂。

（3）酯的亲核取代反应

$$\text{RC}\overset{O}{\underset{|}{\|}}\text{O—R}' \begin{cases} \xrightarrow{H_2O} & \text{RCOOH + R}'\text{OH} \\ \xrightarrow{R''OH} & \text{RC}\overset{O}{\|}\text{—OR}'' + \text{R}'\text{OH} \\ \xrightarrow{NH_3} & \text{RC}\overset{O}{\|}\text{—NH}_2 + \text{R}'\text{OH} \end{cases}$$

酯的碱性水解反应称为皂化反应。酯的醇解反应称为酯交换反应。

（4）酰胺的亲核取代反应

$$\text{RC}\overset{O}{\|}\text{—NH}_2 \begin{cases} \xrightarrow{H_2O} & \text{RCOOH + NH}_3 \\ \xrightarrow{R''OH} & \text{RC}\overset{O}{\|}\text{—OR}'' + \text{NH}_3 \\ \xrightarrow{NH_2CH_3} & \text{RC}\overset{O}{\|}\text{—NHCH}_3 + \text{NH}_3 \end{cases}$$

9.7.2　羧酸衍生物亲核取代反应机理

羧酸衍生物的水解、醇解和氨解属于亲核取代反应,反应机理是加成 - 消除机理,最终结果是亲核试剂—Nu 取代了离去基团 L,故可视为亲核取代。

$$\text{R—C}\overset{O}{\|}\text{—L} + :\text{Nu}^- \rightleftharpoons \left[\text{R—}\overset{O^-}{\underset{Nu}{\overset{|}{C}}}\text{—L}\right] \longrightarrow \text{R—C}\overset{O}{\|}\text{—Nu} + \text{L}^-$$

羧酸衍生物的亲核取代反应的速率与亲核加成、消除反应都有关系。对于第一步亲核加成反应,电子效应及空间效应都有影响,酰基中羰基碳上所连基团能增加羰基碳的正电性且体积小时有利于反应;第二步消除反应难易则取决于离去基团 L 的碱性,碱性越弱,离去基团越容易离去,反应越容易进行,碱性强弱次序是:NH₂— > RO— > RCOO— > X—。所以羧酸衍生物发生亲核取代反应的活性次序为:酰卤 > 酸酐 > 酯 > 酰胺。

9.7.3　Claisen 酯缩合反应

酯分子中的 α - H 因受酯基的影响具有弱酸性,在醇钠作用下可与另一分子酯失去一分子醇,生成 β - 酮酸酯的反应,称为 Claisen 酯缩合反应。含 α - H 的酯与无 α - H 且羰基比较活泼的酯进行的酯缩合反应,称为交叉 Claisen 酯缩合反应。例如:

$$\text{CH}_3\text{—C}\overset{O}{\|}\text{—[OC}_2\text{H}_5 + \text{H]—CH}_2\text{—C}\overset{O}{\|}\text{—OC}_2\text{H}_5 \xrightarrow{NaOC_2H_5} \text{CH}_3\text{—C}\overset{O}{\|}\text{—CH}_2\text{—C}\overset{O}{\|}\text{—OC}_2\text{H}_5 + \text{C}_2\text{H}_5\text{OH}$$

9.7.4　羧酸衍生物的还原反应

酰卤、酸酐和酯均比羧酸容易被还原,如用 LiAlH₄ 作还原剂,酰卤、酸酐和酯还原成伯醇,酰胺还原为胺。分子中的C=C或C≡C不被还原。例如:

$$\text{R—C}\overset{O}{\|}\text{—Cl} \xrightarrow{LiAlH_4} \text{RCH}_2\text{OH + HCl}$$

$$\text{R—C}\overset{O}{\|}\text{—O—C}\overset{O}{\|}\text{—R}' \xrightarrow{LiAlH_4} 2\text{RCH}_2\text{OH}$$

$$\text{R—C}\overset{O}{\|}\text{—O—R}' \xrightarrow{LiAlH_4} \text{RCH}_2\text{OH + HO—R}'$$

$$R-\overset{O}{\overset{\|}{C}}-NH_2 \xrightarrow{LiAlH_4} RCH_2NH_2$$

9.7.5　酰胺的特性

(1) 酸碱性　酰胺一般是中性化合物，酰亚胺具有明显的酸性。

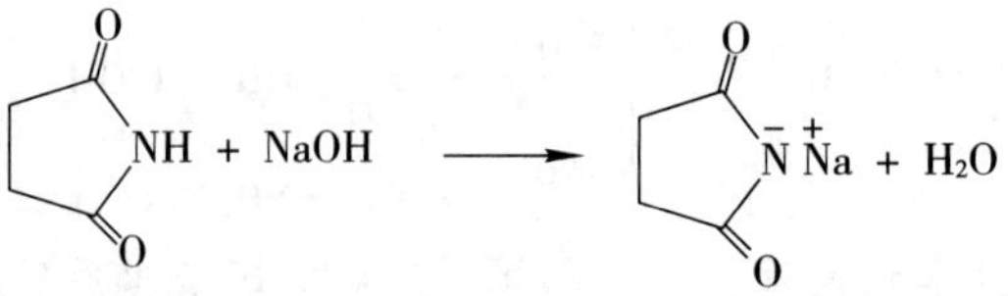

(2) 与亚硝酸反应　酰胺与亚硝酸反应生成相应的羧酸，并放出氮气。

$$R-\overset{O}{\overset{\|}{C}}-NH_2 + HNO_2 \longrightarrow R-\overset{O}{\overset{\|}{C}}-OH + N_2\uparrow + H_2O$$

(3) Hofmann 降解反应　酰胺在碱性溶液中与卤素作用，失去羰基而生成少一个碳原子的伯胺反应称作 Hofmann 降解反应。

$$R-\overset{O}{\overset{\|}{C}}-NH_2 + Br_2 + NaOH \longrightarrow RNH_2 + NaBr + Na_2CO_3 + H_2O$$

9.8　碳酰胺

碳酰胺又称尿素或脲，是碳酸的二酰胺。尿素除具有酰胺的一般化学性质外，也具有一些特殊性质。

9.8.1　弱碱性

尿素与强酸作用生成盐。

$$H_2N-\overset{O}{\overset{\|}{C}}-NH_2 + HNO_3 \longrightarrow H_2N-\overset{O}{\overset{\|}{C}}-NH_2\cdot HNO_3\downarrow$$

9.8.2　水解

尿素在酸、碱或尿素酶的催化下水解，生成二氧化碳、氨或铵盐。

$$H_2N-\overset{O}{\overset{\|}{C}}-NH_2 \begin{cases} \xrightarrow{H_2O/HCl} CO_2\uparrow + NH_4Cl \\ \xrightarrow{H_2O/NaOH} Na_2CO_3 + NH_3\uparrow \\ \xrightarrow{\text{酶}} NH_3\uparrow + CO_2\uparrow + H_2O \end{cases}$$

9.8.3　与亚硝酸反应

尿素与亚硝酸反应，放出氮气，同时生成二氧化碳和水。

$$H_2N-\overset{O}{\overset{\|}{C}}-NH_2 + HNO_2 \longrightarrow N_2\uparrow + CO_2\uparrow + H_2O$$

9.8.4　缩二脲的生成及缩二脲反应

尿素加热至稍高于熔点时，两分子的尿素之间失去一分子氨，生成缩二脲，此反应称为缩二脲生成反应。

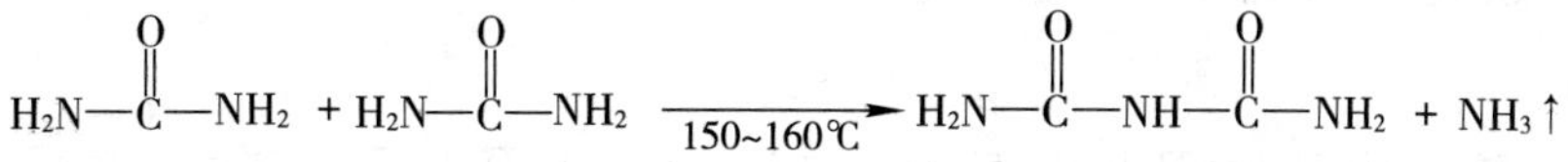

$$H_2N-\overset{\overset{\textstyle O}{\|}}{C}-NH_2 + H_2N-\overset{\overset{\textstyle O}{\|}}{C}-NH_2 \xrightarrow{150\sim160℃} H_2N-\overset{\overset{\textstyle O}{\|}}{C}-NH-\overset{\overset{\textstyle O}{\|}}{C}-NH_2 + NH_3\uparrow$$

在缩二脲碱性溶液中加入微量硫酸铜即显紫红色或紫色,这种颜色反应称为缩二脲反应。

9.9　巴比妥酸

丙二酰脲可由脲与丙二酰氯,或在乙醇钠存在下与丙二酸二乙酯反应制得。

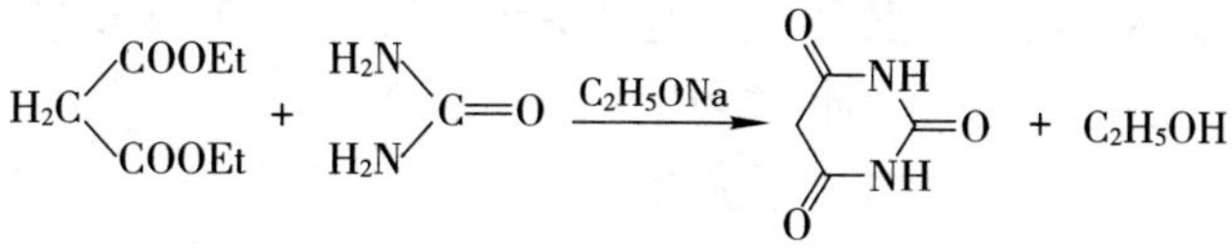

$$H_2C\overset{\displaystyle COOEt}{\underset{\displaystyle COOEt}{}} + \overset{H_2N}{\underset{H_2N}{}}C=O \xrightarrow{C_2H_5ONa} \text{(环状结构)} + C_2H_5OH$$

丙二酰脲在水溶液中存在酮式 – 烯醇式互变异构平衡,烯醇式有酸性,故称为巴比妥酸。

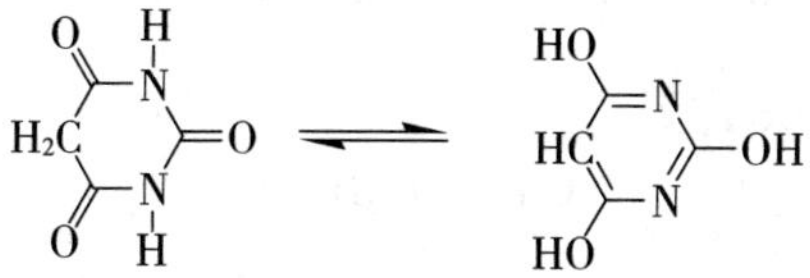

$$\text{(酮式)} \rightleftharpoons \text{(烯醇式)}$$

巴比妥酸本身没有生理活性,只有当 5 位—CH_2—上的两个氢被烃基取代后才呈现镇静催眠的生理活性,这些巴比妥酸的烃基取代物总称为巴比妥类药物。

💡 典型例题剖析

【例 9 – 1】按酸性由强到弱的次序排列下列各组化合物:

(1) 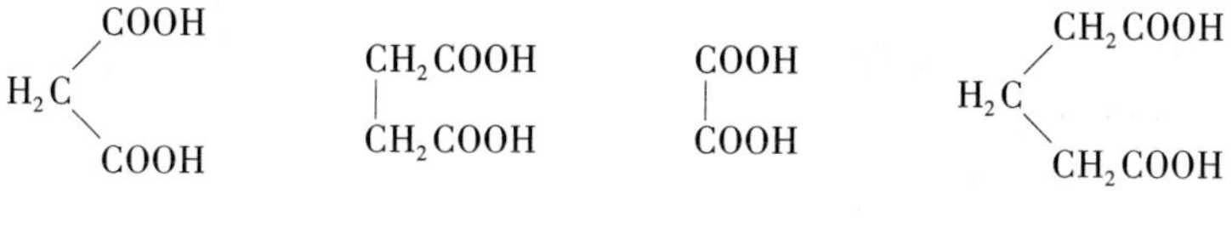 $H_2C\overset{\displaystyle COOH}{\underset{\displaystyle COOH}{}}$　　$\overset{\displaystyle CH_2COOH}{\underset{\displaystyle CH_2COOH}{}}$　　$\overset{\displaystyle COOH}{\underset{\displaystyle COOH}{}}$　　$H_2C\overset{\displaystyle CH_2COOH}{\underset{\displaystyle CH_2COOH}{}}$

(2) FCH_2COOH　　　　$CH_3CH_2CH_2COOH$　　　　$H_2C=CHCH_2COOH$

　　$C_6H_5CH_2COOH$　　　　$CH_2(COOH)_2$

【解】(1) $\overset{\displaystyle COOH}{\underset{\displaystyle COOH}{|}} > H_2C\overset{\displaystyle COOH}{\underset{\displaystyle COOH}{}} > \overset{\displaystyle CH_2COOH}{\underset{\displaystyle CH_2COOH}{}} > H_2C\overset{\displaystyle CH_2COOH}{\underset{\displaystyle CH_2COOH}{}}$

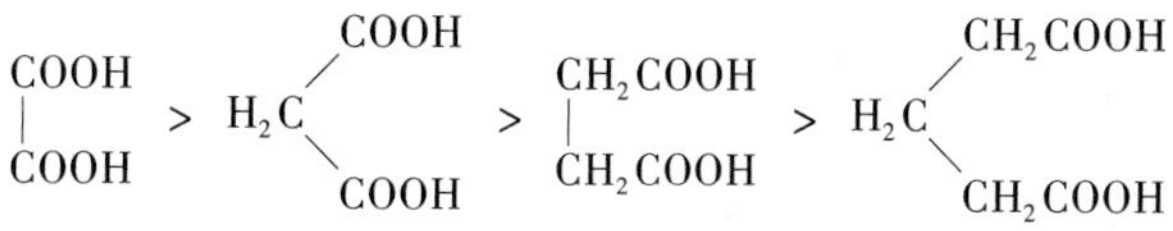

(2) FCH_2COOH　$>$　$CH_2(COOH)_2$　$>$　$H_2C=CHCH_2COOH$　$>$

　　$C_6H_5CH_2COOH$　$>$　$CH_3CH_2CH_2COOH$

【注释】二元羧酸分子随着羧基相互间距离的增大,相互间的诱导效应减弱,酸性逐渐减小。吸电子基团使酸性增强,基团的电负性越强,吸电子诱导效应越强,酸性亦越强。

【例 9 – 2】将下列化合物脱羧反应按由易到难排列:

CH_3COOH　　　$\overset{\displaystyle CH_2COOH}{\underset{\displaystyle CN}{|}}$　　　$\overset{\displaystyle CH_2COOH}{\underset{\displaystyle F}{|}}$　　　$\overset{\displaystyle CH_2COOH}{\underset{\displaystyle NO_2}{|}}$

【解】
$$CH_2COOH \atop NO_2 \quad > \quad CH_2COOH \atop CN \quad > \quad CH_2COOH \atop F \quad > \quad CH_3COOH$$

【注释】α - 碳上有吸电子基时,吸电子能力越强脱羧越容易,酸性越大。常见官能团的吸电子能力顺序:$-NO_2 > -N(CH_3)_3 > -CN > -F > -Cl > -Br > -I > -OCH_3 > -C_6H_5 > -H$。

【例 9 – 3】比较下列酰氯的醇解反应活性。

苯甲酰氯、丙烯酰氯、乙酰氯、氟乙酰氯。

【解】氟乙酰氯 > 乙酰氯 > 丙烯酰氯 > 苯甲酰氯

【注释】酰氯的醇解活性取决于酰基上所连的基团,有供电子基团或能形成碳碳共轭体系的基团使酰基碳上的正电性下降,反应活性降低。

【例 9 – 4】比较下列各组化合物水解反应的速率:

(1) $Cl_3CCOOC_2H_5$ $\qquad$ $ClCH_2COOC_2H_5$ $\qquad$ $CH_3COOC_2H_5$

(2) CH_3COOCH_3 $\qquad$ $CH_3COOC(CH_3)_3$ $\qquad$ $CH_3COO\!-\!\!\bigcirc$ $\qquad$ $CH_3COOC_2H_5$

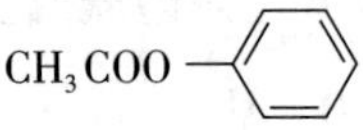

【解】(1) 水解反应速率由快至慢:

$Cl_3CCOOC_2H_5 \quad > \quad ClCH_2COOC_2H_5 \quad > \quad CH_3COOC_2H_5$

(2) 水解反应速率由快至慢:

$CH_3COOCH_3 \quad > \quad CH_3COOC_2H_5 \quad > \quad CH_3COO\!-\!\!\bigcirc \quad > \quad CH_3COOC(CH_3)_3$

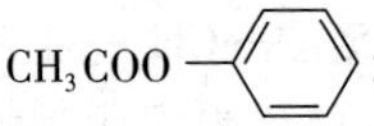

【注释】酯水解反应为亲核加成 – 消除机理,羰基的正电性越强,空间位阻越小越易发生水解。

【例 9 – 5】用化学方法区别下列各组化合物

(1) 安息香酸 $\qquad$ 肉桂酸 $\qquad$ 苯乙酸

(2) 草酸 $\qquad$ 甲酸 $\qquad$ 乙酸

(3)

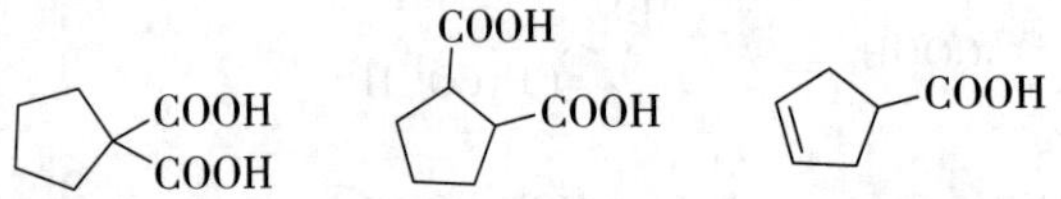

【解】(1)

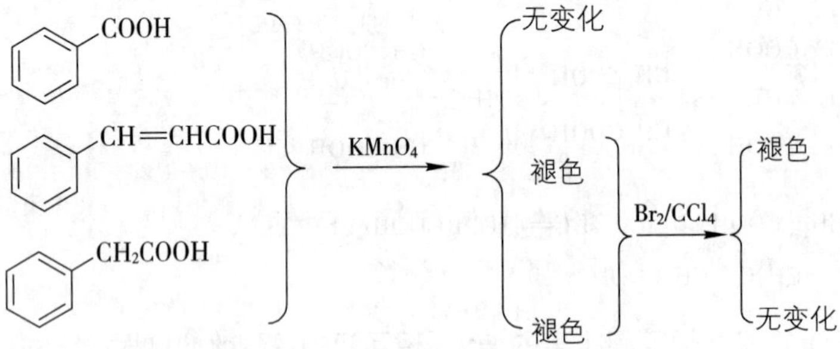

(2)

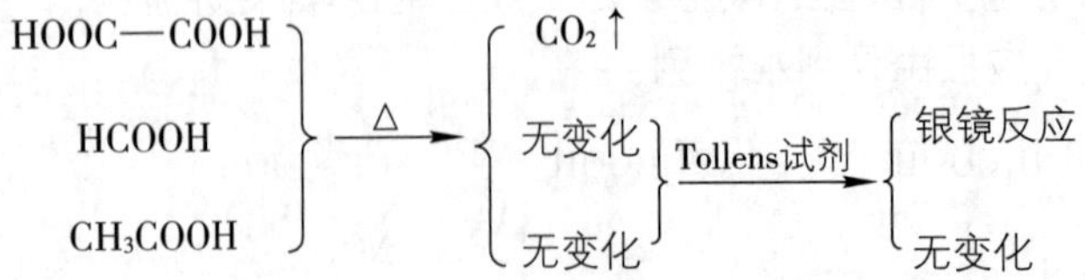

（3）

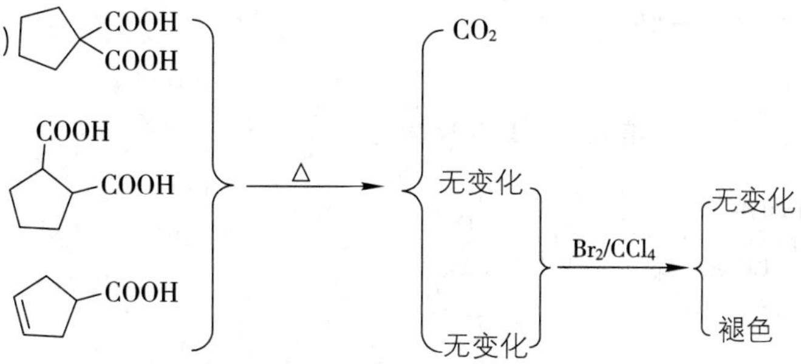

【注释】在上述三种化合物中鉴别时应注意：（1）不同二元酸加热时变化不同；（2）甲酸具有还原性；（3）烯酸具有 C═C 双键的特征反应——溴加成反应。

【例9-6】完成下列反应。

（1）

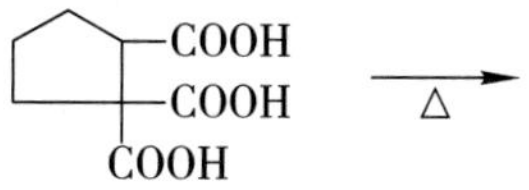

（2）

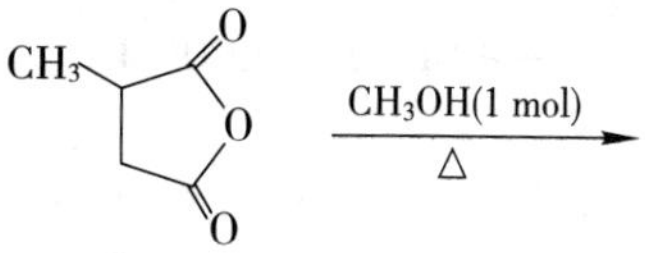

（3）

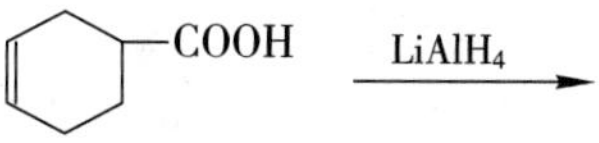

（4）

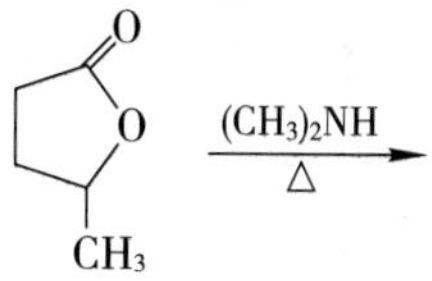

（5） 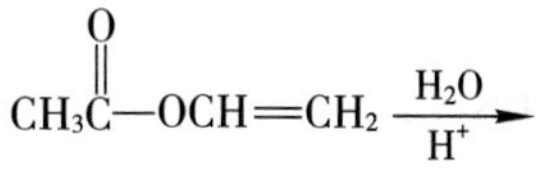
$$CH_3\overset{O}{\overset{\|}{C}}-OCH{=}CH_2 \xrightarrow[H^+]{H_2O}$$

（6）

$$\xrightarrow[P]{Br_2} \xrightarrow{KOH/C_2H_5OH} \xrightarrow{KMnO_4} \xrightarrow[\triangle]{H_2SO_4} \xrightarrow{\triangle}$$

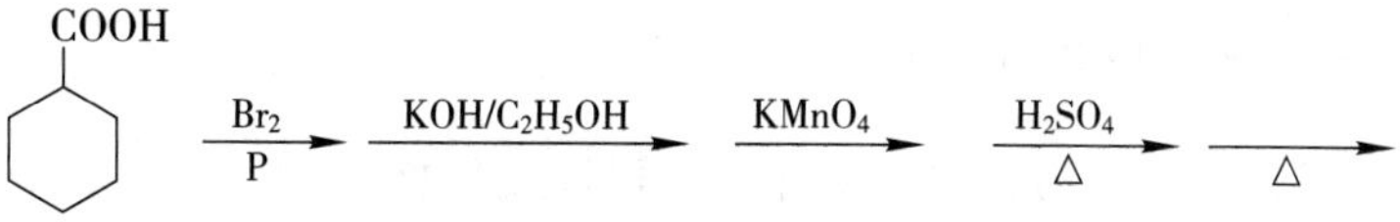

【解】（1）

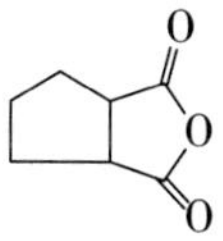

【注释】分子中相当于具有丙二酸和丁二酸的结构，丙二酸结构加热后先脱羧，然后丁二酸结构失水成环状内酐。

（2） 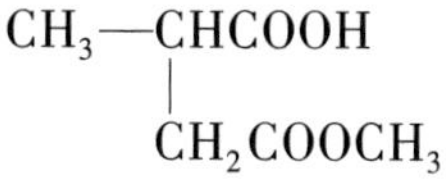
$$CH_3{-}\underset{\underset{CH_2COOCH_3}{|}}{CH}COOH \qquad CH_3{-}\underset{\underset{CH_2COOH}{|}}{CH}COOCH_3$$

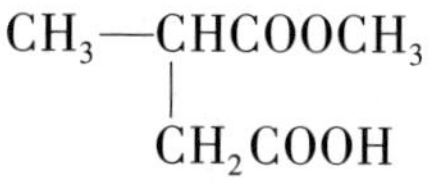

【注释】反应物是不对称的环酐，与一分子甲醇醇解时，可有两种醇解方式，所以可生成两种同分异构体的酯。

（3）

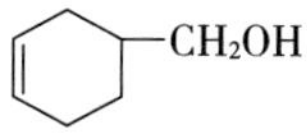

【注释】氢化铝锂不能还原 C═C 和 C≡C。

（4） 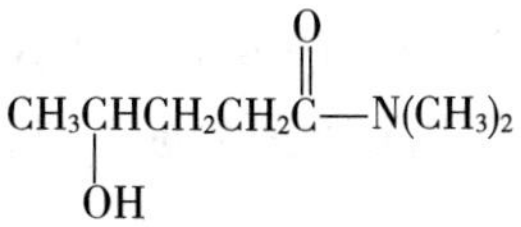
$$CH_3\underset{\underset{OH}{|}}{CH}CH_2CH_2\overset{O}{\overset{\|}{C}}{-}N(CH_3)_2$$

【注释】反应物是内酯,可氨解生成酰胺。

(5) $CH_3COOH + CH_2CHO$

【注释】乙酸乙烯酯水解先生成的乙烯醇,乙烯醇再异构化生成乙醛。

(6)

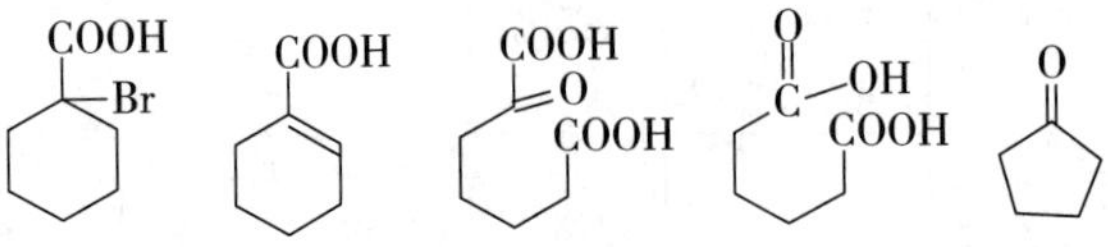

【注释】各步所发生的反应依次是:羧酸 $\alpha - H$ 的卤代反应,消除反应,双键氧化反应,$\alpha -$ 酮酸的脱羧反应,二元羧酸的热解反应。

【例 9 - 7】完成下列转变。

(1) $CH_3CH_2COOH \longrightarrow CH_3CH_2CH_2COOH$

(2)

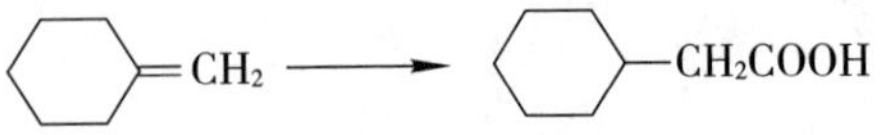

(3) $CH_3CH_2OH \longrightarrow$

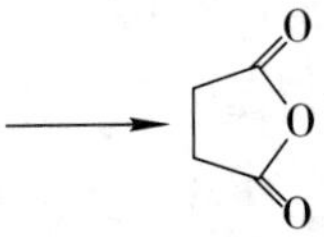

【解】(1) $CH_3CH_2COOH \xrightarrow{LiAlH_4} CH_3CH_2CH_2OH \xrightarrow{HBr} CH_3CH_2CH_2Br$

$\xrightarrow[C_2H_5OH]{NaCN} CH_3CH_2CH_2CN \xrightarrow{H^+} CH_3CH_2CH_2COOH$

【注释】产物比反应物增多了一个碳原子,可用腈水解法或用格氏试剂与二氧化碳来制备羧酸。

(2)

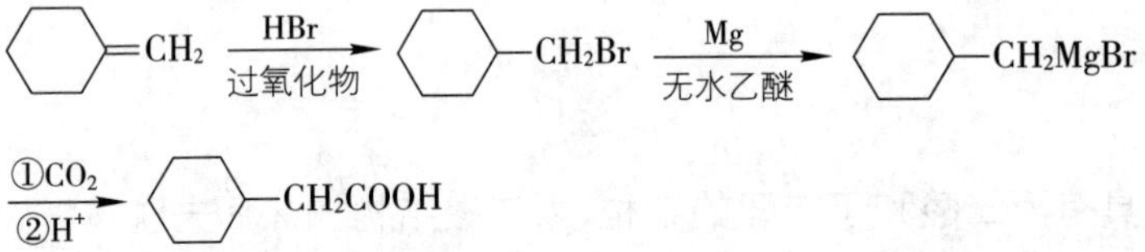

【注释】烯烃在过氧化物存在下与 HBr 发生反马氏规则加成。

(3) 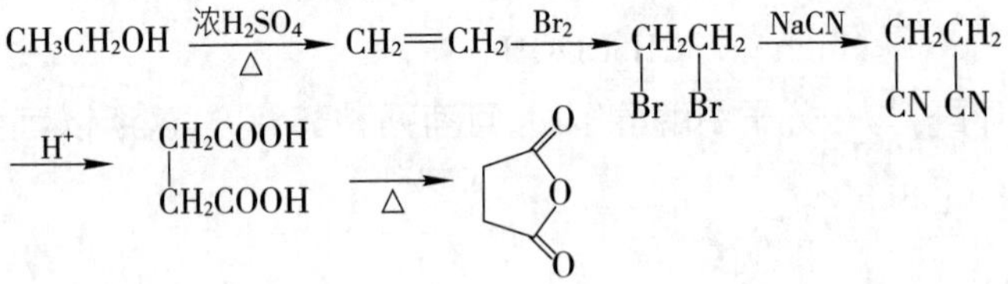 $CH_3CH_2OH \xrightarrow[\triangle]{浓H_2SO_4} CH_2{=}CH_2 \xrightarrow{Br_2} \underset{Br\ Br}{CH_2CH_2} \xrightarrow{NaCN} \underset{CN\ CN}{CH_2CH_2}$

$\xrightarrow{H^+} \underset{CH_2COOH}{CH_2COOH} \xrightarrow{\triangle}$

【注释】可通过二卤代物引入两个氰基两氰基再水解形成二元羧酸来合成。

【例 9 - 8】结构推测

化合物 A、B、C 分子式均为 $C_4H_6O_4$,A、B 可溶于 $NaHCO_3$ 溶液,A 加热生成 $C_4H_4O_3$,B 加热生成 $C_3H_6O_2$,化合物 C 用稀酸处理可得 D 和 E,用高锰酸钾氧化 D 和 E 均只生成二氧化碳和水。写出 A、B、C 的结构式。

【解】

A.　HOOC$\diagdown$COOH

B.　H₃C—$\underset{COOH}{\overset{COOH}{|}}$

C.　H₃C—$\overset{\displaystyle O}{\overset{\|}{C}}$—O—$\underset{\displaystyle O}{\underset{\|}{C}}$—O—$\overset{\displaystyle O}{\overset{\|}{}}$CH₃

【例 9-9】化合物 A 的分子式为 $C_6H_{12}O$，它与浓 H_2SO_4 共热生成 B(C_6H_{10})。B 与 $KMnO_4$/H^+ 作用得到 C($C_6H_{10}O_4$)。C 可溶于碱，当 C 与脱水剂共热时，则得到化合物 D。D 与苯肼作用生成黄色沉淀物；D 用锌汞齐及浓盐酸处理得化合物 E(C_5H_{10})。写出 A、B、C、D 和 E 的结构式。

【解】

$$A(C_6H_{12}O) \xrightarrow[\triangle]{浓H_2SO_4} B(C_6H_{10}) \xrightarrow{KMnO_4/H^+} C(C_6H_{10}O_4) \xrightarrow[\triangle]{脱水剂} D \xrightarrow{H_2NNHC_6H_5} 黄色\downarrow$$
$$\qquad\qquad (1) \qquad\qquad\qquad (2) \qquad\qquad\qquad (3) \qquad\Big\downarrow \xrightarrow[浓HCl]{Zn(Hg)} E(C_5H_{10})$$

按题意分析可知：变化(1)是脱水反应；(2)为氧化反应；(3)为羰基的还原。由 C 的组成及性质可预测 C 为二元羧酸，因为 B 为环状烯烃，则 A 为环状醇。因 C 受热既脱羧又脱水生成酮（可与苯肼作用），且碳原子减少了一个（与 E 比较），可见 C 中两羧基间间隔 4～5 个碳原子，由 E 之分子式可得 E 为环状戊烷，故从 E 开始采用逆推法可得：

$$\text{（A）} \xrightarrow[\triangle]{H_2SO_4} \text{（B）} \xrightarrow{KMnO_4} \text{（C）} \xrightarrow[\triangle]{脱水剂} \text{（D）} \xrightarrow[浓HCl]{Zn(Hg)} \text{（E）}$$

【注释】注意比较各化合物分子组成的变化，结合反应条件分析各步转化经历的反应。

💡 问题 •

问题 9-1　命名下列化合物。

（1）　CH₃—$\underset{CH_3}{\overset{CH_3}{\underset{|}{\overset{|}{C}}}}$—CH—COOH
　　　　　　　　　　|
　　　　　　　　　CH₃

（2）　CH₃CH₂CH—CH₂COOH
　　　　　　　　|
　　　　　　　　C≡CH

（3）　CH₃CHCH₂CH₂CHCH₃
　　　　　|　　　　　　|
　　　　COOH　　　COOH

（4）　

（5）　顺-2,3-二氯丁烯二酸

（6）　对苯二甲酸

解：

（1）2,3,3-三甲基丁酸　　　　（2）3-乙基-4-戊炔酸

（3）2,5-二甲基己二酸　　　　（4）4-氰基-3-羟基苯甲酸

（5） 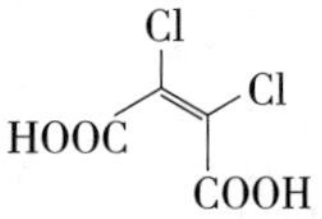 　　　　（6）

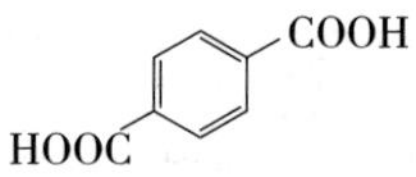

问题 9 - 2　将下列化合物的酸性由强至弱排列。

（1）乙酸、乙醇、琥珀酸、草酸

（2）丙酸、2 - 溴丙酸、2 - 氯丙酸、2 - 氟丙酸

解：（1）草酸 > 琥珀酸 > 乙酸 > 乙醇

二元羧酸 > 一元羧酸 > 醇，二元酸中的两个羧基越近，酸性越强

（2）2 - 氟丙酸 > 2 - 氯丙酸 > 2 - 溴丙酸 > 丙酸

羧基的吸电子诱导作用越大，电离质子的倾向越大，酸性就越强。

吸电子诱导作用：$F— > Cl— > Br— > I—$

问题 9 - 3　完成下列反应。

（1） 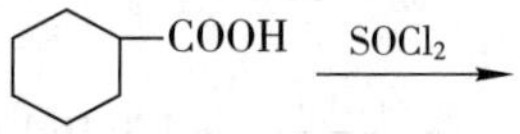 $\xrightarrow{SOCl_2}$　　　　（2） $+ CH_3COONa \longrightarrow$

（3） 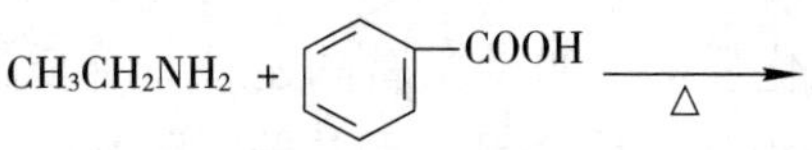 $CH_3CH_2NH_2 +$ $\xrightarrow{\triangle}$　　　　（4） $CH_3CH_2CH_2COOH + CH_3CH_2OH \xrightarrow[\triangle]{H_2SO_4}$

解：

（1） 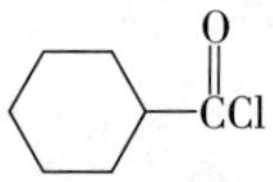 　　　　（2）

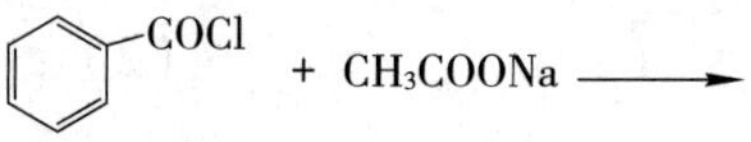

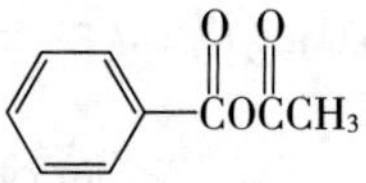

（3） 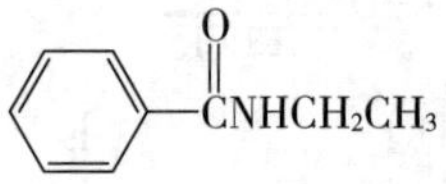 　　　　（4）　$CH_3CH_2CH_2COOCH_2CH_3$

问题 9 - 4　将下列化合物进行酯化反应由易至难排列。

（1） 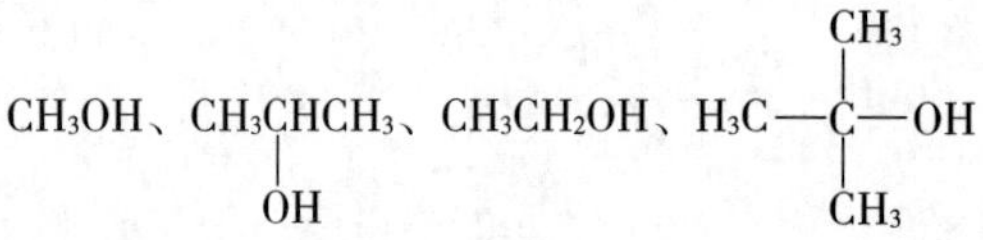 CH_3OH、CH_3CHCH_3、CH_3CH_2OH、
　　　　　　　　　$\overset{|}{OH}$

（2）甲酸、2,2 - 二甲基丙酸、戊酸、2 - 甲基丁酸

解：酯化反应由易至难排列顺序：

（1） 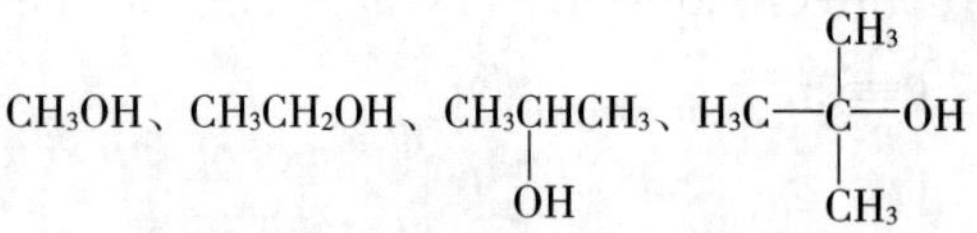 CH_3OH、 CH_3CH_2OH、 CH_3CHCH_3、
　　　　　　　　　　　　　　　$\overset{|}{OH}$

（2）甲酸、戊酸、2 - 甲基丁酸、2,2 - 二甲基丙酸

问题 9 - 5　用适当方法把丙酸转变为甲基丙二酸。

解：转化路线如下：

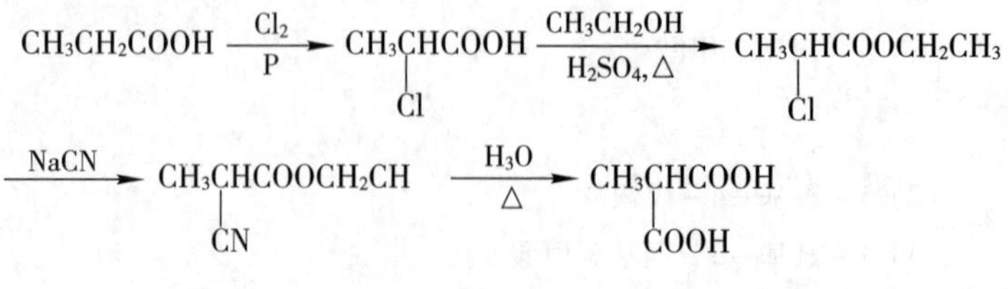

$$CH_3CH_2COOH \xrightarrow{\frac{Cl_2}{P}} CH_3\underset{\overset{|}{Cl}}{C}HCOOH \xrightarrow[H_2SO_4,\triangle]{CH_3CH_2OH} CH_3\underset{\overset{|}{Cl}}{C}HCOOCH_2CH_3$$

$$\xrightarrow{NaCN} CH_3\underset{\overset{|}{CN}}{C}HCOOCH_2CH \xrightarrow[\triangle]{H_3O} CH_3\underset{\overset{|}{COOH}}{C}HCOOH$$

问题9-6 完成下列反应。

（1） 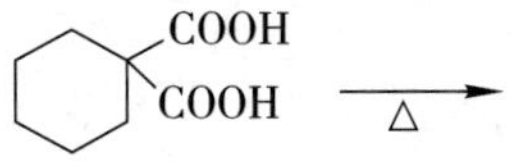 $\xrightarrow{\triangle}$ （2） 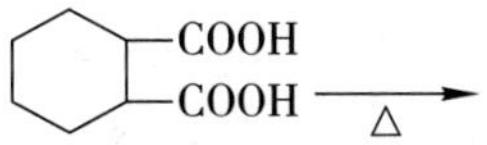 $\xrightarrow{\triangle}$

（3） 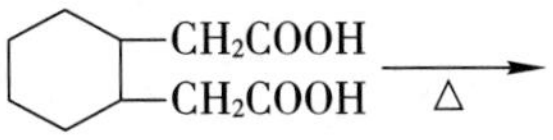 $\xrightarrow{\triangle}$ （4） 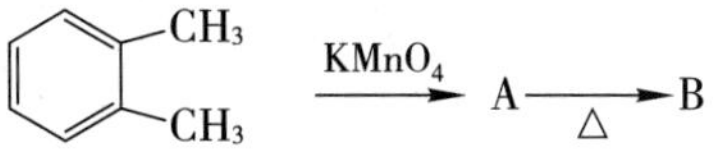 $\xrightarrow{KMnO_4}$ A $\xrightarrow{\triangle}$ B

解：

（1） 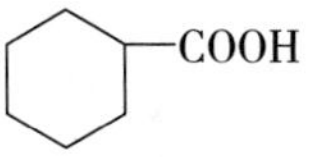 （2）

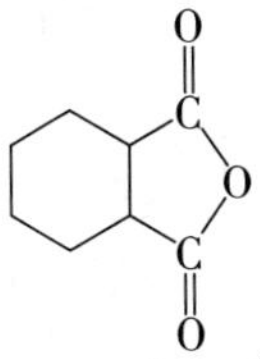

（3） 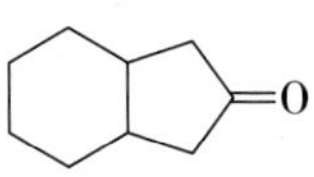 （4）A. 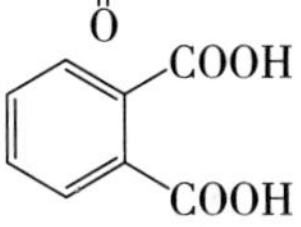 B.

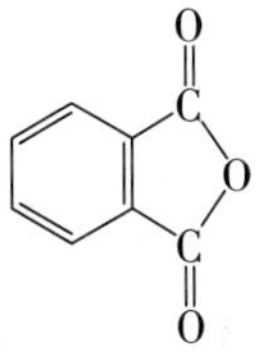

问题9-7 写出下列化合物的结构。
（1）苯甲酸苯乙酯 （2）N-甲基丁二酰亚胺
（3）丙酸苯甲酸酐 （4）对乙基苯甲酰氯

解：

（1） 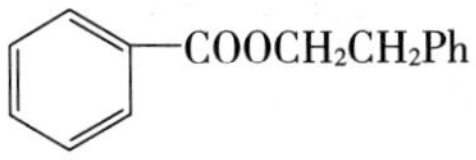 （2）

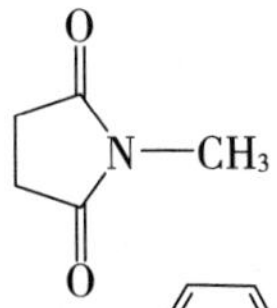

（3）CH₃CH₂COCPh （4）

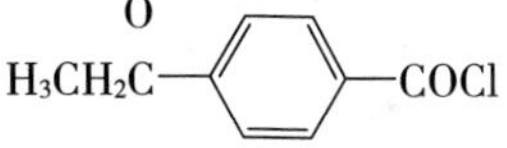

问题9-8 完成下列反应。

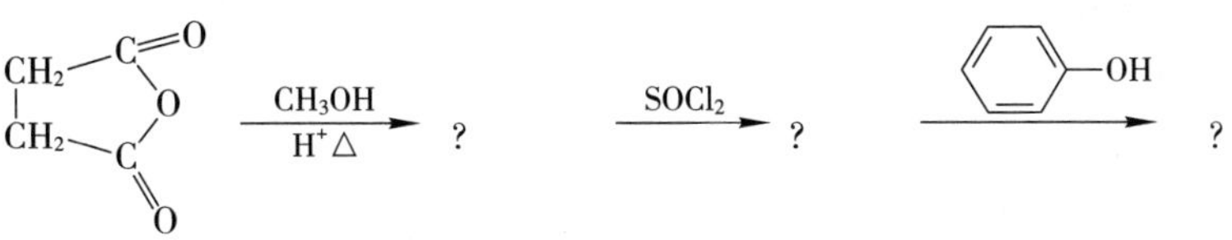

$\xrightarrow[H^+\triangle]{CH_3OH}$? $\xrightarrow{SOCl_2}$? $\xrightarrow{\text{苯酚}}$?

解：

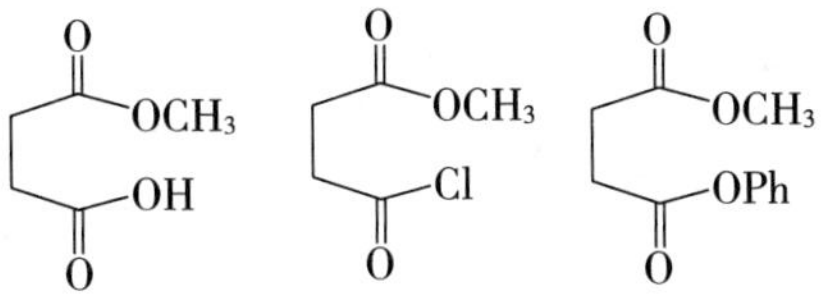

问题9-9 完成下列反应。

（1） 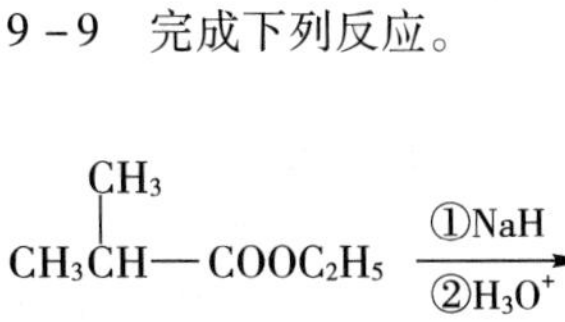 $\xrightarrow[\text{②}H_3O^+]{\text{①}NaH}$

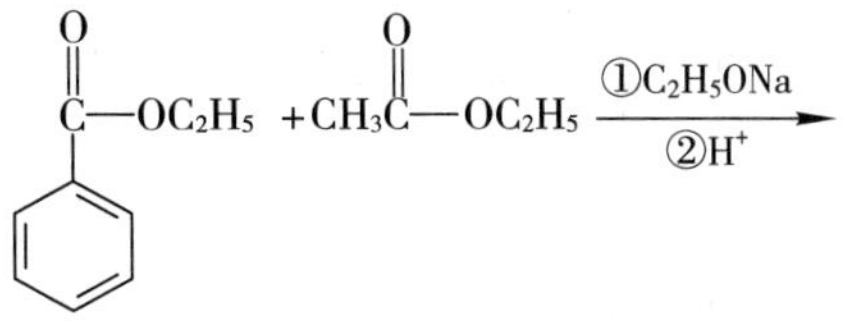

（2） $\xrightarrow[\text{②}H^+]{\text{①}C_2H_5ONa}$

解:

（1）

$$H_3C-\underset{\underset{H}{|}}{CH}-\underset{\overset{||}{O}}{C}-\underset{\underset{CH_3}{|}}{\overset{CH_3}{|}}{C}-COOC_2H_5$$

（2）

苯基-CO-CH$_2$-CO-OC$_2$H$_5$

💡 **习题** •

1. 命名下列化合物。

（1）$CH_3CH_2\underset{\underset{Br}{|}}{CH}COOH$ 带 CH_3

（2）

（3）

（4）

（5）

（6）

解:

（1）2 - 甲基 - 3 - 溴丁酸

（2）甲基丁二酸酐

（3）对甲氧基苯甲酸甲酯

（4）N - 甲基 - N - 烯丙基苯甲酰胺

（5）N - 溴丁二酰亚胺(NBS)

（6）1 - 萘乙酰溴

2. 写出下列化合物的结构式。

（1）反 - 丁烯二酸

（2）α - 苯丙酸苯酯

（3）N,N - 二乙基 - 4 - 溴苯甲酰胺

（4）邻羟基苯甲酸

（5）δ - 戊内酰胺

（6）α - 甲基丙烯酸甲酯

（7）N - 甲基 - 1,2 - 环己烷二甲酰亚胺

解:

（1）$\underset{H}{\overset{HOOC}{\diagdown}}C=C\underset{COOH}{\overset{H}{\diagup}}$

（2）$\underset{\underset{Ph}{|}}{CH_3CH}COOPh$

（3）$Br-$苯环$-\overset{\overset{O}{||}}{C}-N\underset{C_2H_5}{\overset{C_2H_5}{<}}$

（4）苯环 $\underset{OH}{\overset{COOH}{}}$

（5）内酰胺环 NH，O

（6）$\overset{\overset{O}{||}}{C}-OCH_3$ 带甲基

（7）二甲酰亚胺环 $N-CH_3$

3. 完成下列反应。

（1）环己烷-COOH $\xrightarrow{SOCl_2}$? $\xrightarrow{环戊基-OH}$?

（2）苯环($COOH$，NH_2) $+$ $CH_3\overset{\overset{O}{||}}{C}\overset{\overset{O}{||}}{C}CH_3$ $\longrightarrow$

（3）$H_3CH_2CH_2COOH$ $\xrightarrow[\triangle]{P_2O_5}$

（4）$CH_3CH_2\underset{\underset{}{}}{CH}COOH$ 带 CH_3 $+$ Cl_2 $\xrightarrow{P}$

（5）HOOCCH$_2$CHCHCH$_2$COOH
            | |
           Cl CH$_3$

（6） + C$_3$H$_7$OH $\longrightarrow$
（过量）

（7） + HNO$_2$ $\longrightarrow$

（8） + Br$_2$ + NaOH $\longrightarrow$

（9）2CH$_3$CH$_2$COOC$_2$H$_5$ $\xrightarrow[\text{②H}^+]{\text{①C}_2\text{H}_5\text{ONa}}$

（10）-COOC$_2$H$_5$ + CH$_3$CH—COOC$_2$H$_5$ $\xrightarrow[\text{②H}_3\text{O}^+]{\text{①NaH}}$
                                |
                              CH$_3$

（11） + CH$_3$CCl (O) $\xrightarrow{\text{Et}_3\text{N}}$

（12） $\xrightarrow{\text{LiAlH}_4}$

（13） + CH$_3$OH $\xrightarrow{\text{H}^+}$

（14） $\xrightarrow{\triangle}$

（15） + （CH$_3$）$_2$NH $\xrightarrow{\triangle}$

解：

（1）-COCl ， -C-O-

（2）

（3）CH$_3$CH$_2$CH$_2$-C-O-C-CH$_2$CH$_2$CH$_3$ (O)(O)

（4）C$_2$H$_5$-C-COOH
          |
          Cl
（CH$_3$ above）

（5）

（6）-COOC$_3$H$_7$

（7）-COOH + N$_2$↑ + H$_2$O

（8）-NH$_2$

（9）CH$_3$CH$_2$-C-CH-COOC$_2$H$_5$
                 |
                 CH$_3$

（10）-C-C-COOC$_3$H$_5$
                    CH$_3$ above, CH$_3$ below

（11）-NH-C-CH$_3$

（12）-CH$_2$OH + CH$_3$OH

（13）H$_3$C-CH-CH$_2$CH$_2$-COOCH$_3$
         |
         OH

（14） + CO$_2$↑

（15）HO-CH$_2$CH$_2$CH$_2$-C-N(CH$_3$)$_2$ (O)
                         CH$_3$ / CH$_3$

4. 制取乙酸苯酯不宜用乙酸与苯酚直接发生酯化反应制取,若以乙酸和苯酚为原料,应采用哪种方法制取乙酸苯酯? 写出反应式。

解:$CH_3COOH \xrightarrow{SOCl_2} CH_3-\overset{\overset{\displaystyle O}{\|}}{C}-Cl$

$CH_3-\overset{\overset{\displaystyle O}{\|}}{C}-Cl + \langle\!\!\bigcirc\!\!\rangle-OH \longrightarrow CH_3-\overset{\overset{\displaystyle O}{\|}}{C}-O-\langle\!\!\bigcirc\!\!\rangle$

乙酸转化成乙酰氯后,提高了羰基碳的正电性,进而加快酯化速率。

5. 将下列化合物按酸性增强的顺序排列。

(1) 乙醇、乙酸、丙二酸、乙二酸

(2) 丙酸、α-溴丙酸、α,α-二溴丙酸、α-氟丙酸

解:

(1) 乙二酸 > 丙二酸 > 乙酸 > 乙醇

(2) α,α-二溴丙酸 > α-氟丙酸 > α-溴丙酸 > 丙酸

6. 按指定性质由小到大排列成序。

(1) 水解活性:乙酸酐、乙酸乙酯、乙酰胺、乙酰氯

(2) 酯化反应难易:甲酸,环戊烷甲酸,1-甲基环戊烷甲酸,1-叔丁基环戊烷甲酸

(3) 与苯酚反应的快慢:丙酸、丙酰氯、丙酸酐

(4) 水解反应速率:$CH_3COOC_2H_5$ $Cl_3CCOOC_2H_5$ $ClCH_2COOC_2H_5$

解:

(1) 水解活性:乙酰氯 > 乙酸酐 > 乙酸乙酯 > 乙酰胺

(2) 酯化反应活性:

$$HCOOH \quad > \quad \langle\!\!\bigcirc\!\!\rangle-COOH \quad > \quad \langle\!\!\bigcirc\!\!\rangle\!\!\overset{-COOH}{\underset{CH_3}{}} \quad > \quad \langle\!\!\bigcirc\!\!\rangle\!\!\overset{-COOH}{\underset{C(CH_3)_3}{}}$$

(3) 与苯酚反应的速率:丙酰氯 > 丙酸酐 > 丙酸

(4) 水解反应速率:$Cl_3CCOOC_2H_5 > ClCH_2COOC_2H_5 > CH_3COOC_2H_5$

7. 用化学方法鉴别下列化合物:

(1) 甲酸、草酸(10%水溶液)、乙酸

(2) 乙酸乙酯、乙酰乙酸乙酯、丁酮

(3) 水杨酸、对氨基苯酚、苯甲酸

解:

(1)

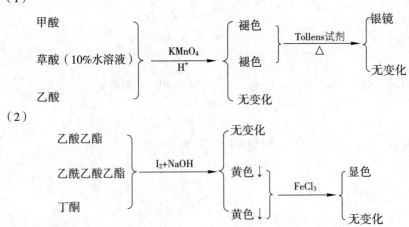

154

（3）将三种试剂溶于水中

$$\left.\begin{matrix}\text{水杨酸}\\[4pt]\text{对氨基苯酚}\\[4pt]\text{苯甲酸}\end{matrix}\right\} \xrightarrow{FeCl_3} \left\{\begin{matrix}\text{显色}\\[4pt]\text{显色}\\[4pt]\text{无变化}\end{matrix}\right. \quad \xrightarrow{NaHCO_3} \left\{\begin{matrix}CO_2\uparrow\text{使澄清石灰水浑浊}\\[6pt]\text{无变化}\end{matrix}\right.$$

8. 完成下列转变。

（1）乙醇——乙酰乙酸乙酯　　　（2）正戊醇——正丁胺

（3）丁酸——戊酸　　　　　　　（4）丙酸——戊酰氯

解：

（1）$CH_3CH_2OH \xrightarrow[H_3O^+]{KMnO_4} CH_3COOH$

$CH_3CH_2OH + CH_3COOH \xrightarrow[\triangle]{H_2SO_4} CH_3COOC_2H_5$

$$CH_3COOC_2H_5 \xrightarrow{NaOCH_2CH_3} CH_3\overset{\displaystyle O}{\overset{\|}{C}}-CH_2-\overset{\displaystyle O}{\overset{\|}{C}}-OCH_2CH_3$$

乙酰乙酸乙酯结构上属于 β-酮酸酯，通常通过 Claisen 酯缩合来制备。

（2）$CH_3CH_2CH_2CH_2CH_2OH \xrightarrow{KMnO_4} \xrightarrow{SOCl_2} \xrightarrow{NH_3}$

$CH_3CH_2CH_2CH_2-CONH_2 \xrightarrow{Br_2,NaOH} CH_3CH_2CH_2CH_2-NH_2$

Hofmann 降解反应常用来制备少一个的伯胺。

（3）$CH_3CH_2CH_2COOH \xrightarrow{LiAlH_4} \xrightarrow{SOCl_2} \xrightarrow[(C_2H_5)_2O]{Mg}$

$CH_3CH_2CH_2CH_2MgCl \xrightarrow[\text{低温}]{CO_2} \xrightarrow{H_2O} CH_3CH_2CH_2CH_2COOH$

制备多一个碳的羧酸可以通过相应的 Grignard 试剂与 CO_2 反应来制备。

（4）$CH_3CH_2COOH \xrightarrow[(C_2H_5)_2O]{LiAlH_4} \xrightarrow{SOCl_2} \xrightarrow[(C_2H_5)_2O]{Mg}$

$CH_3CH_2CH_2MgCl \xrightarrow{\triangle O} \xrightarrow{H_2O}$

$CH_3CH_2CH_2CH_2CH_2OH \xrightarrow[H_3O^+]{KMnO_4} TM$

制备多两个碳的羧酸，可以通过相应的 Grignard 试剂与环氧乙烷反应来实现。

9. 结构推测

三种化合物 A、B、C 的分子式均为 $C_5H_8O_2$，且均不溶于 NaOH 溶液。A、B 可使溴的四氯化碳溶液褪色，C 不能；A 的水解产物之一可发生碘仿反应和银镜反应，但不能使溴水褪色。B 的水解产物之一能使溴水褪色，而另一产物能发生碘仿反应，无银镜反应；C 水解产物只有一种，可以发生碘仿反应又可使 $KMnO_4$ 溶液褪色，写出 A、B、C 的可能结构。

解：三种化合物 A、B、C 的分子为 $C_5H_8O_2$，不饱和度为 2，均不溶于 NaOH 溶液，所以不是羧酸，可能是酯类。A、B 可使溴水褪色表示存在有碳碳双键（或三元环），C 可能是内酯。A 的水解产物可发生碘仿和银镜反应，应是乙醛，它应由乙烯醇异构化而得，由 $C_5H_8O_2 - C_2H_4O = C_3H_4O$，$C_3H_4O$ 部分是丙酰基，故 A 为丙酸乙烯酯。B 的水解产物之一能发生碘仿而无银镜反应，该产物应是乙醇，另一产物能使溴水褪色，应为丙烯酸，由此推出 B 是丙烯酸乙酯。C 不能使溴水褪色，但可水解，应为饱和内酯。水解产物可发生碘仿，和使高锰酸钾褪色，应具

有 $CH_3\overset{|}{C}H—OH$ 结构,故推测其结构为 γ – 戊内酯。

A. $CH_3CH_2COOCH{=}CH_2$ B. $CH_2{=}CHCOOCH_2CH_3$ C.

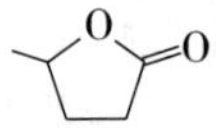

10. 化合物 A 的分子式为 $C_5H_6O_3$,它能与 1 mol 乙醇作用得到两个互为异构体的化合物 B 和 C。B 和 C 分别与氯化亚砜作用后再与乙醇作用,两者都生成同一化合物 D,试推测 A、B、C、D 的结构并写出有关反应式。

解:

A. 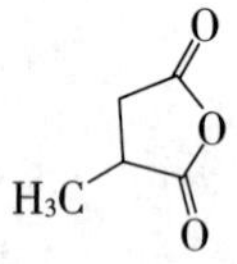   B.和C.

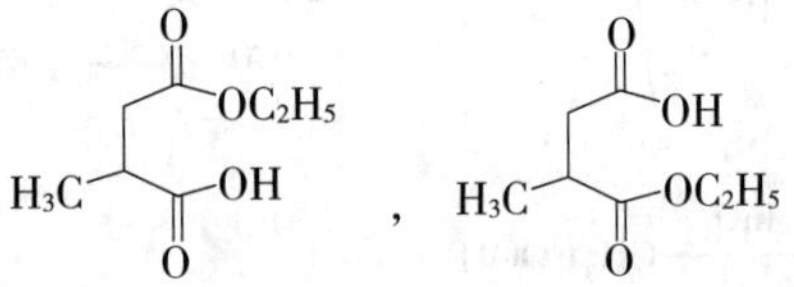

D.

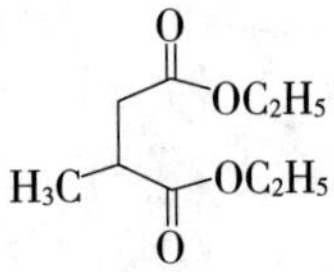

相关反应过程:

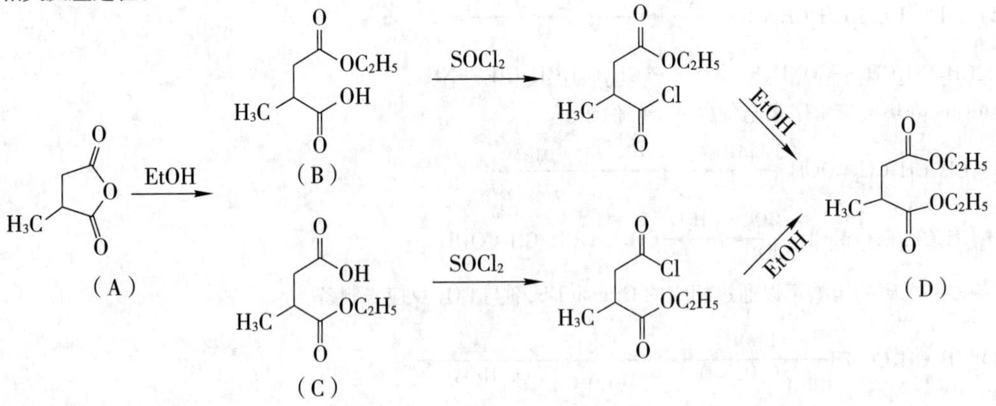

(包头医学院 苏 琨)

第 10 章

羟基酸和酮酸

本章基本要求

- 掌握羟基酸和酮酸的结构和命名。
- 掌握醇酸的化学性质(酸性、氧化反应、α、β、γ - 醇酸的脱水反应,酚酸的脱羧反应)。
- 掌握酮酸的化学性质(还原作用、β - 酮酸的酮式分解和酸式分解、α - 酮酸的氧化反应、α - 酮酸在稀或者浓 H_2SO_4 下的分解反应,α - 酮酸的氨基化反应)。
- 掌握乙酰乙酸乙酯的酮型 - 烯醇型互变异构现象。
- 了解醇酸和酮酸的体内化学过程;了解 α - 酮酸氨基化反应的生物学意义。
- 熟悉医药学上重要的羟基酸和酮酸的性能与生物活性。

主要知识点

10.1 羟基酸的结构和命名

羧酸分子中烃基上氢原子被羟基取代后的化合物称为羟基酸(羟基酸分为醇酸和酚酸)。醇酸的命名:羧酸为母体,羟基为取代基,并用阿拉伯数字或希腊字母 α、β、γ 等标明羟基的位置。一些来自自然界的羟基酸多采用俗名。酚酸的命名以芳香酸为母体,标明羟基在芳环上的位置。例如:

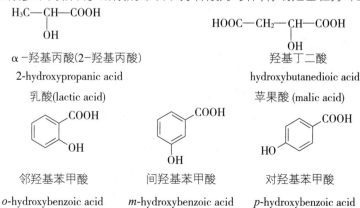

H₃C—CH—COOH
    OH
	HOOC—CH₂—CH—COOH
	          OH

α -羟基丙酸(2-羟基丙酸)	羟基丁二酸
2-hydroxypropanic acid	hydroxybutanedioic acid
乳酸(lactic acid)	苹果酸 (malic acid)

邻羟基苯甲酸   间羟基苯甲酸   对羟基苯甲酸

o-hydroxybenzoic acid   *m*-hydroxybenzoic acid   *p*-hydroxybenzoic acid

10.2 羟基酸的物理性质

常见的醇酸多为晶体或黏稠的液体,在水中的溶解度和熔点较相应碳原子数的醇和酸大,多数醇酸具有旋光性。酚酸都为晶体,多以盐、酯或糖苷的形式存在于植物中。

10.3 羟基酸的化学性质

羟基酸具有醇、酚和酸的通性。由于羟基和羧基的相互影响又具有特殊性,而且这些特殊性质因两官能团的相对位置不同又表现出明显的差异。

10.3.1 酸性

醇酸的酸性强于相同碳原子数的羧酸,羟基离羧基越近,酸性越强;反之越弱。醇酸中酸性的相对强弱主要是羟基表现出 $-I$ 效应。酚酸的酸性受诱导效应、共轭效应、邻位效应和分子内形成氢键的影响,其酸性随羟基与羧基的相对位置不同而表现出明显的差异。

10.3.2 醇酸的氧化反应

醇酸中羟基因受羧基的 $-I$ 效应影响,比醇中羟基更易被氧化,如 $\alpha-$ 醇酸能与弱氧化剂(如 Tollens 试剂)反应生成醛酸或酮酸。醇酸在体内的氧化通常在酶催化下进行。

10.3.3 $\alpha-$ 醇酸的分解反应

$\alpha-$ 醇酸与稀硫酸共热时,由于羟基和羧基都有 $-I$ 效应,使羧基和羟基之间的电子云密度降低,有利于键的断裂,生成一分子醛或酮和一分子甲酸。

10.3.4 醇酸的脱水反应

$\alpha-$ 醇酸加热形成交酯;$\beta-$ 醇酸脱水生成 $\alpha,\beta-$ 不饱和酸;$\gamma-$ 醇酸和 $\delta-$ 醇酸极易发生分子内脱水生成内酯,游离的 $\gamma-$ 醇酸常温下不存在。例如:

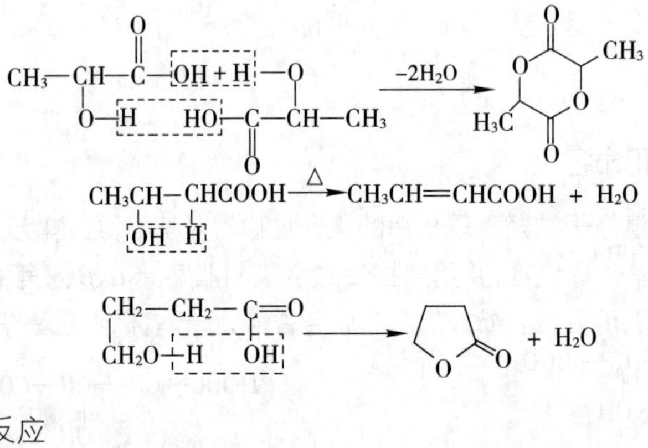

10.3.5 酚酸的脱羧反应

羟基在羧基邻、对位的酚酸加热至熔点以上时,易脱羧分解成相应的酚。例如:

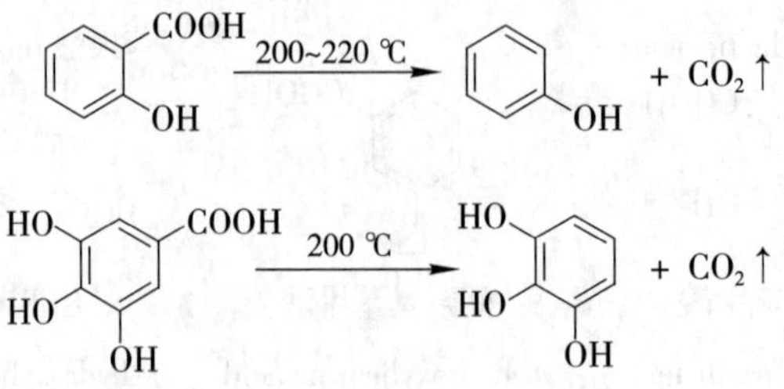

10.4　酮酸的结构和命名

酮酸(keto acid)是分子中既含有酮基又含羧基两种官能团的化合物。

根据酮基和羧基的相对位置不同,酮酸可分为 α、β、γ – 酮酸。油脂、糖类和蛋白质体内代谢的中间产物是 α – 酮酸和 β – 酮酸。

酮酸的命名是以羧酸为母体,酮基作取代基,并用阿拉伯数字或希腊字母标明酮基的位置;也可以羧酸为母体,用"氧代"表示羰基。例如:

$$
\underset{\substack{\\ \alpha-丙酮酸 \\ 2-氧代丙酸}}{CH_3\overset{\displaystyle O}{\overset{\|}{C}}COOH}
\qquad
\underset{\substack{\\ \beta-丁酮酸 \\ 3-氧代丁酸}}{H_3C\overset{\displaystyle O}{\overset{\|}{C}}CH_2COOH}
\qquad
\underset{\substack{\\ 丁酮二酸 \\ 2-氧代丁二酸}}{HOOC\overset{\displaystyle O}{\overset{\|}{C}}CH_2COOH}
$$

10.5　酮酸的化学性质

酮酸除了具有酮和羧酸的一般性质外,由于酮基和羧基之间的相互影响,使酮酸具有一些特殊性质。

10.5.1　酸性

酮酸的酸性比相应的醇酸强。

10.5.2　α – 酮酸的氨基化反应

在体内 α – 酮酸与氨在酶催化下可转变成 α – 氨基酸,其中 GPT 对肝炎患者的临床诊断是十分有用的。例如:

$$
H_3C\overset{\displaystyle O}{\overset{\|}{C}}-COOH \xrightarrow[-H_2O]{NH_3/Pt(或酶)} \left[H_3C\overset{\displaystyle NH}{\overset{\|}{C}}-COOH \right] \xrightarrow{+[H]} H_3C\overset{\displaystyle \overset{+}{N}H_3}{\overset{|}{C}H}-COO^-
$$
$$
丙氨酸
$$

10.5.3　α – 酮酸的氧化反应

α – 酮酸能与弱氧化剂(如 Tollens 试剂)发生银镜反应。

$$
R-\overset{\displaystyle O}{\overset{\|}{C}}-COOH \xrightarrow[\triangle]{Tollens试剂} RCOO^- + Ag\downarrow + NH_3\uparrow
$$

10.5.4　酮酸的分解反应

(1) α – 酮酸与稀硫酸或浓硫酸共热时可发生分解反应。例如:

$$
R-\overset{\displaystyle O}{\overset{\|}{C}}-COOH
\begin{cases}
\xrightarrow[\triangle]{稀H_2SO_4} RCHO + CO_2\uparrow \text{ 脱羧反应} \\
\xrightarrow[\triangle]{浓H_2SO_4} RCOOH + CO\uparrow \text{ 脱羰反应}
\end{cases}
$$

(2) β – 酮酸的分解反应　β – 酮酸微热即发生脱羧反应,生成酮,并放出 CO_2。这一反应称为 β – 酮酸的酮式分解(ketonic cleavage)。

$$
CH_3COCH_2COOH \xrightarrow{微热} CH_3COCH_3 + CO_2\uparrow
$$

β – 酮酸与浓氢氧化钠共热时,α – 碳原子和 β – 碳原子之间发生键的断裂,生成两分子羧酸盐,这一反应称为 β – 酮酸的酸式分解反应(acid cleavage)。

$$R{-}\overset{\overset{\displaystyle O}{\|}}{C}{-}CH_2COOH + 2NaOH(浓) \xrightarrow{\triangle} RCOONa + CH_3COONa$$

β – 丁酮酸、β – 羟基丁酸和丙酮合称为酮体,它是糖尿病患者晚期酸中毒的根本原因。

10.6 醇酸和酮酸的体内化学过程

体内的醇酸和酮酸均为糖、脂肪和蛋白质代谢的中间产物,这些中间产物在体内各种酶的催化下,发生一系列化学反应(如脱氢、脱水及脱羧等),伴随着氧气的吸收、二氧化碳的放出以及能量的产生,为生命活动提供了物质基础。例如:苹果酸在脱氢酶的作用下生成草酰乙酸。草酰乙酸与乙酰辅酶 A 在柠檬酸合酶的作用下,经酯缩合反应生成柠檬酸,柠檬酸在酶的作用下可脱水生成顺乌头酸,再加水形成异柠檬酸,然后经脱氢、脱羧等过程转变成 α – 酮戊二酸。

10.7 前列腺素

前列腺素(prostaglandins,PG)是花生四烯酸及其他不饱和脂肪酸的衍生物。前列腺素是具有五元环和 20 个碳原子的脂肪酸,其基本结构是前列腺(烷)酸(prostanoic acid,PA)。前列腺素可分为 PG A、B、C、D、E、F、G、H 及 I 九型。它们彼此间的区别是五碳环上的取代基及双键位置不同。根据侧链 R′ 及 R″ 所含双键的数目而分为 1、2、3 类,又根据五碳环上 9 位 – OH 基的立体构型而分为 α 和 β 两型。PG 的作用非常广泛,几乎影响全身各组织系统。它们涉及生育、血液循环、炎症、哮喘及腹泻等一系列生理或病理过程,如引起平滑肌的收缩或舒张、血小板的聚集或解聚、血压的升高或降低及神经传递等。

10.8 酮型 – 烯醇型互变异构

具有 α – H 的酮、二酮和酮酸酯等化合物都有酮型和烯醇型两种互变异构体的动态平衡形式存在,体系里的物质能表现出酮和烯醇的性质。分子结构、溶剂和温度的差异,使这类物质的酮型和烯醇型的含量各有所异。其产生的原因是活泼的 α – H 在羰基氧和 α – C 之间进行可逆转移。影响烯醇型结构比例的主要因素有:① α – H 的活泼性。② 烯醇型结构中共轭体系的延伸使烯醇型结构稳定。③ 烯醇型结构中分子内氢键的形成可增强烯醇型的相对稳定性。

💡 典型例题剖析·

【例 10 – 1】按酸性由强到弱排列下化合物。

(1) A. $CH_3COCOOH$　　B. $CH_3\underset{\underset{\displaystyle OH}{|}}{C}HCOOH$　　C. CH_3CH_2COOH　　D. CH_2CH_2COOH
$\overset{|}{\underset{OH}{}}$

(2) A.　　B.　　C.　　D.　　E.

【解】(1) 酸性由强到弱的顺序为:A > B > D > C

（2）酸性由强到弱的顺序为：D ＞ A ＞ B ＞ E ＞ C

【注释】（1）吸电子基团使酸性增强，基团 $-I$ 效应越强，酸性亦越强；$-I$ 效应随碳链增长迅速减弱。羰基氧吸电子能力强于羟基，因此酮酸的酸性强于相应的醇酸。

（2）羟基在邻位时由于分子内氢键的形成，使酸性大大增强，2,6 - 二羟基苯甲酸由于羧酸负离子能形成两个氢键而更为稳定，其酸性比 2 - 羟基苯甲酸还要强得多。羟基在对位时由于给电子共轭效应强于其吸电子诱导效应，使酸性较苯甲酸弱，羟基在间位时以吸电子诱导效应为主，但因与羧基间间隔了三个碳原子，作用较小，其酸性较苯甲酸略有增强。

【例 10 - 2】按烯醇化程度从大到小的次序排列下化合物。

A. $C_6H_5COCH_2COCH_3$ 　　　B. $CH_3COCH_2COCH_3$

C. $CH_3COCH_2COOCH_3$ 　　　D. $CH_3COCH_2CH_3$

【解】烯醇化程度从大到小的次序为：A ＞ B ＞ C ＞ D。

【注释】$\alpha - H$ 的越活泼烯醇化程度越大；羰基的 $-I$ 效应强于酯基和羧基。共轭体系的延伸使烯醇型结构稳定，烯醇化程度越大。

【例 10 - 3】用简单的化学方法区别下列化合物：

【注释】这里利用了酚羟基和烯醇式的性质，羰基的加成和 $\alpha -$ 醇酸的氧化反应。

【例 10 - 4】将下列化合物按脱羧的难易程度按从易到难的次序排列：

【解】B ＞ D ＞ A ＞ C

【注释】$\beta -$ 酮酸由于酮基有较强的 $-I$ 效应，且酮基氧原子能与羧基中的氢形成分子内氢键，脱羧较容易进行。在芳香酸中，羟基在羧基的邻、对位时容易脱羧。

【例 10 - 5】旋光性物质 A（$C_6H_{12}O_3$）分子中存在两对对映异构体，与 $NaHCO_3$ 作用放出 CO_2，A 微热后脱水生成 B。B 存在两种构型，但无光学活性，将 B 用酸性 $KMnO_4$ 处理可得丙酸和 C。C 也能与 $NaHCO_3$ 反应放出 CO_2，与 Tollens 试剂作用产生银镜，C 还能发生碘仿反应，试推出 A、B、C 的结构式。并写出 A 所有异构体的 Fischer 投影式和 B 的两种构型。

【解】因为 C 能与 $NaHCO_3$ 反应放出 CO_2，与 Tollens 试剂作用产生银镜，C 还能发生碘仿反应，因此 C 应为 $\alpha -$ 丙酮酸。B 用酸性 $KMnO_4$ 处理可得丙酸和 $\alpha -$ 丙酮酸，因此 B 应为 2 - 甲基 - 2 - 戊烯酸。由于旋光性物质 A（$C_6H_{12}O_3$）分子中存在两对对映异构体，与 $NaHCO_3$ 作用放出 CO_2，A 微热后可脱水生成 B，因此 A 应为 $\beta -$ 醇酸，且分子中存在两个不相同的手性碳原子，故 A 应为 2 - 甲基 - 3 - 羟基戊酸。它们的结构式如下：

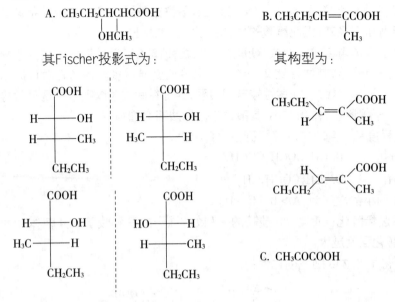

A. CH₃CH₂CHCHCOOH
           | |
          OH CH₃

B. CH₃CH₂CH＝CCOOH
                |
               CH₃

其Fischer投影式为：

其构型为：

C. CH₃COCOOH

【注释】可采用倒推法推测结构式。

💡 **问题**

问题 10 - 1 写出下列化合物的结构式。

（1）β - 羟基丁酸 　（2）对氨基水杨酸 　（3）乙酰水杨酸

解：

（1）CH₃CHCH₂COOH
           |
          OH

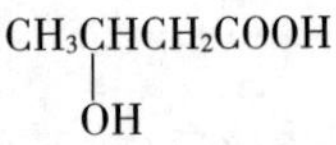

（2）H₂N—〈benzene ring〉—COOH
                         OH

（3）〈benzene ring〉—OCOCH₃
                   COOH

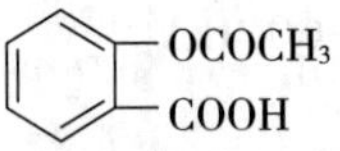

问题 10 - 2 完成下列反应式。

（1）〈cyclopentane ring with COOH and OH〉

　　→△→ HBr →

　　→[O]→ 浓NaOH △ →

（3）〈benzene ring〉—CH₂COOH / OH →△→

（2）CH₂CHCOOH
         |
         OH
     CH₂COOH

　　→[O]→ 浓H₂SO₄ →△→

（4）〈lactone ring with =O and CH₃〉 →CH₃OH / H⁺→

解：

（1）〈cyclopentane ring with COOH and OH〉

　　→△→〈cyclopentene with COOH〉→ HBr →〈cyclopentane with COOH and Br〉

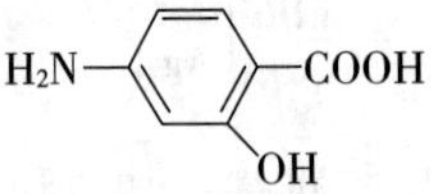

　　→[O]→〈cyclopentanone with COOH〉→△→〈cyclopentanone〉

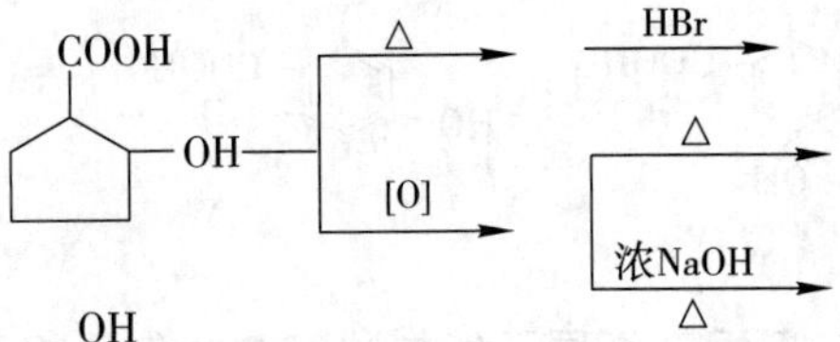

　　浓NaOH △ → NaOOC(CH₂)₄COONa

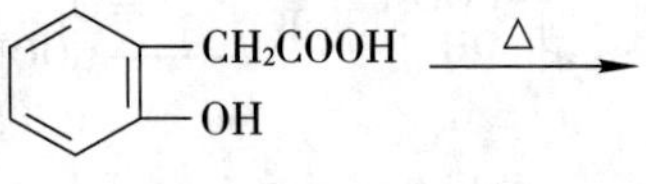

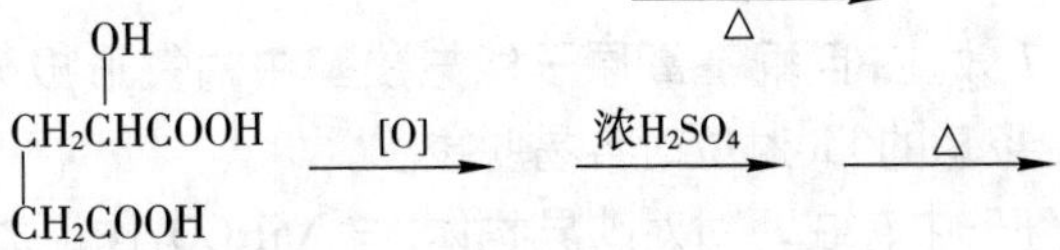

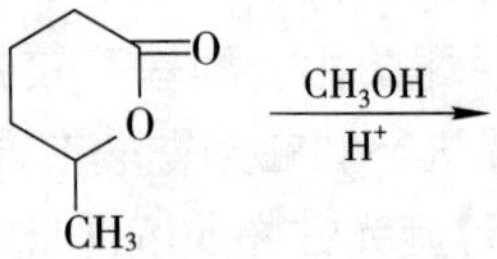

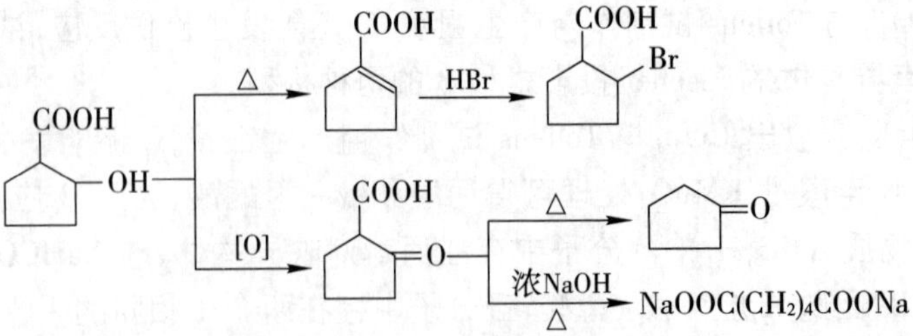

（2）
$$\underset{\text{CH}_2\text{COOH}}{\overset{\text{OH}}{\text{CH}_2\text{CHCOOH}}} \xrightarrow{[O]} \underset{\text{CH}_2\text{COOH}}{\overset{O}{\text{CH}_2\text{CCOOH}}} \xrightarrow[\text{–CO}]{\text{浓H}_2\text{SO}_4} \underset{\text{CH}_2\text{COOH}}{\text{CH}_2\text{COOH}} \xrightarrow{\triangle}$$

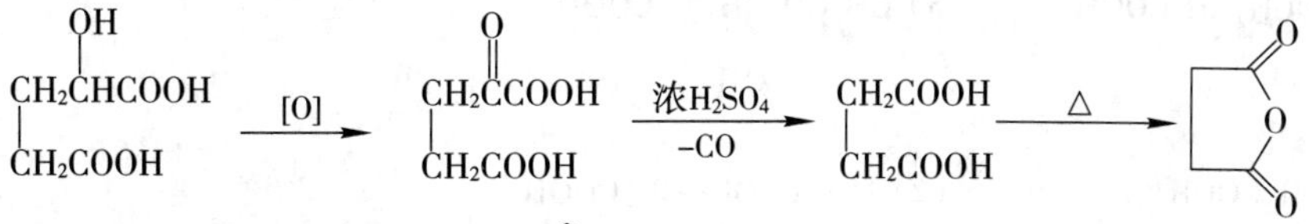

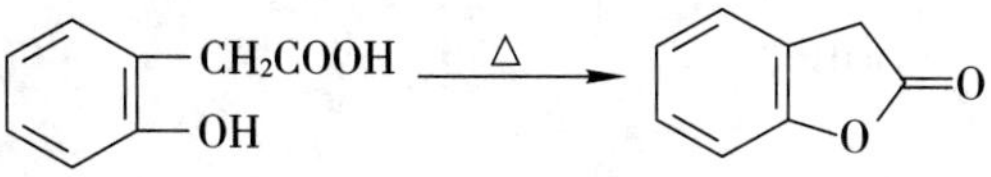

（3） 图 $\xrightarrow{\triangle}$ 图

（4） 图 $\xrightarrow[\text{H}^+]{\text{CH}_3\text{OH}}$ $\text{CH}_3\text{CH(CH}_2)_3\text{COOCH}_3$ （OH）

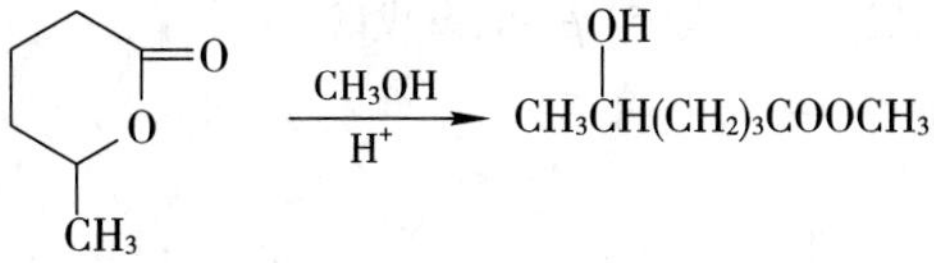

【注释】题 4 是内酯的醇解。

问题 10 – 3　完成下列反应式。

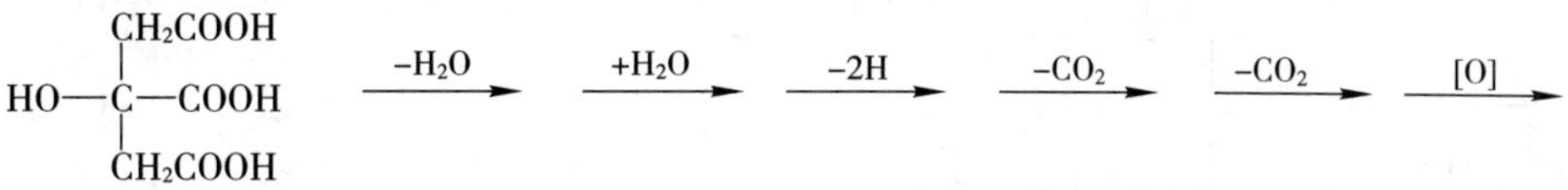

$$\underset{\text{CH}_2\text{COOH}}{\overset{\text{CH}_2\text{COOH}}{\text{HO—C—COOH}}} \xrightarrow{-\text{H}_2\text{O}} \xrightarrow{+\text{H}_2\text{O}} \xrightarrow{-2\text{H}} \xrightarrow{-\text{CO}_2} \xrightarrow{-\text{CO}_2} \xrightarrow{[O]}$$

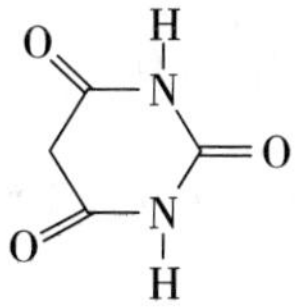

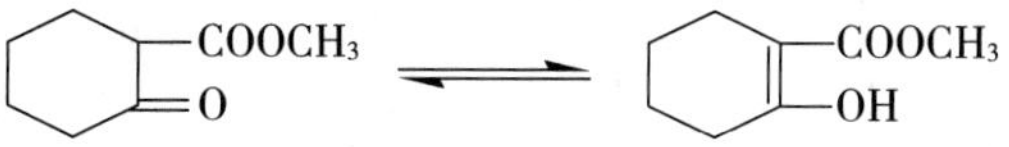

解：（略）

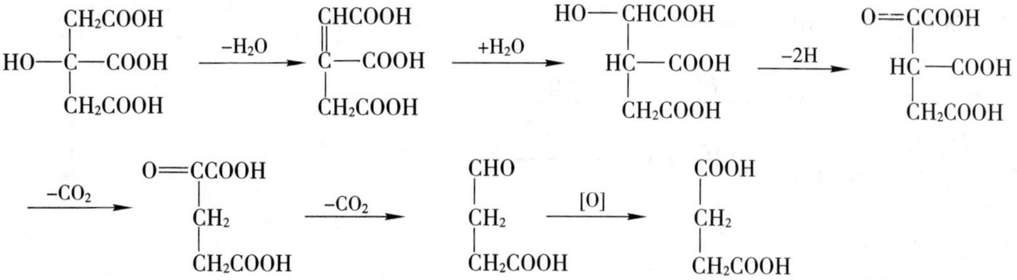

问题 10 – 4　写出下列化合物稳定的烯醇式结构。

（1） 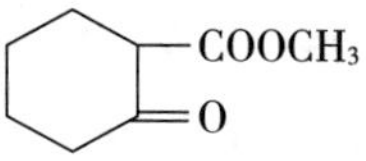 图 COOCH₃ O （2） 图

解：

（1） 图 ⇌ 图

（2） 图 ⇌ 图

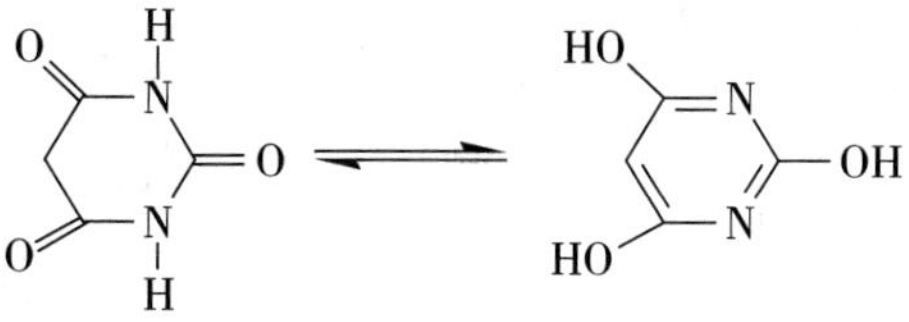

习题

1. 命名或写出下列化合物的结构式。
（1）乙酰乙酸　　（2）草酰琥珀酸　　（3）柠檬酸

（4）HOOCCOCH$_2$CH$_2$COOH   （5）CH$_3$CH$_2$CHCH$_2$COOH
　　　　　　　　　　　　　　　　　　　　　　　　|
　　　　　　　　　　　　　　　　　　　　　　　　OH

解：

（1）CH$_3$COCH$_2$COOH   （2）HOOCCOCHCH$_2$COOH
　　　　　　　　　　　　　　　　　　　　　　　|
　　　　　　　　　　　　　　　　　　　　　COOH

　　　　　　　OH
　　　　　　　|
（3）HOOCCH$_2$CCH$_2$COOH   （4）α - 酮戊二酸   （5）β - 羟基戊酸
　　　　　　　|
　　　　　COOH

2. 写出下列各反应的主要产物。

（1）CH$_3$CHCH$_2$COOH $\xrightarrow{\text{PBr}_3}$ （2）C$_6$H$_5$COCH$_2$COOH $\begin{array}{c}\xrightarrow{\triangle}\\ \xrightarrow[\triangle]{\text{浓NaOH}}\end{array}$
　　　　|
　　　OH

　　　　　　　|CHCOOH
（3）⬡—| $\xrightarrow{\text{稀HNO}_3}$ $\xrightarrow[\triangle]{}$ $\xrightarrow[\triangle]{\text{稀H}_2\text{SO}_4}$
　　　　　OH

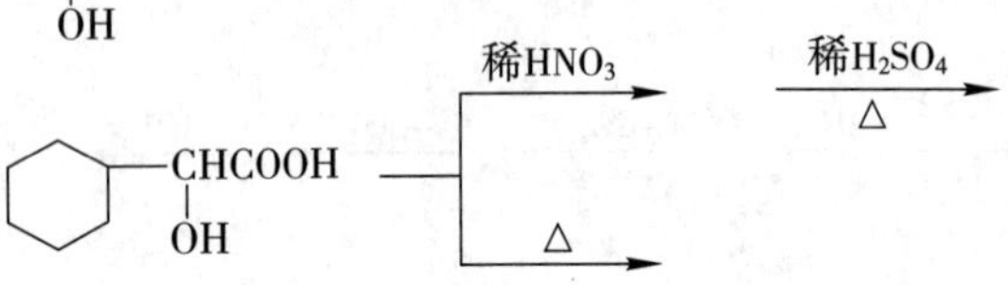

（4）HOOCCH$_2$COCOOH $\xrightarrow{\triangle}$

（5）CH$_3$COCOOH + NH$_3$ $\xrightarrow{\text{酶}}$ $\xrightarrow{[\text{H}]}$

（6）⬡（OH / COOH）+ CH$_3$COCl ⟶

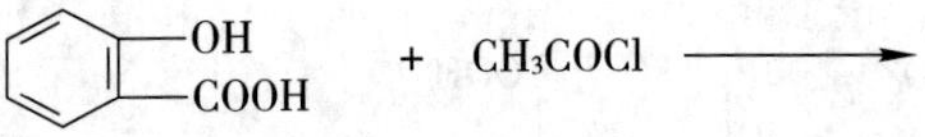

解：

（1）CH$_3$CHCH$_2$COOH $\xrightarrow{\text{PBr}_3}$ CH$_3$CHCH$_2$COBr
　　　　|　　　　　　　　　　　　　　　　　|
　　　OH　　　　　　　　　　　　　　　　Br

（2）C$_6$H$_5$COCH$_2$COOH $\begin{array}{l}\xrightarrow{\triangle}\ \text{C}_6\text{H}_5\text{COCH}_3 + \text{CO}_2\uparrow\\ \xrightarrow[\triangle]{\text{浓NaOH}}\ \text{C}_6\text{H}_5\text{COONa} + \text{CH}_3\text{COONa}\end{array}$

（3）⬡—CHCOOH
　　　　　|
　　　　 OH
$\xrightarrow{\text{稀HNO}_3}$ ⬡—C—COOH（O）$\xrightarrow[\triangle]{\text{稀H}_2\text{SO}_4}$ ⬡—CHO + CO$_2\uparrow$

$\xrightarrow[\triangle]{}$ 环状二聚体

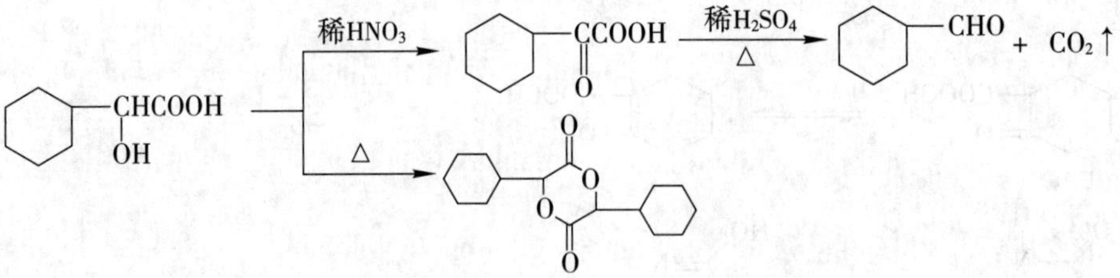

（4）HOOCCH$_2$COCOOH $\xrightarrow{\triangle}$ CH$_3$COCOOH + CO$_2\uparrow$

　　　　　　　　　　　　　　　　NH
　　　　　　　　　　　　　　　　‖
（5）CH$_3$COCOOH + NH$_3$ $\xrightarrow{\text{酶}}$ [CH$_3$CCOOH] $\xrightarrow{[\text{H}]}$ CH$_3$CHCOO$^-$
　　　　　　　　　　　　　　　　　　　　　　　　　　　　　　　|
　　　　　　　　　　　　　　　　　　　　　　　　　　　　　$^+$NH$_3$

（6）⬡（OH / COOH）+ CH$_3$COCl ⟶ ⬡（OCOCH$_3$ / COOH）

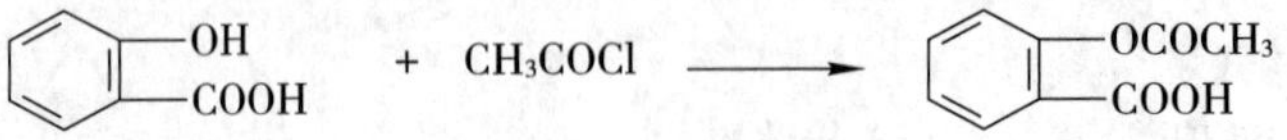

3. 用化学方法鉴别下列各组化合物。

(1)乙酰水杨酸、水杨酸、水杨酸甲酯和乙酰乙酸乙酯

(2)丙酮酸、草酰乙酸甲酯、2,4 - 戊二酮和丙酮

解:

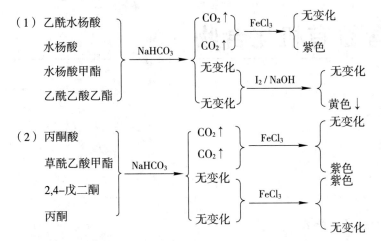

4. 按要求排出下列各组化合物的次序。

(1)按烯醇化程度由大到小的次序排列

A. $CH_3COCH_2COCH_3$　　B. $CH_3COCHCOCH_3$　　　C. $CH_3COCHCOCH_3$　　　D. $CH_3COCHCOOC_2H_5$
　　　　　　　　　　　　　　|　　　　　　　　　　　　　　　|　　　　　　　　　　　　　|
　　　　　　　　　　　　　　Cl　　　　　　　　　　　　　　CH$_3$　　　　　　　　　　　CH$_3$

解:B > A > C > D

(2)脱羧反应由易到难

A. α - 丁酮酸;　　　　　B. β - 丁酮酸;　　　　　C. 丁酸

解:B > A > C

5. 下列化合物中,哪些能形成稳定的烯醇型? 试写出它们的酮型和烯醇型互变平衡式。

(1) CH_2OHCH_2COOH　　　　　　(2) $C_6H_5COCH(COOCH_3)_2$

(3) $HOOCCOCH_2COOH$　　　　　　(4) $CH_3COC(CH_3)_2COOCH_3$

解:能形成稳定烯醇的是(2)和(3)。

$C_6H_5COCH(COOCH_3)_2$: $C_6H_5C(OH)=C(COOCH_3)_2$

$HOOCCOCH_2COOH$: $HOOCC(OH)=CHCOOH$

6. 查资料,写出丙酮酸在细胞线粒体氧化生成 CO_2 和 H_2O 的过程。

解:

$$CH_3\overset{O}{\overset{\|}{C}}COOH \xrightarrow{[O]} CH_3COOH + CO_2 + H_2O$$

7. 化合物 A($C_{13}H_{16}O_3$)能使溴水褪色,与 $FeCl_3$ 水溶液生成紫色物质,不与 $NaHCO_3$ 水溶液反应,A 与 40% $NaOH$ 水溶液共热后酸化并加以分离,得到三个化合物 B($C_8H_8O_2$)、C($C_2H_4O_2$)、D(C_3H_8O)。B 和 C 能溶解于冷的 $NaOH$ 水溶液和 $NaHCO_3$ 水溶液,B 经热的高锰酸钾氧化生成苯甲酸。D 与卢卡斯试剂的混合物在室温下放置不浑浊分层,只有加热才浑浊分层,试推测 A ~ D 的结构式。

解:A. 2 - 苯基 - 3 - 丁酮酸丙酯　　B. 苯乙酸　　C. 乙酸　　D. 2 - 丙醇

(三峡大学　袁　丁)

第11章 含氮有机化合物

📖 本章基本要求

- 掌握硝基化合物的结构、分类和命名。
- 掌握硝基化合物的理化性质。
- 掌握胺类化合物的结构特点。
- 掌握胺的物理性质及化学性质——酰化反应与亚硝酸反应,重氮化反应,重氮盐的取代反应及偶联反应。
- 了解生源胺的基本概念,熟悉常见的生源胺的结构。

💡 主要知识点

11.1 硝基化合物的结构

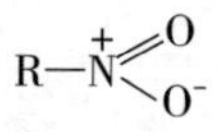

$$R-\overset{+}{N}\overset{O}{\underset{O^-}{\diagdown}} \quad \text{或} \quad R-\overset{+}{N}\overset{O^{-1/2}}{\underset{O^{-1/2}}{\diagdown}}$$

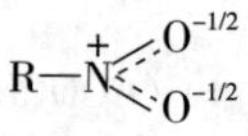

硝基中 N 为 sp^2 杂化。

11.2 硝基化合物的命名

硝基化合物的命名以烃为母体,硝基作为取代基。

11.3 胺的结构

胺类化合物具有类似氨的结构。如甲胺、三甲胺、二甲胺结构:

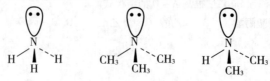

氮原子的最外层电子构型是 $2s^2 2p^3$，胺与氨分子中的氮原子均为不等性 sp^3 杂化。孤对电子占据一个 sp^3 杂化轨道，另外三个 sp^3 杂化轨道与三个氢原子或氮原子形成三个 N—H 或 N—Cσ 键。所以，胺（氨）分子具有棱锥体的四面体结构，孤对电子处于棱锥体的顶端。当氮原子上连有三个不相同的原子或基团时，氮原子即为手性中心，其实物与镜像不能重合，理论上分子具有手性。某些季铵盐离子或具有桥环的胺可以拆分成一对对映体。

芳香胺氮原子也是不等性 sp^3 杂化，只是以氮原子为中心的四面体比较扁平，未共享孤对电子具有较多的 p 轨道成分，与苯环 π 电子轨道重叠，原来属于氮原子的一对孤对电子分布在氮原子和苯环所组成的共轭体系中，见下图所示。

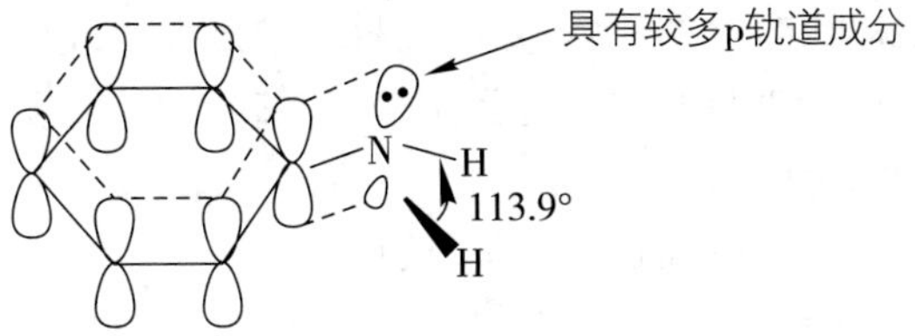

11.4　分类和命名

胺类可看成氨分子中氢原子被烃基取代的衍生物。根据烃基种类不同可分为脂肪胺和芳香胺；根据氮原子上烃基取代数目的不同可分为伯胺（1°胺）、仲胺（2°胺）、叔胺（3°胺）和季铵盐（4°铵盐）、季铵碱（4°铵碱）；还可以根据氨基数目不同分成一元胺、二元胺及多元胺。

$$NH_3 \quad RNH_2 \quad R_2NH \quad R_3N \quad C_6H_5CH_2N(CH_3)_3Cl \quad C_6H_5CH_2N(C_2H_5)_3OH$$

$$ArNH_2 \quad Ar_2NH \quad Ar_3N$$

氨　　1°胺　　2°胺　　3°胺　　　　　季铵盐　　　　　　季铵碱

命名时一般以胺为母体在相应烃基后加一"胺"字。复杂胺则以烃为母体，氨基作为取代基命名。芳胺氮原子上有取代基时，用"N－某某"来表示连在氮上的烃基。注意胺、氨、铵的用法：表示 NH_3 的烃基衍生物时用"胺"；表示季铵碱或季铵盐时用"铵"；表示氨基或 NH_3 时用"氨"。

11.5　胺的物理性质

相对分子质量较小的胺如甲胺、二甲胺、乙胺常温下是气体，其余胺为液体或固体。由于氨基与水形成氢键，因此，六个碳原子以下的低级胺可溶于水，但随着烃基部分碳原子数目增加水溶性减小，高级胺难溶于水。胺有难闻的臭味，三甲胺有鱼腥味，丁二胺（腐胺）与戊二胺（尸胺）有腐烂肉的臭味。

芳胺有较大毒性。如苯胺可通过皮肤黏膜吸收中毒，有些胺具有致癌作用。

伯胺和仲胺可以形成分子间氢键，故伯胺和仲胺的沸点要比相应碳原子数目的烷烃高；而叔胺的氮原子上不连氢原子，分子间不能形成氢键，故沸点与相应的相对分子质量烷烃相近。但是，胺的沸点低于相对分子质量相近的醇的沸点，这是因为氮的电负性小于氧，胺分子间的氢键比醇分子间的氢键弱。

11.6　胺的化学性质

胺中的氮原子是不等性 sp^3 杂化状态，其中的一个 sp^3 杂化轨道具有一未共用电子对，在一定条件下可以给出电子,因此氮原子是胺分子中的碱性中心和亲核中心。胺的化学性质主要表现在此两方面。

11.6.1 碱性

$$RNH_2 \underset{盐}{\overset{酸}{\rightleftharpoons}}$$

胺碱性大小与氮原子上电子云密度密切相关,影响因素往往复杂,受电子效应、空间效应、溶剂化效应综合影响,一般呈现如下顺序:脂肪胺 > 氨 > 芳香胺;在水溶液中的碱性,二甲胺 > 甲胺 > 三甲胺。

芳胺中由于氮原子上孤对电子与苯环共轭,使氮原子电子云密度降低,所以其碱性比氨弱,芳香胺氮原子上所连的苯环越多,共轭程度越大,碱性也就越弱。取代芳胺碱性大小与取代基种类及位置有关,一般来说如取代基是给电子基团则芳香胺碱性增强,反之减弱。

季铵碱在水中完全解离,为强碱。

11.6.2 酰化及 Hinsberg 反应(鉴别伯胺、仲胺、叔胺)

有机化合物中引入酰基的反应称为酰化反应。常用酰化剂有酰卤、酸酐。伯胺、仲胺中氮原子作为亲核中心可与酰卤、酸酐甚至酯发生亲核取代反应生成相应的酰胺,叔胺氮原子上没有氢,所以不发生酰化反应。

$$RNH_2 \xrightarrow{R'COCl或酐、酯} RNHCOR'$$

$$R_2NH \xrightarrow{R'COCl或酐、酯} R_2NCOR'$$

$$R_3N \xrightarrow{R'COCl或酐、酯} 不反应$$

酰胺通常是结晶固体,水解后又得到原来的胺,可用来分离、鉴别胺。酰基的吸电子作用降低氮上的电子云密度,所以也常用酰化反应来保护氨基。例如:由苯胺通过反应得到对硝基苯胺:

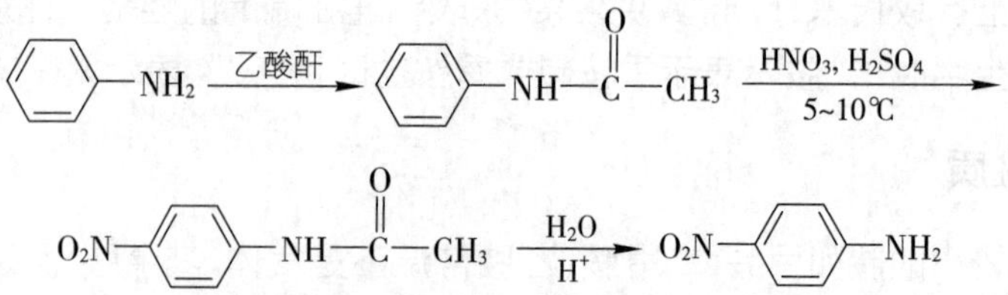

磺酰化(Hinsberg 反应)

$$RNH_2 \xrightarrow{PhSO_2Cl} \underset{(固体)}{RNHSO_2Ph} \xrightarrow{NaOH溶液} 溶于NaOH\ (RNSO_2Ph)^-Na^+$$

$$R_2NH \xrightarrow{PhSO_2Cl} \underset{(固体)}{R_2NSO_2Ph} \xrightarrow{NaOH溶液} 不溶于NaOH$$

$$R_3N \xrightarrow{PhSO_2Cl} 不反应$$

利用不同类型胺与苯磺酰氯反应的现象不同及所得产物性质不同,可对不同胺进行分离和鉴别。

11.6.3 与 HNO₂ 反应

$$RNH_2 \xrightarrow{NaNO_2}{HCl} [R-\overset{+}{N}\equiv N] \xrightarrow{H_2O} N_2\uparrow + 醇等混合物$$

168

$$\text{ArNH}_2 \xrightarrow[\text{HCl}]{\text{NaNO}_2} \text{Ar}\overset{+}{-}\text{N}\equiv\text{N}\cdot\text{Cl}^- \text{（重氮盐）}$$

$$\text{R}_2\text{NH} \xrightarrow[\text{HCl}]{\text{NaNO}_2} \text{R}_2\text{N}-\text{N}=\text{O}\text{（}N-\text{亚硝基胺）}$$

$$\text{ArNHR} \xrightarrow[\text{HCl}]{\text{NaNO}_2} \underset{\underset{\text{NO}}{|}}{\text{Ar}-\text{NR}}\text{（黄色油状物）}$$

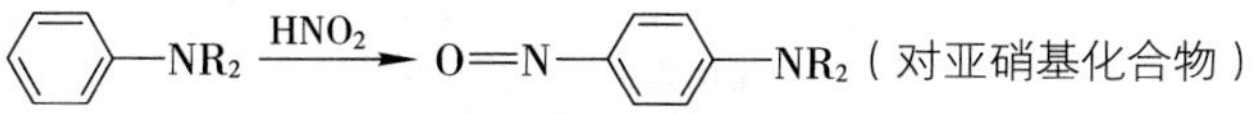

不同胺与亚硝酸作用得到不同的产物,这些反应在鉴别和有机合成上具有意义。脂肪伯胺与亚硝酸反应生成的重氮盐不稳定,分解有氮气产生,可用于脂肪伯胺的鉴别及定量分析;芳香伯胺与亚硝酸反应在低温下生成重氮盐,是有机合成的重要中间体;芳香、脂肪仲胺与亚硝酸反应情况相似,均生成不溶于水的黄色油状物或固体(N-亚硝基化合物);脂肪叔胺与亚硝酸生成不稳定的易溶于水的亚硝酸盐,芳香族叔胺与亚硝酸作用生成 C-亚硝基化合物。

11.6.4　芳胺的特殊反应

（1）卤代反应　由于氨基与苯环形成共轭,使得苯环的电子云密度升高,因此苯胺极容易发生亲电取代反应,如苯胺与溴水反应,反应能非常快地定量完成,得到不溶于水的白色沉淀,常用于芳胺的鉴别和定量分析。

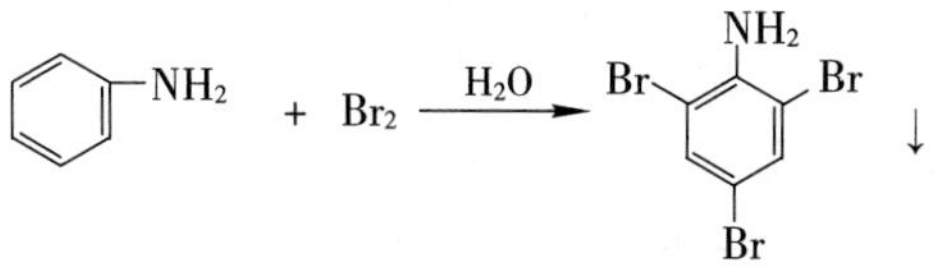

白色沉淀

（2）硝化反应　芳胺的硝化需要将氨基保护以避免氨基的质子化或氧化。

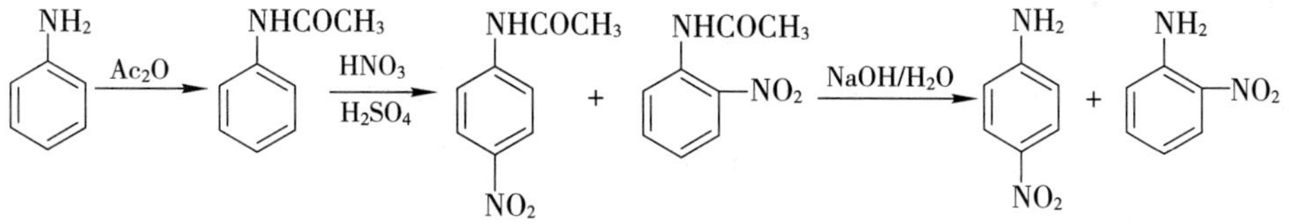

（3）磺化反应　苯胺在180℃时与浓硫酸共热脱水,先生成不稳定的苯胺磺酸,然后重排生成对氨基苯磺酸。

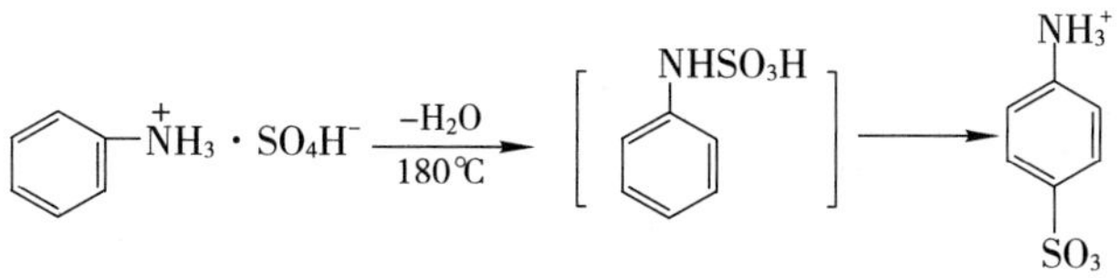

11.6.5　重氮盐的化学性质

（1）取代反应（放氮反应）

重氮盐的取代反应是从苯开始合成一系列不能直接通过苯的取代得到的芳香化合物的有效方法。

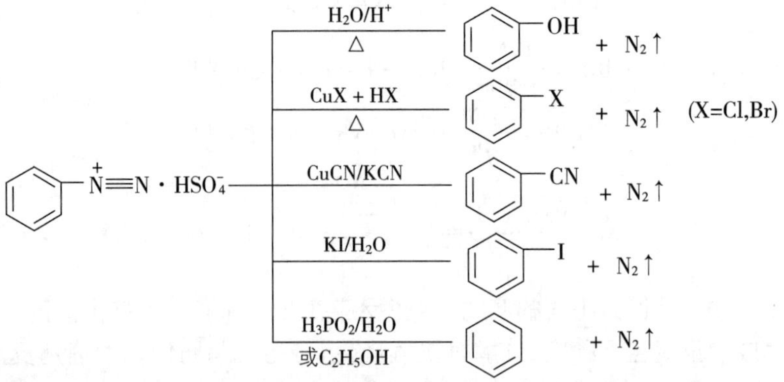

（2）偶联反应（留氮反应）　偶联反应是重氮盐与酚类或芳胺在一定条件下形成偶氮化合物的反应。由于电子离域重氮正离子是一弱亲电试剂，因此偶合对象主要是酚类或芳胺。

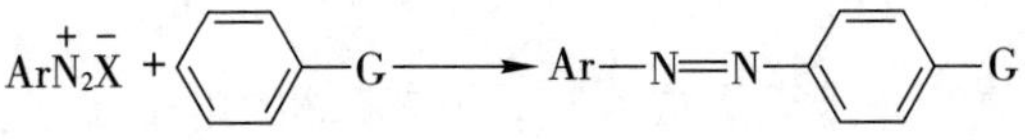

（G为强活化基团如—NH_2，—OH等）

注意：① 偶联反应的 pH 条件，为弱酸性、中性或弱碱性。

② 偶联反应的位置通常发生在羟基或氨基的对位，对位占据时则发生在邻位；

11.6.6　生源胺类和苯丙胺类化合物

生源胺（biogenic amine）是神经突触在进行化学传递中担当信使的神经递质之一，包括肾上腺素（adrenaline）、去甲肾上腺素（noradrenaline）、多巴胺（dopamine）、乙酰胆碱（acetylcholine）及 5 - 羟基色胺（serotonin）等，应了解它们的结构特点及生物活性。

💡 **典型例题剖析** •

【例 11 - 1】命名下列各胺，并注明其属于 1°胺、2°胺还是 3°胺。

（1）$CH_3CH_2CH_2NH_2$　　（2）$CH_3CH_2NHCH_3$　　（3）$CH_3CH_2CH_2NHCH_2CH_2CH_3$

（4）$H_2NCH_2CH_2OH$　　（5）$C_6H_5N(CH_3)_2$　　（6）$CH_3NHCH(CH_3)CH_2CH_3$

（7）$C_6H_5\overset{+}{N}(CH_3)_3\overset{-}{Cl}$

【解】（1）丙基胺（1°胺）　　　　（2）乙基甲基胺（2°胺）　　　　（3）二丙基胺（2°胺）

（4）2 - 氨基乙醇（1°胺）　　　　（5）N,N - 二甲基苯胺（3°胺）

（6）2 - 甲氨基丁烷或 N - 甲基丁 - 2 - 胺（2°胺）

（7）氯化三甲基苯基铵（季铵盐）

【例 11 - 2】指出下列化合物哪些是手性的，哪些是可拆分的，简要说明理由。

（1） 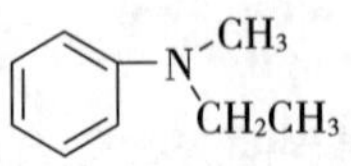 　　　　（2）

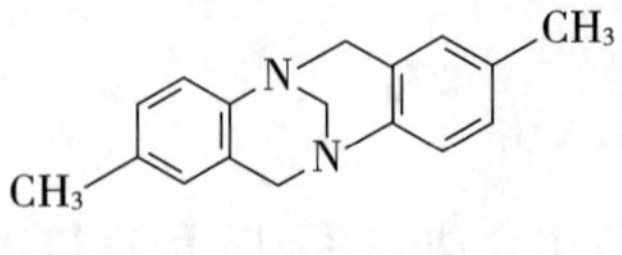

（3） 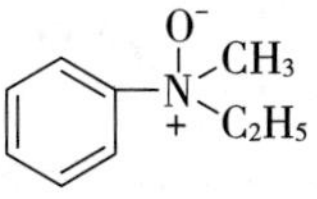　（4）

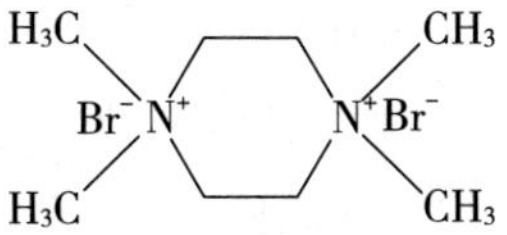

【解】（1）（2）（3）均为手性分子,（4）为非手性分子。其中（1）由于构型间翻转能垒低无法拆分为对映体。（2）中氮原子的构型由于成桥环被固定阻碍了氮原子通过平面过渡态的相互转化,可以进行拆分。（3）中氮原子上孤对电子已成键并阻止构型翻转,故可拆分成一对对映体。

【例 11 - 3】请完成下列合成。

（1）

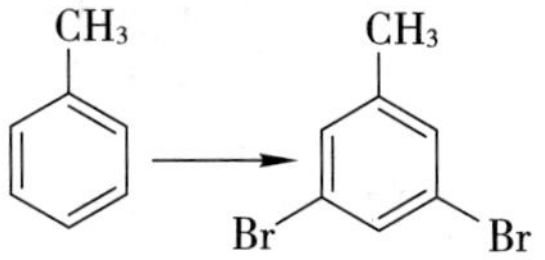

（2）

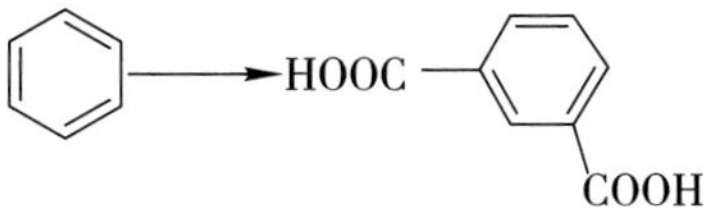

（3）

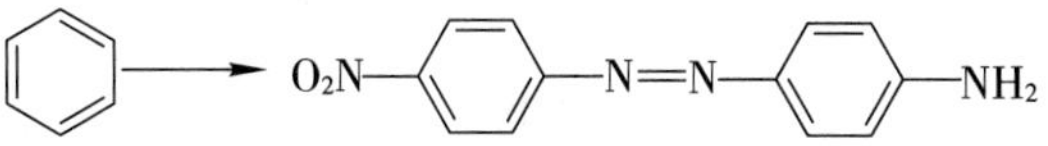

【解】

（1）借助氨基的强定位作用引入溴原子,再通过重氮盐的去氨基反应得到目标产物。

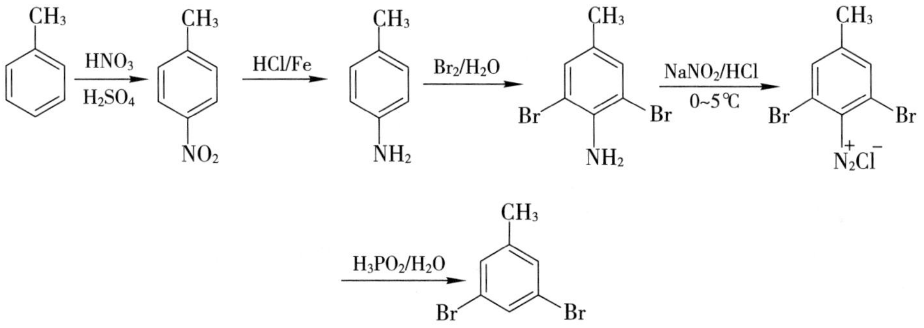

（2）第一步采用傅-克烷基化反应生成甲苯;第二步芳烃侧链氧化得到苯甲酸;第三步硝化,借羧基定位作用硝基进入间位;下面依次还原、重氮化、经 Sandmeyer 反应得芳香腈,再水解得到产物。

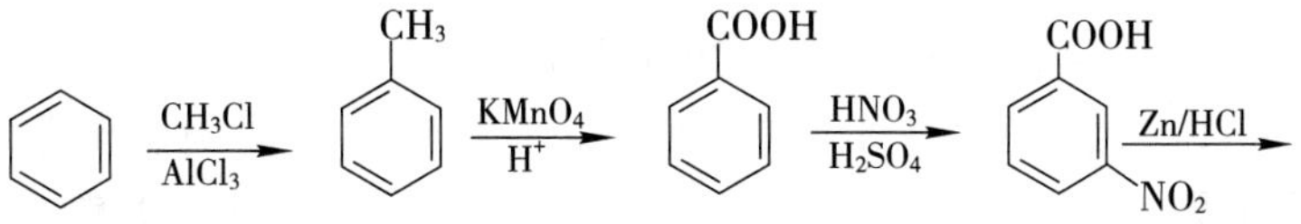

（3）用形成酰胺的方法避免苯胺硝化发生氧化，然后用重氮盐与苯胺偶合反应得到产物。

【例11-4】用化学方法分离苯胺、N-甲基苯胺、N,N-二甲基苯胺。

【解】三种不同胺可采用 Hinsberg 反应给予分离。

【例11-5】将下列化合物的碱性按由强到弱的次序排出。

（1）① $PhNH_2$　　②$p-O_2NPhNH_2$　　③$m-O_2NPhNH_2$　　④$p-CH_3OPhNH_2$

（2）①乙酰胺　　②二乙胺　　③丁二酰亚胺　　④四甲基氢氧化铵

（3）

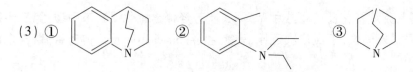

【解】（1）④＞①＞③＞②由于 OCH_3 是给电子基团，可通过给电子共轭效应增强 N 上的电子云密度，从而增强胺的碱性。而—NO_2 是强吸电子基降低 N 上的电子云密度，这样在间位的 NO_2 通过诱导效应降低碱性。当在对位时，借助吸电子共轭和诱导效应使碱性程度大大降低。

（2）④＞②＞①＞③

（3）③＞①＞②　③为脂肪胺碱性大于芳胺;①由于氮原子受脂环的限制影响其与苯环的共轭而②不存在这种限制故①的碱性大于②。

【例 11－6】磺胺类药物的基本母体结构为对氨基苯磺酰胺,它可以由对氨基苯磺酸制得。

对氨基苯磺酸（ H_2N —⬡— SO_3H ）具有以下性质:（1）熔点较高（290～300℃）;（2）难溶于水和有机溶剂;（3）溶于 NaOH 水溶液;（4）不溶于盐酸。如何解释上述现象?

【解】对氨基苯磺酸分子内部有一个碱性基团"— NH_2 "和一个酸性基团"— SO_3H ",因此,它本身是个偶极离子: $H_2\overset{+}{N}$ —⬡— SO_3^- 。据此对上述现象可作如下解释:

（1）对氨基苯磺酸是离子型化合物,而离子型化合物一般具有较高的熔点。

（2）由于是离子型化合物,故难溶于有机溶剂,而难溶于水则是偶极盐的典型性质。并非所有盐都能溶于水。

（3） H_3N^+—中的 H^+ 被 OH^- 夺走,生成可溶性的盐 H_2N —⬡— SO_3Na 。

（4）— SO_3^- 的碱性太弱,不能从一般的强酸中获得 H^+ 。

【例 11－7】化合物 A 的分子式为 $C_6H_{15}N$,能溶于稀盐酸。A 与亚硝酸在室温下作用放出氮气,同时得到其他几种有机化合物,其中一化合物 B 能发生碘仿反应。B 与浓硫酸共热的化合物 C（ C_6H_{12} ）。C 能使酸性高锰酸钾水溶液褪色并生成产物乙酸和甲基丙酸。试推测 A、B 和 C 的结构。

【解】（1）根据题意可以推测 A 是一脂肪一级胺。

（2）再从 C 氧化结果可知此胺的基本骨架。

$$\text{A. } CH_3\overset{NH_2}{\underset{}{CH}}CH_2\overset{CH_3}{\underset{}{CH}}CH_3 \qquad \text{B. } CH_3\overset{OH}{\underset{}{CH}}CH_2\overset{CH_3}{\underset{}{CH}}CH_3 \qquad \text{C. } CH_3CH=CH\overset{CH_3}{\underset{}{CH}}CH_3$$

【例 11－8】三个化合物 A、B、C,分子式均为 $C_4H_{11}N$ 。A 与亚硝酸结合成盐,而 B、C 分别与亚硝酸作用时除了有气体放出外,在生成的其他产物中还含有四个碳原子的醇;氧化 B 所得到的醇生成异丁酸,氧化 C 所得到的醇生成一个酮。试推测 A、B、C 的结构式。

【解】由题意可推测:

$$\text{A. } \overset{CH_3}{\underset{CH_3}{N}}-C_2H_5 \qquad \text{B. } CH_3\overset{}{\underset{CH_3}{CH}}CH_2-NH_2 \qquad \text{C. } CH_3\overset{}{\underset{NH_2}{CH}}CH_2CH_3$$

【例 11－9】用化学方法鉴别下列化合物。

【解】

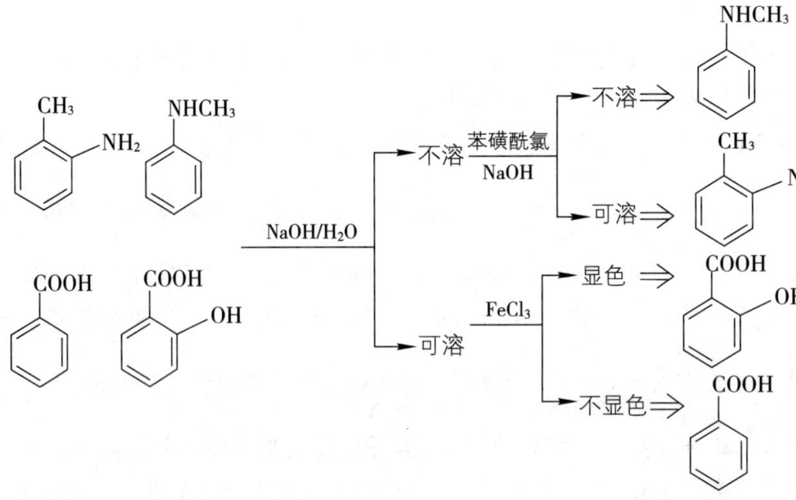

【例 11 - 10】解释下列的实验事实。

（1）N,N - 二甲基苯胺的碱性是苯胺的 3 倍,而 N,N - 二甲基 - $2,4,6$ - 三硝基苯胺的碱性是苯胺的 40 000 倍,如何解释此实验事实?

（2）$2,6$ - 二甲基乙酰苯胺的溴代发生在 3 位,为什么?

（3）$2,4,6$ - 三硝基甲苯能与苯甲醛发生缩合反应,为什么?

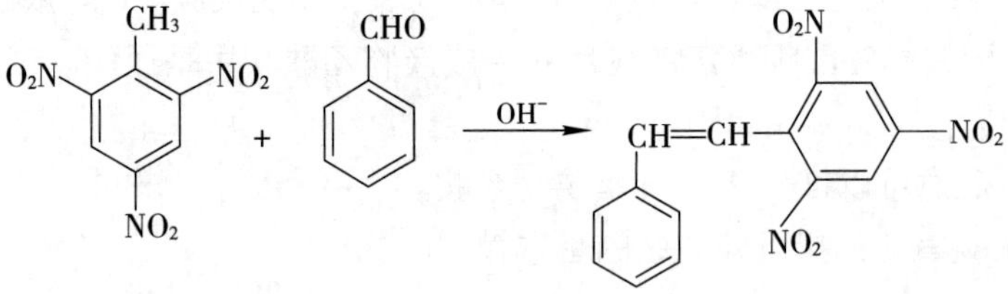

【解】

（1）苯胺和 N,N - 二甲基苯胺中氮原子上的未共用电子对都能和苯环上的 π 电子发生共轭,而甲基的给电子作用使氮原子上的电子云密度增加故而 N,N - 二甲基苯胺的碱性强于苯胺;N,N - 二甲基 - $2,4,6$ - 三硝基苯胺中处于 $2,6$ 位硝基的空间障碍使二甲氨基氮上孤对电子实际上不能与苯环 π 电子共轭;当然苯环上的硝基也不能通过吸电子共轭效应影响氮上的电子云密度,因此其碱性大大增加。

（2）$2,6$ - 二甲基乙酰苯胺中两邻位甲基的空间效应使得—NHCOCH$_3$ 偏离苯环平面,使氮原子上的未共用电子对不能与芳环上大 π 键共轭,此时—NHCOCH$_3$ 不但不具给电子共轭效应反而具有吸电子诱导效应。所以溴进入甲基的邻对位。

（3）由于三硝基的强吸电子作用使得甲基上氢易以质子形式解离,对苯甲醛羰基碳亲核进攻。此乃羟醛缩合反应。

【例 11 - 11】由对氯甲苯合成对氯间氨基苯甲酸有下列三种可能的合成路线:

（1）先硝化,再还原,然后氧化;

（2）先硝化,再氧化,然后还原;

（3）先氧化,再硝化,然后还原。

其中哪一种合成路线最好? 为什么?

【解】路线(3)为最佳。因为路线(1)存在硝化的定位问题,以及氨基会再次氧化的问题;路线(2)存在硝化的定位问题,对氯甲苯直接硝化主要生成对氯邻硝基甲苯。

💡 **问题 •**

问题 11 - 1 命名下列化合物。

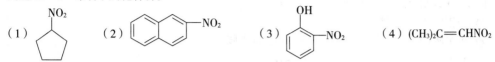

解:(1) 硝基环戊烷
(3) 邻硝基苯酚(2 - 硝基苯酚)

(2) β - 硝基萘(2 - 硝基萘)
(4) 1 - 硝基 - 2 - 甲基丙烯

问题 11 - 2 由萘制备 α - 萘酚。

解:

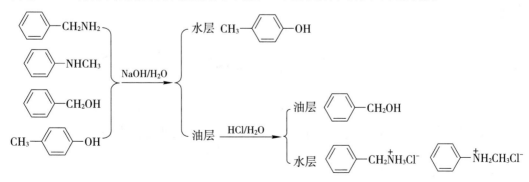

问题 11 - 3 下列哪些化合物是手性的? 哪些可以拆分?
(1) 溴化甲基二乙基苯基铵　　　(2) 甲基乙基苯胺
(3) 甲乙氨基丁烷　　　(4) 甲基乙基烯丙基苯基铵
解:(1) 无手性　　　(2) 有手性,不可以拆分
(3) 有手性,不可以拆分　　　(4) 有手性,可以拆分

问题 11 - 4 命名下列化合物,并指出是哪一种胺。
(1) $CH_3CH_2NH_2$　　(2) $C_2H_5NHC_2H_5$　　(3) $(C_2H_5)_3N$　　(4) $NH_2CH_2CH_2NH_2$
(5) $C_6H_5NH_3^+Br^-$　　(6) $(CH_3)_4N^+OH^-$　　(7)

解:(1) 乙基胺(1°胺)　　　(2) 二乙基胺(2°胺)　　　(3) 三乙基胺(3°胺)
(4) 乙烷 - 1,2 - 二胺(1°胺)　　(5) 溴化苯基铵(伯胺铵盐)
(6) 氢氧化四甲基铵(季铵盐)　　(7) N,N - 二甲基苯胺(3°胺)

问题 11 - 5 比较对氯苯胺、2,4 - 二硝基苯胺、乙胺、对甲氧基苯胺、二乙胺、苯胺、对硝基苯胺的碱性强弱。
解:碱性:二乙胺 > 乙胺 > 对甲氧基苯胺 > 苯胺 > 对氯苯胺 > 对硝基苯胺 > 2,4 - 二硝基苯胺

问题 11 - 6 用化学方法分离下列混合物苯甲胺、N - 甲基苯胺、苯甲醇、对甲基苯酚。

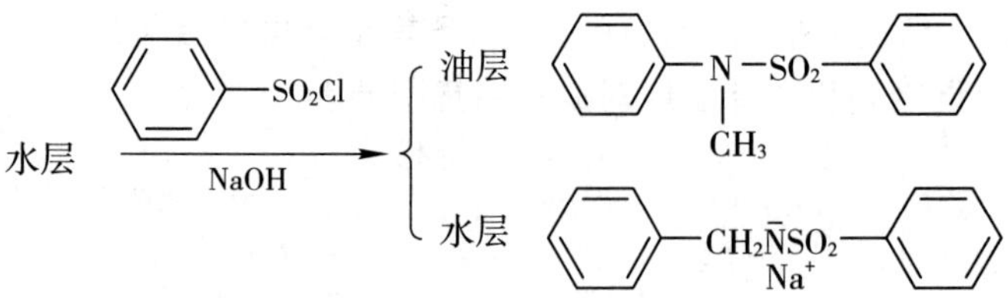

水层 $\xrightarrow[\text{NaOH}]{\text{—SO}_2\text{Cl}}$
油层
水层

问题 11 – 7 请用简单的化学方法鉴别下列两组化合物。

（1）丁胺、甲丁胺和二甲丁胺

（2）苯胺、苯甲胺、N,N–二甲基苯胺、N,N–二甲基苯甲胺

（1）
$$\left\{\begin{array}{l}\text{丁胺}\\\text{甲丁胺}\\\text{二甲丁胺}\end{array}\right.\xrightarrow{\text{NaNO}_2+\text{HCl}}\left\{\begin{array}{l}\text{气体}\\\text{黄色油状物}\\\text{无变化}\end{array}\right.$$

或者：
$$\left\{\begin{array}{l}\text{丁胺}\\\text{甲丁胺}\\\text{二甲丁胺}\end{array}\right.\xrightarrow{\text{—SO}_2\text{Cl}}\left\{\begin{array}{l}\text{白色↓}\\\text{白色↓}\\\text{无变化}\end{array}\right.\xrightarrow{\text{NaOH}}\left\{\begin{array}{l}\text{溶解}\\\text{不溶解}\end{array}\right.$$

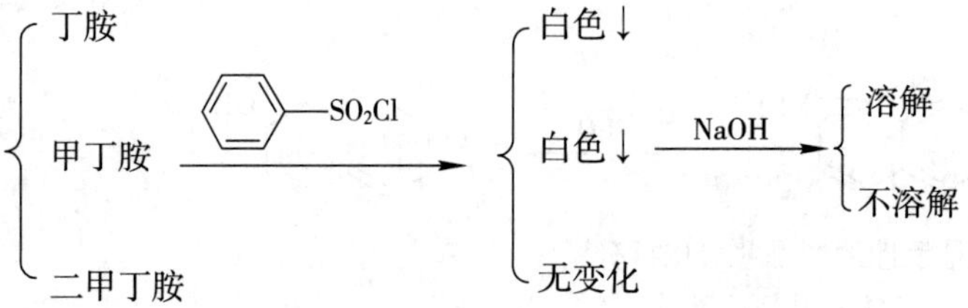

（2）

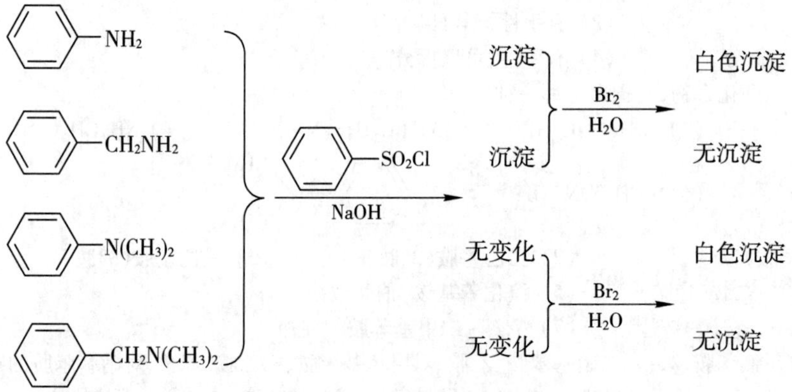

问题 11 – 8 如何由苯合成（1）间二溴苯；（2）间溴苯酚？

（1）

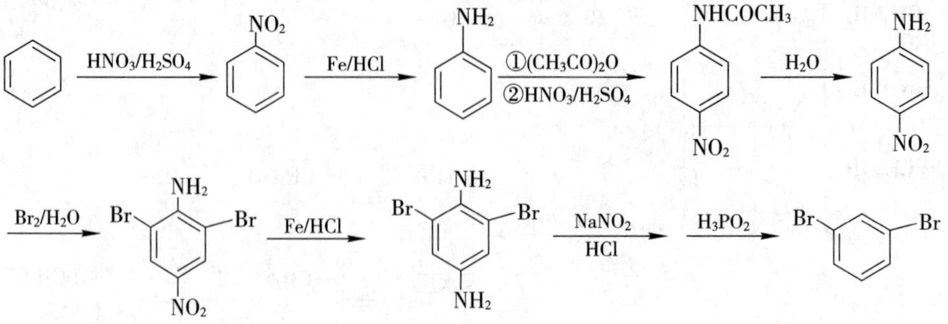

（2）

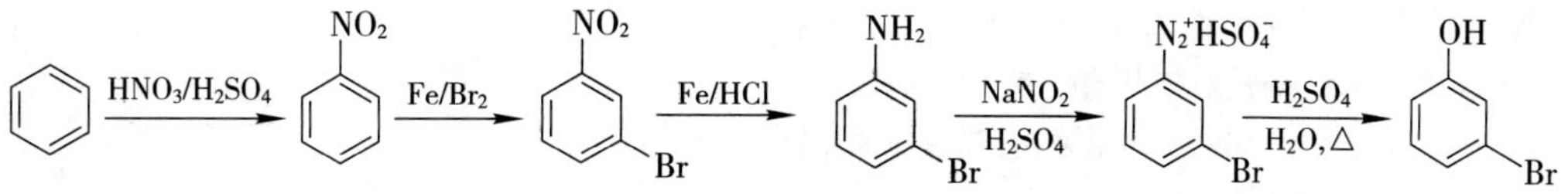

习题 •·

1. 写出下列化合物的结构式。

（1）对硝基乙酰苯胺

（2）对甲基苯胺盐酸盐

（3）N – 乙基 – N – 甲基对甲基苯胺

（4）氢氧化二乙基二甲基铵

（5）2 – 甲基 – 5 – 二甲氨基庚烷

（6）乙基环戊基甲基胺

解：

（1）

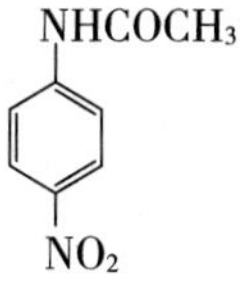

（2）

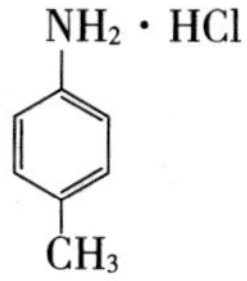

（3）

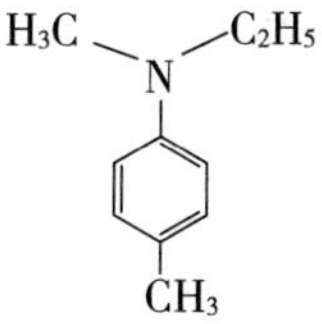

（4）　$[(CH_3)_2N(C_2H_5)_2]^+OH^-$

（5） 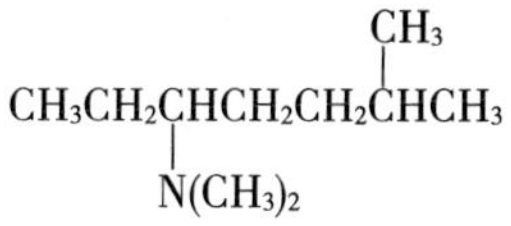　$CH_3CH_2CH_2CHCH_2CHCH_3$ 带有 $\underset{N(CH_3)_2}{}$ 和 CH_3 取代

（6） 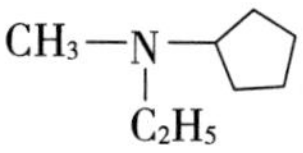　$CH_3-N\begin{matrix} 环戊基 \\ C_2H_5 \end{matrix}$

2. 命名下列化合物。

（1） 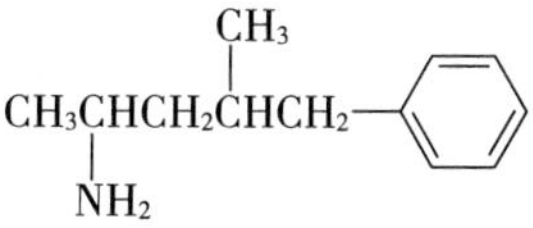　$CH_3CHCH_2CHCH_2-$ 苯基，带 CH_3 和 NH_2

（2）

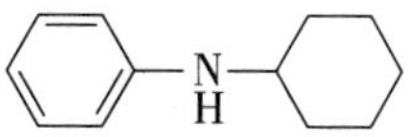

（3）　$(CH_3CH_2CH_2)_4N^+Br^-$

（4） 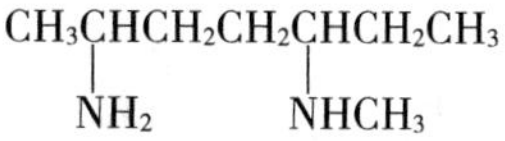　$CH_3CHCH_2CH_2CHCH_2CH_3$，带 NH_2 和 $NHCH_3$

（5）

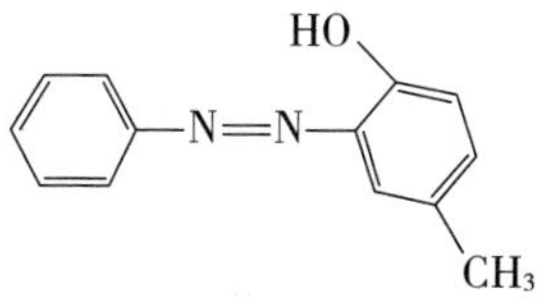

解：（1）2 – 甲基 – 氨基苯戊烷　　　　（2）N – 环己苯胺

（3）溴化四丙基铵　　　　　　　　　（4）2 – 氨基 – 4 – 甲氨基庚烷

（5）5 - 甲基 - 2 - 羟基苯基偶氮苯

3. 比较下列化合物的碱性强弱。

（1）苯胺、对甲基苯胺、对硝基苯胺、对氯苯胺

（2）苯胺、乙酰苯胺、邻苯二甲酰亚胺、氢氧化四甲铵

（3）氨、二甲基胺、三乙基胺

解：（1）对甲基苯胺 > 苯胺 > 对氯苯胺 > 对硝基苯胺

（2）氢氧化四甲铵 > 苯胺 > 乙酰苯胺 > 邻苯二甲酰亚胺

（3）二甲基胺 > 三乙基胺 > 氨

4. 写出下列反应的主要产物。

（1）

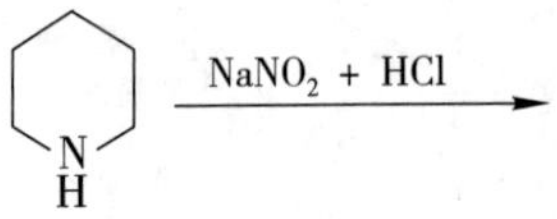

$\xrightarrow{NaNO_2 + HCl}$

（2）

$\xrightarrow{CH_3CCl}$

（3）$CH_3-\!\!\bigcirc\!\!-\overset{CH_3}{\underset{}{N}}-C_2H_5 + HNO_2 \xrightarrow{H^+}$

（4）$CH_3-\!\!\bigcirc\!\!-NH_2 + NaNO_2 + 2HCl \xrightarrow{0\sim5℃}$

（5）$CH_3-\!\!\bigcirc\!\!-N_2^+HSO_4^- \xrightarrow[HBr]{CuBr}$

（6）$\bigcirc\!\!-\overset{+}{N}\!\!=\!\!NHSO_4^- \xrightarrow{KI}$

（7）$\bigcirc\!\!-N_2^+Cl^- + \bigcirc\!\!-OH \longrightarrow$

（8）$\bigcirc\!\!-\overset{+}{N}\!\!=\!\!NCl^- \xrightarrow{H_3PO_2}$

（9）$CH_3NH_2 + \bigcirc\!\!-SO_2Cl \longrightarrow \xrightarrow{NaOH}$

（10）$CH_3-\!\!\bigcirc\!\!-N_2^+Cl^- + \bigcirc\!\!-N(C_2H_5)_2 \longrightarrow$

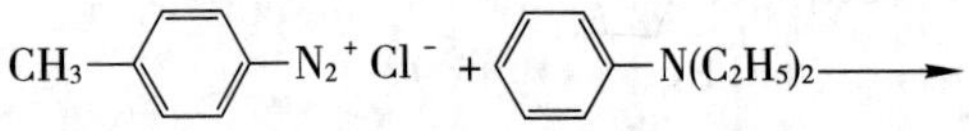

解：（1）

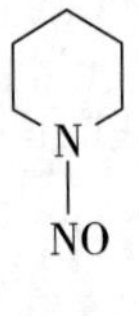

（2）

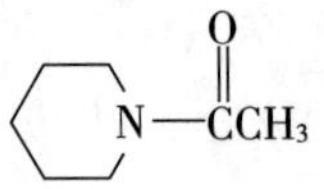

（3）$CH_3-\!\!\bigcirc\!\!-\overset{CH_3}{\underset{NO}{N}}-C_2H_5$

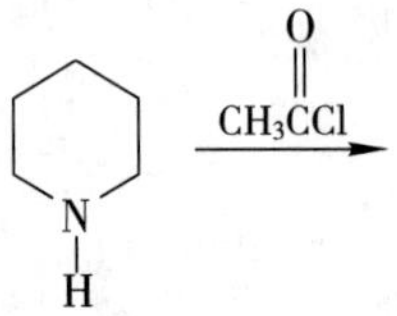

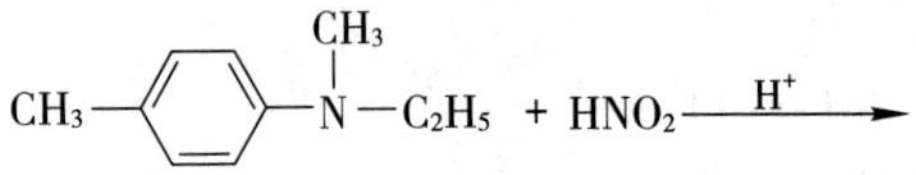

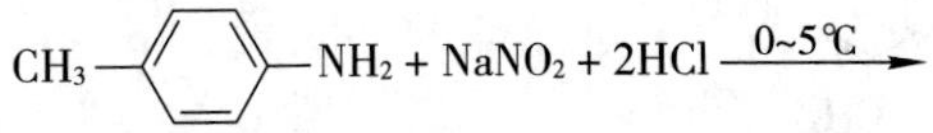

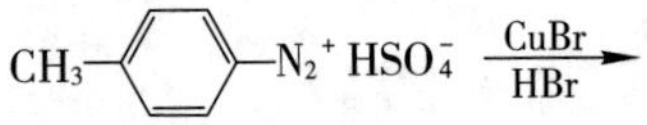

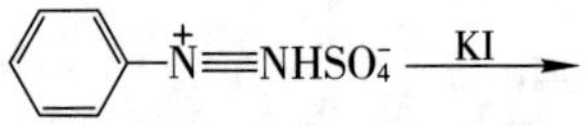

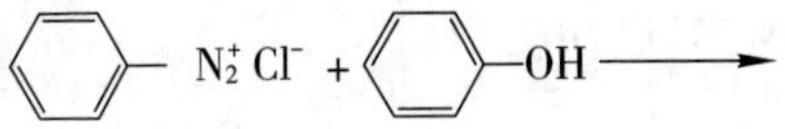

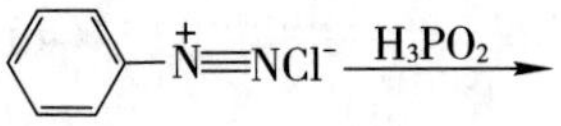

（4）$CH_3-\!\!\bigcirc\!\!-N_2^+Cl^-$

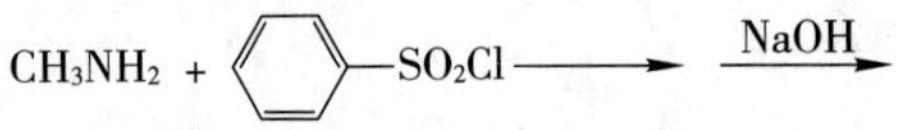

（5）$CH_3-\!\!\bigcirc\!\!-Br$

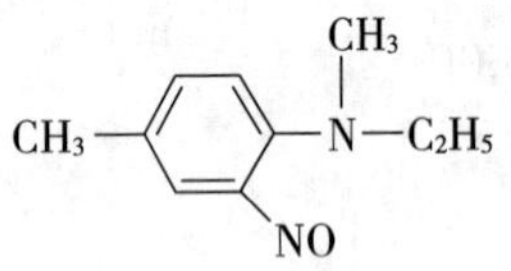

（6）$\bigcirc\!\!-I$

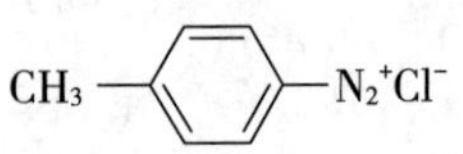

（7）$\bigcirc\!\!-N\!\!=\!\!N-\!\!\bigcirc\!\!-OH$

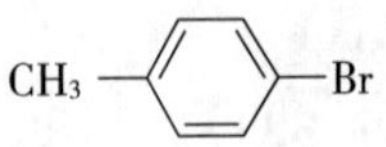

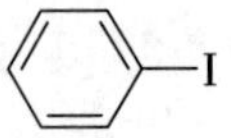

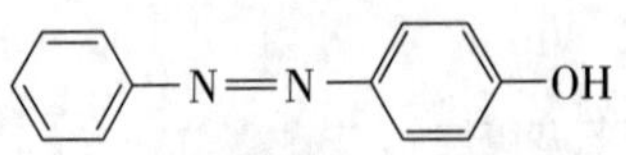

（8）$\bigcirc$

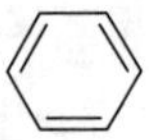

（9），[—SO₂NCH₃]⁻Na⁺

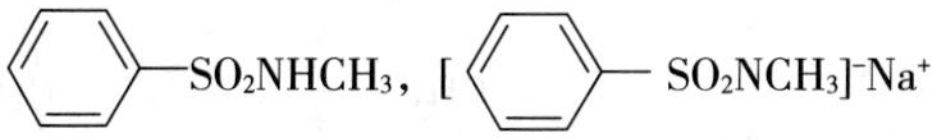

（10）CH₃——N＝N——N(C₂H₅)₂

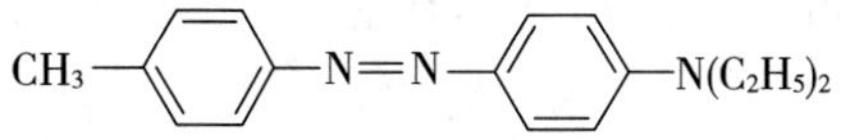

5. 用简单的化学方法区别下列各组化合物。

（1）苯胺、苯酚、苯甲醇

（2）苯胺、N－甲基苯胺、N,N－二甲基苯胺

解：

（1）

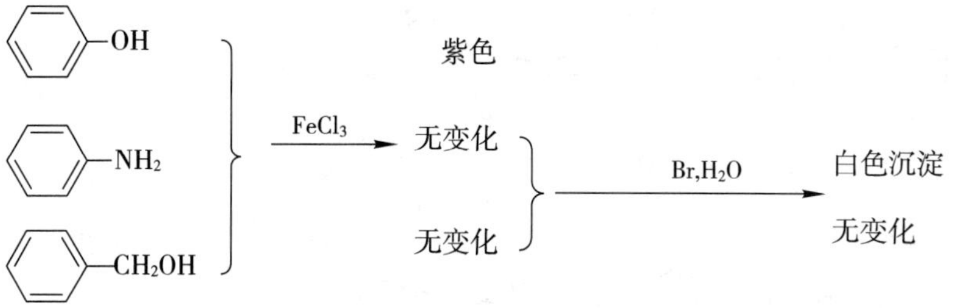

（2）

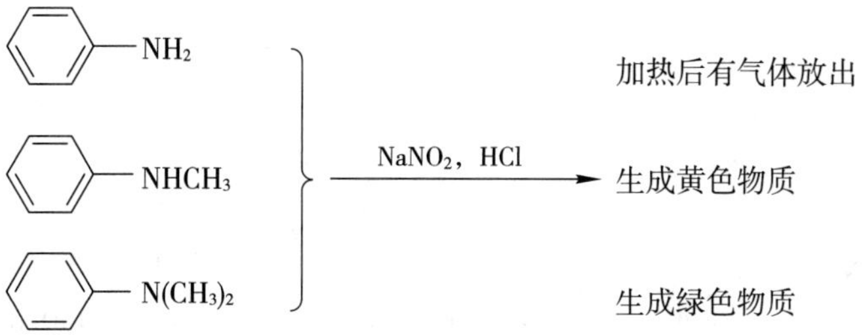

6. 以苯为原料，用适当的试剂制备下列化合物。

（1）H₃C——NH₂（邻位有Br）　（2）间溴甲苯　（3）（Br Br Br）　（4）对硝基苯酚

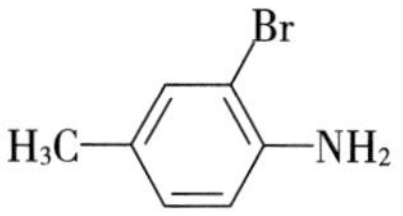

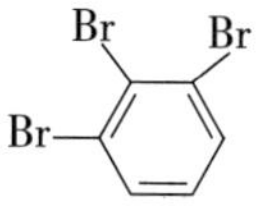

解：

（1）

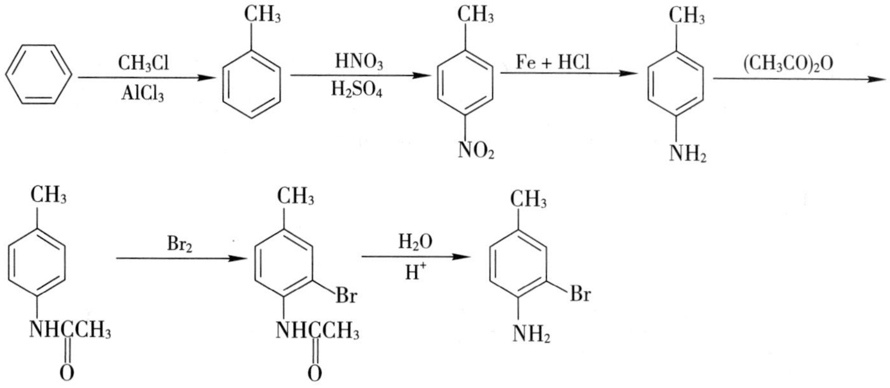

（2）

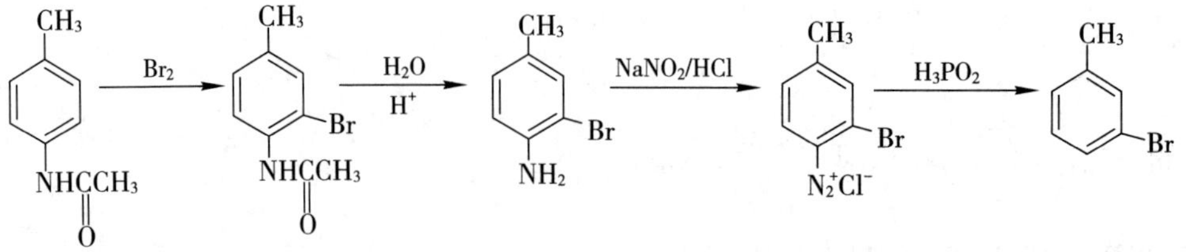

（3）

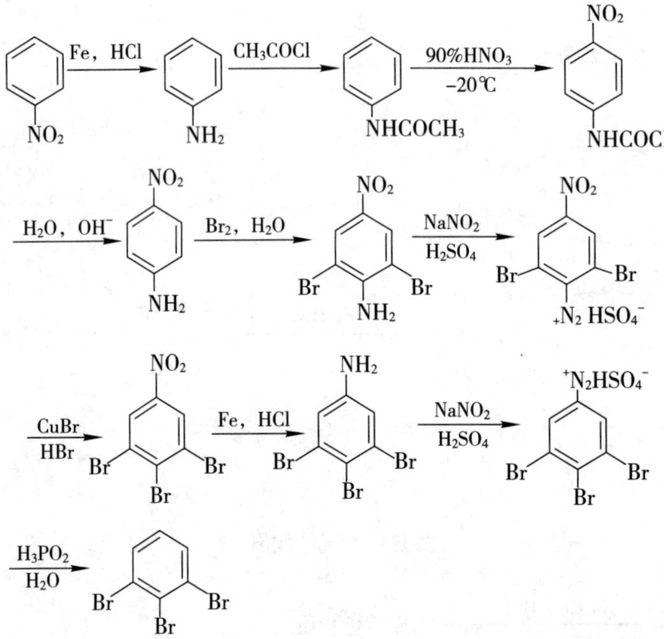

（4）

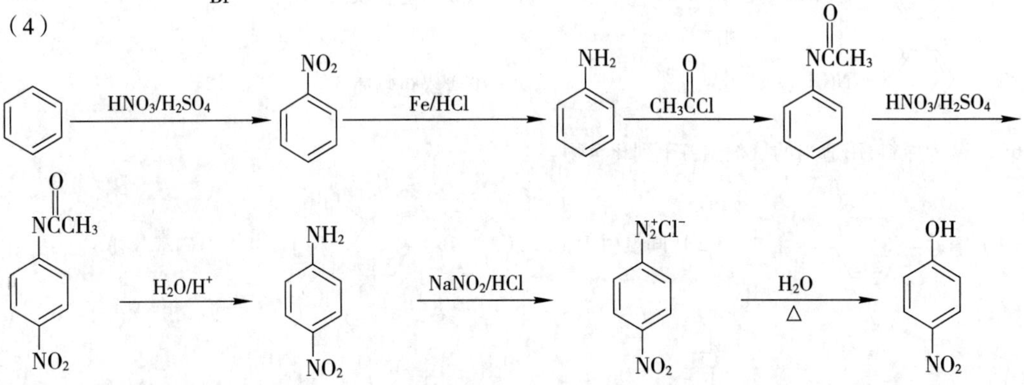

7. 一化合物的分子式为 $C_7H_7O_2N$，无碱性，还原后变为 C_7H_9N，有碱性；使 C_7H_9N 的盐酸盐与亚硝酸作用，生成 $C_7H_7N_2Cl$，加热后能放出氮气而生成对甲苯酚。在碱性溶液中上述 $C_7H_7N_2Cl$ 与苯酚作用生成具有鲜艳颜色的化合物 $C_{13}H_{12}ON_2$。写出原化合物 $C_7H_7O_2N$ 的结构式，并写出各有关反应式。

解：结构式为：NO_2—⟨ ⟩—CH_3

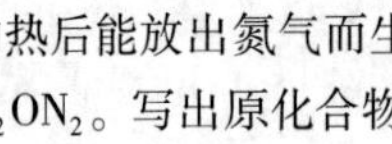

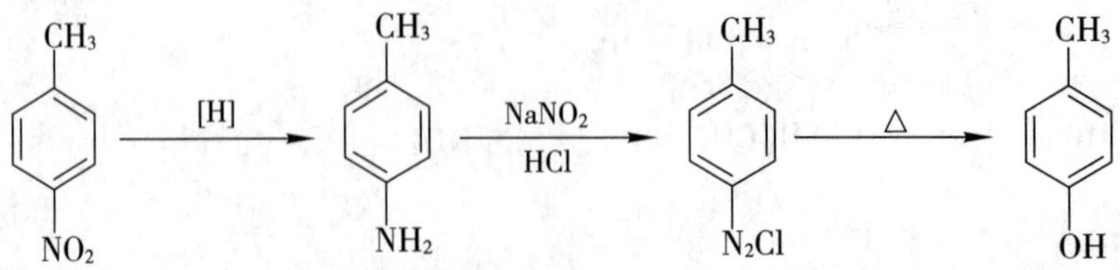

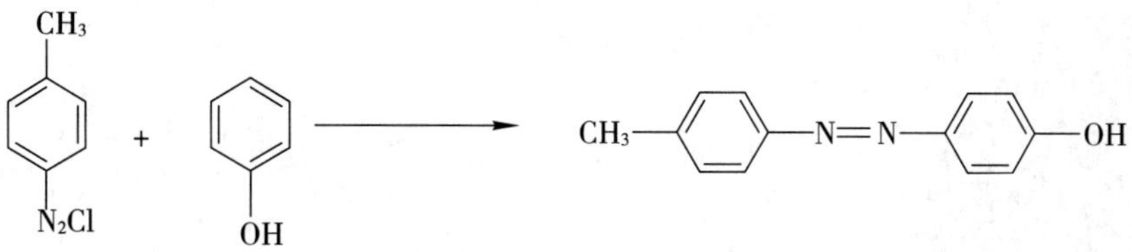

8. 化合物 A 的分子式为 $C_4H_9NO_2$,有旋光性,不溶于水,可溶于盐酸,亦可逐渐溶于氢氧化钠水溶液,A 与亚硝酸在低温下作用会立即放出氮气,试导出该化合物的可能立体结构,并用费歇尔投影式表示之。

解:A 的可能结构为:

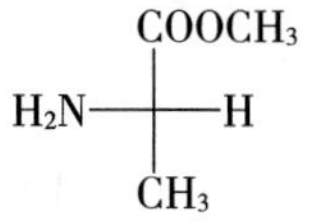

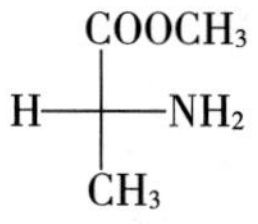

(皖南医学院　吴运军)

第 12 章 含硫、磷有机化合物

本章基本要求

- 掌握硫醇、硫醚的结构、分类和命名。
- 掌握硫醇和硫醚的化学性质：硫醇的酸性、硫醇的氧化、硫醚的氧化。
- 熟悉重金属中毒解毒剂的作用原理，了解辅酶 A 的组成成分及生物学功能。
- 熟悉磺胺类药物的基本结构及构效关系。
- 了解含磷有机化合物的结构、分类和命名。
- 了解生物体中磷酸酯的生物学意义。
- 了解有机磷杀虫剂的结构、分类、命名和化学性质，熟悉有机磷杀虫剂的中毒防治。

主要知识点

12.1 含硫有机化合物的分类

硫、氧在元素周期表中均为第Ⅵ A 族元素，最外层电子结构相似，因此硫能形成与含氧有机化合物相当的一系列含硫有机化合物，并且具有相似的化学性质。

含氧有机化合物		含硫有机化合物	
醇	ROH	硫醇	RSH
酚	ArOH	硫酚	ArSH
醚	R—O—R	硫醚	R—S—R
醛	R—C(=O)—H	硫醛	R—C(=S)—H
酮	R—C(=O)—R	硫酮	R—C(=S)—R

续表

含氧有机化合物		含硫有机化合物	
过氧化物	R—O—O—R	二硫化物	R—S—S—R
羧酸	$\underset{\text{R—C—OH}}{\overset{\text{O}}{\overset{\|}{}}}$	硫羰酸	$\underset{\text{R—C—OH}}{\overset{\text{S}}{\overset{\|}{}}}$
		硫羟酸	$\underset{\text{R—C—SH}}{\overset{\text{O}}{\overset{\|}{}}}$

硫的原子半径较大,价电子离核较远,可利用 3d 轨道形成四价或六价化合物,而氧则没有。例如,硫的四价有机化合物——亚砜和亚磺酸;六价有机化合物——砜和磺酸。

12.2　硫醇和硫醚的结构和命名

硫醇通式为 RSH,—SH 称为巯(qiu)基。硫醚通式为 R—S—R,硫醚键(C—S—C)是硫醚的官能团。硫醇和硫醚分子中的硫均采取 sp^3 杂化。

硫醇和硫醚的命名与醇和醚相似,只是把"醇"改为"硫醇","醚"改为硫醚。在含有巯基的化合物中,巯基可作为取代基命名。

$$CH_3SH \qquad\qquad CH_3SCH_2CH_3$$
甲硫醇　　　　　　乙甲硫醚

12.3　硫醇和硫醚的化学性质

12.3.1　硫醇的酸性
硫醇和氢氧化钠或重金属形成盐。

$$RSH + NaOH \longrightarrow R-SNa + H_2O$$
$$2CH_3SH + HgO \longrightarrow Hg(SCH_3)_2\downarrow + H_2O$$

12.3.2　硫醇的氧化反应
硫醇可被碘、稀过氧化氢氧化成二硫化物。二硫化合物可以用 $NaHSO_3$ 或 $Zn + HCl$ 还原成硫醇。

$$2RSH \underset{[H]}{\overset{[O]}{\rightleftharpoons}} R-S-S-R$$

硫醇用强氧化剂(如高锰酸钾、硝酸、高碘酸、浓硫酸)等可逐步氧化生成磺酸。

$$RSH \xrightarrow{[O]} \left[RSOH \longrightarrow \underset{}{\overset{\text{O}}{\overset{\|}{R S-OH}}} \right] \longrightarrow R-\underset{\overset{\|}{\text{O}}}{\overset{\overset{\text{O}}{\|}}{S}}-OH$$

次磺酸　　亚磺酸　　　　　磺酸

12.3.3　硫醇酯化反应
硫醇与羧酸作用生成羧酸硫醇酯。

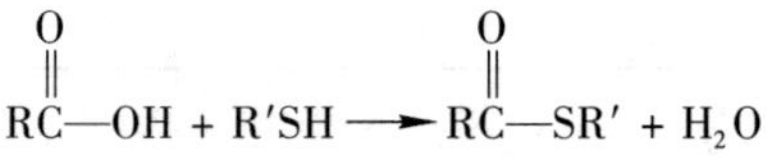

$$RC\overset{O}{\underset{||}{—}}OH + R'SH \longrightarrow RC\overset{O}{\underset{||}{—}}SR' + H_2O$$

12.3.4 硫醚氧化

硫醚可被硝酸、三氧化铬或过氧化氢氧化成亚砜。

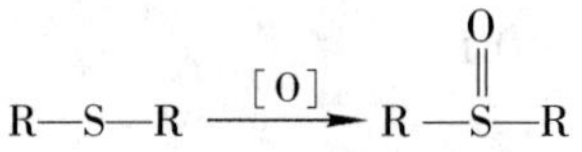

$$R—S—R \xrightarrow{[O]} R\overset{O}{\underset{||}{—}}S—R$$
亚砜

在高温下,硫醚被发烟硝酸,高锰酸钾等强氧化剂氧化成砜。

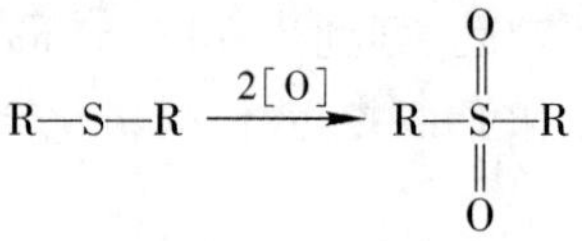

$$R—S—R \xrightarrow{2[O]} R\overset{O}{\underset{\underset{O}{||}}{\overset{||}{—}}}S—R$$
砜

12.4 磺胺类药物

对氨基苯磺酰胺(简称磺胺)是磺胺类药物的基本结构。磺酰氨基中的氮原子称为 N^1,对氨基中的氮原子称为 N^4。

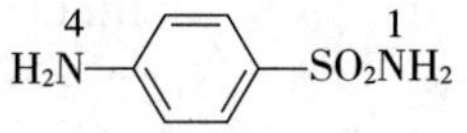

$$\underset{4}{H_2N}—\langle\!\!\!\bigcirc\!\!\!\rangle—\underset{1}{SO_2NH_2}$$

12.5 含磷有机化合物的分类

氮、磷是第五主族元素,磷可形成类似胺的有机化合物。

氮		磷	
氨	NH_3	磷化氢	PH_3
伯胺	RNH_2	伯膦	RPH_2
仲胺	R_2NH	仲膦	R_2PH
叔胺	R_3N	叔膦	R_3P
季铵盐	R_4NX	季𬭸盐	R_4PX

磷可利用 d 轨道形成五价化合物,而氮却不能。例如磷的五价化合物——磷酸(H_3PO_4)。

12.6 含磷有机化合物的结构、分类和命名

12.6.1 结构

磷可采取 sp^3d 杂化状态而形成五个共价单键,或者磷原子采取 sp^3 杂化,d 电子参与形成 π 键,而构成结构形式为 $—\overset{|}{\underset{|}{P}}{=\!=}$ 的五价化合物。

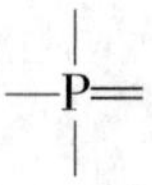

12.6.2 分类

(1)三价磷化合物 三价磷化合物主要是磷化氢或亚磷酸的烃基衍生物。

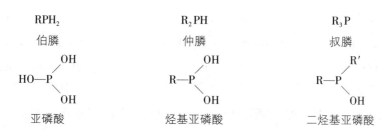

RPH_2　　　　　　R_2PH　　　　　　R_3P

伯膦　　　　　　　仲膦　　　　　　　叔膦

亚磷酸　　　　烃基亚磷酸　　　　二烃基亚磷酸

（2）五价磷化合物

膦酸：

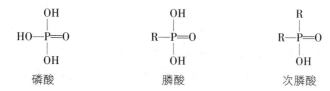

磷酸　　　　　　　膦酸　　　　　　　次膦酸

磷酸酯或膦酸酯：

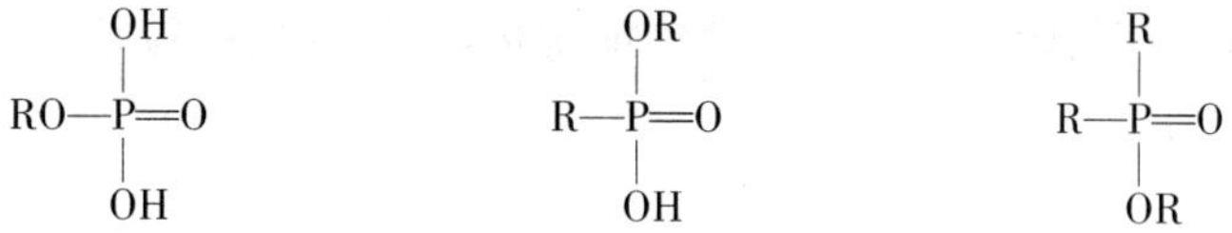

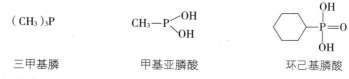

磷酸一烷基酯　　　膦酸一烷基酯　　　次膦酸酯

12.6.3　命名

膦、亚膦酸、膦酸的命名是在类名前加上烃基的名称。例如：

（CH_3）$_3$P　　　　CH_3—P$\overset{OH}{\underset{OH}{}}$　　　　

三甲基膦　　　　　甲基亚膦酸　　　　环己基膦酸

凡是含氧的酯基，都用前缀 O - 烃基表示。例如：

O,O - 二甲基磷酸酯　　　　O,O - 二甲基乙基膦酸酯

膦酸和次膦酸可形成酰卤和酰胺，其名称按羧酸衍生物命名法命名。

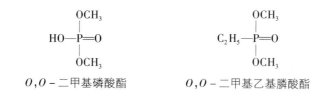

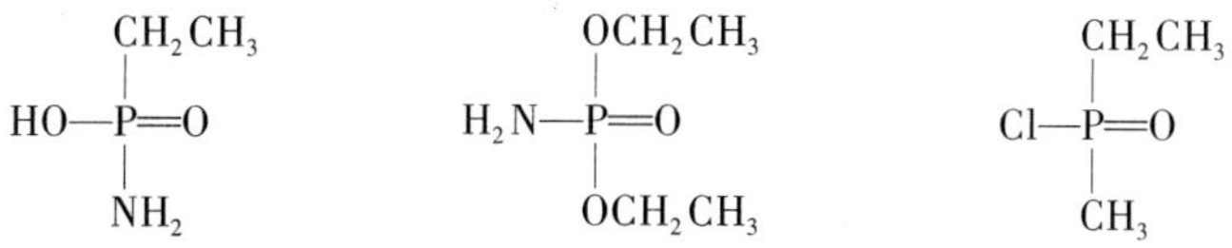

乙基膦酰胺　　　O,O - 二乙基磷酰氯　　　乙基甲基次膦酰氯

12.7　生物体内的磷酸酯

生物体内的含磷有机化合物均以磷酸、二聚磷酸或三聚磷酸的单酯或双酯形式存在。

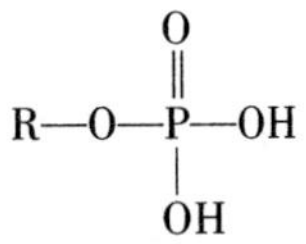

磷酸单酯

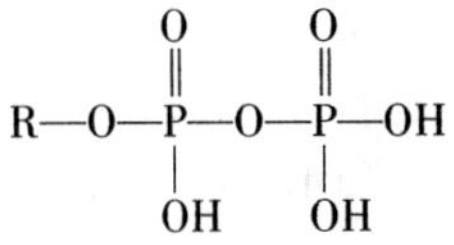

二聚磷酸单酯(焦磷酸单酯)

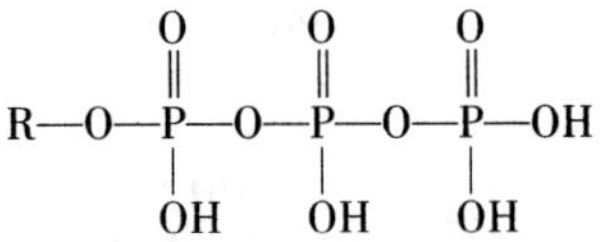

三聚磷酸单酯

生物体内以单酯形式存在的有辅酶腺苷一磷酸、腺苷二磷酸和腺苷三磷酸。

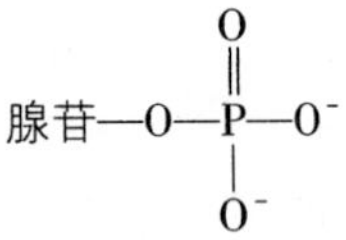

AMP

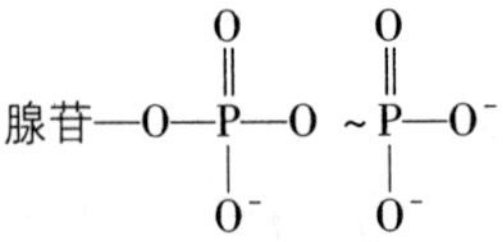

ADP

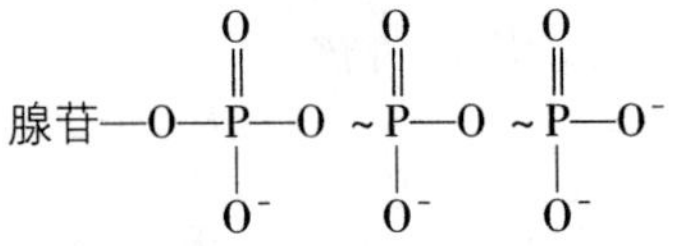

ATP

在生物化学上,通常将释放出 20 kJ · mol^{-1}能量以上的化学键称为"高能键",一般用"～P"符号表示。磷酸二酯的化合物,如卵磷脂、脑磷脂等在构成生物膜中起重要作用。

12.8 有机磷解毒剂的解毒反应过程

临床上常用氯磷定和解磷定作为有机磷的解毒剂,它是恢复胆碱酯酶活性的药物。其反应过程如下图:

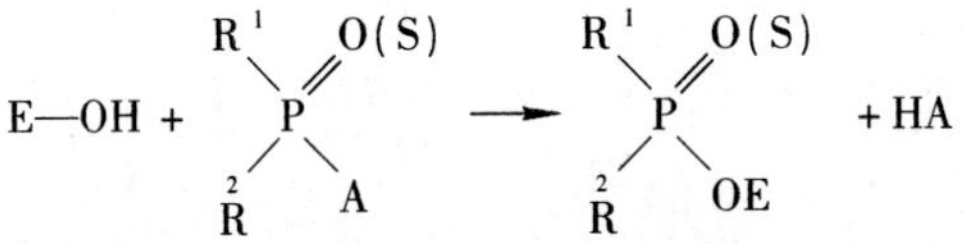

胆碱酯酶　　农药　　磷酰化胆碱酯酶(中毒酶)

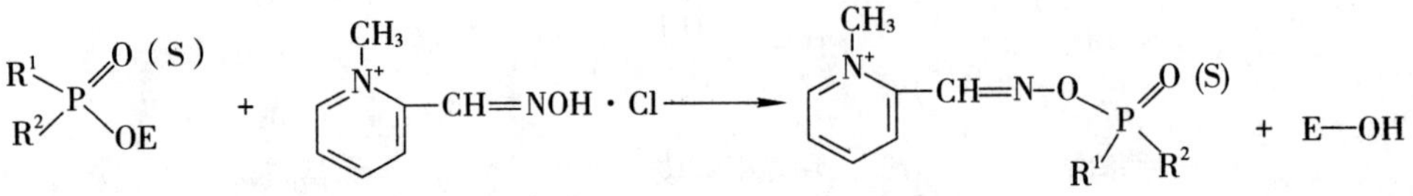

(中毒酶)　　氯磷定　　活化酶

典型例题剖析

【例 12-1】命名下列化合物。

(1) 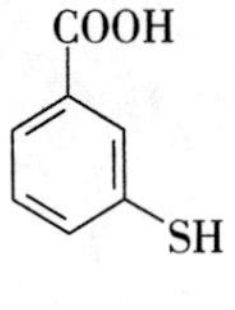　(2) 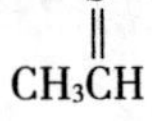　(3) 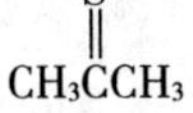　(4) 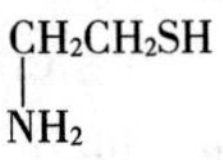

(5) 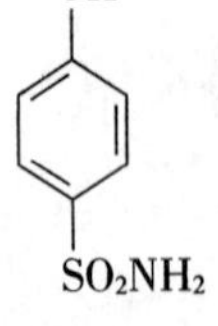　(6) 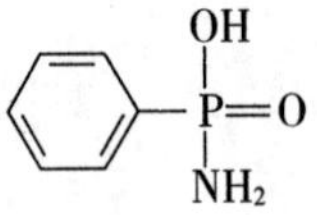　(7) 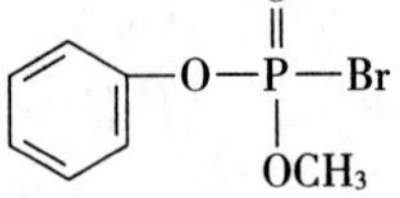

【解】(1) 间巯基苯甲酸　　(2) 乙硫醛　　(3) 丙硫酮

（4）2 – 氨基乙硫醇　　　　　（5）对羟基苯磺酰胺

（6）苯基膦酰胺　　　　　　　（7）O – 甲基 – O – 苯基磷酰溴

【例 12 – 2】写出下列化合物的结构。

（1）丙虫磷（O,O – 二丙基 – O – 对甲硫苯基磷酸酯）

（2）氧乐果[O,O – 二甲基 – S – (N – 甲基氨基甲酰甲基) 硫代磷酸酯]

（3）对乙氧基苯基乙基硫醚

（4）β – 萘基膦酸

【解】（1）$CH_3CH_2CH_2O—P$（结构式）$—O$—〈苯环〉$—SCH_3$
　　　　　　$CH_3CH_2CH_2O$

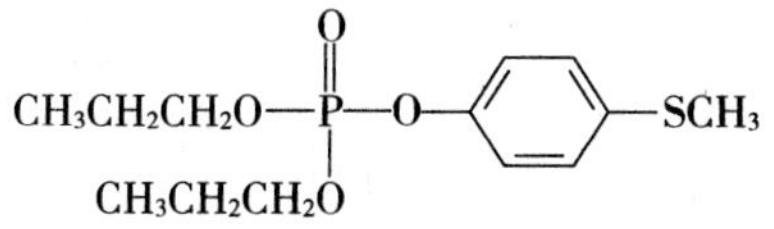

（2）$CH_3O—P—S—CH_2CNHCH_3$（结构式，含 S 和 O 双键）
　　　　　OCH_3

（3）C_2H_5O—〈苯环〉$—SC_2H_5$

（4）〈萘环〉$—P$（含 HO、$=O$、OH）

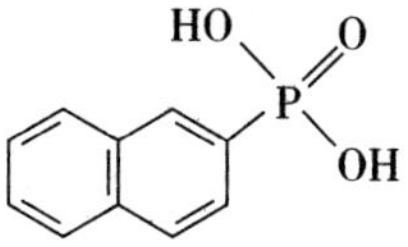

【例 12 – 3】完成下列反应。

（1）〈苯环〉$—SH$　$\xrightarrow{?}$　〈苯环〉$—SNa$　$\xrightarrow{?}$　〈苯环〉$—SCH_3$

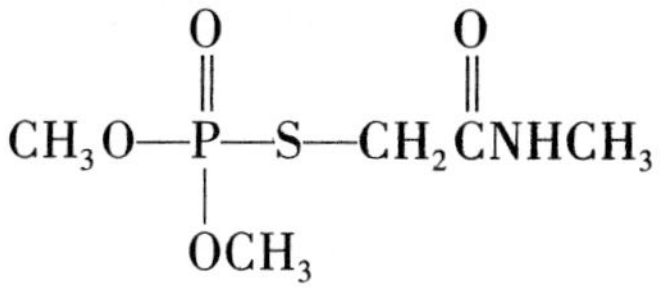

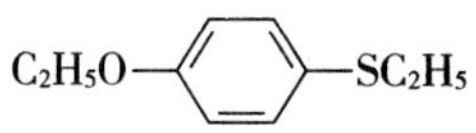

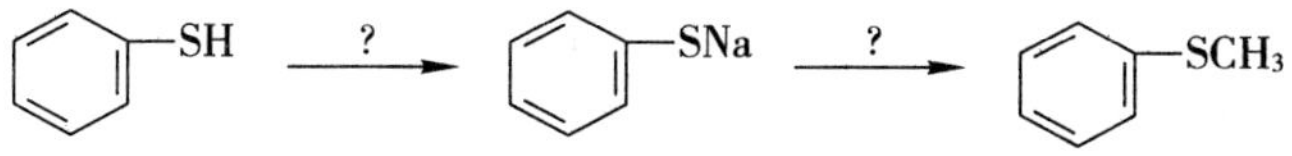

（2）$CH_2CH_2CH_2$（下方 SH　SH）　$\xrightarrow{稀H_2O_2}$

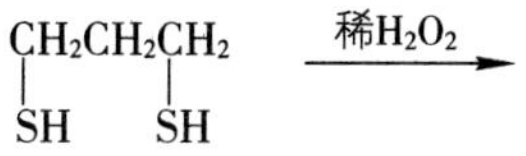

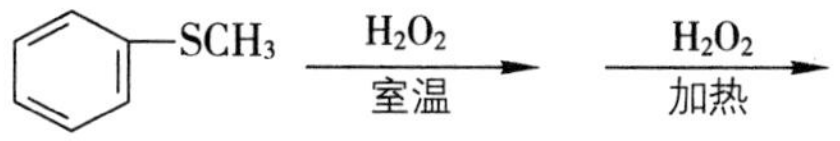

（3）〈苯环〉$—SCH_3$　$\xrightarrow[室温]{H_2O_2}$　$\xrightarrow[加热]{H_2O_2}$

（4）$CH_3O—P=O$—〈苯环〉（含 S 双键）　$\xrightarrow{[O]}$
　　　　OCH_3

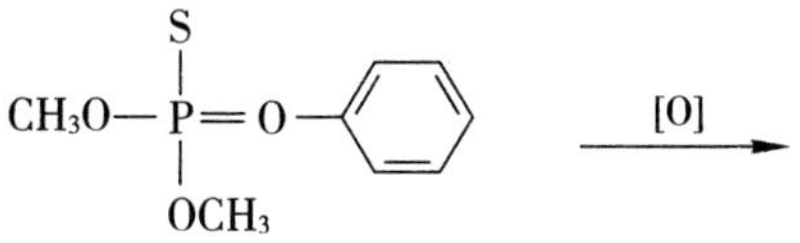

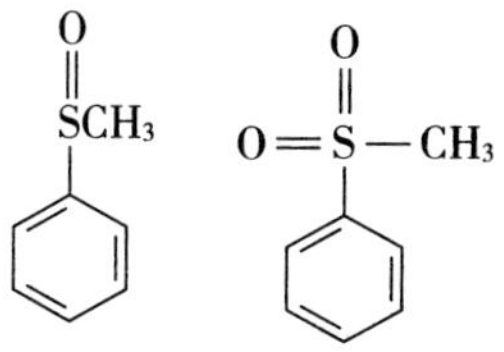

【解】

（1）$NaOH$　　CH_3Cl　　　　　（2）〈五元环，含两个 S〉

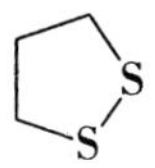

（3）〈苯环〉$—SCH_3$（含 O）　　〈苯环〉$—S—CH_3$（含 $O=$ 和 $=O$）

（4）$CH_3O—P—O$—〈苯环〉（含 S 双键）
　　　　OCH_3

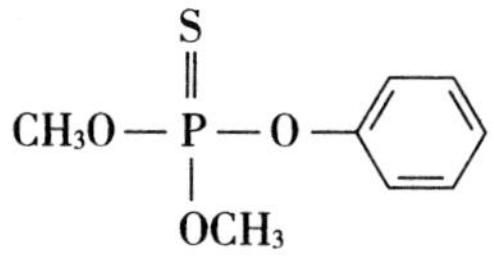

【注释】（1）卤代烃与硫醇钠反应可用于硫醚的制备。（2）1,3 – 或 1,4 – 二巯基化合物可被氧化成五元或六元环状二硫化合物。（3）热的过氧化氢(双氧水)可把硫醚氧化成砜。（4）有机

磷杀虫剂的 P==S 键被氧化成 P==O 键。

【例 12-4】用化学方法鉴别乙硫醇和乙硫醚。

【解】$\begin{matrix} \text{甲硫醇} \\ \text{甲硫醚} \end{matrix} \xrightarrow{\text{HgO}} \begin{matrix} \text{白色↓} \\ \text{无变化} \end{matrix}$

【注释】甲硫醇与 HgO 反应可生成白色沉淀物。

【例 12-5】什么是膦和膦酸？

【解】磷化氢（PH_3）分子中的氢被烃基取代生成的化合物称为膦。磷酸分子中的羟基被烃基取代的衍生物称膦酸。

【例 12-6】有机磷杀虫剂是如何引起中毒的？

【解】有机磷农药进入机体后,与胆碱酯酶作用,有机磷杀虫剂脱去 A 部分而生成磷酰化胆碱酯酶,从而使胆碱酯酶丧失了水解乙酰胆碱的能力,引起乙酰胆碱在体内累积,造成神经功能过度兴奋,引发中毒现象。

💡 **问题**

问题 12-1　命名下列化合物。

(1) △S　　(2) ⬡—SH　　(3) $\begin{matrix}\text{CH}_2-\text{CH}-\text{CH}_2\\ |\quad\quad|\quad\quad|\\ \text{SH}\quad\text{SH}\quad\text{OH}\end{matrix}$　　(4)（CH_3）$_3$CSH　(5) (结构式)

解:(1) 环硫乙烷　　　　(2) 硫酚　　　　(3) 2,3-二巯基丙醇

(4) 叔丁硫醇　　　　(5) 5-甲基-2-己硫醇

问题 12-2　完成下列反应。

(1) $\diagup\diagdown\diagup$—SH + HgO ⟶　　　　(2) NaOOCCHCHCOONa + HgO ⟶

　　　　　　　　　　　　　　　　　　　　$\quad\quad\quad\quad\underset{\text{SH}\,\text{SH}}{|\quad|}$

(3) $\begin{matrix}\text{CH}_2-\text{SH}\\ |\\ \text{CH}-\text{SH}\\ |\\ \text{CH}_2-\text{OH}\end{matrix}$ + NaOH ⟶

解:(1) $\diagup\diagdown\diagup$—SH + HgO ⟶（C_3H_7S）$_2$Hg↓ + H_2O

(2) $\underset{\text{SH}\,\text{SH}}{\text{NaOOCCHCHCOONa}}$ + HgO ⟶ $\begin{matrix}\text{COONa}\\ |\\ \text{CH}-\text{S}\\ |\quad\quad\quad\diagdown\\ \text{CH}-\text{S}\quad\text{Hg↓} + H_2O\\ |\\ \text{COONa}\end{matrix}$

(3) $\begin{matrix}\text{CH}_2-\text{SH}\\ |\\ \text{CH}-\text{SH}\\ |\\ \text{CH}_2-\text{OH}\end{matrix}$ + NaOH ⟶ $\begin{matrix}\text{CH}_2-\text{SNa}\\ |\\ \text{CH}-\text{SNa} + 2H_2O\\ |\\ \text{CH}_2-\text{OH}\end{matrix}$

问题 12-3　完成下列反应。

(1) HS$\diagup\diagdown\diagup\diagdown$SH + I_2 ⟶　　　　(2) $C_2H_5S-SC_2H_5$ + $NaHSO_3$ ⟶

解：

（1）HS～～～SH + I₂ ⟶ （环状二硫化物） （2）C₂H₅S—SC₂H₅ + NaHSO₃ ⟶ 2CH₃CH₂SH

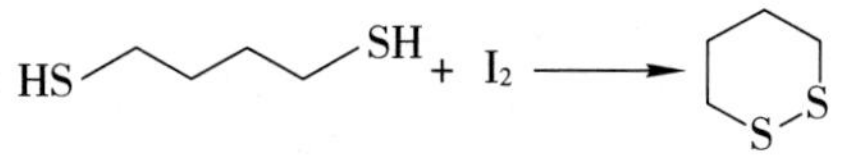

问题 12-4 完成下列反应。

（1）C₆H₅—S—CH₃ $\xrightarrow{\text{KMnO}_4}$ （2）（四氢噻吩） $\xrightarrow{\text{H}_2\text{O}_2}$

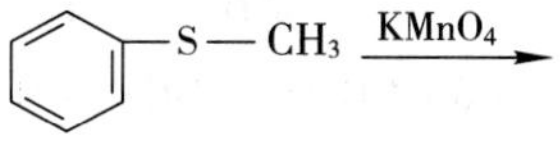

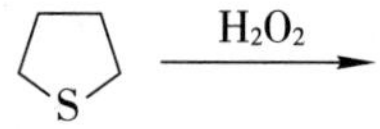

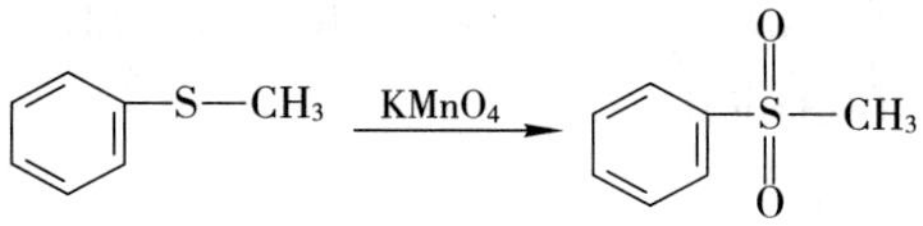

解：

（1）C₆H₅—S—CH₃ $\xrightarrow{\text{KMnO}_4}$ C₆H₅—SO₂—CH₃ （2）（四氢噻吩） $\xrightarrow{\text{H}_2\text{O}_2}$ （四氢噻吩-S-氧化物）

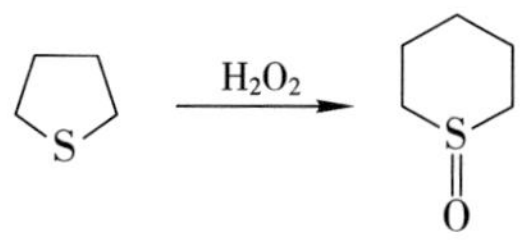

问题 12-5 完成下列水解反应。

$$CH_3\overset{O}{\underset{\|}{C}}—SCoA + H_2O \longrightarrow$$

解：$CH_3\overset{O}{\underset{\|}{C}}—SCoA + H_2O \longrightarrow CH_3\overset{O}{\underset{\|}{C}}—OH + HSCoA$

问题 12-6 命名下列化合物。

（1）(CH₃)₂PCH₂CH₃ （2）（对乙氧基苯膦酸结构式）

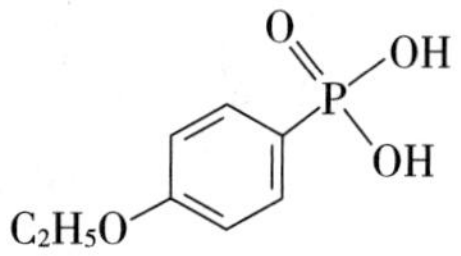

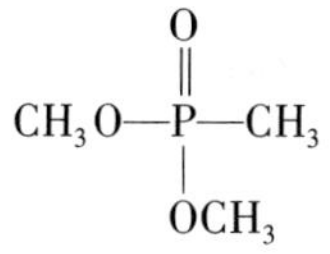

（3）$CH_3O—\overset{O}{\underset{\underset{OCH_3}{|}}{P}}—CH_3$ （4）（苯膦酰溴结构式）

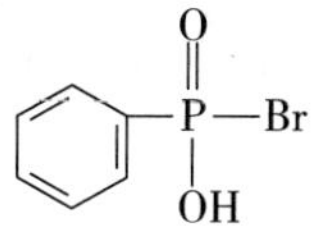

解：

（1）二甲乙膦 （2）对乙氧基苯膦酸
（3）O,O-二甲基甲膦酸酯 （4）苯膦酰溴

问题 12-7 用化学方程式表示下式。

解：

$$ATP \underset{HPO_4^{2-}}{\overset{H^+}{\rightleftharpoons}} ADP$$

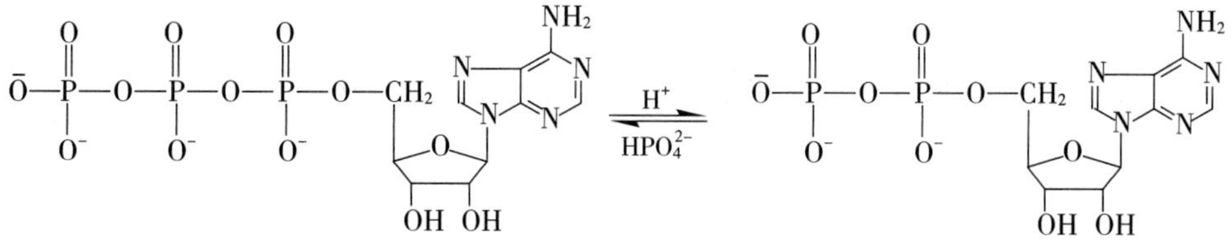

（ATP/ADP 结构式反应方程式）

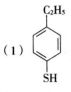 习题 ·

1. 命名下列化合物。

（1） <化合物: 对位 C₂H₅ 和 SH 的苯>

（2） <化合物: 邻位 OH 和 SCH₃ 的苯>

（3） $CH_3-\underset{\underset{SH}{|}}{\overset{\overset{CH_3}{|}}{C}}-CH_2-\underset{\underset{CH_3}{|}}{CH}-CH_3$

（4） <苯基-S-CH₂CH₃>

（5） $CH_3CH_2-O-\underset{\underset{OCH=CH_2}{|}}{\overset{\overset{O}{||}}{P}}-NH_2$

（6） $CH_3CH_2CH_2SO_3H$

解：

（1）对乙基苯硫酚　　　（2）邻甲硫基苯酚　　　（3）2,4 - 二甲基 - 2 - 戊硫醇

（4）苯乙硫醚　　　　　（5）O - 乙基 - O - 乙烯基磷酰胺　　　（6）丙磺酸

2. 写出下列化合物的结构。

（1）二甲砜　　　　　　　　（2）O,O - 二乙基苯膦酸酯　　　（3）O - 甲基二磷酸酯

（4）氯化三甲基苯基镎　　　（5）丙硫酮　　　　　　　　　　（6）β - 膦基丁酸

（7）苯磺酰溴　　　　　　　（8）三乙基亚甲基膦

解：

（1） $CH_3-\underset{\underset{O}{||}}{\overset{\overset{O}{||}}{S}}-CH_3$

（2） <苯基>$-\underset{\underset{OC_2H_5}{|}}{\overset{\overset{O}{||}}{P}}-OC_2H_5$

（3） $CH_3-O-\underset{\underset{OH}{|}}{\overset{\overset{O}{||}}{P}}-O-\underset{\underset{OH}{|}}{\overset{\overset{O}{||}}{P}}-OH$

（4） $\left[\,C_6H_5P(CH_3)_3\,\right]^+Cl^-$

（5） $CH_3-\overset{\overset{S}{||}}{C}-CH_3$

（6） CH_3CHCH_2COOH
$\qquad\quad\underset{PH_2}{|}$

（7） <苯基>$-SO_2Br$

（8） $C_2H_5-\underset{\underset{C_2H_5}{|}}{\overset{\overset{CH_2}{||}}{P}}-C_2H_5$

3. 完成下列反应式。

（1） $CH_3O-\underset{\underset{OC_2H_5}{|}}{\overset{\overset{S}{||}}{P}}-O-$<苯环, 带CH₃和NO₂> $\xrightarrow{\,[O]\,}$

（2） $C_2H_5-\underset{\underset{OCH_3}{|}}{\overset{\overset{O}{||}}{P}}-F$ + <苯基-ONa> $\longrightarrow$

（3） <苯基>$-SH$ $\xrightarrow{\,NaOH\,}$ $\xrightarrow{\,C_2H_5Cl\,}$

（4） <环戊基>$-SH$ $\xrightarrow{\,H_2O_2\,}$

（5） $\underset{\underset{CH_2SO_3Na}{|}}{\overset{\overset{CH_2SH}{|}}{CHSH}}$ + HgO $\longrightarrow$

解：

（1）

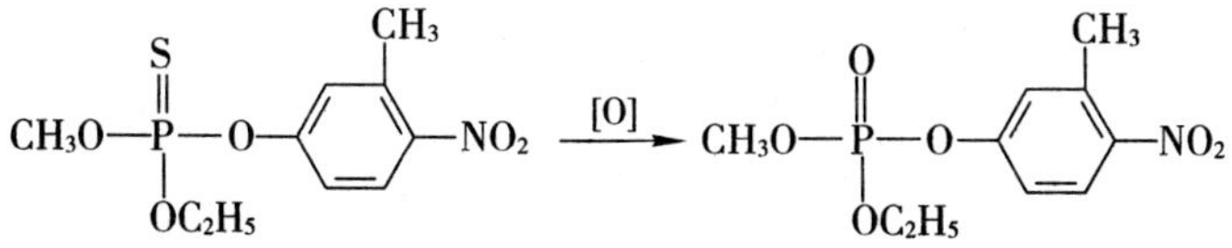

$CH_3O-\overset{\overset{S}{\|}}{\underset{\underset{OC_2H_5}{|}}{P}}-O-$ 苯环(CH₃, NO₂) $\xrightarrow{[O]}$ $CH_3O-\overset{\overset{O}{\|}}{\underset{\underset{OC_2H_5}{|}}{P}}-O-$ 苯环(CH₃, NO₂)

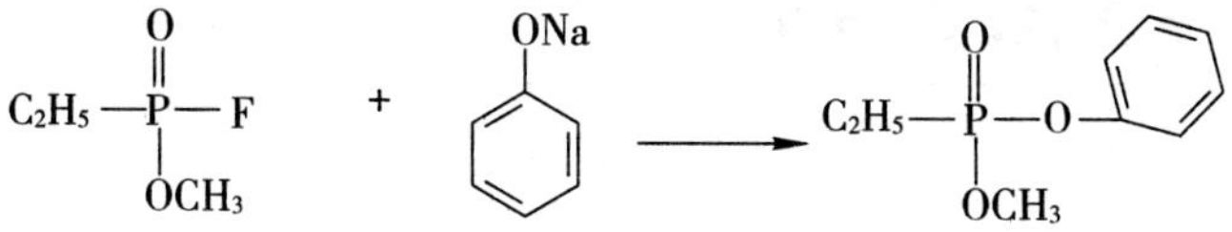

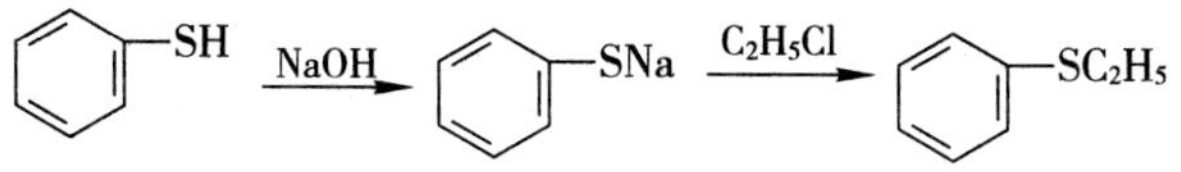

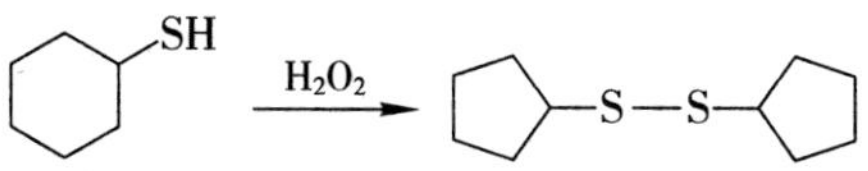

（2）$C_2H_5-\overset{\overset{O}{\|}}{\underset{\underset{OCH_3}{|}}{P}}-F$ ＋ $-ONa$ 苯环 $\longrightarrow$ $C_2H_5-\overset{\overset{O}{\|}}{\underset{\underset{OCH_3}{|}}{P}}-O-$ 苯环

（3）苯环$-SH$ $\xrightarrow{NaOH}$ 苯环$-SNa$ $\xrightarrow{C_2H_5Cl}$ 苯环$-SC_2H_5$

（4）环己基$-SH$ $\xrightarrow{H_2O_2}$ 环戊基$-S-S-$环戊基

（5）
$$\begin{array}{l}CH_2SH\\|\\CHSH\\|\\CH_2SO_3Na\end{array} + HgO \longrightarrow \begin{array}{l}CH_2-S\\|\qquad\backslash\\CH-S\diagup Hg\\|\\CH_2SO_3Na\end{array} + H_2O$$

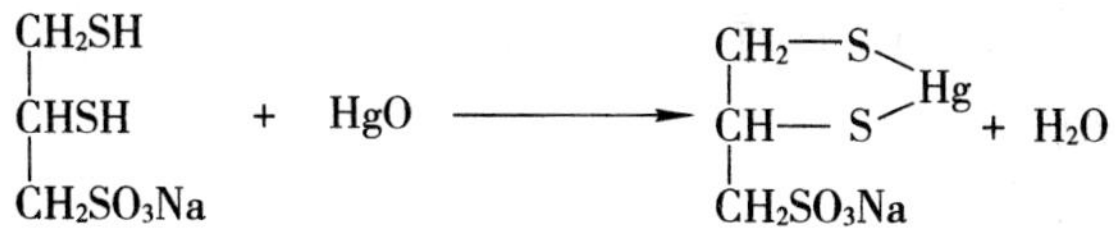

4. 可用作重金属的解毒剂是什么化合物？试写出重金属与此化合物的反应式。

解：二巯基丙醇

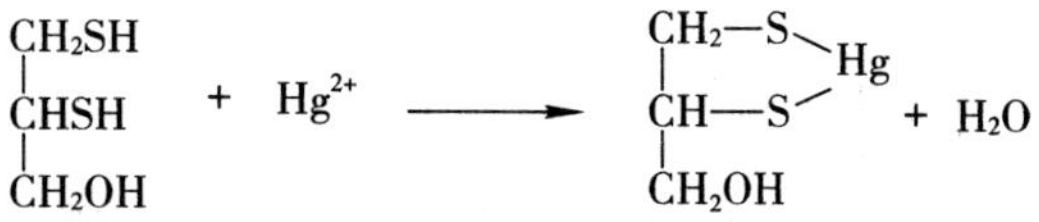

$$\begin{array}{l}CH_2SH\\|\\CHSH\\|\\CH_2OH\end{array} + Hg^{2+} \longrightarrow \begin{array}{l}CH_2-S\\|\qquad\backslash\\CH-S\diagup Hg\\|\\CH_2OH\end{array} + H_2O$$

（山西医科大学　吕俊杰）

第 13 章　杂环化合物

💡 **主要知识点**

13.1　杂环化合物的概念

由碳原子和非碳原子构成的环状有机化合物称为杂环化合物,环上的非碳原子称为杂原子,常见的杂原子有氧、硫、氮等。芳杂环是指环较为稳定,符合 Hückel 规则,具有一定程度芳香性的杂环化合物。杂环化合物根据环的数目不同,可分为单杂环与稠杂环;根据环的大小可分为五元杂环与六元杂环;根据杂原子数目的多少分为单杂原子化合物与多杂原子的杂环化合物。

13.2　杂环化合物的命名

杂环化合物的命名较为复杂,目前常用"音译法",即按杂环化合物的英文名称的汉字译音加上"口"字偏旁表示。下面为常见杂环化合物的名称及编号。

13.2.1　五元杂环

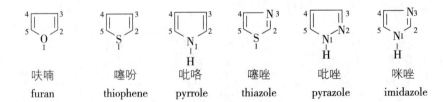

呋喃　　噻吩　　吡咯　　噻唑　　吡唑　　咪唑
furan　thiophene　pyrrole　thiazole　pyrazole　imidazole

13.2.2 六元杂环

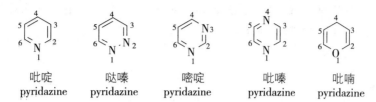

吡啶	哒嗪	嘧啶	吡嗪	吡喃
pyridazine	pyridazine	pyridazine	pyridazine	pyridazine

13.2.3 稠杂环

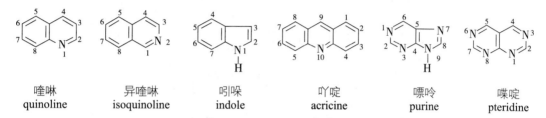

喹啉	异喹啉	吲哚	吖啶	嘌呤	喋啶
quinoline	isoquinoline	indole	acricine	purine	pteridine

当杂环化合物上有取代基时,通常以杂环为母体,对环上原子进行编号。

编号原则是:从杂原子开始,杂原子编为 1 号,依次 1、2、3⋯,或与杂原子相邻的碳编为 α,依次为 α、β、γ⋯。当环上有两个或两个以上杂原子时,则按 O、S、NH、N 的次序编号,并使其他杂原子的位次尽可能的小;对于不同程度饱和的杂环化合物,命名时要标明氢化(饱和)程度和氢化的位置(用大写斜体 H 及其位置编号);稠杂环的编号,一般和稠环芳烃相同,但少数稠杂环另有一套编号次序,如吖啶、嘌呤及异喹啉等。当环上有不同取代基时,编号时遵守次序规则及最低系列原则。例如:

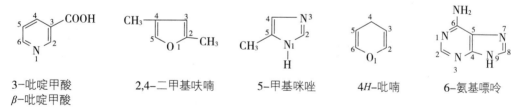

3-吡啶甲酸	2,4-二甲基呋喃	5-甲基咪唑	4H-吡喃	6-氨基嘌呤
β-吡啶甲酸				

13.3 五元杂环的结构与性质

13.3.1 吡咯、呋喃、噻吩的结构与性质
(1)结构

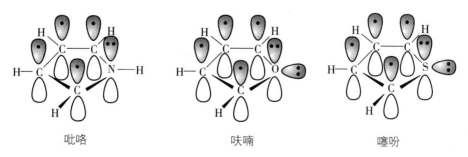

吡咯	呋喃	噻吩

吡咯、呋喃、噻吩均为五原子六电子的富电子闭合共轭体系,符合 Hückel 的 $4n+2$ 的规则,具有芳香性。杂原子的第三个 sp^2 杂化轨道中,吡咯有一个电子,与氢原子形成 N—Hσ 键,呋喃

和噻吩为一对未共用电子对。由于环上电子云密度高于苯环,其稳定性较苯差(芳香性强弱次序为:苯 > 噻吩 > 吡咯 > 呋喃),亲电取代反应比苯容易进行,主要取代在电子云密度高的 α 位,亲电取代的活性是吡咯 > 呋喃 > 噻吩 > 苯。

(2) 性质

亲电取代

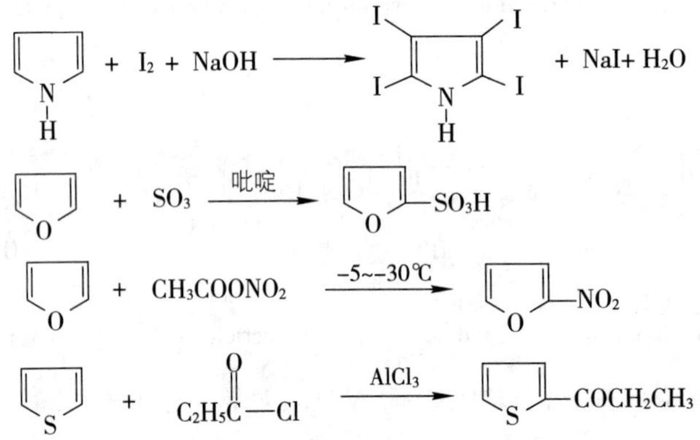

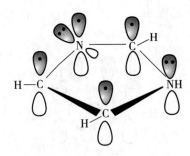

此外,吡咯和呋喃还能发生一些特殊反应。例如:

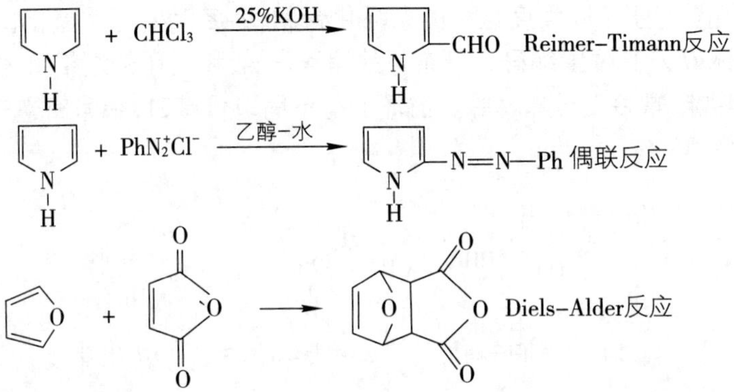

13.3.2 咪唑的结构与性质

(1) 结构

咪唑可视为吡咯环上 3 位 CH 被氮替代,仍是五原子六电子闭合共轭体系,具有芳香性,3 位氮原子具有弱碱性,1 位氮原子具有弱酸性,存在互变异构现象(当环上有取代基时则很明显),分子间能形成氢键,有缔合现象;亲电取代反应活性较苯低,取代主要在 4(5) 位;在 2 位可发生偶联反应和亲核取代反应。

（2）性质

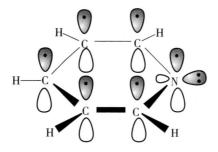

13.4　六元杂环的结构与性质

13.4.1　吡啶的结构与性质

（1）结构

吡啶为六原子六电子的闭合共轭体系，符合 Hückel 的 $4n+2$ 规则，具有芳香性。氮上的一对未共用电子对，可使吡啶表现出碱性和亲核性；由于氮的电负性较碳大，使环上电子云密度较苯低，故吡啶环较苯环稳定，难氧化，亲电取代反应活性较苯低（主要取代在 β 位），并可发生亲核取代反应（主要取代在 α 位和 γ 位）。

（2）性质

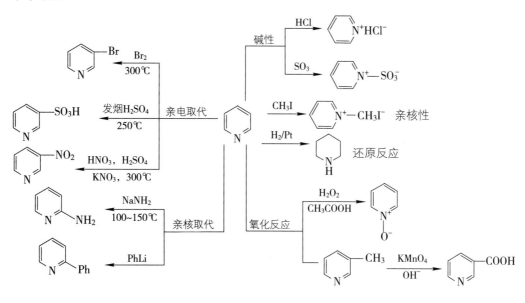

13.4.2 嘧啶的结构和性质

（1）结构

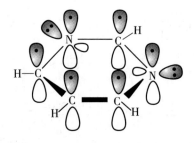

嘧啶为六原子六电子的闭合共轭体系，符合 Hückel 的 $4n+2$ 规则，具有芳香性。氮上的未共用电子对，使嘧啶可表现出碱性和亲核性，但其碱性较吡啶弱；由于两个氮原子的强吸电子作用，嘧啶环难发生亲电取代反应，难氧化，但能发生亲核取代反应（发生在 2、4、6 位），易氢化。除 5-烷基嘧啶外，其他烷基嘧啶侧链上的 $\alpha-H$ 能发生类似醇醛缩合、烷基化等反应。

（2）性质

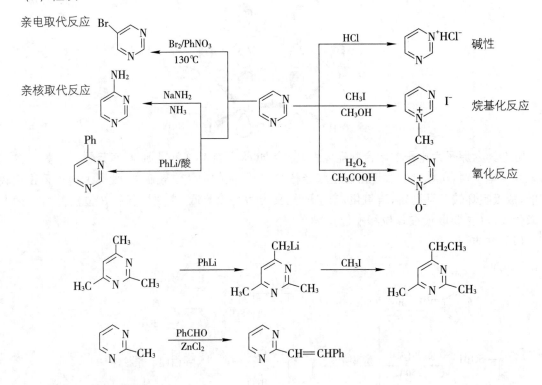

13.5 稠杂环的结构和性质

13.5.1 喹啉的结构和性质

（1）结构

喹啉可看成是吡啶环与苯环稠合而成的杂环化合物。它为平面型分子，含有 10 个电子的芳

香大 π 键,分子中的氮原子的电子构型与吡啶中的氮原子相同,所以其化学性质与萘和吡啶相近。它的碱性与吡啶相近,由于氮的吸电子效应,喹啉的亲电取代反应比萘难,比吡啶容易,通常情况下亲电试剂总是优先进攻喹啉的苯环部分,主要是取代在 5 位和 8 位;喹啉的亲核取代也较吡啶容易,主要取代在 2 位;喹啉中苯环易被氧化,吡啶环易被还原。

（2）性质

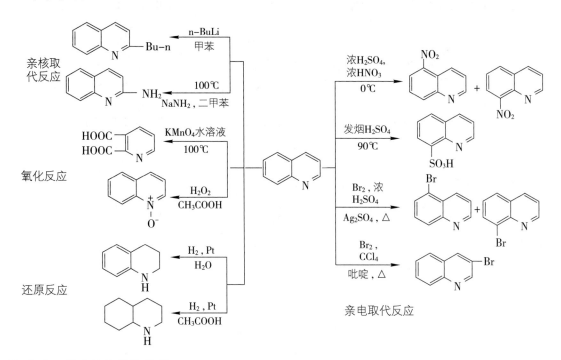

13.5.2 嘌呤的结构和性质

嘌呤可看成是由一个嘧啶和一个咪唑相互稠合而成。嘌呤环中的咪唑部分可发生三原子体系的互变异构现象,嘌呤是两种互变异构体形成的平衡体系,平衡偏向于 $9H$ 的形式。

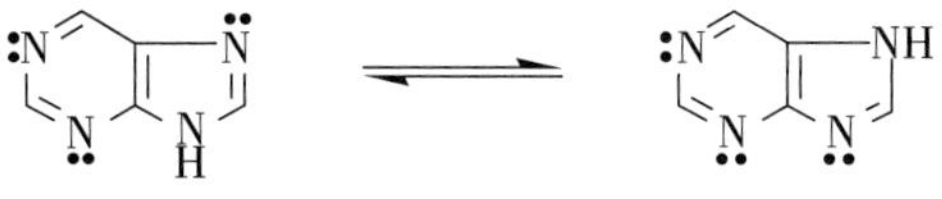

9H–嘌呤   7H–嘌呤

由于嘌呤环有四个电负性大的氮原子,环很难与亲电试剂反应。嘌呤既有弱碱性又具有弱酸性,受到分子中氮的吸电子诱导作用的影响,其酸性比咪唑强,碱性比咪唑弱,但比嘧啶强。

典型例题剖析

【例 13 – 1】写出下列化合物的结构式,并用系统命名法命名。

（1）吡哆醇　　　　　（2）烟酸　　　　　（3）异烟肼
（4）磺胺嘧啶　　　　（5）胞嘧啶　　　　（6）5 – 氟 – 2,4 – 二氧嘧啶
（7）鸟嘌呤　　　　　（8）安替比林

【解】

（1）

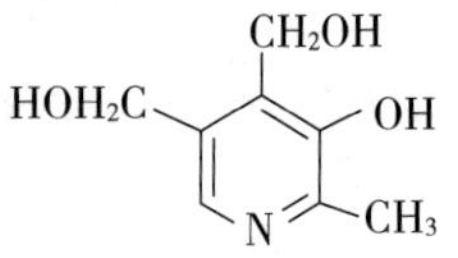

2-甲基-4,5-二羟甲基-3-羟基吡啶

（2）

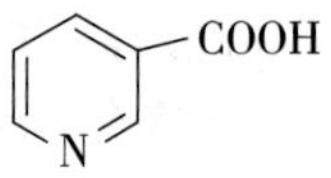

3-吡啶甲酸

（3）

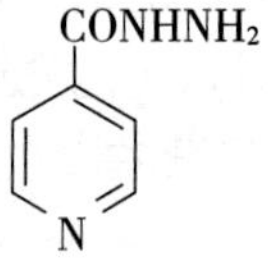

4-吡啶甲酰肼

（4）

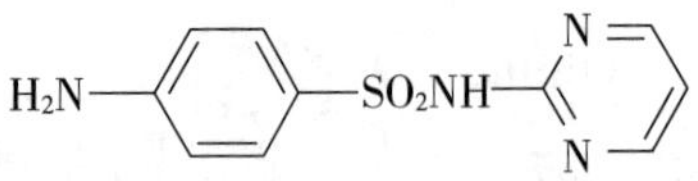

2-(对-氨基苯磺酰胺基)嘧啶

（5）

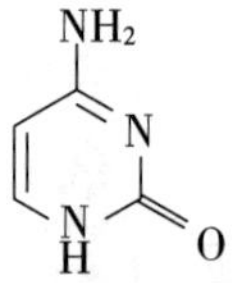

6-氨基-2-氧嘧啶

（6）

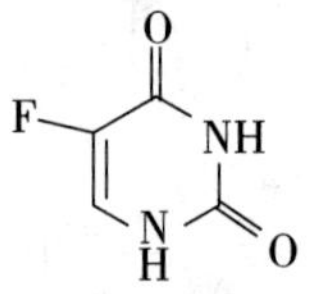

5-氟-2,4-二氧嘧啶

（7）

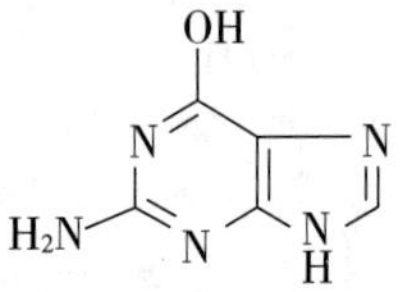

2-氨基-6-羟基嘌呤

（8）

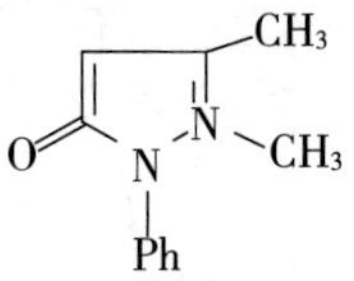

2,3-二甲基-1-苯基-5-氧吡唑

【例 13－2】比较组织胺中三个氮原子的碱性。

【解】组织胺的结构：

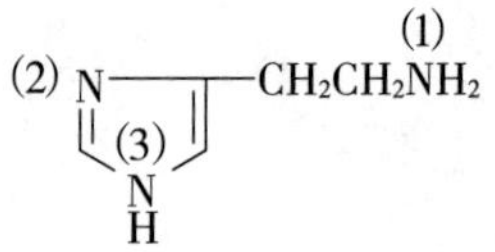

组织胺中三个氮原子的碱性强弱次序是（1）>（2）>（3）。因为（1）氮为 sp^3 杂化，s 成分最少，碱性最强；（2）氮和（3）氮均为 sp^2 杂化，所以碱性小于（1）氮；由于（3）氮的未共用电子对参与共轭，所以难以接受质子，碱性最弱。

【例 13－3】简要回答下列问题。

（1）为什么咪唑、吡唑的水溶性比吡咯大？

（2）为什么吡咯的硝化反应、磺化反应不能在强酸条件下进行，而吡啶卤代反应时一般不使用 FeX_3 等 Lewis 酸作催化剂？

（3）为什么嘧啶分子含有两个碱性氮原子，却为一元碱，且碱性较吡啶弱？

（4）为什么嘧啶的亲电取代反应活性比吡啶弱，而亲核取代反应活性比吡啶强？

【解】（1）因为咪唑、吡唑比吡咯在环结构上多了一个带有一对未共用电子对未参与形成闭合共轭体系的氮原子，这对未共用电子对可通过氢键与水缔合，而使水溶性增大。

（2）因为吡咯是多 π 芳杂环，环上电子云密度较高，在强酸性条件下，易质子化而发生聚合、氧化、开环等反应，所以吡咯不能在强酸性条件下进行硝化和磺化反应。

吡啶分子中的氮原子有一对未共用电子对而显碱性，能与缺电子的 FeX_3 等 Lewis 酸作用成盐，使催化剂失活；同时也使氮原子带上正电荷，降低了环上的电子云密度，使亲电取代反应更难进行。所以吡啶卤代反应时一般不使用 FeX_3 等 Lewis 酸作催化剂。

（3）嘧啶环上两个氮原子，当第一个氮原子质子化后，它的吸电子能力增强，使另一个氮原子的电子云密度降低而难以接受质子，因此嘧啶为一元碱；而第一个氮原子质子化后，第二个氮原子对质子化的氮正离子的吸电子诱导效应和共轭效应使质子化的氮正离子不稳定，质子易于离去，所以其碱性比吡啶弱。

（4）嘧啶与吡啶同为六原子六电子的闭合共轭体系，但嘧啶环上比吡啶环多一个氮原子，其氮原子的吸电子诱导效应比吡啶强，使得嘧啶环上电子云密度比吡啶环低，因此亲电取代反应活性比吡啶弱，而亲核取代反应活性比吡啶强。

【例13－4】判断下列化合物中哪些具芳香性。

（1）

（2）

（3）

（4）

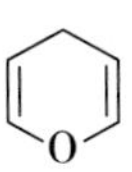

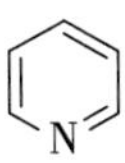

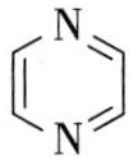

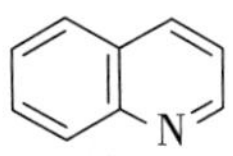

【解】（2）、（3）、（4）具有芳香性，（1）无芳香性。因为（2）、（3）中具有6个 π 电子，（4）中有10个 π 电子，且都能形成闭合的共轭体系，符合 Hückel 规则，具有芳香性；（1）中虽然有6个 π 电子，但不能形成闭合的共轭体系，故无芳香性。

【例13－5】完成下列反应。

（1）

（2）

（3）

（4）

（5）

（6）

（7）

（8）

（9）

（10）

（11）

（12）

【解】

（1）

（2）

（3）

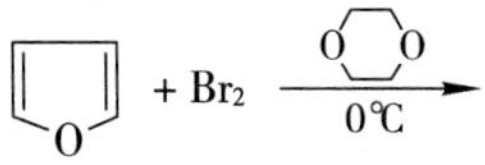

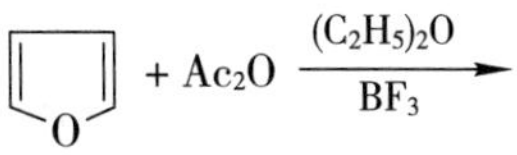

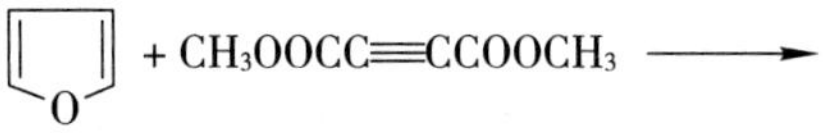

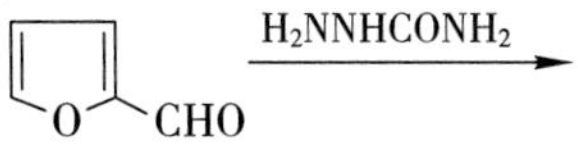

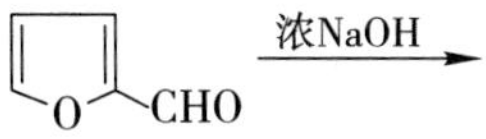

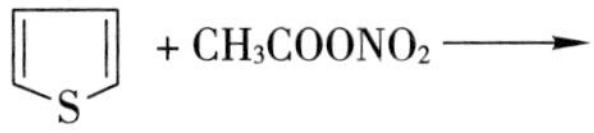

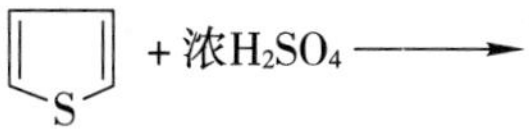

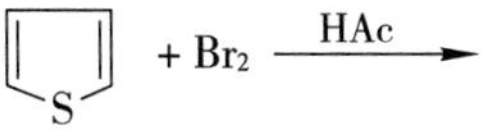

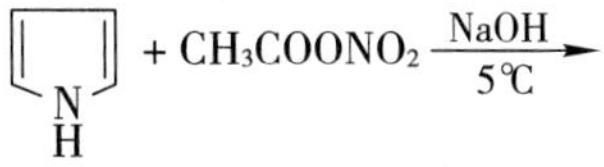

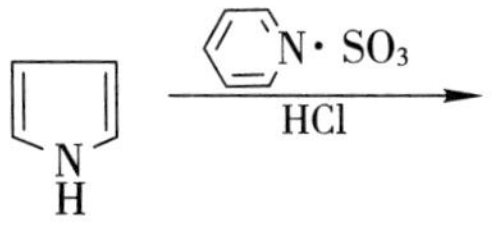

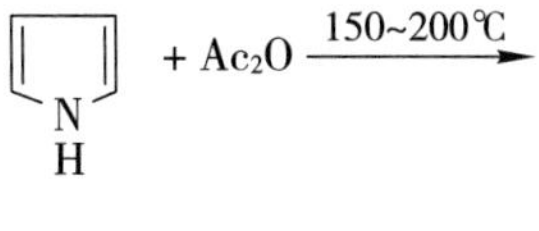

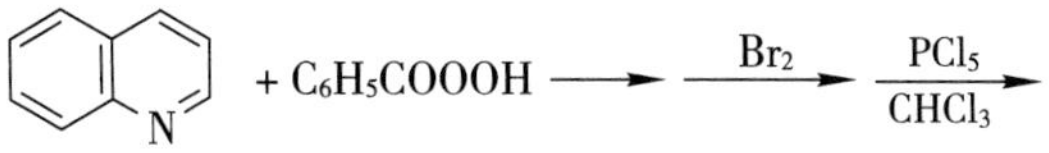

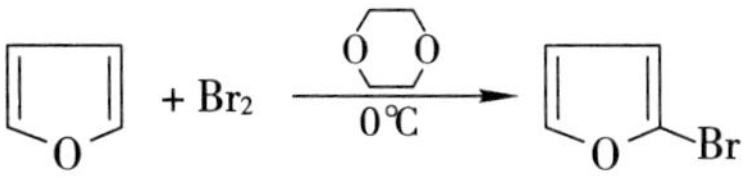

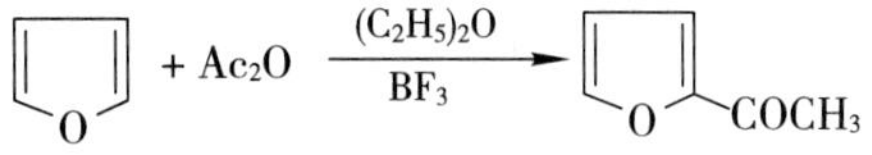

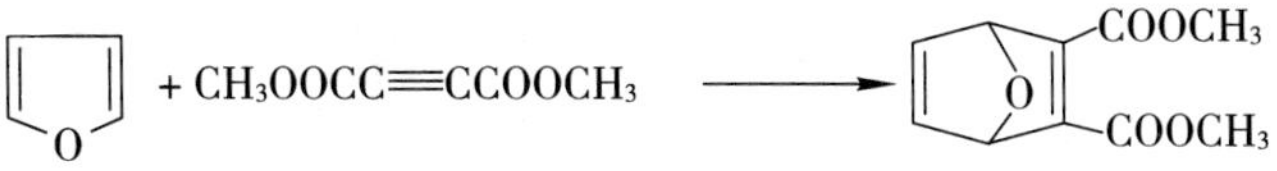

（4）
$$\underset{O}{\text{furan}}\text{—CHO} \xrightarrow{\text{H}_2\text{NNHCONH}_2} \underset{O}{\text{furan}}\text{—CH}=\text{NNHCONH}_2$$

（5）
$$\underset{O}{\text{furan}}\text{—CHO} \xrightarrow{\text{浓NaOH}} \underset{O}{\text{furan}}\text{—COO}^- + \underset{O}{\text{furan}}\text{—CH}_2\text{OH}$$

（6）$\underset{S}{\text{thiophene}} + \text{CH}_3\text{COONO}_2 \longrightarrow \underset{S}{\text{thiophene}}\text{—NO}_2$　　（7）$\underset{S}{\text{thiophene}} + \text{浓H}_2\text{SO}_4 \longrightarrow \underset{S}{\text{thiophene}}\text{—SO}_3\text{H}$

（8）$\underset{S}{\text{thiophene}} + \text{Br}_2 \xrightarrow{\text{HAc}} \underset{S}{\text{thiophene}}\text{—Br}$

（9）$\underset{\underset{H}{N}}{\text{pyrrole}} + \text{CH}_3\text{COONO}_2 \xrightarrow[5\text{℃}]{\text{NaOH}} \underset{\underset{H}{N}}{\text{pyrrole}}\text{—NO}_2$

（10）$\underset{\underset{H}{N}}{\text{pyrrole}} \xrightarrow[\text{HCl}]{\underset{N}{\text{pyridine}}\cdot\text{SO}_3} \underset{\underset{H}{N}}{\text{pyrrole}}\text{—SO}_3\text{H}$

（11）$\underset{\underset{H}{N}}{\text{pyrrole}} + \text{Ac}_2\text{O} \xrightarrow{150\sim200\text{℃}} \underset{S}{\text{thiophene}}\text{—COCH}_3 + \text{H}_3\text{COC}\text{—}\underset{S}{\text{thiophene}}\text{—COCH}_3$

（12）$\underset{N}{\text{quinoline}} + \text{C}_6\text{H}_5\text{COOOH} \longrightarrow \underset{\underset{O^-}{N^+}}{\text{quinoline N-oxide}} \xrightarrow{\text{Br}_2} \underset{\underset{O^-}{N^+}}{\text{4-Br-quinoline N-oxide}} \xrightarrow[\text{CHCl}_3]{\text{PCl}_5} \underset{N}{\text{4-Br-quinoline}}$

【注释】由于吡咯与呋喃遇强酸时,杂原子易质子化,杂环易开环、氧化、聚合,故不能直接进行硝化和磺化反应,需采用温和的非质子试剂。五元杂环的亲电取代较苯容易进行,取代基多进入 α 位。呋喃甲醛的性质与苯甲醛相似。喹啉的吡啶环与吡啶相似。在氧化剂作用下可形成氮氧化物,氮氧化物的亲电取代和亲核取代反应较易进行。

【例13-6】写出2-甲基吡啶与下列试剂反应的主产物。

（1）NaNH$_2$/NH$_3$　　　（2）HNO$_3$/H$_2$SO$_4$　　　（3）CH$_3$CHO/C$_2$H$_5$ONa　　　（4）H$_2$O$_2$/HAc

【解】

（1）$\underset{N}{\text{pyridine}}\text{—CH}_2\text{Na}$　　（2）$\underset{N}{\text{pyridine}}(\text{—NO}_2)\text{—CH}_3$，$\underset{N}{\text{O}_2\text{N—pyridine}}\text{—CH}_3$

（3）$\underset{N}{\text{pyridine}}\text{—CH}=\text{CHCH}_3$　　（4）$\underset{\underset{O^-}{N^+}}{\text{pyridine}}\text{—CH}_3$

【注释】由于吡啶环是一个缺电子的芳杂环,因此,吡啶的侧链类似苯的侧链,其 α - H 较为活泼,可与碱、有机锂化合物等反应;侧链还可被氧化剂氧化为甲酸。同时烷基的存在使吡啶环上的亲电取代反应变得容易。

【例 13 - 7】用化学方法区别下列各组化合物。

（1）苯和噻吩　　　　（2）吡咯和四氢吡咯　　　（3）糠醛和苯甲醛

【解】

		试剂	现象
（1）	苯	靛红 - 硫酸,加热	无变化
	噻吩		蓝色
（2）	吡咯	松木片 + 浓 H_2SO_4	红色
	四氢吡咯		无变化
（3）	糠醛	$PhNH_2$,HAc	红色
	苯甲醛		无变化

【注释】鉴别反应是利用了噻吩、吡咯和糠醛的显色反应。

【例 13 - 8】完成下列转化。

（1） 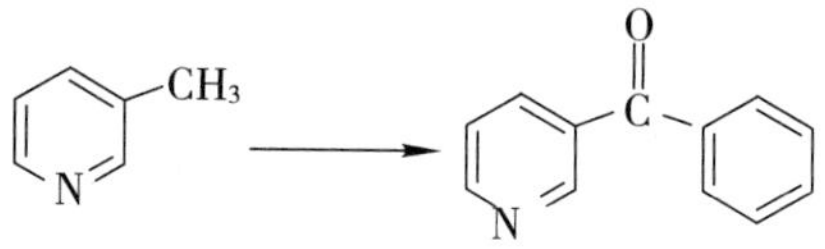　　（2）

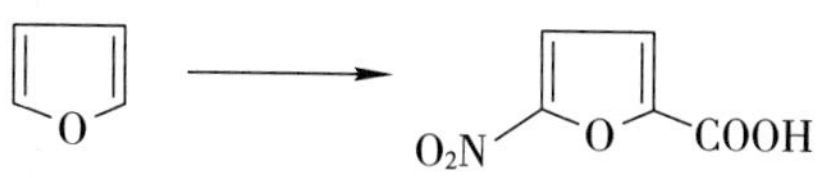

解

（1）

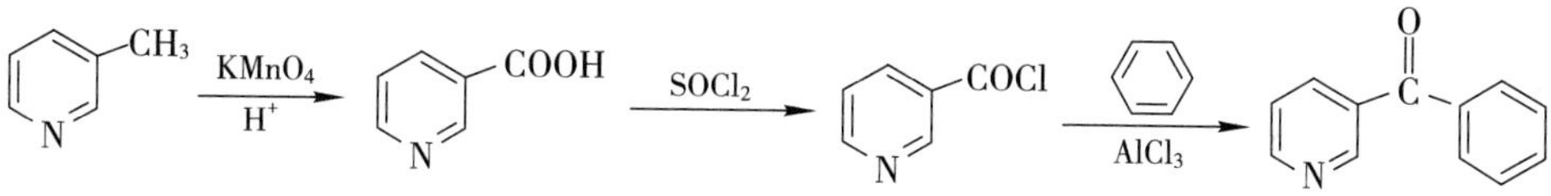

（2）

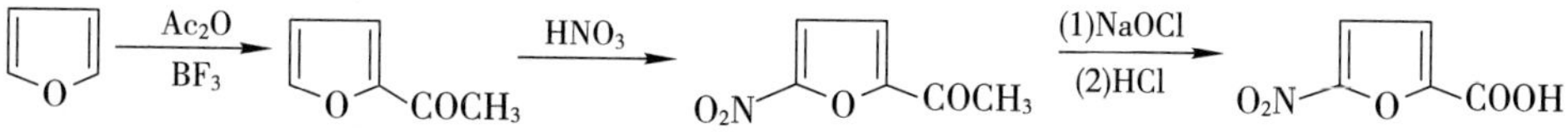

【例 13 - 9】某杂环化合物 C_6H_6OS 能生成肟,但不能发生银镜反应,它与次溴酸反应生成2 - 噻吩甲酸,试推测其结构。

【解】由于杂环化合物能生成肟,但不能发生银镜反应,则应是酮,与次溴酸作用后生成 2 - 噻吩甲酸,则含杂环为噻吩环,且为 2 位取代,再结合分子式,可推杂环化合物的结构为：

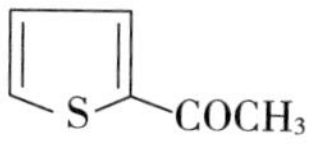

💡 问题 •

问题 13 - 1　命名下列杂环化合物：

解：

（1） 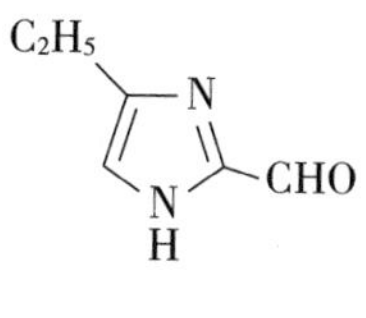　　（2） 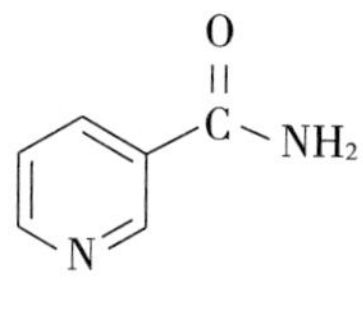　　（3）

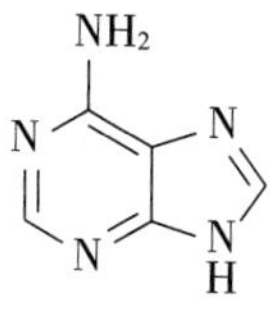

解：(1) 4 - 甲基咪唑 - 2 - 醛　　(2) β - 吡啶甲酰胺　　(3) 6 - 氨基嘌呤

问题 13 - 2　画出下列杂环化合物的结构式：

(1) 3 - 氧杂环戊酮　　(2) 1,3 - 二硫杂环己烷　　(3) 3 - 丙基氮杂环庚烷

解：（1）　　　　　　（2） 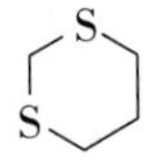　　　　　　（3）

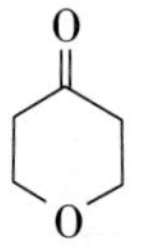

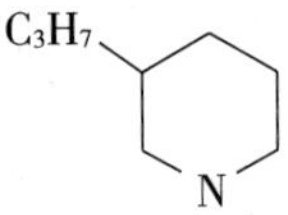

问题 13 - 3　试解释为什么吡咯不溶于水,而四氢吡咯却以任意比例与水混溶?

解:吡咯具有芳香性,N 上的电子对不能与水形成键,而四氢吡咯的碱性比吡咯强,能与水形成氢键。

问题 13 - 4　试解释为什么六氢吡啶的碱性比吡啶的碱性强的多?

解:六氢吡啶中 N 原子是 sp^3 杂化,而吡啶中氮原子是 sp^2 杂化,未成键的电子对所在的分子轨道的 s 成分越少,其碱性越强。

问题 13 - 5　写出尿嘧啶的酮式 - 烯醇式互变异构平衡式。

解:

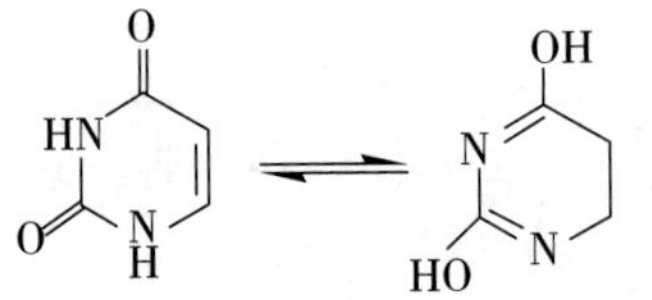

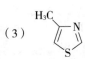

🔎 **习题** •

1. 命名下列化合物。

(1) 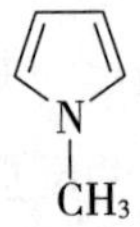　　　　　　(2) 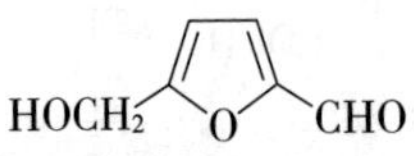 HOCH₂ ⟨O⟩ CHO　　(3)　　　　　　(4)

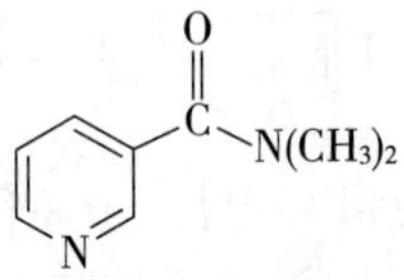

(5) 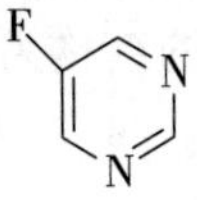　　　　　　(6) 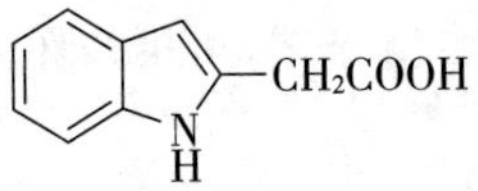　　　　　　(7) 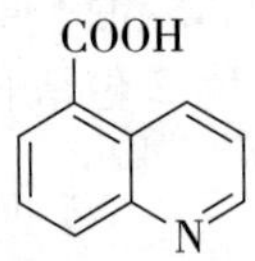　　　　　　(8)

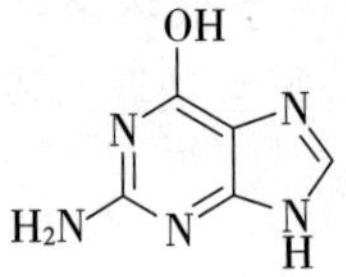

解:

(1) 1 - 甲基吡咯　　　(2) 5 - 羟甲基 - 2 - 呋喃甲醛　　　(3) 4 - 甲基噻唑

(4) N,N - 二甲基 - 3 - 吡啶甲酰胺　　　(5) 5 - 氟嘧啶　　　(6) 2 - 吲哚乙酸

(7) 5 - 喹啉甲酸　　　(8) 2 - 氨基 - 6 - 羟基嘌呤

2. 写出下列化合物的结构式。

(1) 反 - 2,3 - 二乙基氧杂环丙烷　　　　　(2) 3 - 硫杂环丁酮

(3) 1,3 - 氧杂硫杂环戊烷　　　　　　　　(4) 2 - 丙酰基 - 1,4 - 二氧杂环己烷

(5) 2 - 甲基 - 5 - (β - 羟乙基)咪唑　　　　(6) 2 - 氨基 - 4 羟基嘧啶

(7) 4 - 吡啶丙酸乙酯　　　　　　　　　　(8) 2 - 氨基 - 4,5 - 二羟基蝶啶

解：

（1） 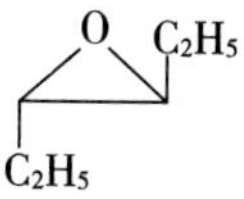 　（2） 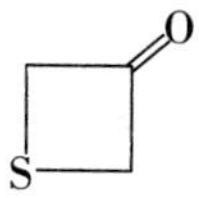 　（3） 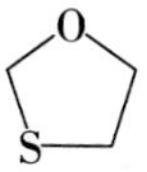 　（4） 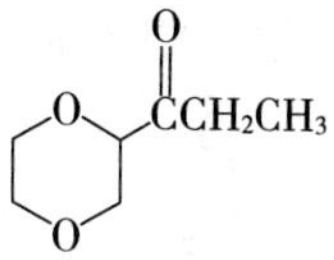 　（5） 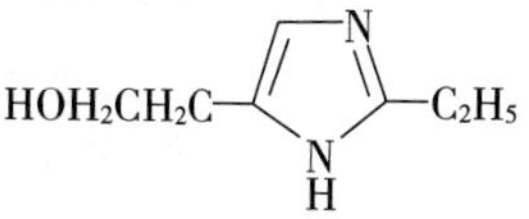 HOH_2CH_2C

（6） 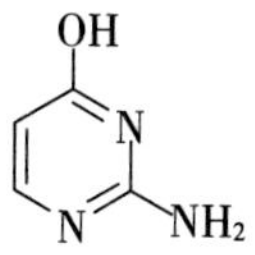 　（7） 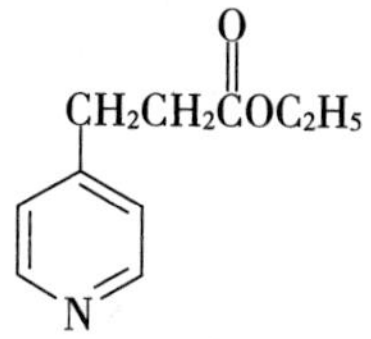 　（8）

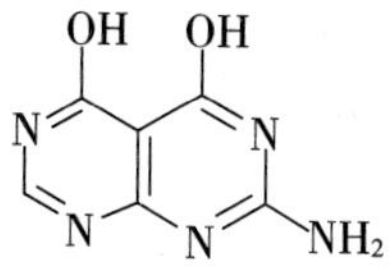

3. 写出下列反应的主要产物。

（1） 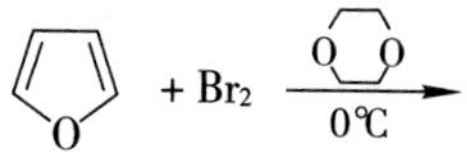 $+ Br_2$ $\xrightarrow[0℃]{}$

（2） $+$ $CH_3-\overset{O}{\underset{}{C}}-Cl$ $\xrightarrow{SnCl_4}$

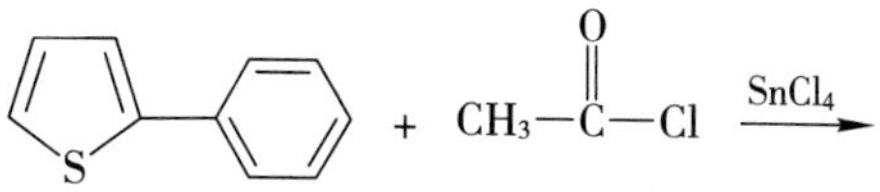

（3） $+ H_2SO_4$ $\xrightarrow[270℃]{SO_3}$

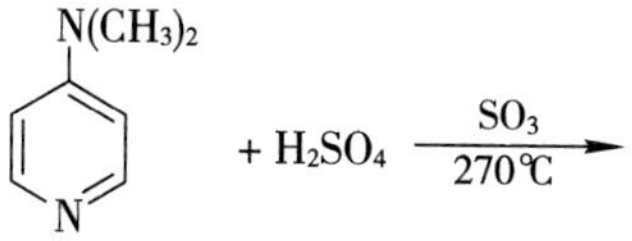

（4） 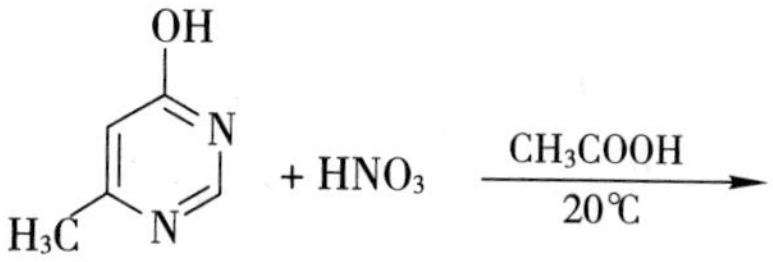 $+ HNO_3$ $\xrightarrow[20℃]{CH_3COOH}$

（5） 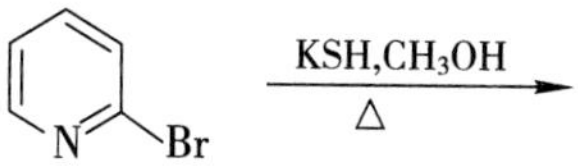 $\xrightarrow[\triangle]{KSH,CH_3OH}$

（6） 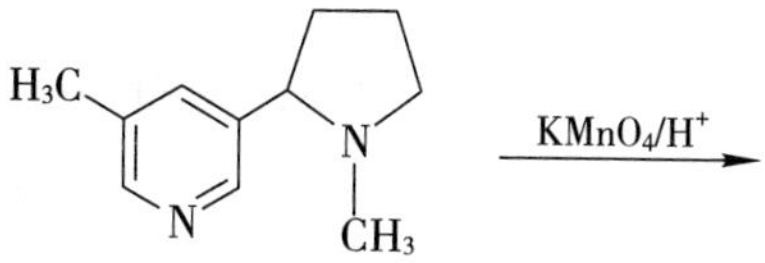 $\xrightarrow{KMnO_4/H^+}$

（7） 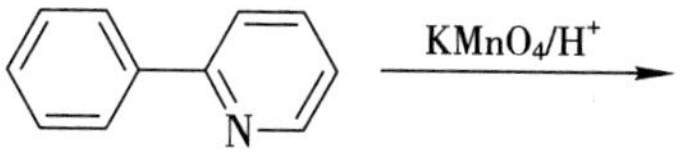 $\xrightarrow{KMnO_4/H^+}$

（8） 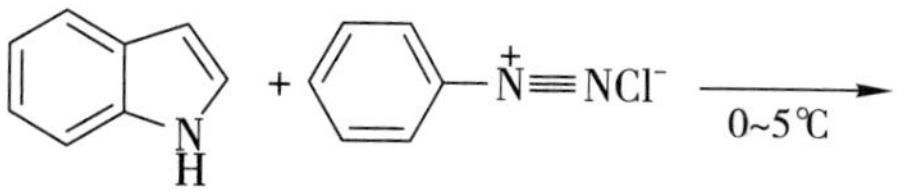 $+$ $\xrightarrow[0\sim5℃]{}$

解：

（1） 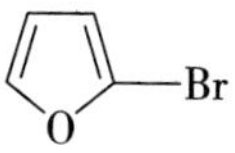 　（2） 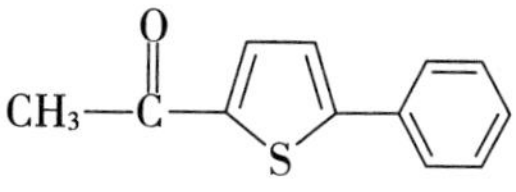 　（3）

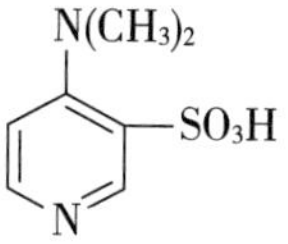

（4） 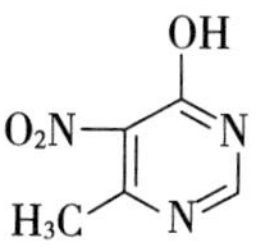 　（5） 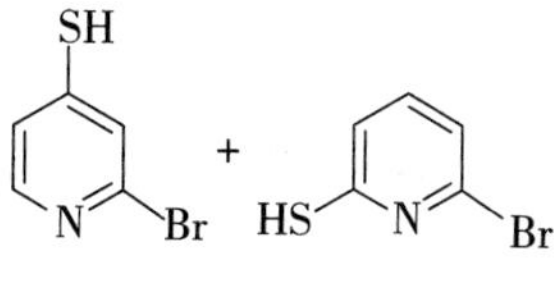 　（6）

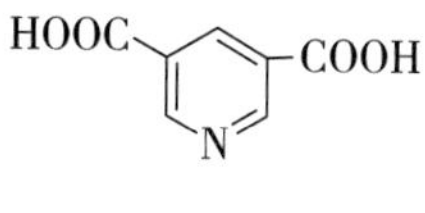

（7） 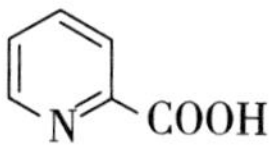 　（8）

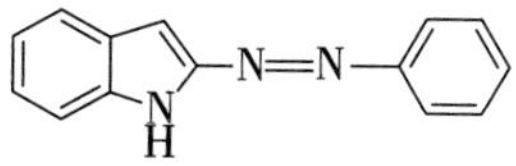

4. 尿酸分子的结构式如下所示,指出四个氮原子上的氢原子哪个酸性最强？为什么？

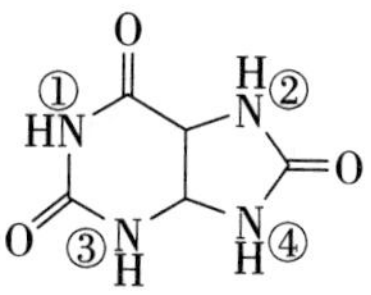

尿酸

解:①氮原子上的氢原子酸性最强。

5. 比较下列化合物发生亲电取代反应活性的大小。

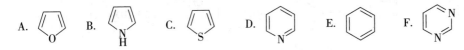

A. B. C. D. E. F.

解:B > A > C > E > D > F

6. 比较下列化合物碱性的大小。

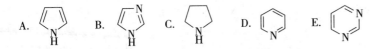

A. B. C. D. E.

解:C > B > D > E > A

7. 下列化合物中,哪些具有芳香性? 为什么?

A. 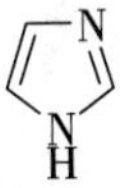 B. 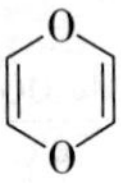 C. 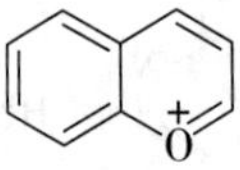 D.

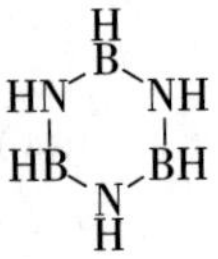

解:A,C

8. 解释吡啶与 CH_3I 作用可以生成季铵盐而吡咯不能的原因。

解:

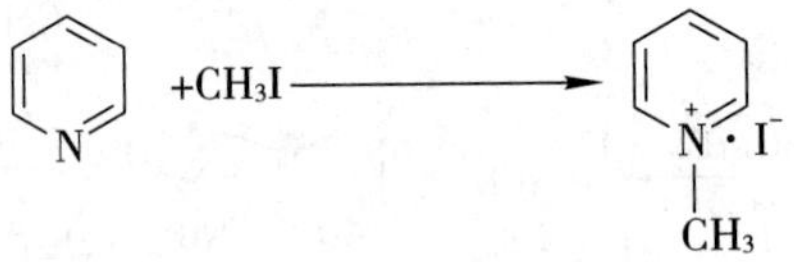

吡啶 Nsp^2 轨道上有一对电子,具有碱性,可以作为亲核试剂与 CH_3I 作用

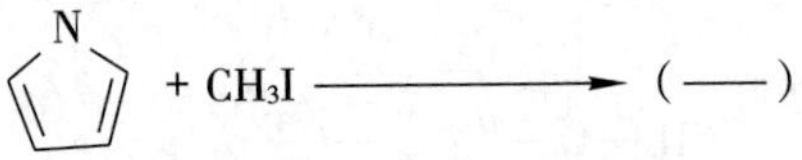

原因是吡咯 N 上 p 轨道一对电子形成大 π 键,不能提供出来作为亲核试剂,吡咯具有弱酸性。

9. 请比较组胺中各个氮原子的碱性,并说明理由。

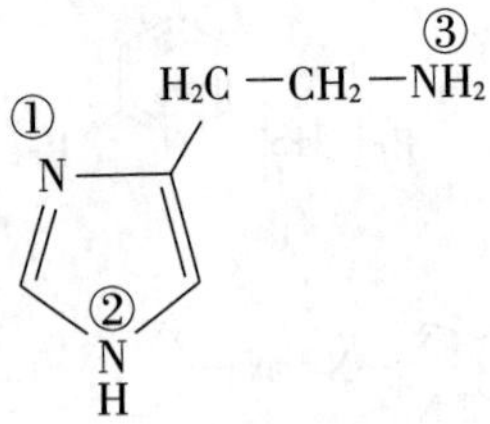

组氨

解:组织胺中三个氮原子的碱性强弱次序是(1) > (2) > (3)。因为(3)氮为 sp^3 杂化,s 成分最少,碱性最强;(2)氮和(1)氮均为 sp^2 杂化,所以碱性小于(1)氮;由于(3)氮的未共用电子对参与共轭,所以难以接受质子,碱性最弱。

10. 杂环化合物 C_4H_4O 即不能与钠作用,也不具有醛和酮的性质,在低温 $-5℃$ 下,以二氧六环为溶剂,与溴作用可以得到 C_4H_3OBr,试写出此杂环化合物的结构式。

解：

（西安交通大学　唐骁爽）

第14章　脂　类

💡 **主要知识点**

14.1　油脂

油脂是油和脂肪的总称。油脂是甘油和高级脂肪酸组成的酯。通常,在室温下呈液态的称为油,固态或半固态的称为脂肪。油脂的结构通式为:

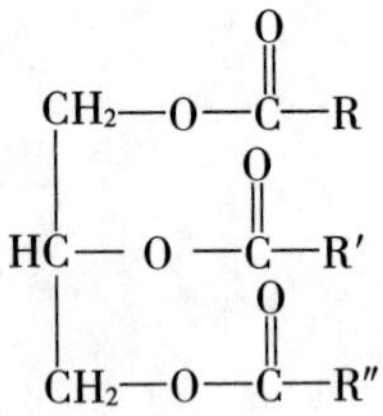

$$
\begin{array}{l}
CH_2-O-\overset{\displaystyle O}{\overset{\|}{C}}-R \\[4pt]
HC-O-\overset{\displaystyle O}{\overset{\|}{C}}-R' \\[4pt]
CH_2-O-\overset{\displaystyle O}{\overset{\|}{C}}-R''
\end{array}
$$

如果三个脂肪酸相同,属于单甘油酯,如果二个或三个脂肪酸各不相同,属于混甘油酯。天然油脂是各种混甘油酯的混合物。

油脂中的脂肪酸有以下特性:

(1) 直链、很少带支链,多含偶数碳原子一般为 $C_{12} \sim C_{18}$。

(2) 不饱和脂肪酸的双键大多为顺式构型,多不饱和脂肪酸为非共轭多烯结构。

(3) 不饱和脂肪酸的熔点低于同碳数的饱和脂肪酸。

人体可以合成大多数脂肪酸,但少数不饱和脂肪酸如亚油酸和亚麻酸人体不能合成,花生四烯酸体内虽能合成,但数量不能完全满足人体生命活动的需求,这些人体不能合成或合成不足,必须从食物中摄取的不饱和脂肪酸,称为必需脂肪酸。

脂肪酸的命名常用俗名,系统命名法与一元羧酸基本相同,但有三种编码体系。Δ 编码体系从脂肪酸羧基的羧基碳原子开始计数编号;ω 编码体系从脂肪酸甲基端的甲基碳原子开始计数编号;希腊字母编号规则与羧酸相同,离羧基最远的甲基碳原子为 ω 碳原子。

脂肪酸系统名称可用简写符号表示,其书写规则是:用阿拉伯数字表示脂肪酸碳原子的总数,然后在冒号后写出双键的数目,最后在 Δ 或 ω 右上角标明双键的位置。

油脂的命名通常把甘油名称写在前面,脂肪酸的名称写在后面,称甘油某酸酯。有时也将脂肪酸的名称放在前面,甘油名称放在后面,称某酰甘油。混甘油酯用 α、β 和 α' 标明脂肪酸的位次。医学上将血液中的油脂统称甘油三酯。

天然油脂是手性分子,其相对构型为 L 型。

油脂在酸、碱或酶的作用下,发生水解反应,生成一分子甘油和三分子脂肪酸。油脂在碱性条件下的水解称为皂化。1 g 油脂完全皂化时所需氢氧化钾的质量(mg)称为皂化值。皂化值与油脂的平均相对分子质量成反比。

油脂中不饱和脂肪酸的氢化又称为硬化。100 g 油脂所能吸收碘的质量(g)称为碘值。碘值与油脂的不饱和程度成正比。

油脂在空气中放置过久会发生变质,产生难闻的气味,这种变化称为酸败。中和 1 g 油脂中的游离脂肪酸所需氢氧化钾的质量(mg)称为油脂的酸值。

多不饱和脂肪酸(PUFAs)是指含有两个或两个以上双键的多烯脂肪酸。人体内的 PUFAs 按 ω 体系主要有 $\omega-3$ 族、$\omega-6$ 族和 $\omega-9$ 族。各族的名称根据各族母体脂肪酸从甲基碳原子数起的第一个双键位次命名。同族的 PUFAs 能从本族的母体脂肪酸为原料在体内衍生或合成,不同族的 PUFAs 则不能互相转化。PUFAs 具有重要的生理活性。

14.2 磷脂

磷脂是分子中含有磷酸基团的高级脂肪酸酯。根据分子中醇的不同,磷脂分为由甘油构成的甘油磷脂和由鞘氨醇构成的鞘磷脂。

甘油磷脂的母体结构是磷脂酸,结构通式为:

$$
\begin{array}{c}
\qquad\qquad\qquad\overset{\displaystyle O}{\underset{\displaystyle \parallel}{}} \\
\qquad CH_2{-}O{-}C{-}R_1 \\
\overset{\displaystyle O}{\underset{\displaystyle \parallel}{}} \qquad | \\
R_2{-}C{-}O{-}C{-}H \\
\qquad\qquad | \quad O \\
\qquad CH_2{-}O{-}\overset{\displaystyle \parallel}{P}{-}OH \\
\qquad\qquad\qquad | \\
\qquad\qquad\qquad OH
\end{array}
$$

当 R_1 和 R_2 不同时,磷脂酸为手性分子,天然磷脂酸为 R 构型。IUPAC-IUB 建议,采用立体专一编号命名手性磷脂酸。

α - 卵磷脂和 α - 脑磷脂是两种重要的甘油磷脂,它们分别由胆碱和乙醇胺分子中的醇羟基与磷脂酸分子中的磷酸基以磷酸酯键结合而成。甘油磷脂的两个长脂肪碳链具有疏水性,而其余部分具有亲水性。

鞘磷脂的主链是鞘氨醇,鞘氨醇的氨基与脂肪酸以酰胺键相连形成神经酰胺。结构式为:

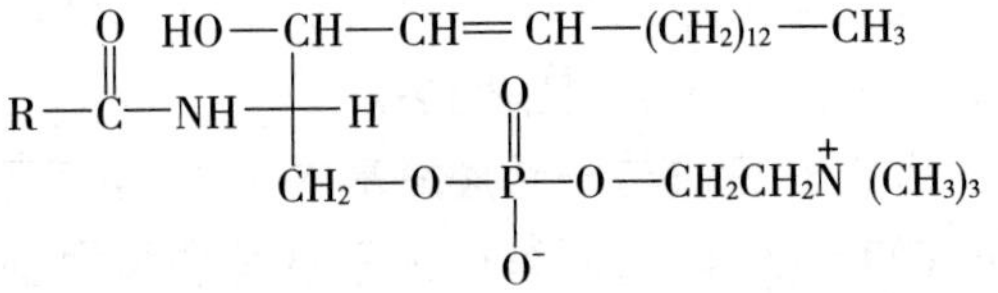

$$
\begin{array}{c}
\text{O} \quad \text{HO—CH—CH=CH—(CH}_2\text{)}_{12}\text{—CH}_3 \\
\text{R—C—NH—CH} \\
\qquad\qquad\quad \text{CH}_2\text{—O—P—O—CH}_2\text{CH}_2\overset{+}{\text{N}}(\text{CH}_3)_3 \\
\qquad\qquad\qquad\quad \text{O}^-
\end{array}
$$

神经酰胺的羟基与磷酸胆碱酯化形成鞘磷脂。鞘磷脂大量存在于脑和神经组织中,也是生物膜的重要成分之一,具有重要的生理功能。

14.3 萜类化合物

萜类化合物(terpenoids)一般是指由两个或多个异戊二烯分子按不同的方式首尾相连而成的化合物及其饱和程度不等的含氧衍生物。萜类化合物广泛存在于植物、昆虫及微生物中,是天然化合物中最多的一类。

按照"异戊二烯规则"分类,萜类可分为单萜(两个异戊二烯单位)、倍半萜(三个异戊二烯单位)、二萜(四个异戊二烯单位)等。根据分子中各异戊二烯单元互相连接的方式,萜可分为开链萜和环萜。

单萜是较为重要的萜类,由两个异戊二烯单位组成,根据分子中两个异戊二烯连接方式的不同,单萜类化合物可分为开链单萜(如柠檬醛)、单环单萜(如薄荷酮)、双环单萜(如柠檬烯、樟脑)等。

14.4 甾族化合物

甾族化合物(steroid)分子中含有一个环戊烷并氢化菲的骨架,4 个环用 A、B、C 和 D 表示,天然的甾族化合物中,B 环与 C 环之间总是反式稠合。C 环与 D 环之间几乎都是反式稠合,只是 A 环与 B 环之间可以顺式稠合,也可以反式稠合。根据 C_5 – H 构型的不同,甾族化合物可分为 5β – 系和 5α – 系两大类。

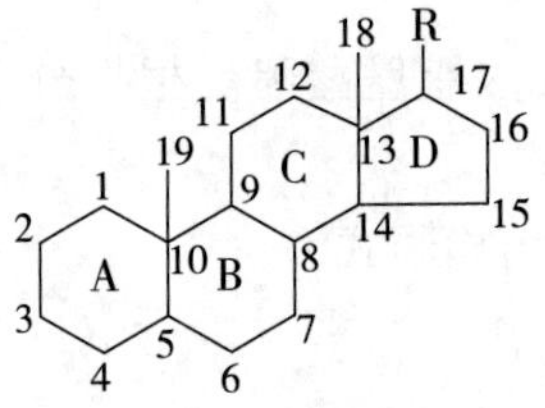

甾族化合物基本骨架

甾族化合物广泛存在于动植物组织内,并在动植物生命活动中起着十分重要的作用。主要包括甾醇类、胆甾酸和甾体激素等。

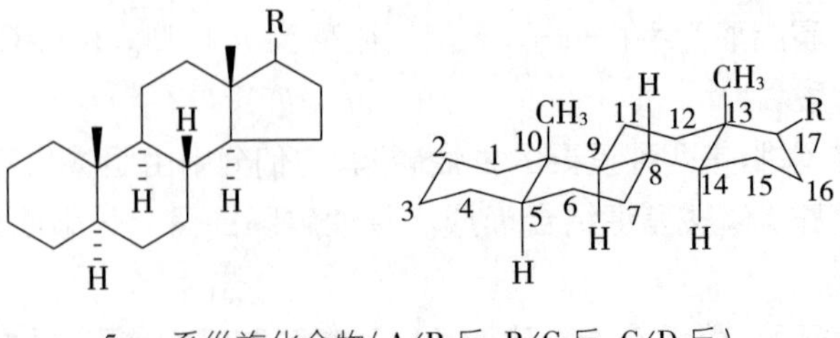

5α – 系甾族化合物(A/B 反、B/C 反、C/D 反)

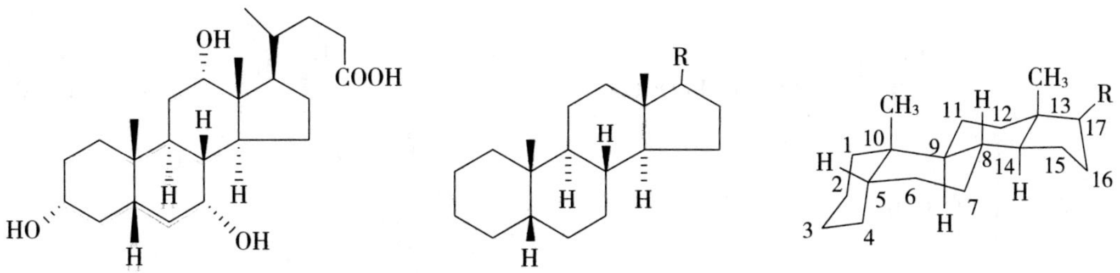

5β - 系甾族化合物（A/B 顺、B/C 反、C/D 反）

甾醇类分为植物甾醇和动物甾醇。β - 谷固醇、麦角固醇是常见的植物甾醇，胆固醇和7 - 脱氢胆固醇是重要的动物甾醇。

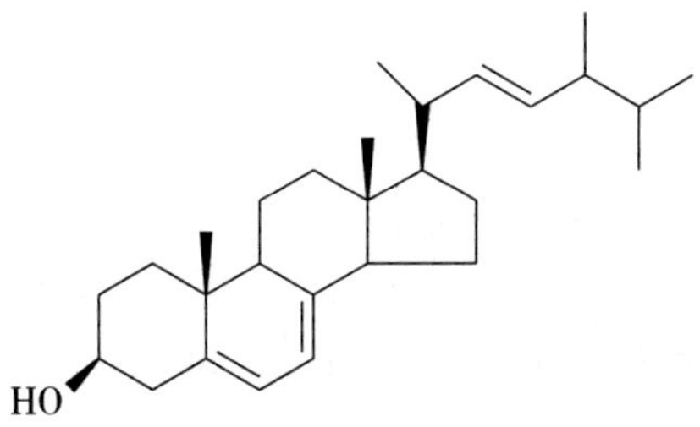

麦角固醇 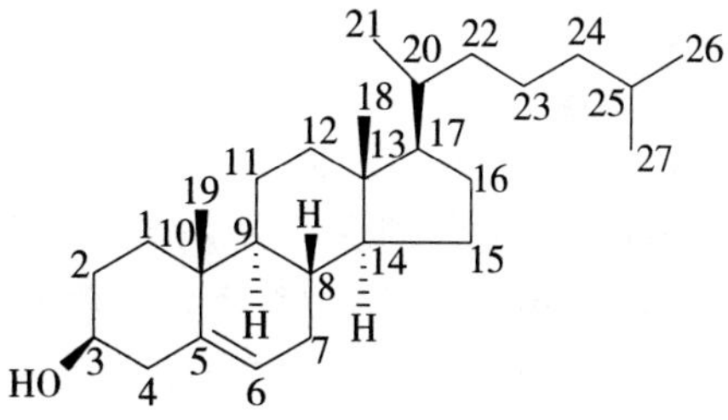　　　　　　　　　　　　　胆固醇

胆甾酸是动物的胆组织分泌的一类甾族化合物。包括胆酸、脱氧胆酸、鹅脱氧胆酸和石胆酸等，它们都属于 5β - 系甾族化合物，并且分子结构中含有羧基，故总称它们为胆甾酸。

胆甾酸在胆汁中分别与甘氨酸（NH_2CH_2COOH）和牛磺酸（$H_2NCH_2CH_2SO_3H$）通过酰胺键结合，形成各种结合胆甾酸，这些结合胆甾酸总称为胆汁酸。

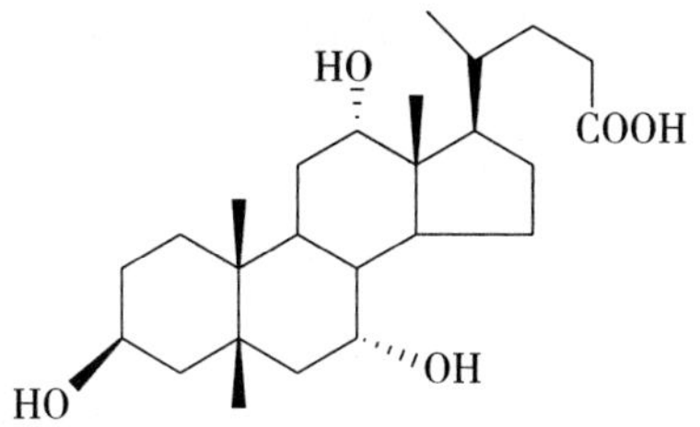

胆酸 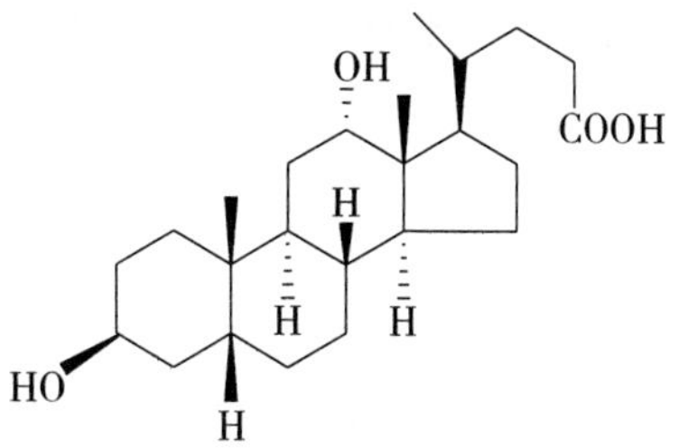　　　　　　　　　　　　　　　脱氧胆酸

在人及动物小肠的碱性条件下，胆汁酸以钠盐或钾盐形式存在，称为胆汁酸盐，简称胆盐。其结构中既含有亲水性的羟基和羧基（或磺酸基），又含有疏水性的甾环，这种分子具有乳化作用，可以促进脂类的消化吸收。

甾体激素主要指性激素和肾上腺皮质激素。

性激素是性腺（睾丸、卵巢、黄体）所分泌的甾体激素，它们对生育功能及第二性征（如声音、体型）起着决定性的作用。性激素分为雄性激素和雌性激素。重要的雄性激素有睾酮、雄酮和雄烯二酮。雌性激素主要有由成熟的卵泡产生的雌激素（如雌二醇）和由卵泡排卵后形成的黄体所产生的孕激素（如黄体酮）。

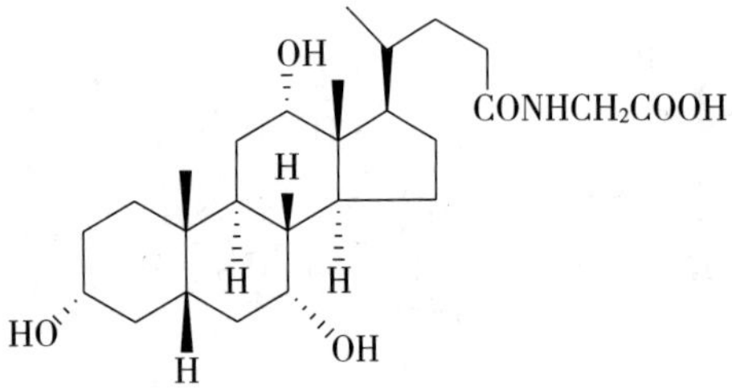

甘氨胆酸

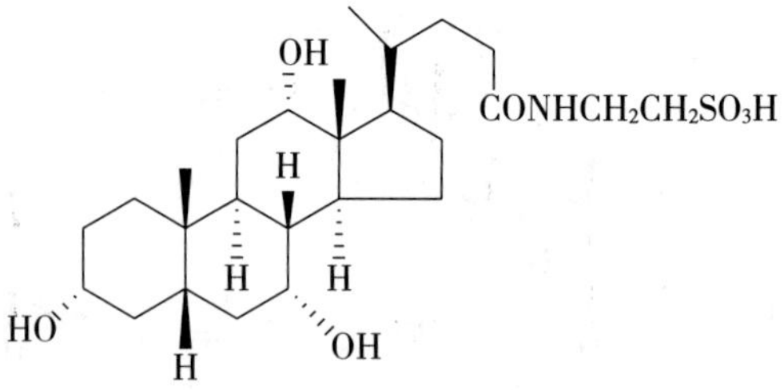

牛磺胆酸

肾上腺皮质激素按照生理功能可分为两类:一类是影响糖类、蛋白质与脂质代谢的糖代谢皮质激素,如皮质酮、可的松、氢化可的松等;另一类是影响组织中电解质的转运和水的分布的盐代谢皮质激素,如醛固酮等。

💡 **典型例题剖析•**

【例 14－1】天然油脂中所含脂肪酸有哪些特点? 最常见的脂肪酸有哪些?

【解】天然油脂中所含脂肪酸绝大多数是偶数碳原子的直链脂肪酸,不饱和双键为顺式,两个双键之间由亚甲基间隔,不构成共轭体系。最常见的是含 16、18、20、22 和 24 碳原子的饱和和不饱和脂肪酸。

【例 14－2】何谓必需脂肪酸? 常见的必需脂肪酸有哪些?

【解】必需脂肪酸是指人体需要但不能自行合成或合成不足,必须从食物中摄取的高级不饱和脂肪酸。常见的有亚油酸、亚麻酸、花生四烯酸等。

【例 14－3】比较 α－亚麻酸与 γ－亚麻酸在结构上的相同和不同。

【解】α－亚麻酸(9,12,15－十八碳三烯酸)和 γ－亚麻酸(6,9,12－十二碳三烯酸)在结构上的相同点是都是十八碳三烯酸,在 $\omega^{6,9}$ 位上都有双键;不同的是 α－亚麻酸在 ω^3 位上有一双键,属于 $\omega-3$ 族多不饱和脂肪酸;而 γ－亚麻酸在 ω^6 位上有一双键,属于 $\omega-6$ 族多不饱和脂肪酸。不同族的脂肪酸在体内不能相互转化。

【例 14－4】如何用化学方法鉴别三油酰甘油和三硬脂酰甘油?

【解】加碘,能起加成反应的是三油酰甘油,因为其中含有不饱和脂肪酸。

【例 14－5】脑磷脂和卵磷脂的水解产物有哪些? 其中哪些相同哪些不同?

【解】它们相同的水解产物是甘油、磷酸、高级脂肪酸,例如软脂酸、硬脂酸、油酸和少量花生四烯酸;不同的是脑磷脂水解得到的含氮有机化合物为胆胺、而卵磷脂为胆碱;另外卵磷脂水解还可得到少量亚油酸和亚麻酸。

【例 14－6】生物细胞膜的主要成分是什么? 脂双层是如何形成的?

【解】生物细胞膜的主要成分由磷脂双层和其中镶嵌的蛋白质构成,还含有胆固醇、糖脂等其他成分。磷脂分子中同时存在亲水性头部和疏水性尾部,在水溶液中亲水性头部与水分子之间存在静电引力而朝向水相;而疏水性尾部则相互聚集,尾尾相连,尽量避免与水接触,形成热力学稳定的脂双分子层结构,这种脂双层结构是细胞膜的基本构架。

【例 14－7】标出下列化合物的异戊二烯单元,并指出它们分别属于哪种萜类化合物。

（1）

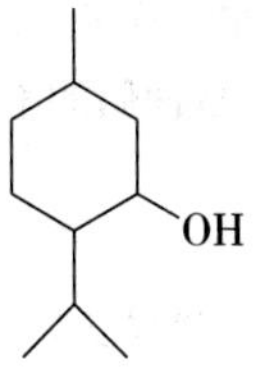

（2）

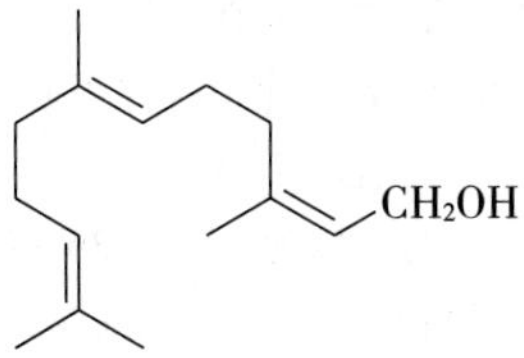

（3）

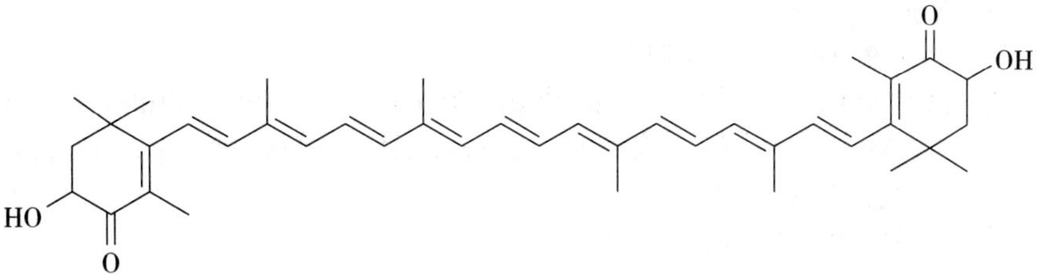

【解】

（1） 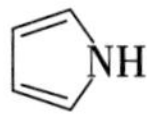　　单萜

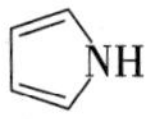

（2）　　倍半萜

（3）

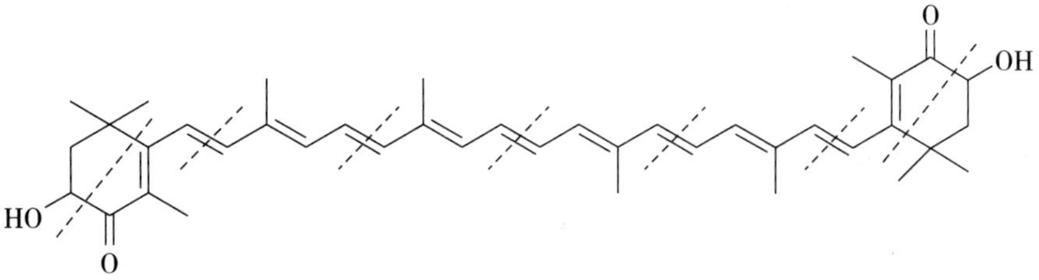

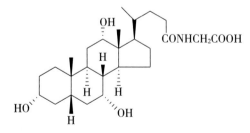

四萜

【例 14 - 8】甘氨胆酸分子中所含碳架的名称是_____;A/B 环按_____式稠合,属于_____系;结构中三个 – OH 属于何种构型? 3 _____,7 _____,12 _____。

【解】环戊烷并氢化菲;顺式稠合;5β 系;3α、7α、12α 构型

🔆 问题

问题 14 – 1　写出亚油酸 Δ 编码体系和 ω 编码体系的系统名称和简写符号。

解:　　　　　　　　　　　系统名称　　　　　　　　简写符号

Δ 编码体系　　　$\Delta^{9,12}$ – 十八碳二烯酸　　　　$18:2\Delta^{9,12}$

ω 编码体系　　　$\omega^{6,9}$ – 十八碳二烯酸　　　　$18:2\omega^{6,9}$

问题 14-2 猪油的皂化值 193~200,花生油的皂化值 185~195,哪种油脂的平均相对分子质量大?

解:根据皂化值的定义,皂化值越大,表示油脂的平均相对分子质量越小,反之,则表示油脂的平均相对分子质量越大,因此,花生油的平均相对分子质量大于猪油。

问题 14-3 牛油的碘值为 30~48,大豆油的碘值为 124~136,这说明什么?

解:根据碘值的定义,碘值越大,油脂的不饱和程度也越大,可以得知,大豆油的不饱和程度大于牛油,即大豆油中不饱和脂肪酸的含量大于牛油。

问题 14-4 油脂的皂化值和酸值有什么不同?

解:油脂的皂化值是 1 g 油脂完全皂化时所需氢氧化钾的质量(mg),它与油脂的平均相对分子质量成反比。酸值是中和 1 g 油脂中的游离脂肪酸所需的氢氧化钾的质量(mg),与油脂的酸败程度有关,酸值大,表示油脂的酸败程度大。酸值大于 6.0 的油脂不能食用。

问题 14-5 写出磷脂酰胆碱完全水解的反应式。

解:

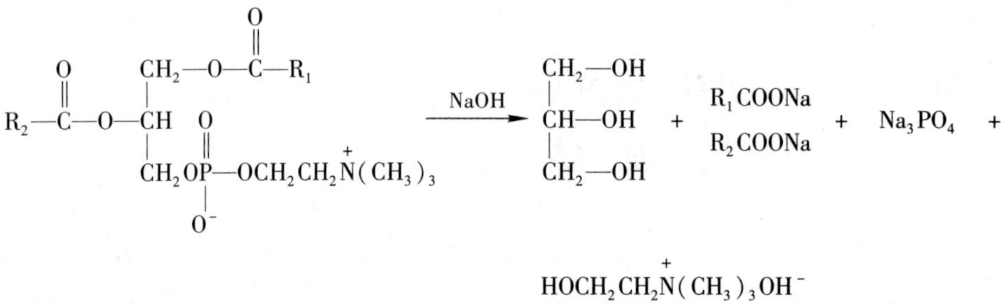

问题 14-6 (-)-薄荷醇的结构如下:

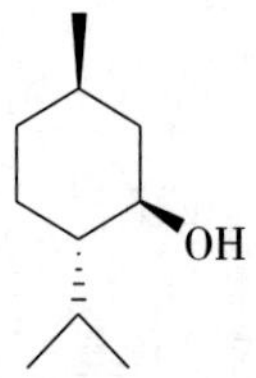

请画出其的稳定构象。

解:(-)-薄荷醇的稳定构象:

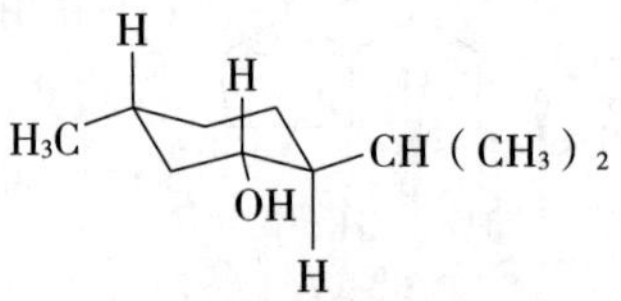

问题 14-7 请写出胆固醇分子的结构式,并标记出手性碳,理论上应该有多少个对映异构体?

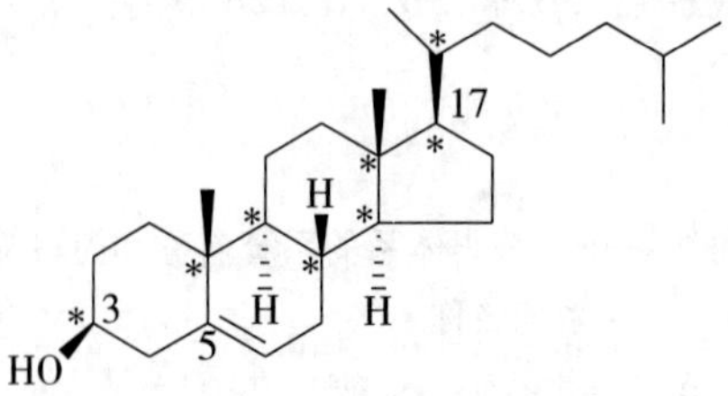

解:胆固醇分子含有 8 个手性碳。理论上应有 128 种立体异构体。 $2^7 = 128$

习题 •

1. 命名下列化合物。

（1）

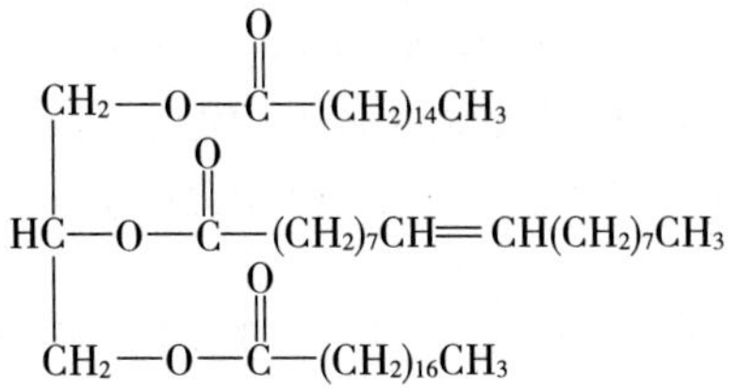

$$CH_2-O-\overset{\overset{O}{\|}}{C}-(CH_2)_{14}CH_3$$
$$HC-O-\overset{\overset{O}{\|}}{C}-(CH_2)_7CH=CH(CH_2)_7CH_3$$
$$CH_2-O-\overset{\overset{O}{\|}}{C}-(CH_2)_{16}CH_3$$

（2）

$$CH_3(CH_2)_7HC=HC(CH_2)_7-\overset{\overset{O}{\|}}{C}-O-\overset{\displaystyle CH_2-O-\overset{\overset{O}{\|}}{C}-(CH_2)_{16}CH_3}{\underset{CH_2-O-\overset{\overset{O}{\|}}{\underset{O^-}{P}}-O-CH_2CH_2N^+(CH_3)_3}{C-H}}$$

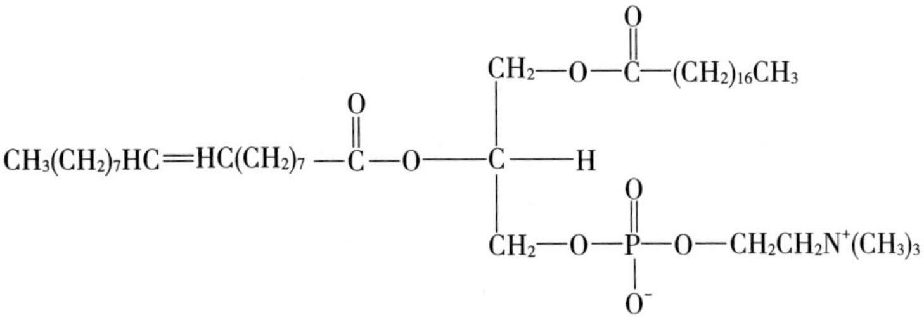

解：（1）甘油 α – 软脂酸 – β – 油酸 – α' – 硬脂酸酯

或 α – 软脂酰 – β – 油酰 – α' – 硬脂酰甘油

（2）Sn – 甘油 – 1 – 硬脂酸 – 2 – 油酸 – 3 – 磷脂酰胆碱

2. 写出下列化合物的结构式：

（1）18：$2\omega^{6,9}$　　（2）16：$1\Delta^9$　　（3）α – 脑磷脂　　（4）α – 卵磷脂

解：（1）$CH_3(CH_2)_4CH=CH-CH_2-CH=CH(CH_2)_7COOH$

（2）$CH_3(CH_2)_5CH=CH(CH_2)_7COOH$

（3）

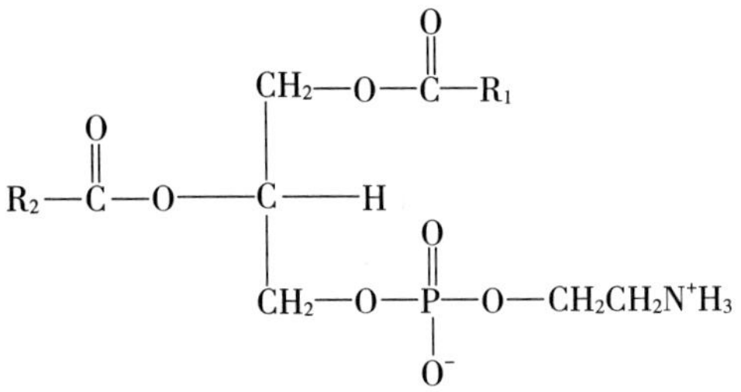

$$R_2-\overset{\overset{O}{\|}}{C}-O-\overset{\displaystyle CH_2-O-\overset{\overset{O}{\|}}{C}-R_1}{\underset{CH_2-O-\overset{\overset{O}{\|}}{\underset{O^-}{P}}-O-CH_2CH_2N^+H_3}{C-H}}$$

（4）

$$R_2-\overset{\overset{O}{\|}}{C}-O-\overset{\displaystyle CH_2-O-\overset{\overset{O}{\|}}{C}-R_1}{\underset{CH_2-O-\overset{\overset{O}{\|}}{\underset{O^-}{P}}-O-CH_2CH_2N^+(CH_3)_3}{C-H}}$$

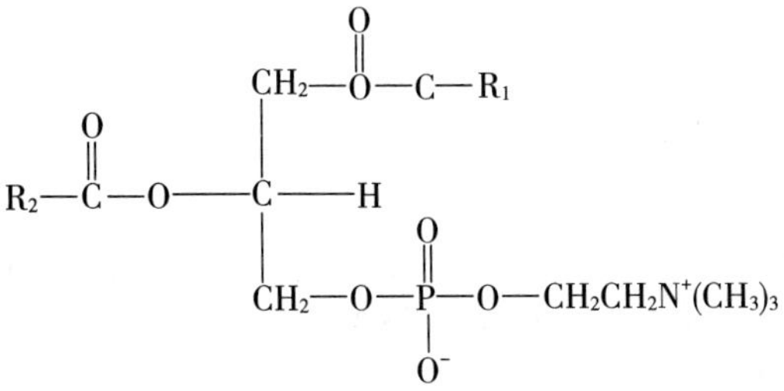

3. $\Delta^{9,12,15}$ – 十八碳三烯酸,简写符号 $18:3\Delta^{9,12,15}$ 和 $\omega^{3,6,9}$ – 十八碳三烯酸,简写符号 $18:3\omega^{3,6,9}$ 是同一脂肪酸吗? 它的俗名是什么? 写出结构式。

解:是同一脂肪酸,它的俗名是 α – 亚麻酸,结构简式是:

$$CH_3(CH_2CH=CH)_3(CH_2)_6COOH$$

4. 室温下油和脂肪的存在状态与其分子中的脂肪酸有何关系?

解:室温下,油为液态,脂肪为固态或半固态,这是因为油中的脂肪酸多为不饱和脂肪酸,其分子中的双键具有顺式、非共轭结构,使分子呈弯曲状,彼此不能靠近,排列比较松散,因此熔点较低,室温下为液态;而脂肪中多为饱和脂肪酸,锯齿形的长链使分子间能紧密排列,分子间吸引力较大,故熔点高,室温下为固态或半固态。

5. 油脂中的脂肪酸结构上有何特点?

解:油脂中脂肪酸的结构特点是:绝大多数脂肪酸碳链为偶数碳原子,很少带支链。饱和脂肪酸多为 $12 \sim 18$ 个碳原子,不饱和脂肪酸分子的双键大多为顺式、非共轭结构。

6. 卵磷脂比脂肪易溶于水还是难溶于水? 为什么?

解:卵磷脂的结构如下:

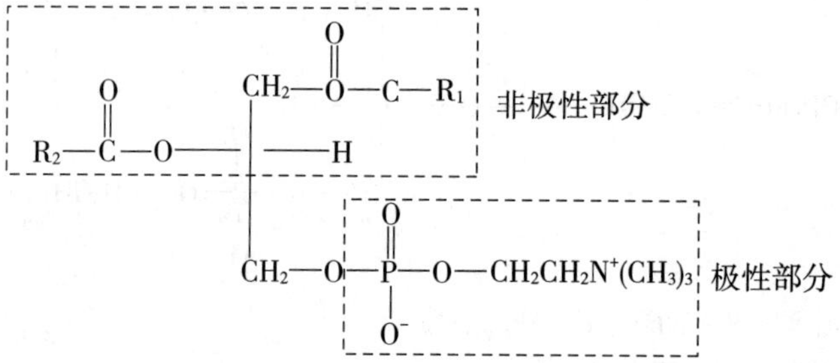

脂肪的结构举例:

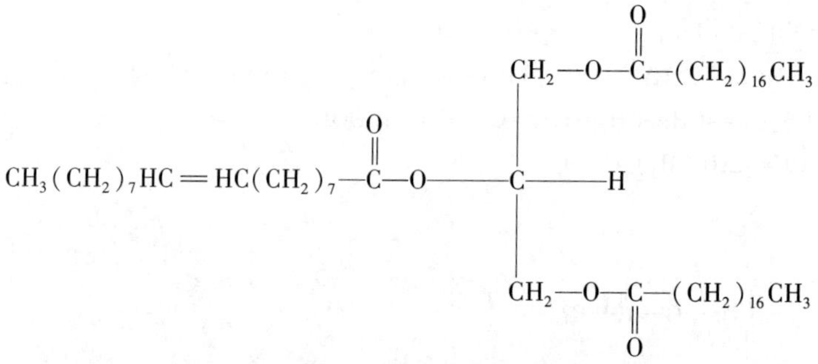

脂肪的结构中没有极性部分,根据"相似相溶"规律,可以得知卵磷脂比脂肪易溶于水。

7. 有一磷脂,完全水解可得到鞘氨醇、脂肪酸、磷酸和含氮的醇类,它属于哪种磷脂? 写出其结构通式。

解:根据其完全水解的产物,可以得知是鞘磷脂。其结构通式为:

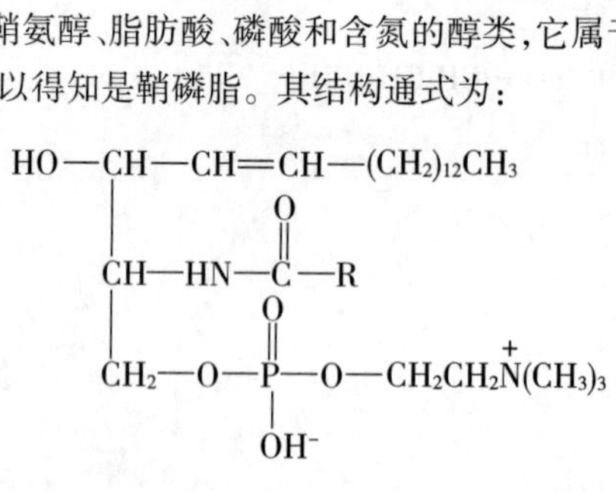

8. 请去超市寻找饼干、薯条、巧克力、橄榄油、花生油、玉米油等食品,记录其包装中标示的诸如饱和脂肪、单不饱和脂肪、多不饱和脂肪、部分氢化油和完全氢化油等的含量,并回答以下问题:

(1)该食品中含有几种油脂? 是否含有反式脂肪酸?

（2）该食品中含有多少克饱和脂肪？多少克不饱和脂肪？

（3）该食品脂肪所含热量是多少？（脂肪按 9kcal/g 计算）

解：（略）

9. 胆甾酸和胆汁酸的含义有何不同？为什么胆盐可以帮助脂类的消化吸收？

解：胆酸、脱氧胆酸、鹅脱氧胆酸和石胆酸等存在于动物胆汁中，它们都属于 5β 系甾族化合物，并且分子结构中含有羧基，故总称它们为胆甾酸。胆甾酸在人体内可以胆固醇为原料直接生物合成。

胆甾酸在胆汁中分别与甘氨酸和牛磺酸通过酰胺键结合，形成各种结合胆甾酸，这些结合胆甾酸总称为胆汁酸。

胆汁酸盐（简称胆盐）分子内部既有亲水性的羟基和羧基（或磺酸基），又有疏水性的甾环，因而具有乳化作用，能够使脂肪及胆固醇酯等疏水的脂质乳化呈细小微粒状态，增加消化酶对脂类的接触面积，使脂类易于消化吸收。

10. 用化学方法鉴别下列各组化合物。

（1）硬脂酸和油酸　　　　　　（2）柠檬醛和樟脑

（3）雌二醇和睾酮　　　　　　（4）甘油三亚油酸酯和甘油三软脂酸酯

解：

（1）硬脂酸和油酸中，硬脂酸是饱和脂肪酸，油酸是不饱和脂肪酸，可以用溴的四氯化碳溶液来鉴别，含有双键的油酸使其褪色。

$$\left.\begin{array}{r}\text{硬脂酸} \\ \\ \text{油酸}\end{array}\right\} \xrightarrow{\text{Br}_2/\text{CCl}_4} \left\{\begin{array}{l}(-)\ \text{不褪色} \\ \\ (+)\ \text{褪色}\end{array}\right.$$

（2）柠檬醛和樟脑，柠檬醛含有醛基，樟脑含有酮基，可以用 Tollens 试剂鉴别醛基，发生银镜反应，樟脑不反应。

$$\left.\begin{array}{r}\text{柠檬醛} \\ \\ \text{樟脑}\end{array}\right\} \xrightarrow{\text{Tollens试剂}} \left\{\begin{array}{l}\text{Ag} \downarrow \\ \\ (-)\end{array}\right.$$

（3）雌二醇和睾酮中，雌二醇结构中含有酚羟基，可以和三氯化铁显紫色，睾酮无此现象。

$$\left.\begin{array}{r}\text{雌二醇} \\ \\ \text{睾酮}\end{array}\right\} \xrightarrow{\text{FeCl}_3\text{溶液}} \left\{\begin{array}{l}\text{显紫色} \\ \\ (-)\end{array}\right.$$

（4）甘油三亚油酸酯中亚油酸含有双键，可以使溴的四氯化碳溶液褪色，甘油三软脂酸酯不行，软脂酸是饱和脂肪酸。

$$\left.\begin{array}{r}\text{甘油三软脂酸酯} \\ \\ \text{甘油三亚油酸酯}\end{array}\right\} \xrightarrow{\text{Br}_2/\text{CCl}_4} \left\{\begin{array}{l}(-)\ \text{不褪色} \\ \\ (+)\ \text{褪色}\end{array}\right.$$

11. 荆芥内酯是一种内酯化合物，外观为类白色粉末结晶，是猫薄荷中引起猫兴奋的主要成分。同时，荆芥内酯在驱虫方面也有应用，可用于驱除蟑螂、蚊子或毒杀某些常见的蝇类等。（1）它是萜类化合物吗？若是，请画出异戊二烯单元。（2）请写出它在 NaOH 水溶液中水解的反应式。

荆芥内酯

解：

（1）荆芥内酯是单萜化合物。

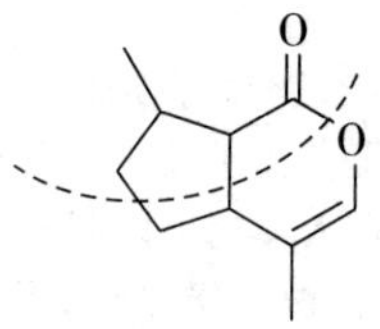

（2）水解反应：

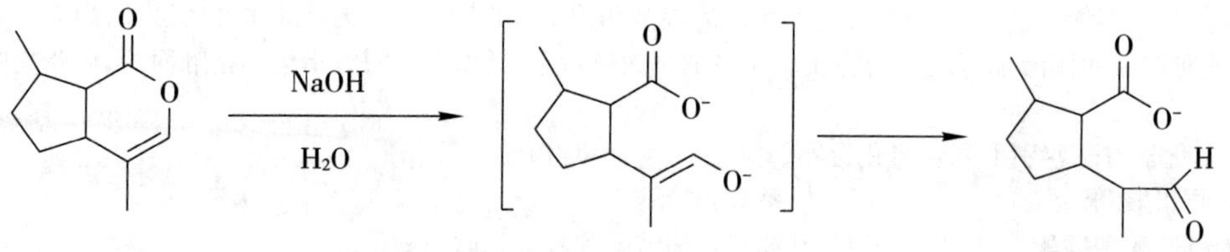

（山东大学　郭今心）

本章基本要求

- ●掌握糖类化合物的概念和分类。
- ●掌握单糖的氧化、还原、成脎、脱水、成酯及成苷等反应。
- ●掌握双糖的组成、结构和性质。
- ●掌握多糖的组成和结构。

主要知识点

15.1　单糖的结构

单糖为多羟基醛或多羟基酮,结构中存在多个 C^*,所以用 Fischer 投影式表示其构型。如 D – 葡萄糖的构型可表示为:

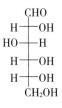

D–葡萄糖

单糖的构型是以编号最大的手性碳原子上的羟基的构型确定的,羟基在右侧为 D 型,在左侧为 L 型。自然界存在的单糖大多是 D 型糖。

由于单糖分子中同时存在羰基和羟基,因此在分子内便能生成半缩醛(或半缩酮)而成环。单糖的环状结构以 Haworth 式表示,成环后所生成的羟基称为半缩醛(酮)羟基,又称苷羟基。对 D – 型糖而言,苷羟基在环平面下方称 α 型,在环平面上方称 β 型。

单糖在结晶状态时以环状结构存在,但在水溶液中,两种环状结构可以通过链状结构互变,最后形成三者的平衡混合物,故单糖具有变旋光现象。例如:

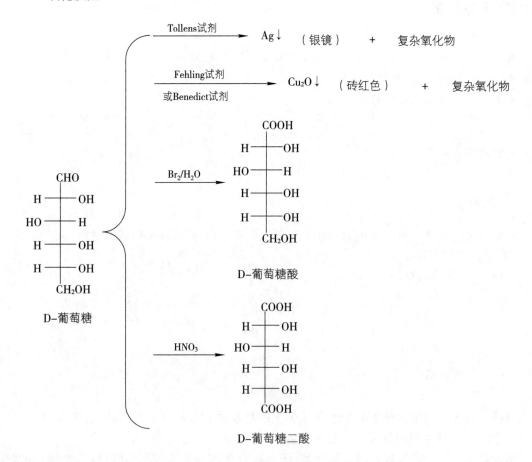

α-D-吡喃葡萄糖   0.024%   β-D-吡喃葡萄糖
36%   63.7%
$[\alpha]'_D=+112°$ $[\alpha]'_D=+18.7°$

15.2 单糖的化学性质

单糖在水溶液中以链状和环状结构的平衡混合物存在,所以单糖既有链状结构的反应,也有环状结构的反应。主要反应如下。

15.2.1 氧化反应

能与 Tollens 试剂、Fehling 试剂、Benedict 试剂作用的糖称为还原糖,否则为非还原糖。所有单糖都是还原糖。

15.2.2 还原反应

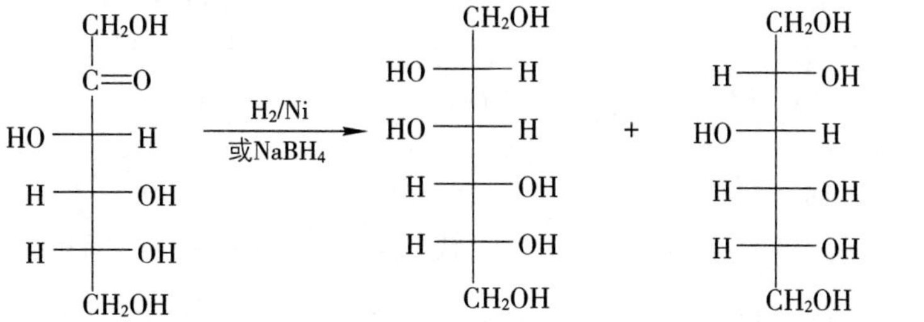

D-果糖   D-甘露醇   D-山梨醇（少量）

15.2.3 成脎反应

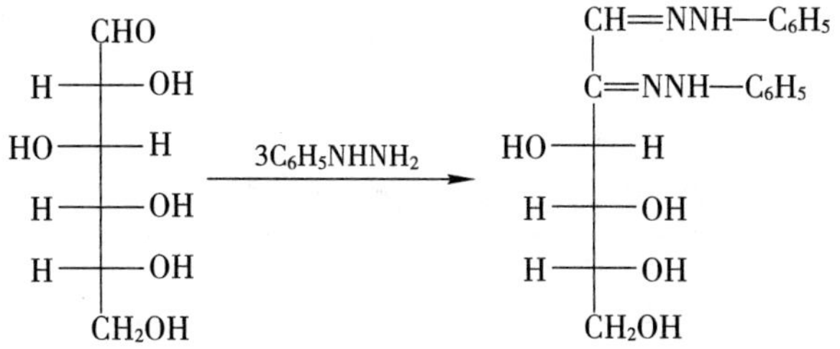

D-葡萄糖   D-葡萄糖脎

15.2.4 脱水反应

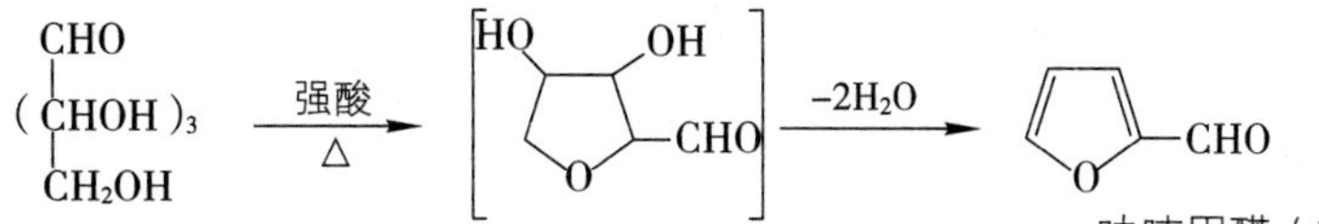

戊醛糖 α-呋喃甲醛（糠醛）

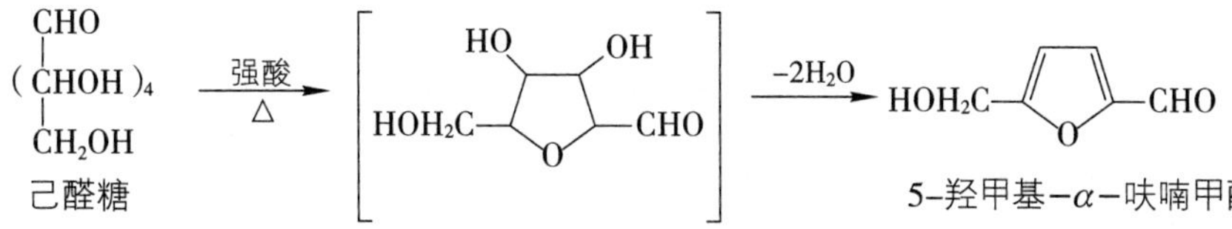

己醛糖   5-羟甲基-α-呋喃甲醛

以上生成的糠醛或糠醛衍生物可与酚类缩合生成有色化合物,常用于糖类的鉴别。

15.2.5 成酯反应

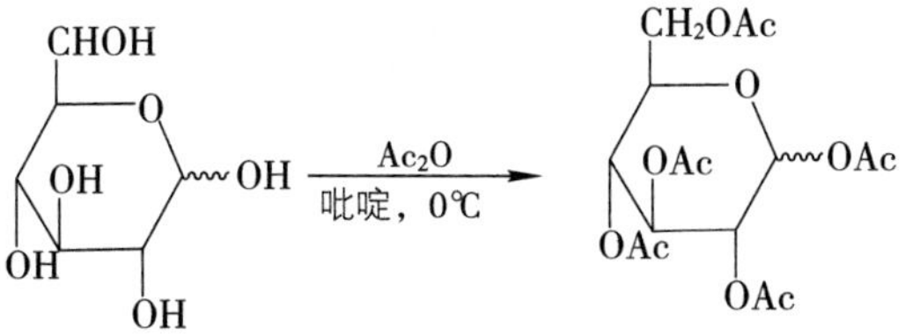

1,2,3,4,6-五-O-乙酰基-D-吡喃葡萄糖

15.2.6 成苷反应

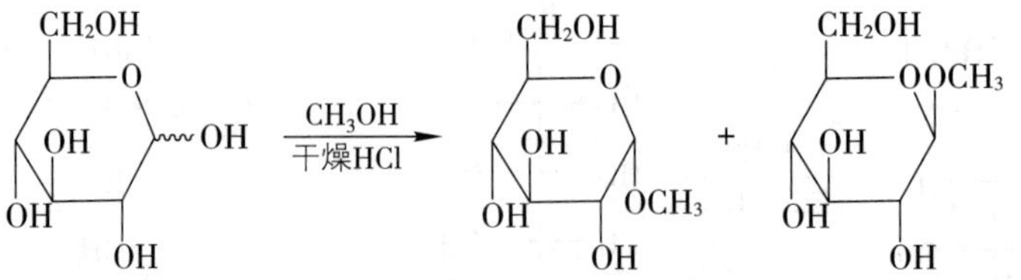

α-D-吡喃葡萄糖甲苷　　　β-D-吡喃葡萄糖甲苷

糖的苷羟基与含活泼氢化合物（如醇、酚等）的脱水产物称为糖苷，糖苷无还原性及变旋光现象。酸性条件下可水解。

15.3 双糖的结构与性质

双糖是由两分子单糖形成的糖苷，在酸或酶的作用下水解可生成两分子单糖。常见双糖的基本结构及性质见表 15－1。

表 15－1 常见双糖结构及性质

名称	结构单位	苷键类型	苷羟基	还原性及变旋光现象
麦芽糖	两分子 D－葡萄糖	α－1,4－苷键	有	有
纤维二糖	两分子 D－葡萄糖	β－1,4－苷键	有	有
乳糖	D－半乳糖、D－葡萄糖	β－1,4－苷键	有	有
蔗糖	D－葡萄糖、D－果糖	α,β－1,2－苷键	无	无

15.4 多糖的组成与结构

多糖是由许多单糖以苷键相连而成的天然高分子化合物，无还原性及变旋光现象，完全水解可得单糖及单糖衍生物。常见多糖的结构组成见表 15－2。

表 15－2 常见多糖的结构组成

名称	直链淀粉	支链淀粉	糖原	纤维素
基本结构单位		D－葡萄糖		
苷键类型	α－1,4	α－1,4、α－1,6	α－1,4、α－1,6	β－1,4
分子形状	直链、螺旋状	有分支、链状	分支多而短、链状	直链、绳索状
与碘显色	蓝色	紫红色	紫红色至红褐色	不显色

💡 **典型例题剖析**

【例 15－1】写出 D－半乳糖的吡喃环及 D－核糖的呋喃环 Haworth 式与链状结构的互变平衡体系。

【解】

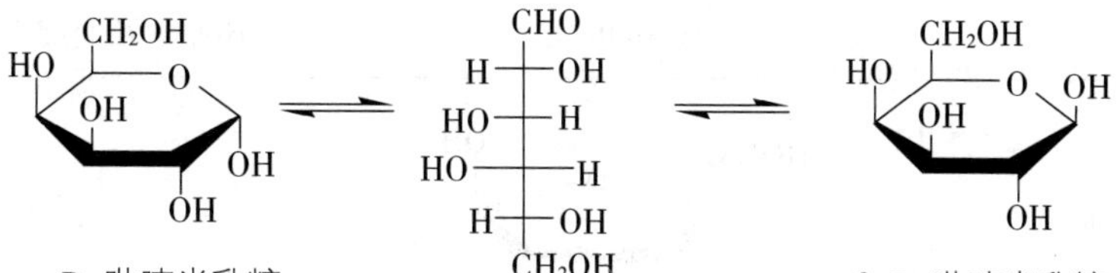

α-D-吡喃半乳糖　　　　　　　　　　　　β-D-吡喃半乳糖

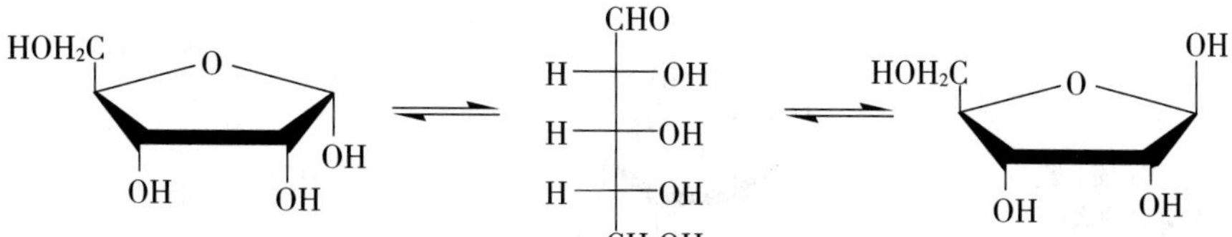

α-D-呋喃核糖　　　　　　　　　　　　β-D-呋喃核糖

【注释】凡是分子中存在半缩醛(酮)羟基的糖在水溶液中均有以上互变平衡体系,因此具有变旋光现象。

【例 15 - 2】写出下列化合物所有立体异构体的 Fischer 投影式,并用 D/L 命名法命名。

（1） 丁醛糖　　　　　　　　（2） 丁酮糖

【解】（1） 丁醛糖

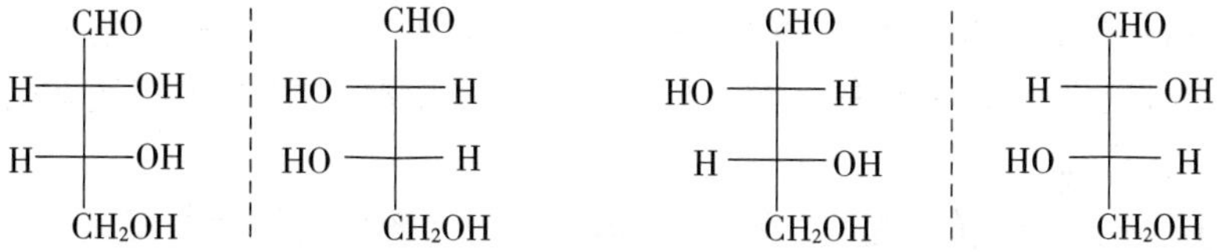

D　　　　　　L　　　　　　D　　　　　　L

（2） 丁酮糖

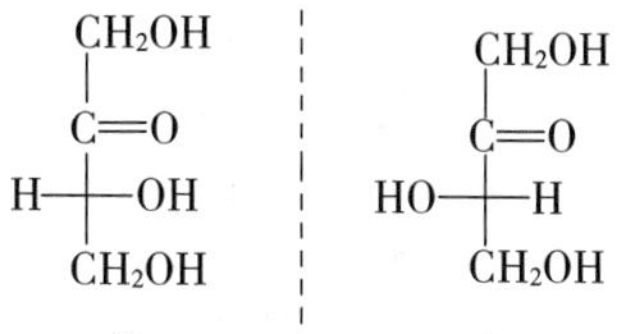

D　　　　　　L

【注释】利用镜像对映关系写对映异构体不易出错。

【例 15 - 3】根据下列单糖和单糖衍生物的结构,写出其 Haworth 式并命名,指出这些糖有无还原性、变旋光现象及水解反应。

221

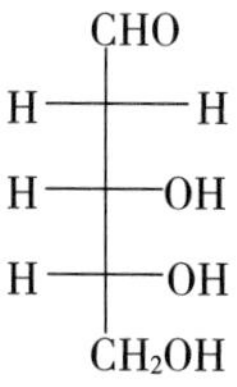

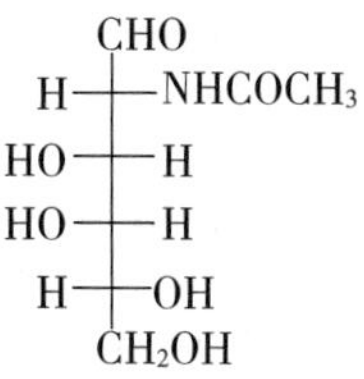

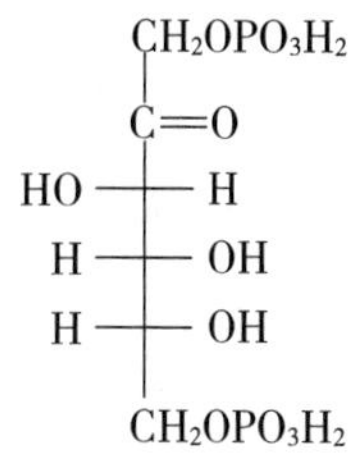

【解】

名称	Haworth 式	还原性及变旋光现象	水解反应
β－D－2－脱氧核糖	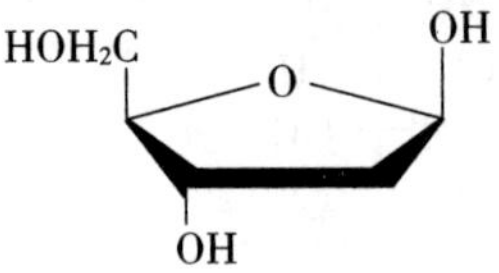	有	无
2－脱氧－2－乙酰,氨基－α－D－吡喃半乳糖	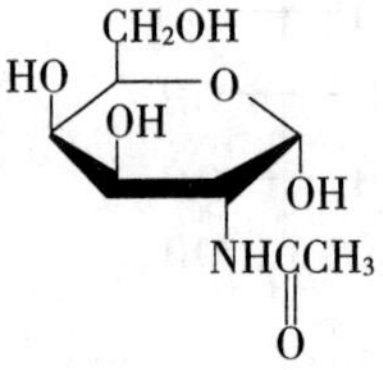	有	有
β－D－呋喃果糖－1,6－二磷酸酯	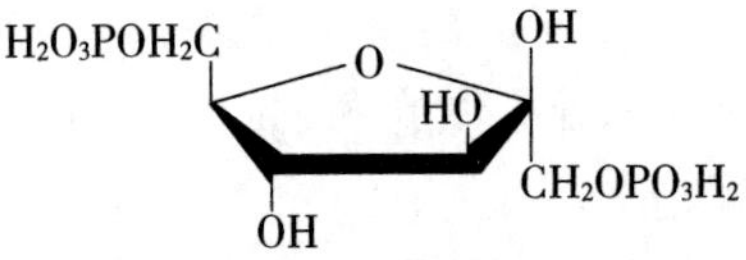	有	有

【注释】由开链式写成 Haworth 式遵循“右下左上”原则，即在开链式右边的原子或基团写在环的下方，在开链式左边的写在环的上方。分子中存在半缩醛(酮)的单糖及其衍生物均有还原性和变旋光现象。

【例 15－4】写出只有 C_5 的构型与 D－葡萄糖相反的己醛糖的链状投影式及名称以及 L－甘露糖、L－果糖的开链投影式。

【解】

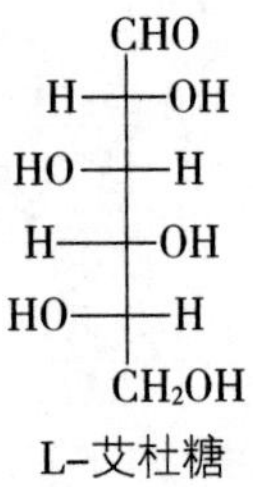

L-艾杜糖

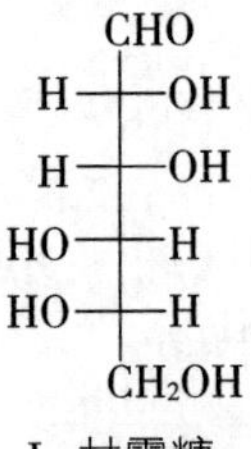

L-甘露糖

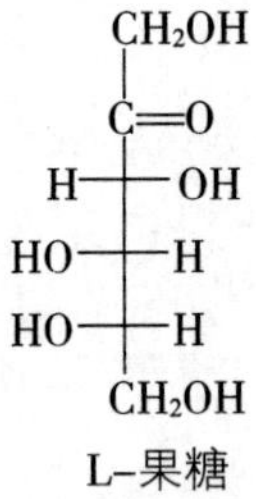

L-果糖

【注释】相同名称的 D 型糖与 L 型糖为对映异构体。

【例 15－5】写出下列两个异构体与苯肼作用的反应式，两者产物有何区别？

(1) 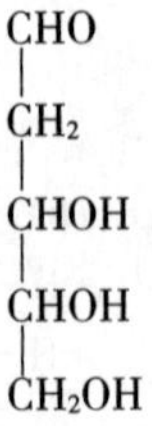

(2) 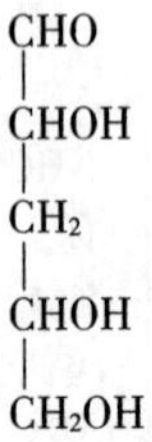

【解】

$$
\begin{array}{c}
\text{CHO} \\
|\\
\text{CH}_2 \\
|\\
(1)\quad \text{CHOH} \\
|\\
\text{CHOH} \\
|\\
\text{CH}_2\text{OH}
\end{array}
\xrightarrow{\text{C}_6\text{H}_5\text{NHNH}_2}
\begin{array}{c}
\text{CH}=\text{NNHC}_6\text{H}_5 \\
|\\
\text{CH}_2 \\
|\\
\text{CHOH} \\
|\\
\text{CHOH} \\
|\\
\text{CH}_2\text{OH}
\end{array}
$$

$$
\begin{array}{c}
\text{CHO} \\
|\\
\text{CHOH} \\
|\\
(2)\quad \text{CH}_2 \\
|\\
\text{CHOH} \\
|\\
\text{CH}_2\text{OH}
\end{array}
\xrightarrow{3\text{C}_6\text{H}_5\text{NHNH}_2}
\begin{array}{c}
\text{CH}=\text{NNHC}_6\text{H}_5 \\
|\\
\text{C}=\text{NNHC}_6\text{H}_5 \\
|\\
\text{CH}_2 \\
|\\
\text{CHOH} \\
|\\
\text{CH}_2\text{OH}
\end{array}
$$

（1）生成苯腙；（2）生成糖脎

【注释】具有 α -羟基醛(酮)结构的化合物才能与过量苯肼作用生成糖脎。

【例 15 - 6】醛糖能与 Fehling 试剂、苯肼等反应,表现出醛基的典型性质,但它却不能与 Schiff 试剂、亚硫酸氢钠饱和溶液反应,为什么?

【解】醛糖与 Fehling 试剂、苯肼等的反应是不可逆的,尽管开链结构在平衡体系中浓度很低,但平衡破坏后,开链结构会不断产生,直至反应完全;而醛糖与 Schiff 试剂、亚硫酸氢钠饱和溶液的反应是可逆的,不易发生。

【例 15 - 7】用化学方法鉴别 α - D - 吡喃葡萄糖 - 1 - 磷酸酯和 α - D - 吡喃葡萄糖 - 6 - 磷酸酯。

【解】

$$
\left\{
\begin{array}{l}
\alpha\text{-D-吡喃葡萄糖-1-磷酸酯} \\
\alpha\text{-D-吡喃葡萄糖-6-磷酸酯}
\end{array}
\right.
\xrightarrow{\text{Tollens 试剂}}
\left\{
\begin{array}{l}
\text{无变化} \\
\text{银镜}\downarrow
\end{array}
\right.
$$

【注释】α - D - 吡喃葡萄糖 - 1 - 磷酸酯分子中无半缩醛羟基,所以没有还原性;而 α - D - 吡喃葡萄糖 - 6 - 磷酸酯分子中有半缩醛羟基,具有还原性,可用 Tollens 试剂及 Benedict 试剂鉴别。

【例 15 - 8】蔗糖是右旋糖,$[\alpha]^{20} = +66.5°$,水解产物则为左旋的,所以通常把蔗糖的水解产物称为转化糖,它是 D - (+) - 葡萄糖($[\alpha]^{20} = +52.7°$)和 D - (-) - 果糖($[\alpha]^{20} = -92.4°$)的混合物。试计算此转化糖的比旋光度。

【解】$[\alpha]^{20} = \alpha/\rho_B \cdot l$,$\rho_B$ 的单位是 $\text{g} \cdot \text{mL}^{-1}$。因为 1 mol 蔗糖水解产生葡萄糖和果糖各 1 mol,既 1 g 蔗糖产生葡萄糖和果糖各约 0.5 g。因此该转化糖的比旋光度即为这两种单糖的比旋光度之和的一半,为 $1/2[+52.7° + (-92.4°)] = -19.8°$。

【例 15 - 9】写出 β - D - 呋喃果糖的 Haworth 式离开纸平面从右向左翻转 $180°$ 的式子,以及 D - 吡喃葡萄糖的 Haworth 式离开纸平面从上向下翻转 $180°$ 的式子。

【解】

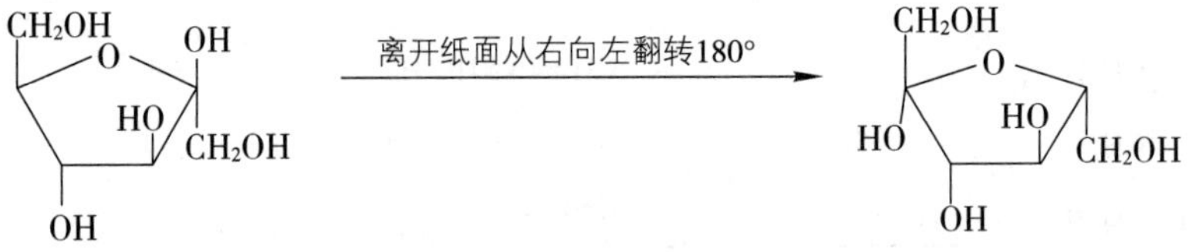

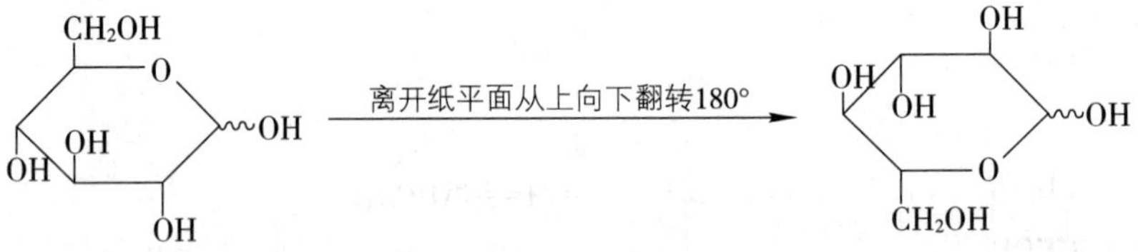

【注释】凡是离开纸平面翻转(左右或上下)180°,各原子或基团的位置与原来正相反。教材中蔗糖中的 β – D – 呋喃果糖即是离开纸平面从右向左翻转了180°,乳糖中的 D – 吡喃葡萄糖离开纸平面从上向下翻转了180°。

【例 15 – 10】写出 D – 核糖与下列试剂反应的主要产物。

(1) CH_3OH + 无水 HCl　　　　　(2) 由(1)得到的产物与硫酸二甲酯及氢氧化钠作用

(3) HCN,再酸性水解

【解】

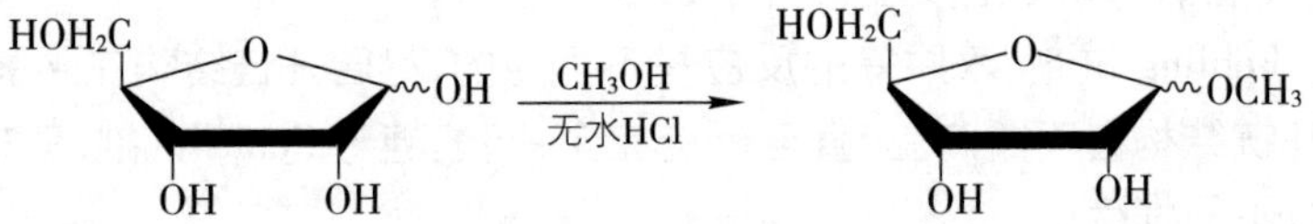

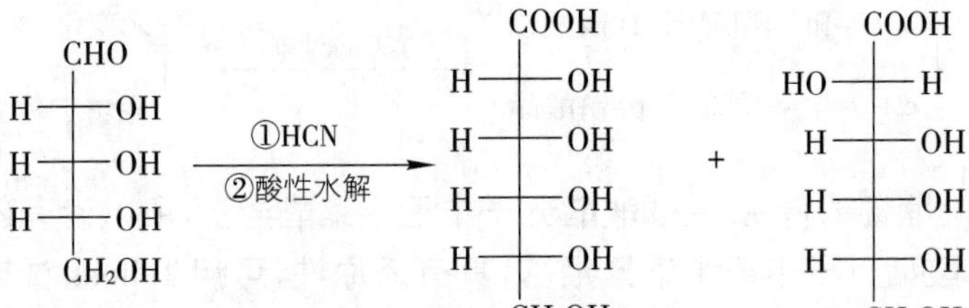

【注释】反应(2)是糖的甲基化反应,生成的产物称为 2,3,5 – 三 – O – 甲基 – D – 核糖甲苷,经稀酸水解后可生成 2,3,5 – 三 – O – 甲基 – D – 核糖。反应(3)中 HCN 与羰基加成时,CN^- 可以由羰基所处平面的两侧进攻羰基碳,所以就形成了两种不同的产物,水解后也就得到两种糖酸。糖酸经内酯化、还原最终可得到比原来的糖增加了一个碳原子的糖,故又称糖的升级。

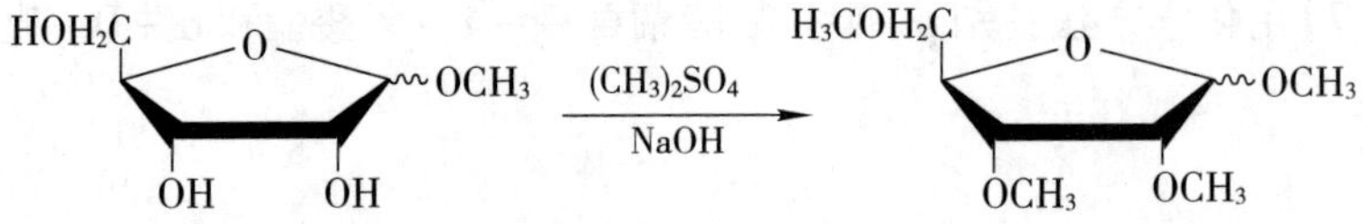

【例 15 – 11】海藻糖和异海藻糖是非还原糖,它们经酸水解均生成 D – 葡萄糖。但前者可被 α – 葡萄糖苷酶水解,而后者则被 β – 葡萄糖苷酶水解;两者经甲基化和酸水解后,均得到两分子的 2,3,4,6 – 四 – O – 甲基 – D – 葡萄糖。试写出它们的结构。

【解】两种糖的水解产物说明,它们是由两分子 D – 葡萄糖组成的;从被甲基化的羟基的位置看,组成这两种糖的是六元环的吡喃葡萄糖;又根据它们都是非还原糖及酶催化水解的特异性可知,海藻糖是由两分子 α – D – 吡喃葡萄糖以半缩醛羟基脱水而成的,而异海藻糖则是由两分子 β – D – 吡喃葡萄糖以半缩醛羟基脱水而成的。结构如下:

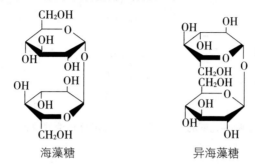

海藻糖 异海藻糖

【例 15 – 12】某 D 型己醛糖是 D – 葡萄糖的差向异构体,用硝酸氧化生成内消旋糖二酸,试推导该 D 型己醛糖的结构式。

【解】由于是 D 型的己醛糖,故 C_5 的羟基在右侧;用硝酸氧化生成内消旋糖二酸,则分子内有对称面,C_2 的羟基也应在右侧;又因为与 D – 葡萄糖是差向异构体,所以得出以下结构:

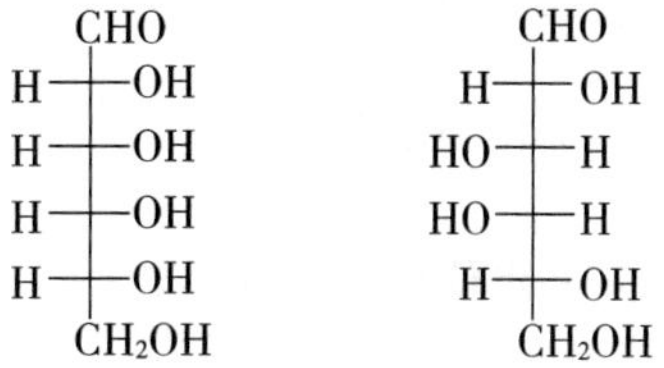

```
        CHO              CHO
   H ——— OH         H ——— OH
   H ——— OH         HO ——— H
   H ——— OH         HO ——— H
   H ——— OH         H ——— OH
       CH2OH            CH2OH
```

【例 15 – 13】写出 D – 核糖在稀碱作用下异构糖的结构式并命名之。

【解】

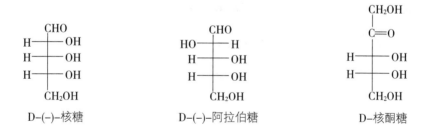

D-(–)-核糖   D-(–)-阿拉伯糖   D-核酮糖

💡 问题

问题 15 – 1　写出 L – 葡萄糖的开链结构。

解:

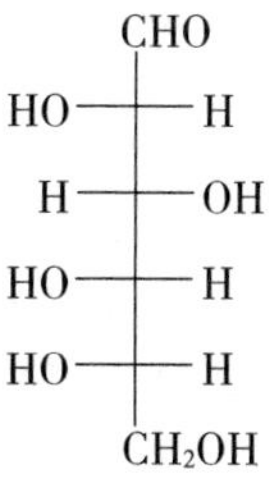

```
        CHO
   HO ——— H
   H ——— OH
   HO ——— H
   HO ——— H
       CH2OH
     L-葡萄糖
```

问题 15 - 2　写出 D - 半乳糖的链状结构,它与 D - 葡萄糖是 C_4 差向异构体吗?

解:D - 半乳糖与 D - 葡萄糖是 C_4 差向异构体,其链状结构为:

$$
\begin{array}{c}
CHO \\
H \!-\!\!-\! OH \\
HO \!-\!\!-\! H \\
HO \!-\!\!-\! H \\
H \!-\!\!-\! OH \\
CH_2OH
\end{array}
$$

问题 15 - 3　写出 β - D - 吡喃半乳糖的 Haworth 式,并标出苷羟基的位置。

解:

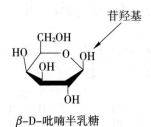

苷羟基

β-D-吡喃半乳糖

问题 15 - 4　写出 β - D - 呋喃 - 2 - 脱氧核糖的 Haworth 式。

解:

β-D-呋喃-2-脱氧核糖

问题 15 - 5　写出 α - D - 吡喃艾杜糖的优势构象式。

解:

（Ⅰ）　　　　　翻环　　　　　（Ⅱ）

（Ⅱ）为 α - D - 吡喃艾杜糖的优势构象式。

（Ⅱ）式中虽然 C_5 上的羟甲基处于 a 键,但环上其他四个碳原子上较大的取代基—OH 均以 e 键与环相连,且（Ⅱ）中取代基间的空间斥力也比（Ⅰ）小,因而（Ⅱ）为优势构象式。

问题 15 - 6　葡萄糖还原得到单一的葡萄糖醇,而果糖还原则得到两种糖醇,为什么? 这两种糖醇是什么关系?

解：

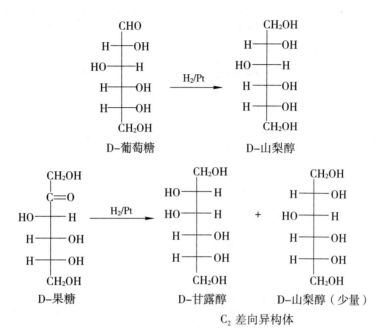

D-葡萄糖   H₂/Pt   D-山梨醇

D-果糖   H₂/Pt   D-甘露醇   +   D-山梨醇（少量）

C_2 差向异构体

问题 15 - 7 糖苷在酸性溶液中长时间放置或加热也有变旋光现象,为什么?

解:糖苷在酸性溶液中水解成原来的糖,所以有变旋光现象。

💡 习题 •

1. 试解释下列名词。

（1）变旋光现象   （2）端基异构体   （3）差向异构体

（4）苷键   （5）还原糖与非还原糖

解:（1）糖在水溶液中自行改变比旋光度的现象称变旋光现象。

（2）例如 α-D-葡萄糖和 β-D-葡萄糖,二者只是半缩醛羟基的构型不同,其余手性碳的构型均相同,互称为端基异构体或异头物。

（3）含多个手性碳原子,仅有一个手性碳原子构型不同的非对映异构体称差向异构体。例如,D-葡萄糖和 D-甘露糖互为 C_2 差向异构体。

（4）糖苷中连接糖与非糖部分的键称为苷键。

（5）能被弱氧化剂(Tollens、Fehling、Benedict 试剂)氧化的糖称还原糖;反之则为非还原糖。

2. 写出下列化合物的 Haworth 式,并指出有无还原性及变旋光现象,能否水解。

（1）β-D-呋喃-2-脱氧核糖   （2）β-D-呋喃果糖-1,6-二磷酸

（3）α-D-吡喃葡萄糖   （4）2-脱氧-2-乙酰氨基-α-D-吡喃半乳糖

（5）β-D-吡喃甘露糖苄基苷

解:

名称	Haworth 式	还原性及变旋光现象	水解反应
β-D-呋喃-2-脱氧核糖	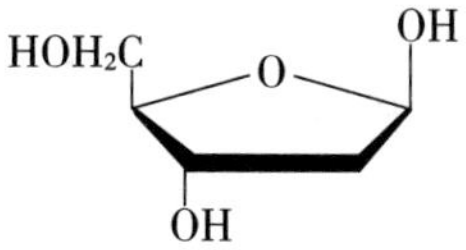 HOH₂C—O—OH ... OH	有	无

续表

名称	Haworth 式	还原性及变旋光现象	水解反应
β – D – 吡喃果糖 – 1,6 – 二磷酸	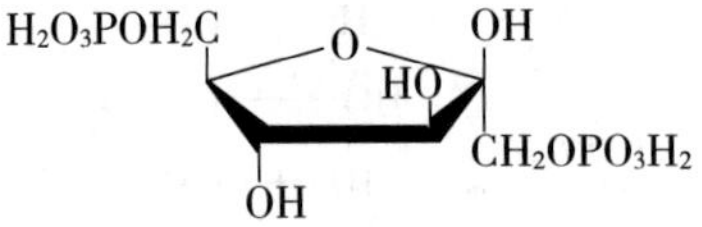	有	有
α – D – 吡喃葡萄糖	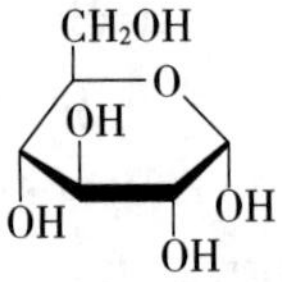	有	无
2 – 脱氧 – 2 – 乙酰氨基 – α – D – 吡喃半乳糖	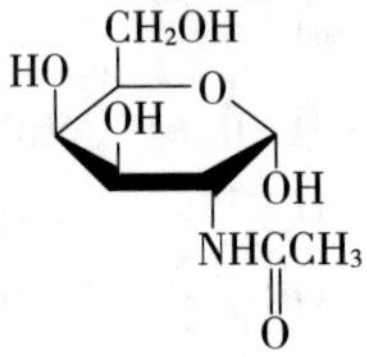	有	有
β – D – 吡喃甘露糖苄基苷	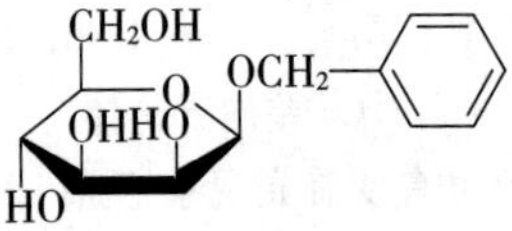	无	有

3. 写出 D – 甘露糖与下列试剂反应的主要产物。

(1) Br_2/H_2O　　　　　(2) 稀 HNO_3　　　　　(3) 过量苯肼

(4) $NaBH_4$　　　　　(5) $CH_3OH + HCl$(干燥)　　　　　(6) 乙酐/吡啶

解：

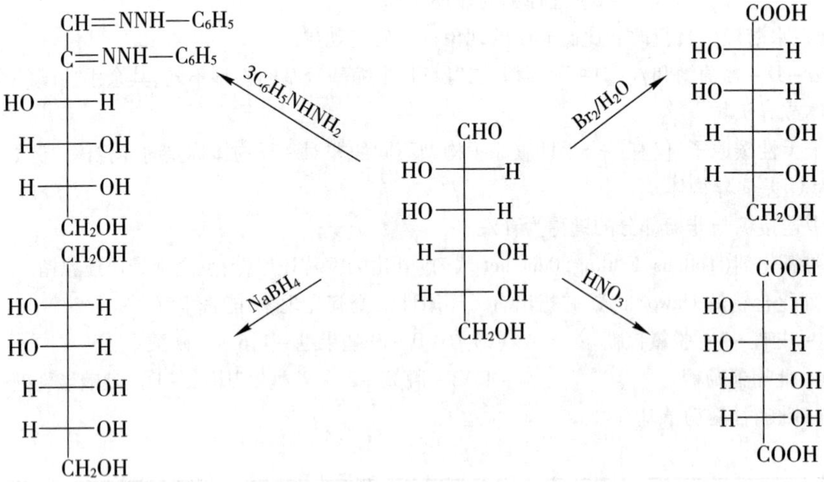

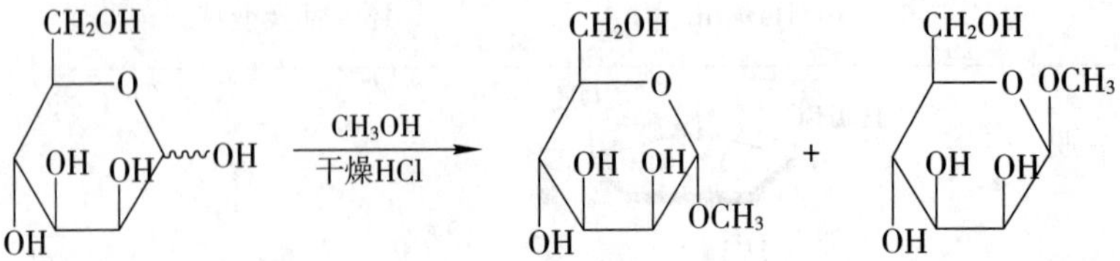

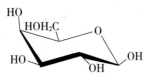

4. 写出 β – D – 吡喃半乳糖的优势构象式。

解：

β-D-吡喃半乳糖

5. 用简便化学方法鉴别下列各组化合物。

（1）葡萄糖和果糖　　（2）蔗糖和麦芽糖　　（3）淀粉和纤维素

（4）β – D – 吡喃葡萄糖甲苷和 2 – O – 甲基 – β – D – 吡喃葡萄糖

解：

（1）$\begin{cases}葡萄糖\\果糖\end{cases}\xrightarrow{Br_2/H_2O}\begin{cases}溴水褪色\\无变化\end{cases}$

（2）$\begin{cases}蔗糖\\麦芽糖\end{cases}\xrightarrow[或Fehling试剂]{Tollens试剂}\begin{cases}无变化\\银镜或砖红色沉淀\end{cases}$

（3）$\begin{cases}淀粉\\纤维素\end{cases}\xrightarrow{I_2}\begin{cases}蓝色\\无变化\end{cases}$

（4）$\begin{cases}\beta\text{-D-吡喃葡萄糖甲苷}\\2\text{-O-甲基-}\beta\text{-D-吡喃葡萄糖}\end{cases}\xrightarrow[或Fehling试剂]{Tollens试剂}\begin{cases}无变化\\银镜或砖红色沉淀\end{cases}$

6. 写出麦芽糖的链式结构和环式结构的互变平衡体系。

解：

7. 写出下列戊糖的名称、构型（D 或 L），哪些互为对映体？哪些互为差向异构体？

$\begin{matrix}CHO\\|\\|\\|\\CH_2OH\\(1)\end{matrix}\quad\begin{matrix}CHO\\|\\|\\|\\CH_2OH\\(2)\end{matrix}\quad\begin{matrix}CHO\\|\\|\\|\\CH_2OH\\(3)\end{matrix}\quad\begin{matrix}CHO\\|\\|\\|\\CH_2OH\\(4)\end{matrix}$

解:(1) D – 核糖　　(2) D – 阿拉伯糖　　(3) L – 核糖　　(4) D – 木糖

(1)和(3)互为对映体;(1)和(2)、(1)和(4)互为差向异构体。

8. 单糖衍生物(A),分子式为 $C_8H_{16}O_6$,没有变旋光现象,也不被 Benedict 试剂氧化,(A)在酸性条件下水解得到(B)和(C)两种产物。(B)分子式为 $C_6H_{12}O_6$,有变旋光现象和还原性,被溴水氧化得 D – 半乳糖酸。(C)的分子式为 C_2H_6O,能发生碘仿反应,试写出(A)的结构式及有关反应。

解:

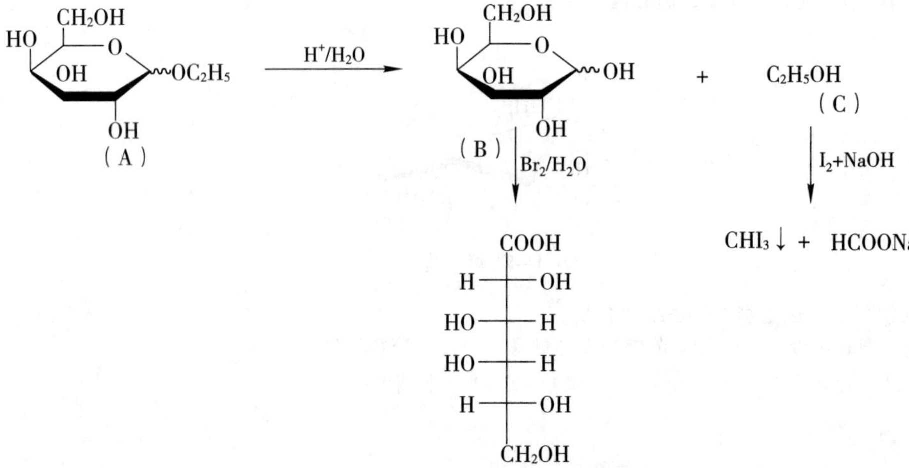

9. 试比较淀粉和纤维素在组成及结构上的异同。

解:见 15.2 基本知识点中表 15 – 2。

（福建医科大学　李柱来）

第 16 章　氨基酸和肽

本章基本要求

- 掌握氨基酸的结构特点、分类、命名和化学性质,20 种常见氨基酸的结构及中、英文缩写。
- 掌握肽的结构、命名和性质,熟悉肽链中 C 端和 N 端的分析方法。
- 了解氨基酸和活性肽在医学上的应用。

主要知识点

16.1　氨基酸的结构、分类和命名

16.1.1　氨基酸的结构

　　氨基酸是一类取代羧酸,可以看作羧酸分子中烃基上的氢原子被氨基取代后生成的一类化合物。氨基酸分子中根据氨基和羧基在分子中的相对位置,可分为 $\alpha-,\beta-,\gamma-\cdots\omega-$ 氨基酸。

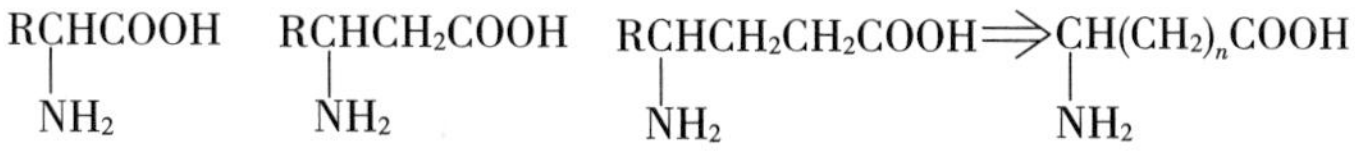

$$\underset{\underset{NH_2}{|}}{RCHCOOH} \qquad \underset{\underset{NH_2}{|}}{RCHCH_2COOH} \qquad \underset{\underset{NH_2}{|}}{RCHCH_2CH_2COOH} \Longrightarrow \underset{\underset{NH_2}{|}}{CH(CH_2)_nCOOH}$$

α-氨基酸　　　　　β-氨基酸　　　　　γ-氨基酸　　　　　　ω-氨基酸

　　目前在自然界中发现的氨基酸有数百种,但由天然蛋白质完全水解生成的氨基酸只有 20 种,这 20 种氨基酸在化学结构上具有共同点,即在羧基邻位 α-碳原子上有一氨基,为 α-氨基酸(脯氨酸为 α-亚氨基酸),除甘氨酸外均为 L 型。由于氨基酸分子中既含有氨基又含有羧基,在生理条件下氨基酸分子以两性离子存在。通式可表示为:

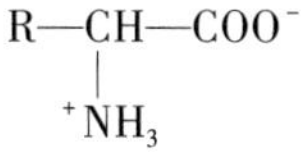

$$\underset{\underset{{}^+NH_3}{|}}{R-CH-COO^-}$$

16.1.2　氨基酸的分类和命名

　　氨基酸的分类方法很多,根据烃基 R 的化学结构,可分为脂肪族氨基酸、芳香族氨基酸和杂环氨基酸。氨基酸根据分子中所含氨基和羧基的相对数目不同可分为中性氨基酸、酸性氨基酸

和碱性氨基酸。分子中氨基和羧基数目相等的氨基酸称为中性氨基酸;分子中羧基的数目多于氨基的氨基酸称为酸性氨基酸;氨基数目多于羧基的氨基酸称为碱性氨基酸。

氨基酸可采用系统命名法命名,而天然氨基酸常用俗名。

16.2 氨基酸的化学性质

氨基酸是具有氨基和羧基两种官能团的化合物,因此既具有羧酸的性质,又具有酯类氨基的性质,同时还具有两种官能团互相影响而表现出的一些特殊性质。

16.2.1 两性解离和等电点

氨基酸的氨基呈碱性,而羧基呈酸性,能分别与酸或碱作用成盐。氨基酸一般情况下不以游离的羧基或氨基存在,而是分子内部的氨基和羧基相互作用生成内盐,以两性离子(zwitterion)三种状态存在于晶体或水溶液中。若将氨基酸溶液酸化,则两性离子与 H^+ 离子结合成为阳离子;若向氨基酸水溶液中加碱,则两性离子与 OH^- 结合成为阴离子。

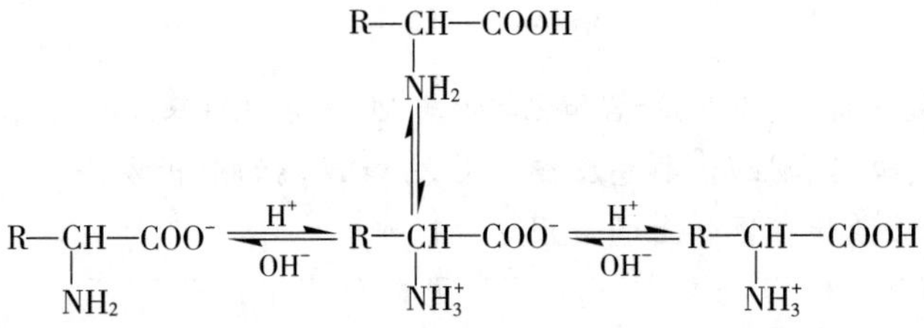
R—CH—COOH
NH2
R—CH—COO⁻
NH2
H⁺
OH⁻
R—CH—COO⁻
NH3⁺
H⁺
OH⁻
R—CH—COOH
NH3⁺

阴离子(pH >pI)　　　两性离子(pH = pI)　　　阳离子(pH <pI)

氨基酸所带正、负电荷数相等处于等电状态时,溶液的 pH 称为该氨基酸的等电点。在等电点时,氨基酸主要以电中性的两性离子存在,在电场中不向任何电极移动;溶液的 $pH < pI$ 时,氨基酸带正电荷,在电场中向负极移动;溶液的 $pH > pI$ 时,氨基酸带负电荷,在电场中向正极移动。中性氨基酸由于羧基的解离略大于氨基,所以其 pI 略小于 7,一般在 5.0 ~ 6.5,酸性氨基酸的 pI 在 2.7 ~ 3.2,而碱性氨基酸的 pI 在 7.5 ~ 10.7。利用氨基酸等电点的不同,可以分离、提纯和鉴定不同氨基酸。

16.2.2 氧化脱氨基反应

α - 氨基酸在氧化剂或氨基酸氧化酶作用,可以生成 α - 亚氨基酸,α - 亚氨基酸可以进一步水解脱氨生成 α - 酮酸,反应如下:

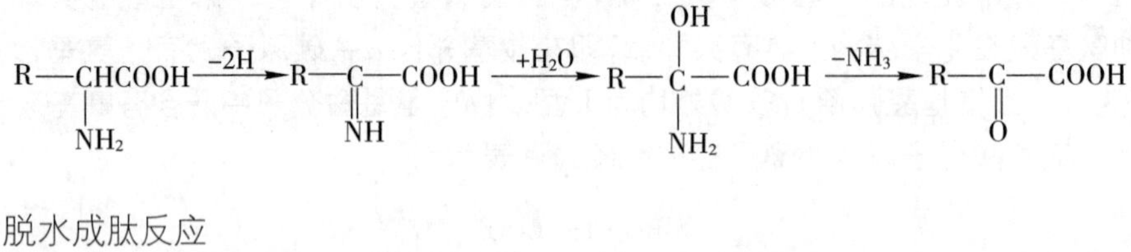
R—CHCOOH
NH2
−2H
R—C—COOH
NH
+H2O
OH
R—C—COOH
NH2
−NH3
R—C—COOH
O

16.2.3 脱水成肽反应

在适当条件下,一分子 α - 氨基酸的氨基与另一分子 α - 氨基酸的羧基脱水缩合生成的酰胺类化合物,称为肽。如二肽形成的反应式为:

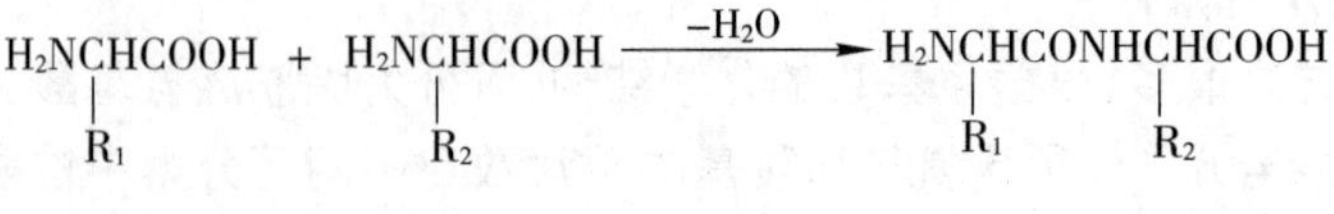
H2NCHCOOH
R1
+
H2NCHCOOH
R2
−H2O
H2NCHCONHCHCOOH
R1
R2

16.2.4　与水合茚三酮反应

α－氨基酸与水合茚三酮溶液共热能生成蓝紫色化合物，称为罗曼氏紫（Rubeman's purple）。

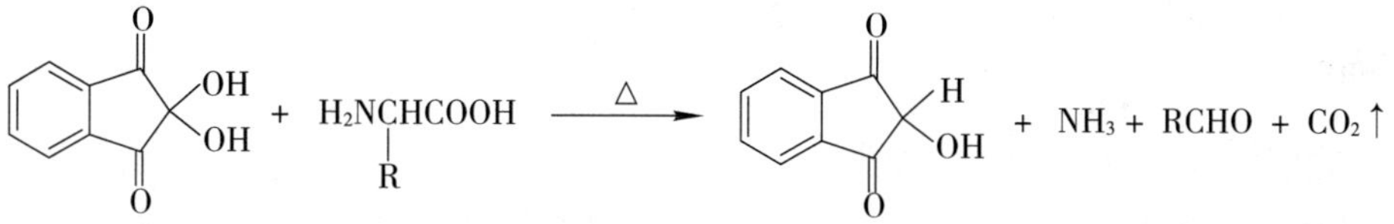

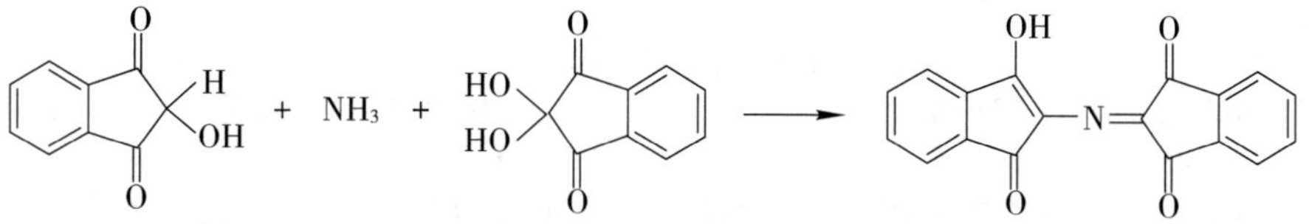

（罗曼氏紫）

生成的罗曼氏紫颜色的深浅及 CO_2 的生成量均可作为 α－氨基酸定量分析的依据，该显色反应也用于氨基酸和蛋白质的定性鉴定及标记。在 20 种 α－氨基酸中，脯氨酸、羟脯氨酸与茚三酮反应显黄色。N－取代的 α－氨基酸及 β－氨基酸、γ－氨基酸等不与茚三酮发生显色反应。

16.2.5　与亚硝酸反应

除脯氨酸和羟脯氨酸等外，α－氨基酸具有伯胺的性质，能与亚硝酸反应定量放出氮气，生成 α－羟基酸。利用该反应可测定蛋白质分子中游离氨基或氨基酸分子中氨基的含量。

$$\underset{\displaystyle NH_2}{R\text{—}\underset{|}{C}HCOOH} + HNO_2 \longrightarrow \underset{\displaystyle OH}{R\text{—}\underset{|}{C}H\text{—}COOH} + N_2\uparrow + H_2O$$

16.2.6　脱羧反应

α－氨基酸与氢氧化钡共热或在高沸点溶剂中回流，可脱去羧基放出 CO_2 并生成少一个碳原子的胺类。

$$\underset{\displaystyle NH_2}{R\underset{|}{C}HCOOH} \xrightarrow[\triangle]{Ba(OH)_2} RCH_2NH_2 + CO_2\uparrow$$

16.2.7　氨基的烃基化

在室温和弱碱性条件下，氨基酸中氨基上的氢原子与 2,4－二硝基氟苯（DNFB）发生亲核取代反应生成稳定的黄色二硝基苯基氨基酸（DNP－氨基酸）。

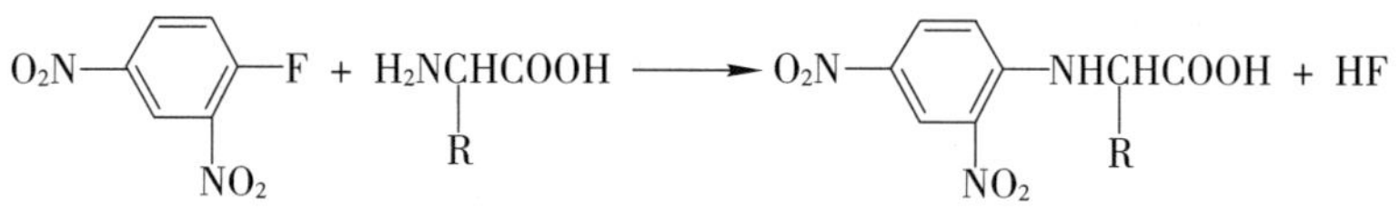

DNFB　　　　　　　　DNP-氨基酸

16.2.8　侧链烃基的反应

蛋白质黄色反应、Millon 反应、乙醛酸反应、亚硝酰铁氰化钠反应、坂口反应和 Pauly 反应。

16.2.9　与甲醛的反应

氨基酸分子中的氨基可以与甲醛反应，生成 N－亚甲基氨基酸，然后用标准碱溶液滴定羧基以测定氨基酸的含量。

$$R{-}CH{-}COOH \ + \ HCHO \longrightarrow R{-}CH{-}COOH \ + \ H_2O$$
$$\quad\quad | \quad\quad\quad\quad\quad\quad\quad\quad\quad\quad |$$
$$\quad\quad NH_2 \quad\quad\quad\quad\quad\quad\quad\quad N{=}CH_2$$

16.3 多肽

16.3.1 多肽的结构和命名

肽是一分子氨基酸中的羧基与另一分子氨基酸中的氨基脱水通过肽键(酰胺键)连接的一类化合物。

多肽链中的每个氨基酸单元$\left(\begin{array}{c}{-}HN{-}CH{-}CO{-}\\ |\\ R\end{array}\right)$称为氨基酸残基(amino acid residue)。

在多肽链一端仍保留着游离的$-NH_3^+$,称为氨基末端或 N 端,通常写在左边;而另一端则保留着游离的$-COO^-$,称为羧基末端或 C 端,通常写在右边。

肽的命名方法是以含 C 端的氨基酸为母体,把肽链中其他氨基酸残基称为某酰,按它们在肽链中的排列顺序由左至右逐个写在母体名称前。例如:

$$\overset{+}{H_3}NCH_2CONH\overset{\underset{\displaystyle CH_3}{|}}{C}HCONH\overset{\underset{\displaystyle CH_2OH}{|}}{C}HCOO^-$$

甘氨酰丙氨酰丝氨酸(甘丙丝肽)

Gly—Ala—Ser 或 G—A—S

16.3.2 肽键平面

肽键与相邻分子两个 α – 碳原子组成的基团称为肽单元,组成肽单元的六个原子共平面,此平面称为肽键平面。肽键具有部分双键的性质,一般呈反式构型。相邻的肽键平面可围绕 α – C 原子旋转,肽键骨架为一系列通过 α – C 原子衔接的肽键平面所组成。

16.3.3 多肽的结构测定

(1)多肽中各种氨基酸组分和相对含量

多肽$\xrightarrow{H^+}$彻底水解,生成游离氨基酸$\longrightarrow$氨基酸测定仪测定各种氨基酸含量。

(2)多肽分子中氨基酸排列顺序的确定

① 多肽链末端残基分析测 N 端:异硫氰酸苯酯法,2,4 – 二硝基氟苯法,丹酰氯法等。

② 多肽链水解法 C 端的测定常用羧肽酶催化水解法和肼解法。

16.3.4 内源性和外源性生物活性肽

生物活性肽是天然氨基酸以不同方式组成和排列构成的具有生物活性的肽类总称,是人体中最重要的活性物质。根据活性肽来源分为内源性生物活性肽和外源性生物活性肽。内源性生物活性肽具有特殊的生物功能,如谷胱甘肽、神经肽、催产素、加压素、心房肽等,在生物体内游离存在。微生物、动植物蛋白中分离出的具有潜在生物活性的肽类,它们在消化酶的作用下释放出来,以肽的形式被吸收后,参与摄食、消化、代谢及内分泌的调节,这种非机体自身产生的却具有生物活性的肽类称为外源性生物活性肽。

💡 典型例题剖析•

【例 16 – 1】某一氨基酸水溶液,加入 HCl 溶液至 pH <7 的某个值时出现沉淀,这是为什么?

在此 pH 时该氨基酸主要以何种形式存在？ 该氨基酸的 pI 是小于 7 还是大于 7?

【解】该氨基酸水溶液中加入 HCl 溶液至 pH < 7 时出现沉淀,说明这一 pH 正好是此氨基酸的 pI,当 pH = pI 时氨基酸主要以两性离子存在,其净电荷为零,溶解度最小,易聚集而沉淀。在这一 pH 时,该氨基酸主要以两性离子形式存在,说明该氨基酸的等电点小于 7。

【例 16 - 2】苯丙氨酸和赖氨酸的水溶液在各自的等电点时是中性、酸性、还是碱性？ 苯丙氨酸在 pH 为 2.0、5.8、9.0 的溶液中各带什么电荷,试用离子式表示。

【解】苯丙氨酸在等电点时溶液为酸性,因为苯丙氨酸分子中含有一个氨基和一个羧基,需加 H^+ 抑制羧基解离,方可使羧基的解离和氨基的解离达到平衡。赖氨酸在等电点时的溶液为碱性,因赖氨酸分子中含两个氨基和一个羧基,需加 OH^- 以抑制氨基的解离。因为苯丙氨酸的 pI 为 5.85,故:

在 pH = 2.0 时苯丙氨酸带正电荷为阳离子 $C_6H_5CH_2$—CH—COOH

$\overset{|}{\underset{^+NH_3}{}}$

在 pH = 5.8 时苯丙氨酸是电中性为两性离子 $C_6H_5CH_2$—CH—COO^-

$\overset{|}{\underset{^+NH_3}{}}$

在 pH = 9.0 时苯丙氨酸带负电荷为阴离子 $C_6H_5CH_2$—CH—COO^-

$\overset{|}{\underset{NH_2}{}}$

【例 16 - 3】写出下列反应的反应产物。

(1) Tyr + Br_2(水溶液) $\longrightarrow$

(2) Phe + HNO_3 $\longrightarrow$

(3) Cys $\xrightarrow{[O]}$

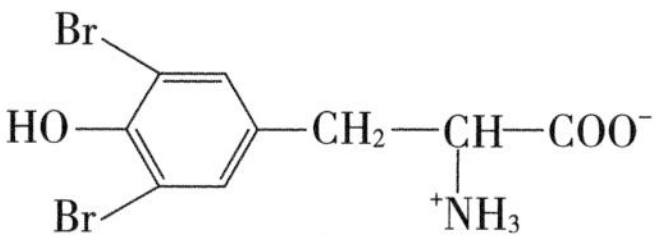

【解】

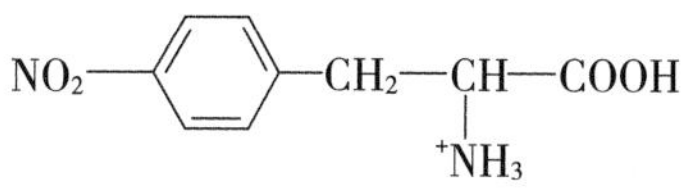

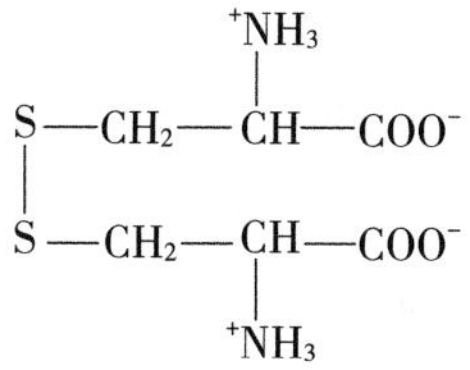

【例 16 - 4】说明为什么 Lys 的等电点为 9.74,而 Trp 的是 5.88。(提示:考虑为什么杂环 N 在 Trp 中不是碱性的。)

【解】Lys 含有两个氨基和一个羧基是碱性氨基酸,而在 Trp 中,吲哚环中氮原子上未共用电子对离域的结构,N 上不显碱性,故 Trp 可看成是含有一个氨基和一个羧基的中性氨基酸,故等电点较小。

【例 16 - 5】为什么 α - 氨基酸与乙酐反应速率较简单的胺慢许多？ 为什么 α - 氨基酸酯化

反应也较简单的酸慢得多？怎样才能加快上述两反应的速率？

【解】因为 α - 氨基酸主要以两性离子形式 R—CH—COO⁻ 存在,使氨基对乙酐的亲核能力

　　　　　　　　　　　　　　　　　　 |
　　　　　　　　　　　　　　　　　 ⁺NH₃

大为下降,使得反应速率较慢。要提高反应速率,可加入碱,使氨基酸以阴离子形式

R—CH—COO⁻ 存在,从而提高氨基的亲核能力,加快反应速率。同理,在两性离子中,分子
　 |
　NH₂

中—COO⁻羧基碳的正电性降低不利于醇与其进行亲核反应,降低酯化的速率,加入强酸使氨基
酸主要以阳离子形式 R—CH—COOH 存在,可以提高羧基碳的正电性,加快反应速率。

　　　　　　　　　　　　　　 |
　　　　　　　　　　　　　 ⁺NH₃

【例 16 - 6】用化学方法区别下列各组化合物。

(1) 苹果酸与天冬氨酸　　　(2) 苏氨酸与丝氨酸　　　　(3) 酪氨酸与苯丙氨酸

【解】(1) 用亚硝酸处理,能放出气体(N_2)的是天冬氨酸。

(2) 加入碘和氢氧化钠,能发生碘仿反应(产生 CHI_3 黄色沉淀)的是苏氨酸。

(3) 加入 $FeCl_3$ 溶液,能发生显色反应的是酪氨酸。

【例 16 - 7】人工合成甜味素是二肽,其组成是 Asp - Phe,

(1) 它可能存在几种立体异构体。

(2) 若以自然界中存在的氨基酸作为原料,写出异构体的结构。

【解】(1) 人工合成甜味素二肽 Asp - Phe 含有两个不同的手性碳原子,故有四种可能的光学
异构体——两对对映体:S,S 和 R,R;S,R 和 R,S。

(2) 由于自然界中存在 Asp、Phe 这两种氨基酸均为 S 构型,在合成过程中且无外消旋产物,
所以结合的异构体是 S,S,其结构式为:

$$\underset{\underset{H}{|}}{\overset{\overset{HOOC-CH_2}{|}}{NH_3^+-C}}-\underset{\underset{O}{\parallel}}{C}-N-\underset{\underset{H}{|}}{\overset{\overset{H\quad CH_2-\phi}{|}}{C}}-COO^-$$

【例 16 - 8】一个七肽是由丝氨酸、甘氨酸、天冬氨酸、两个组氨酸和两个丙氨酸构成,它水解
成三肽为:甘 - 丝 - 天冬、组 - 丙 - 甘、天冬 - 组 - 丙。试写出该七肽的氨基酸排列顺序。

【解】七肽中 N 端氨基酸必定是三肽中的第一个氨基酸,即可能为甘、组或天冬,但甘和天冬
在七肽只有一个,在三肽头和尾两次出现,即甘和天冬不可能是七肽中 N 端氨基酸,组氨酸单元
在七肽中有两个,其中有一个必为 N 端氨基酸。同样方法可确定 C 端氨基酸为丙氨酸,根据三
肽即可推测该七肽的氨基酸排列顺序为:组 - 丙 - 甘 - 丝 - 天冬 - 组 - 丙。

💡 问题 •‥

问题 16 - 1 苏氨酸分子中,除 α - C 原子为手性碳原子外,β - C 原子也是手性碳原子。请写出苏氨酸的所
有立体异构体,并表明 D/L 和 R/S 构型。

解：

$$
\begin{array}{cccc}
\text{COOH} & \text{COOH} & \text{COOH} & \text{COOH} \\
H_2N\text{—}H & H\text{—}NH_2 & H_2N\text{—}H & H\text{—}NH_2 \\
HO\text{—}H & H\text{—}OH & H\text{—}OH & HO\text{—}H \\
\text{CH}_3 & \text{CH}_3 & \text{CH}_3 & \text{CH}_3 \\
L\text{–},(2S,3S)\text{–} & D\text{–},(2R,3R)\text{–} & L\text{–},(2S,3R)\text{–} & D\text{–},(2R,3S)\text{–}
\end{array}
$$

问题 16 – 2　如何用化学方法测定氨基酸中的氨基和羧基的含量？

解：氨基酸的氨基（—NH_2）可与 HNO_2 反应，定量放出 N_2，测定 N_2 的量即可计算出分子中氨基的含量，此法称为 van Slyke 氨基测定法（亚氨基和胍基不放 N_2）。

$$R\text{—}\underset{NH_2}{CH}\text{—}COOH + HNO_2 \longrightarrow R\text{—}\underset{OH}{CH}\text{—}COOH + N_2\uparrow + H_2O$$

氨基酸与甲醛反应，使氨基的碱性消失，随后可用碱来滴定羧基，测定羧基的含量。

$$R\text{—}\underset{NH_2}{CH}\text{—}COOH + 2HCHO \longrightarrow R\text{—}\underset{N=CH_2}{CH}\text{—}COOH + N_2\uparrow + H_2O$$

问题 16 – 3　写出丙氨酰苯丙氨酰酪氨酰甘氨酸的化学结构式。

解：

$$H_3N^+\text{—}\underset{\underset{O}{\|}}{\overset{CH_3}{C}H}\text{—}\overset{H}{C}\text{—}N\text{—}\underset{\underset{O}{\|}}{\overset{CH_2}{C}H}\text{—}C\text{—}N\text{—}\underset{\underset{O}{\|}}{\overset{CH_2}{C}H}\text{—}C\text{—}\overset{H}{N}\text{—}CH_2\text{—}COO^-$$

问题 16 – 4　已知某五肽为天冬氨酸、谷氨酸、组氨酸、苯丙氨酸、缬氨酸，其顺序不详，但经部分水解得到小肽为缬 – 天冬 – 谷 – 组，苯丙 – 缬 – 天冬 – 谷，试推测该肽的氨基酸残基的排列顺序。

解：该肽的 N 端可能为缬氨酰和苯丙氨酰，而缬氨酰在水解后的小肽中间出现，所以该肽的 N 端只能是苯丙氨酰，同理其 C 端只可能是组氨酸，即可推测该肽的氨基酸残基的排列顺序为苯丙 – 缬 – 天冬 – 谷 – 组。

习题

1. 组成天然蛋白质的氨基酸有哪些？写出其结构式和名称，它们在结构上有何共同点？

解：组成天然蛋白质的氨基酸有 20 种，其结构式和名称见教材表 16 – 1。它们在结构上共同点是：除脯氨酸为 α – 亚氨基酸外其余都为 α – 氨基酸；除甘氨酸外都有旋光性；具有旋光性的 19 种氨基酸其构型均为 L 型，如用 R/S 法标记，则除半胱氨酸为 R 构型外，其余皆为 S 构型。

2. 写出 Ser 与下列试剂反应的产物。

（1）$NaNO_2 + HCl$　（2）NaOH　（3）HCl　（4）CH_3OH/H^+　（5）$(CH_3CO)_2O$

解：（1）$\underset{OH}{CH_2}\text{—}\underset{NH_2}{CH}\text{—}COOH + NaNO_2 + HCl \longrightarrow \underset{OH}{CH_2}\text{—}\underset{OH}{CH}\text{—}COOH + N_2\uparrow$

（2）$\underset{OH}{CH_2}\text{—}\underset{NH_2}{CH}\text{—}COOH + NaOH \longrightarrow \underset{OH}{CH_2}\text{—}\underset{NH_2}{CH}\text{—}COONa$

（3）
$$\underset{\underset{OH}{|}\quad\underset{NH_2}{|}}{CH_2-CH-COOH} + HCl \longrightarrow \underset{\underset{OH}{|}\quad\underset{^+NH_3Cl^-}{|}}{CH_2-CH-COOH}$$

（4）
$$\underset{\underset{OH}{|}\quad\underset{NH_2}{|}}{CH_2-CH-COOH} + CH_3OH/H^+ \longrightarrow \underset{\underset{OH}{|}\quad\underset{^+NH_3}{|}}{CH_2-CH-COOCH_3}$$

（5）
$$\underset{\underset{OH}{|}\quad\underset{NH_2}{|}}{CH_2-CH-COOH} + (CH_3CO)_2O \longrightarrow \underset{\underset{CH_3COO}{|}\quad\underset{NHCOCH_3}{|}}{CH_2-CH-COOH} + CH_3COOH$$

3. 回答下列问题。

（1）味精是谷氨酸的单钠盐,写出其结构式。

（2）若某氨基酸溶于纯水中的 pH 为6,它的 pI 应大于6、小于6、还是等于6? 为什么?

解:（1）谷氨酸有两个羧基,由于氨基的 $-I$ 效应,使得与氨基近的羧基酸性强于与氨基较远的羧基的酸性,则其单钠盐的结构式为: $\underset{\underset{NH_2}{|}}{HOOCCH_2CHCOONa}$。

（2）—COOH 解离度较—NH₂ 稍大,也即—COOH 解离出来的 H⁺ 多于—NH₂ 接受的 H⁺,此时〔阴离子〕>〔阳离子〕,溶液 pH > pI,需在溶液中加少量酸才能使它达到等电点,故该氨基酸的 pI 小于6。

4. 组成蛋白质的 20 种氨基酸中,与亚硝酸反应时:

（1）可生成乳酸的是哪种氨基酸?

（2）不放出氮气的是哪种氨基酸?

（3）放氮后的产物可与 $Cu(OH)_2$ 生成绛蓝色的是哪种氨基酸?

（4）可生成苹果酸的是哪种氨基酸?

解:（1）可生成乳酸的是丙氨酸。

（2）不放出氮气的是脯氨酸,其产物为 N – 亚硝基化合物。

（3）放氮后的产物可与 $Cu(OH)_2$ 生成绛蓝色的是丝氨酸,其产物 2,3 – 羟基丙酸能与 $Cu(OH)_2$ 生成绛蓝色产物。

（4）可生成苹果酸的是谷氨酸

$$HOOC-CH_2-CH_2-\underset{\underset{NH_2}{|}}{CH}-COOH + NaNO_2 \longrightarrow HOOC-CH_2-CH_2-\underset{\underset{OH}{|}}{CH}-COOH + N_2\uparrow$$

5. 写出下列反应的主要产物:

（1）$\underset{\underset{NH_2}{|}}{CH_3CHCO_2C_2H_5} + H_2O \xrightarrow[\triangle]{HCl}$

（2）$\underset{H_3C}{\overset{H_3C}{>}}CH-\underset{\underset{NH_2}{|}}{CH}-COOH + (CH_3CO)_2O \longrightarrow$

（3）$\underset{\underset{NH_2}{|}}{CH_3CH_2CHCOOH} \xrightarrow[HCl]{NaNO_2}$

（4）$\bigcirc-CH_2-\underset{\underset{NH_2}{|}}{CH}-CH_2COOH + O_2N-\bigcirc^{NO_2}-F \longrightarrow$

（5）$\underset{\underset{NH_2}{|}}{CH_3CHCOOH} \xrightarrow{\triangle}$

（6）$NH_2CH_2CH_2CH_2CH_2COOH \xrightarrow{\triangle}$

解:（1）$\underset{\underset{NH_2}{|}}{CH_3CHCO_2C_2H_5} + H_2O \xrightarrow[\triangle]{HCl} \underset{\underset{^+NH_3Cl^-}{|}}{CH_3CHCOOH}$

(2)

$$\begin{array}{c} H_3C \\ CH-CH-COOH \\ H_3C \quad NH_2 \end{array} + (CH_3CO)_2O \longrightarrow \begin{array}{c} H_3C \\ CH-CH-COOH \\ H_3C \quad NHCCH_3 \\ \parallel \\ O \end{array}$$

(3)

$$CH_3CH_2CHCOOH \xrightarrow[HCl]{NaNO_2} CH_3CH_2CHCOOH + N_2\uparrow + H_2O$$
$$\qquad\ |\qquad\qquad\qquad\qquad\qquad |$$
$$\qquad NH_2\qquad\qquad\qquad\qquad\quad OH$$

(4)

$$\text{C}_6\text{H}_5-CH_2-CH-CH_2COOH + O_2N-\text{(NO}_2\text{)}-F \longrightarrow H_3CHCHCHN-\text{(O}_2\text{N)(NO}_2\text{)}$$
$$\qquad\qquad\qquad |\qquad\qquad\qquad\qquad\qquad\qquad\qquad\qquad HOOC$$
$$\qquad\qquad\qquad NH_2$$

(5)

$$CH_3CHCOOH \xrightarrow{\Delta} \text{(环状结构)}$$
$$\qquad\ |$$
$$\qquad NH_2$$

(6)

$$NH_2CH_2CH_2CH_2CH_2COOH \xrightarrow{\Delta} \text{(六元内酰胺环)}$$

6. 写出在下列化合物在标明 pH 时的结构式。

(1) 缬氨酸在 pH = 8 时　　(2) 丝氨酸在 pH = 1 时　　(3) 赖氨酸在 pH = 10 时

(4) 谷氨酸在 pH = 3 时　　(5) 色氨酸在 pH = 12 时

解:(1) $(CH_3)_2CH-CH-COO^-$ (pI = 5.96)
$$\qquad\qquad\qquad\qquad |$$
$$\qquad\qquad\qquad\qquad NH_2$$

(2) $HO-CH_2-CH-COOH$ (pI = 5.68)
$$\qquad\qquad\qquad\ |$$
$$\qquad\qquad\ {}^+NH_3$$

(3) ${}^+NH_3-CH_2-CH_2-CH_2-CH_2-CH-COO^-$ (pI = 9.74)
$$\qquad\qquad\qquad\qquad\qquad\qquad\qquad\ |$$
$$\qquad\qquad\qquad\qquad\qquad\qquad\quad NH_2$$

(4) $HOOC-CH_2-CH_2-CH-COO^-$ (pI = 3.22)
$$\qquad\qquad\qquad\qquad\qquad\ |$$
$$\qquad\qquad\qquad\qquad\ {}^+NH_3$$

(5) $\text{(吲哚基)}-CH_2-CH-COO^-$ (pI = 5.85)
$$\qquad\qquad\qquad\qquad\ |$$
$$\qquad\qquad\qquad\quad NH_2$$

7. 用化学方法鉴别下列各对化合物。

(1) 甘氨酸和丙氨酸　　　(2) 酪氨酸、色氨酸和赖氨酸　　　(3) 甘丙肽和谷胱甘肽

(4) 丙氨酸和丙酮酸

解:(1) 用旋光仪测是否具有旋光性,有旋光性的是丙氨酸,没有旋光性的是甘氨酸。

(2) 用 pH 试纸测定 pH,明显碱性的为赖氨酸,余下加 $FeCl_3$ 水溶液,呈蓝紫色的为酪氨酸。

(3) 谷胱甘肽中半胱氨酸残基有—SH 基团,—SH 可与重金属离子生成沉淀,加 Pb^{2+} 有黑色沉淀的是谷胱甘肽。

(4) 用水合茚三酮,显蓝紫色的为丙氨酸。

8. 试用电泳缓冲溶液 pH = 6.00 分离组氨酸、酪氨酸、谷氨酸和甘氨酸混合物?

解:组氨酸 pI = 7.59、酪氨酸 pI = 5.66、谷氨酸 pI = 3.22、甘氨酸 pI = 5.97。在滤纸中间点上含组氨酸、酪氨酸、谷氨酸和甘氨酸的混合物的样品,将滤纸置于含有 pH = 6.00 的缓冲溶液的电泳槽中,通电一段时间后取出晾干,用茚三酮显色,在正极侧出现的蓝紫色斑点为谷氨酸,在负极侧的则为组氨酸,在原点的是酪氨酸、甘氨酸。

9. 化合物(A)$C_5H_9O_4N$ 具有旋光性,与 $NaHCO_3$ 作用放出 CO_2,与 HNO_2 作用产生 N_2,并转变为化合物(B)$C_5H_8O_5$,(B)也具有旋光性。将(B)氧化得到(C)$C_5H_6O_5$,(C)无旋光性,但可与 2,4 – 二硝基苯肼作用生成黄色沉淀,(C)经加热可放出 CO_2,并生成化合物(D)$C_4H_6O_3$,(D)能起银镜反应,其氧化产物为(E)$C_4H_6O_4$。1 mol (E)常温下与足量的 $NaHCO_3$ 反应可生成 2 mol CO_2,试写出(A)、(B)、(C)、(D)、(E)的结构式。

解:E 常温下与足量的 $NaHCO_3$ 反应可生成 2 mol CO_2,可知 E 为二元酸,且酸性比碳酸强,根据分子式可知 E 为 $HOOC—CH_2—CH_2—COOH$。D 能起银镜反应,其氧化产物为 E,则 D 有醛基,可知 D 为

$$H—\overset{\displaystyle O}{\underset{\displaystyle \|}{C}}—CH_2—CH_2—COOH$$ 。C 经加热可放出 CO_2,并生成化合物 D,即 D 为 C 的脱羧产物,可 C 为

$$HOOC—\overset{\displaystyle O}{\underset{\displaystyle \|}{C}}—CH_2—CH_2—COOH$$ 。将 B 氧化得到 C,可知 B 为 $HOOC—\overset{\displaystyle \ }{\underset{\displaystyle OH}{CH}}—CH_2—CH_2—COOH$ 。A 与 HNO_2

作用产生 N_2,并转变为化合物 B,则 A 为 $HOOC—\overset{\displaystyle \ }{\underset{\displaystyle NH_2}{CH}}—CH_2—CH_2COOH$ 。

10. 某三肽 $A(C_{14}H_{19}O_4N_3)$ 用亚硝酸处理后并经部分水解得 α – 羟基 – β – 苯基丙酸和二肽 B。将 B 用酸水解可得两种产物 C 和 D,其中,C 无旋光活性。D 用亚硝酸处理后得到乳酸,若 C 不处在 A 的 N 端和 C 端,试写出 A 的结构式及其有关反应式。

解:A 的可能结构为:

苯丙氨酰甘氨酰丙氨酸(Phe – Ala – Gly)

有关反应式如下:

11. 某十肽水解时生成:缬–半胱–甘;甘–苯丙–苯丙;谷–精–甘;酪–亮–缬;甘–谷–精。试写出其氨基酸顺序。

解:从水解后的三肽中可知该十肽由八种氨基酸残基构成,其中苯丙氨酸残基和甘氨酸残基各有两个;该十肽的 N 端只可能是缬、甘、谷、酪中的一种,而缬氨酸残基分别出现在两个三肽头和尾,谷氨酸残基出现在一个三肽的中间,甘氨酸残基分别出现在四个三肽的头和尾,由此可知该十肽 N 端只可能是缬氨酸残基;同理该十肽 C 端只可能是苯丙氨酸残基。则可确定该十肽为:酪–亮–缬–半胱–甘–谷–精–甘–苯丙–苯丙。

(山西医科大学 卞 伟)

第 17 章　蛋白质

📋 **本章基本要求**

- ●掌握蛋白质的元素组成。
- ●掌握蛋白质一级和二级结构的概念。
- ●掌握蛋白质的理化性质。
- ●熟悉蛋白质的三级和四级结构概念。
- ●了解蛋白质的分类。

💡 **主要知识点**

17.1　蛋白质的元素组成

蛋白质是由 20 种 α-氨基酸以肽键结合而成的高聚物,很多蛋白质还包含有非 α-氨基酸残基的其他组成成分,一般蛋白质中主要元素的组成为:C(50%～55%)、H(6%～8%)、O(20%～23%)、N(15%～17%)、S(0～4%)。各种来源的蛋白质的含氮量相当接近,平均约为16%,即每克氮相当于 100/16＝6.25 g 的蛋白质,6.25 称为蛋白质系数。因此只要测定生物样品中的含氮量,就可计算出其中蛋白质的大致含量。

17.2　蛋白质的结构

蛋白质的一级结构　蛋白质分子中氨基酸残基在肽链中的排列顺序称为一级结构,连接氨基酸残基的化学键主要为肽键,部分蛋白质还包括二硫键。

蛋白质的二级结构　是指构成蛋白质分子多肽链中某一段肽链的局部空间结构,即组成该段肽链主链骨架原子在空间的排布,不涉及氨基酸残基侧链的构象。二级结构包括 α-螺旋、β-折叠、β-转角和无规卷曲,它们依靠肽链间的氨基与羧基之间所形成的氢键而得到稳定构象。

蛋白质的三级结构　是指一条多肽链中全部原子在三维空间的排布位置。它是整条多肽链在二级结构的基础上,借助各种作用力进一步折叠所形成的具有特定走向的紧密球状构象。作用力主要由离子键、氢键及疏水键来维持,某些情况下还有配位键来维持。

蛋白质的四级结构　是指构成寡聚蛋白质分子亚基空间排布及其相互作用和亚基接触部位的布局。四级结构由氢键、离子键、疏水键及范德华力等维持。构成寡聚蛋白质分子的亚基单独存在时一般没有生物活性。

蛋白质的一级结构又称构造,为初级结构和基本结构,二级以上的结构属于构象范畴,称为高级结构。蛋白质的生物功能决定于它的高级结构,高级结构是由一级结构即氨基酸顺序决定的,蛋白质的生物功能是蛋白质分子的天然构象所具有的性质。

17.3 蛋白质的性质

蛋白质的性质取决于蛋白质的分子组成和结构特征,一方面具有与某些氨基酸相似的性质,另外又具有一些高分子化合物的性质。

17.3.1 两性解离和等电点

蛋白质分子末端和侧链 R 基团仍存在着游离的氨基和羧基,另外在组成肽链的 α – 氨基酸残基侧链 R 基团上,还存在可解离的其他极性基团,如精氨酸残基上的胍基、组氨酸残基上的咪唑基、半胱氨酸的巯基,酪氨酸残基上的酚羟基等极性基团。氨基、咪唑基、胍基是碱性基团,羧基、酚羟基、巯基是酸性基团,这些基团都能在溶液中碱性解离或酸性解离。因此,蛋白质和氨基酸一样,也具有两性解离和等电点的性质。

若以字母 P 表示除 N 端氨基和 C 端羧基外蛋白质分子的中间部分,则蛋白质分子可用 H_2N—P—COOH 表示。

蛋白质溶于水时,其分子中碱性的氨基发生碱式解离,同时酸性的羧基可以发生酸式解离。这种解离方式称为两性解离,生成的离子称为两性离子。可用 $H_3\overset{+}{N}$ – P – COO^- 表示。

蛋白质在水溶液中以阴离子、阳离子、两性离子和极少量未解离氨基和未解离羧基的蛋白质四种形式同时存在,并处于动态平衡,何种形式占优势,取决于水溶液的 pH。

蛋白质在水溶液中解离以及在加酸加碱情况下的变化可用下式表示:

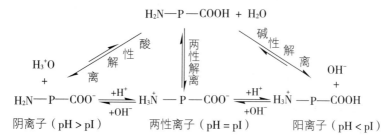

从上式可以看出,酸性蛋白质溶于水,发生酸式解离,给出质子,其水溶液 pH < 7,显酸性,蛋白质失去带正电荷的质子其本身带负电荷,主要以阴离子形式存在,若在电场中,则向正极移动,若往水溶液中加适量的酸,增大[H^+],降低 pH,平衡右移,可使以阴离子形式存在的蛋白质结合带正电荷的质子转变为以两性离子(偶极离子)形式存在,其净电荷为零,呈电中性,若在电场中,则既不向负极移动,也不向正极移动;相反而碱性蛋白质溶于水,发生碱式解离,蛋白质结合水中氢离子,使水给出氢氧根离子,其水溶液 pH > 7,显碱性,以阳离子形式存在,若在电场中,则向负极移动,往水溶液中加适量的碱,增大[OH^-],升高 pH,平衡左移,可使以阳离子形式存在

的蛋白质转变为以两性离子形式存在,若在电场中,则既不向负极移动,也不向正极移动;中性蛋白质溶于水,发生两性解离,其水溶液 pH = 7,显中性,蛋白质以两性离子(偶极离子)形式存在,净电荷为零,呈电中性,若在电场中,则既不向负极移动,也不向正极移动。

当蛋白质所带的正、负电荷数相等时,净电荷为零,此时溶液的 pH 为蛋白质的等电点(pI)。

17.3.2 胶体性质

蛋白质的分子大小已达到 1 ~ 100 nm 的胶粒范围,其溶液属于胶体分散系。由于蛋白质分子表面有许多极性基团,如—COO⁻、—NH₃⁺、—OH、—SH、—CONH₂ 等,天然蛋白质常以稳定的亲水胶体溶液形式存在,蛋白质分子周围的双电层和水化层是稳定蛋白质胶体系统的主要因素。

17.3.3 蛋白质的沉淀

欲使蛋白质从溶液中沉淀出来,必须去掉使它稳定的两个因素:电荷和水化膜。使蛋白质沉淀的途径:先调节蛋白质的水溶液到其等电点,使蛋白质以电中性离子存在,分子间的排斥力消失;然后再加入脱水剂除去其水化膜,则蛋白质分子将相互凝聚而沉淀析出。或者,先加入脱水剂除去其水化膜,再调节蛋白质的水溶液到其等电点,同样也可使蛋白质分子沉淀析出。

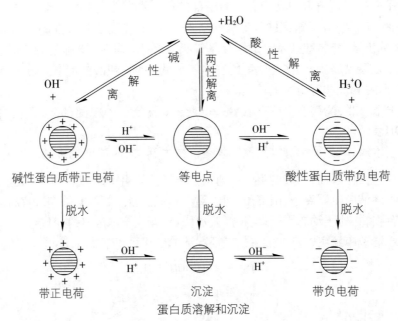

蛋白质溶解和沉淀

从上图中也可以看出,酸性蛋白质的水溶液显酸性,蛋白质失去带正电荷的质子其本身带负电荷,往水溶液中加适量的酸,平衡左移,可使以阴离子形式存在的蛋白质结合带正电荷的质子转变为以两性离子(偶极离子)形式存在,即调到该蛋白质溶液的等电点,再加入脱水剂,则蛋白质分子将沉淀析出;碱性蛋白质的水溶液显碱性,蛋白质本身带正电荷,往水溶液中加适量的碱,平衡右移,可使蛋白质以两性离子(偶极离子)形式存在,再加入脱水剂,蛋白质分子将沉淀析出。

使蛋白质沉淀的方法有以下几种:

(1) 盐析 向蛋白质溶液中加入一定浓度的强电解质中性盐,如 $(NH_4)_2SO_4$、Na_2SO_4、$NaCl$、$MgSO_4$ 等,使蛋白质发生沉淀的作用称为盐析(salting out)。盐析作用的实质是电解质离子的水化能力比蛋白质强,高浓度的强电解质破坏蛋白质分子表面的水化膜,同时电解质离子还可中和蛋白质所带的电荷。盐析不会引起蛋白质的变性。

（2）加脱水剂 如甲醇、乙醇、丙酮等极性溶剂，与水的亲和力较大，能破坏蛋白质分子的水化膜以及降低溶液的介电常数从而增加蛋白质分子相互间的作用，使蛋白质凝聚而沉淀。

（3）加重金属盐类 如氯化汞、硝酸银、醋酸铅、硫酸铜等重金属盐，在溶液的 pH 稍高于蛋白质的等电点时，这些盐的重金属离子如 Cu^{2+}、Hg^{2+}、Pb^{2+}、Ag^+ 等能与蛋白质分子中的羧酸根离子结合生成不溶的沉淀。例如：

$$P\Big\langle{}^{COO^-}_{NH_2} \quad + \quad Ag^+ \quad \longrightarrow \quad P\Big\langle{}^{COOAg}_{NH_2} \downarrow$$

（4）加有机酸类 如三氯乙酸、钨酸、鞣酸、苦味酸等，这些酸有复杂酸根。在溶液的 pH 稍低于蛋白质的等电点时，蛋白质以正离子形式存在，因此可与酸根负离子结合生成不溶的沉淀。例如：

$$P\Big\langle{}^{COOH}_{NH_3^+} \quad + \quad CCl_3COO^- \quad \longrightarrow \quad P\Big\langle{}^{COOH}_{NH_3^+{}^-OOCCCl_3} \downarrow$$

在临床上，常用磺基水杨酸检查尿液中的蛋白质，就是利用这个原理。

（5）蛋白质互相作用产生沉淀 抗体（antibody）蛋白质遇到异体的特异性抗原（antigen）蛋白质就沉淀，这就是免疫学中经常用到的抗原 – 抗体反应。

17.3.4 蛋白质的变性

由于某些物理或化学因素的作用破坏了蛋白质分子中维持蛋白质空间结构的作用力，从而造成蛋白质分子的构象发生改变，导致蛋白质生物活性和理化性质的改变，这种现象称为蛋白质的变性（denaturation）。物理因素包括高温、高压、X 射线、紫外线、超声波、剧烈搅拌等；化学因素包括强酸、强碱、重金属盐、胍、尿素、生物碱试剂和其他一些有机溶剂，如乙醇、丙酮等。变性的本质是副键被破坏引起蛋白质天然构象的解体而导致生物功能丧失，并未涉及共价键的破裂。变性有可逆变性和不可逆变性之分。蛋白质变性和沉淀反应的概念不同，但又互相联系，沉淀时可变性，也可不变性；变性可表现为沉淀，也可表现为溶解状态。

17.3.5 蛋白质的颜色反应

蛋白质与某些试剂作用可发生颜色反应，常用来做蛋白质的定性和定量分析，如缩二脲反应、茚三酮反应等。

17.3.6 蛋白质的紫外吸收性质

由于蛋白质中都含有具有共轭体系结构的苯丙氨酸、色氨酸、酪氨酸，在 280 nm 波长处有最强的紫外吸收峰，因此蛋白质具有紫外吸收性质。在 280 nm 波长处，蛋白质的吸光度与其浓度成正比关系，因此可作为蛋白质的定量分析方法。

17.3.7 蛋白质的水解反应

在酸或酶的催化作用下，蛋白质可发生水解反应，其中的酰胺键断裂，蛋白质逐渐变成小分子的多肽、寡肽、二肽、α – 氨基酸。

💡 **典型例题剖析**

【例 17 – 1】有两种蛋白质 A 和 B，其相对分子质量相近，等电点分别为 6.7 和 4.7，当两者在 pH 为 7.5 的缓冲溶液中电泳时，A 和 B 的电泳情况是：

（1）A 和 B 都向阳极移动,且速度相同

（2）A 和 B 都向阳极移动,且 B 比 A 移动快

（3）A 和 B 都向阳极移动,且 A 比 B 移动快

（4）A 和 B 都向阴极移动,且 B 比 A 移动快

（5）A 和 B 都向阴极移动,且 A 比 B 移动快

【解】答案为（2）。蛋白质电泳的方向、速度主要取决于该蛋白质所带电荷的性质、数量和分子大小。题中两蛋白质 A 和 B 所处环境的 pH 大于它们的 pI,应带负电荷,故都应向阳极移动,由于两者分子质量相近,但 B 之 pI 小于 A,与溶液 pH 相差更大,故荷电量大,移动速度更快。

【例 17 – 2】解释下列蛋白质变性的原因。

（1）Pb^{2+} 和 Ag^+　　　（2）强碱　　　（3）乙醇　　　（4）巯基乙醇

（5）尿素　　　（6）加热　　　（7）紫外线　　　（8）剧烈振荡

【解】（1）重金属离子可与蛋白质中游离的—COO^- 形成不溶性盐。

（2）强碱可使蛋白质中的氢键断裂,也可与游离的羧基成盐。

（3）乙醇可提供羟基上的 H 形成氢键,从而破坏了蛋白质中原有的氢键。

（4）巯基乙醇可破坏蛋白质中的二硫键,过量的巯基乙醇可使蛋白质中的二硫键的裂解反应正向进行。

$$2HSCH_2CH_2OH + RS-SR \rightleftharpoons HO(CH_2)_2S-S(CH_2)_2OH + 2RSH$$

（5）尿素是很好的氢键受体,可破坏蛋白质中原有的氢键。

（6）加热使分子热运动加快促使氢键断裂。

（7）紫外线促使氢键断裂

（8）剧烈振荡可使氢键断裂。

【例 17 – 3】蛋白质分子结构可分为几级? 维系各级结构的键是什么?

【解】为了表示蛋白质不同层次的结构,常将蛋白质结构分为一级、二级、三级和四级结构。蛋白质的一级结构又称为初级结构或基本结构,二级以上的结构属于构象范畴,称为高级结构。维系蛋白质一级结构的化学键是肽键;而维系蛋白质高级结构的键有氢键、二硫键、离子键、疏水键、酯键、范德华力及配位键等。

【例 17 – 4】蛋白质亲水溶胶的两个稳定因素是什么?

【解】蛋白质分子表面有许多极性基团如—COO^-、—NH_3^+、—OH、—SH、—CONH 等,可吸引水分子在它的表面定向排列形成一层水化膜。蛋白质分子表面的可解离基团,在适当的 pH 条件下,都带有相同的电荷,与周围的反离子构成稳定的双电层。蛋白质溶液由于具有水化层与双电层两方面的稳定因素,能在水溶液中使蛋白质分子颗粒相互隔开而不致下沉,因此蛋白质的水溶液是一种比较稳定的亲水溶胶。

【例 17 – 5】何谓蛋白质变性? 变性后的蛋白质与天然蛋白质有什么不同?

【解】天然蛋白质分子受到某些物理、化学因素,如加热、高压、紫外线、X 射线、超声波、剧烈搅拌、强酸、强碱、胍、尿素、重金属盐、生物碱试剂和有机溶剂等的影响,生物活性丧失,溶解度下降,物理化学常数发生变化,这种过程称为蛋白质的变性。蛋白质变性的实质是蛋白质分子中的副键受到破坏,引起天然构象的改变,使原来有规则的空间结构变为松散紊乱的结构,形状发生改变,原来藏在分子内部的疏水基团暴露在分子表面,分子表面的亲水基团减少,使蛋白质水化

作用减弱。蛋白质的变性只是三维构象的改变,而不涉及一级结构的改变。变性蛋白质与天然蛋白质最明显的区别是生物活性丧失,此外还表现出各种理化性质的改变,如溶解度降低、黏度增加、易被蛋白酶水解等。

💡 问题

问题 17－1　什么是单纯蛋白质? 什么是结合蛋白质?

解:水解后的最终产物全是 α－氨基酸的蛋白质为单纯蛋白质。

水解的最终产物除 α－氨基酸外,还有非 α－氨基酸分子,这类蛋白质为结合蛋白质。

问题 17－2　血红蛋白为什么会起到运输氧气的作用?

解:血红蛋白是由四个亚基组成的四聚体化合物,每个亚基中都含有一个血红素,血红素是血红蛋白的辅基。血红素中的 Fe^{2+} 是 d^2sp^3 杂化,形成六个杂化空轨道,空间构型为正八面体。血红素是铁卟啉化合物,四个吡咯环和四个次甲基(—CH ═)交替连成一个环形,Fe^{2+} 位于环中,Fe^{2+} 的六个杂化空轨道分别形成六个配位键,其中两个配位键与卟啉环的 2 个氮原子相连,两个配位键与卟啉环的两个氮负离子相连,一个配位键与 α 链的 87 位或 β 链的 92 位组氨酸残基中的咪唑基相连,余下的一个配位键可以和氧可逆地结合和解离。

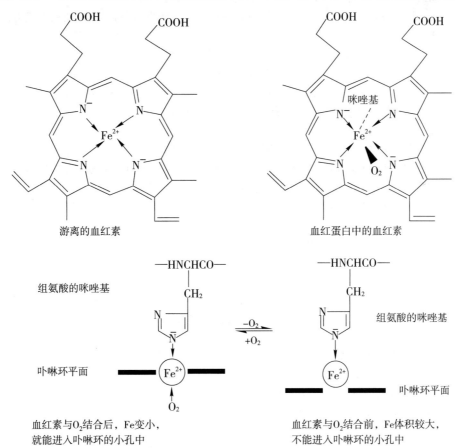

血红素的结构及其与 O_2 可逆地结合和解离

问题 17－3　蛋白质在水溶液中的两个稳定因素是什么?

解:蛋白质在水溶液中的两个稳定因素是水化膜和带有相同的电荷。

问题 17－4　在酪蛋白(pI＝4.6)的水溶液中,酪蛋白带什么电荷? 如何使它成为偶极离子?

解:在酪蛋白的水溶液中,酪蛋白带负电荷;往酪蛋白的水溶液中加适量的酸可调节到它的等电点,使它成为偶极离子。

🔆 习题 •

1. 单纯蛋白与结合蛋白有何差异?

解:单纯蛋白质水解后的最终产物是 α - 氨基酸,而结合蛋白质水解的最终产物除 α - 氨基酸外,还有非蛋白质分子,非蛋白质部分称为辅基。

2. 简述蛋白质分子的构造、空间结构、一级结构、二级结构、三级结构和四级结构的基本概念,以及它们的相互关系。

解:蛋白质的构造就是其一级结构 蛋白质分子中氨基酸残基在肽链中的排列顺序称为一级结构,连接氨基酸残基的化学键主要为肽键,部分蛋白质还包括二硫键。

蛋白质的空间结构是蛋白质多肽链经过盘曲折叠形成的特定空间构象,包括二级结构、三级结构和四级结构。

蛋白质的二级结构 是指构成蛋白质分子多肽链中某一段肽链依靠肽链主链骨架的氨基与羧基之间的氢键形成的局部空间结构。二级结构包括 α - 螺旋、β - 折叠、β - 转角和无规卷曲。

蛋白质的三级结构 是整条多肽链在二级结构的基础上,借助各种作用力进一步折叠所形成的具有特定走向的紧密球状构象。

蛋白质四级结构 是指构成寡聚蛋白质分子亚基空间排布及其相互作用和亚基接触部位的布局。

相互关系:蛋白质的一级结构又称构造,为初级结构和基本结构,二级以上的结构属于构象范畴,称为高级结构。蛋白质的生物功能决定于它的高级结构,高级结构是由一级结构即氨基酸顺序决定的。

3. 什么是蛋白质的等电点? 利用蛋白质等电点性质如何分离混合蛋白质?

解:蛋白质分子所带净电荷为零时,该水溶液的 pH 为该蛋白的等电点。

可以利用蛋白质等电点沉淀和等电聚焦两种性质分离混合蛋白质。

等电点沉淀:在等电点时,蛋白质净电荷为零,不存在电荷互斥作用,蛋白质易沉淀析出。因此,可以调节混合蛋白质的 pH,不同的蛋白质在各自等电点时分批析出,从而把混合蛋白质分离。

等电聚焦:在具有 pH 梯度的介质中,在外电场的作用下,各种蛋白质会运动,并停留在其各自等电点的 pH 梯度处,并聚焦形成一条很窄的条带,从而实现混合蛋白质的高效分离。

4. 在 pH = 7 条件下,下列蛋白质在电场中将向哪极电泳?

(1) 卵清蛋白(pI 为 4.55 ~ 4.9)　　　　(2) 肌球蛋白(pI = 7.0)

(3) 溶菌酶(pI = 11.0)

解:在 pH = 7 条件下,(1)卵清蛋白带负电荷,在电场中向正极电泳;(2)肌球蛋白分子所带净电荷为零,既不向正极电泳也不向负极电泳;(3)溶菌酶带正电荷,在电场中向负极电泳。

5. 导致蛋白质变性的因素有哪些? 可逆变性与不可逆变性有何不同?

解:导致蛋白质变性的物理因素包括加热、高压、紫外线、X 射线、超声波、剧烈搅拌等;化学因素包括强酸、强碱、胍、尿素、重金属盐、生物碱试剂和有机溶剂等。当变性作用对副键的破坏程度不是很大时,若除去变性因素后可恢复原有的理化性质和生物功能,这就是可逆变性。若变性作用使副键大量破坏,并涉及较稳定的二硫键时,则蛋白质难以恢复原有的结构和性质,这就是不可逆变性。

6. 盐析作用的实质是什么?

解:盐析作用的实质是电解质离子的水化能力比蛋白质强,高浓度的强电解质破坏蛋白质分子表面的水化膜,同时电解质离子还可中和蛋白质所带的电荷,蛋白质的稳定因素被消除,使蛋白质分子相互碰撞而凝聚沉淀。

7. 某单纯蛋白质发生水解反应得到一个分子式为 $C_9H_{17}O_4N_3S_2$ 的中间产物 A,A 能发生茚三酮反应,也能发生缩二脲反应,还能与 $Na_2Fe(CN)_5NO$ 反应变成红色。A 与亚硝酸反应放出 N_2,生成化合物 B,B 的分子式为 $C_9H_{16}O_5N_2S_2$。B 完全水解得到两种产物,都具有旋光性,试写出 A 和 B 的结构式。

解：

A 的结构式为：

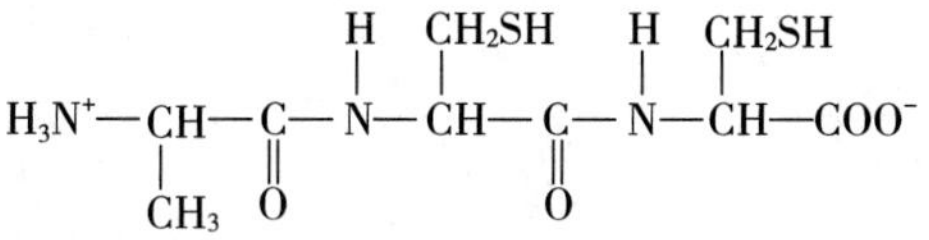

$$H_3N^+-\underset{\underset{CH_3}{|}}{CH}-\underset{\underset{O}{\|}}{C}-\underset{\underset{H}{|}}{N}-\underset{\underset{CH_2SH}{|}}{CH}-\underset{\underset{O}{\|}}{C}-\underset{\underset{H}{|}}{N}-\underset{\underset{CH_2SH}{|}}{CH}-COO^-$$

B 的结构式为：

$$HO-\underset{\underset{CH_3}{|}}{CH}-\underset{\underset{O}{\|}}{C}-\underset{\underset{H}{|}}{N}-\underset{\underset{CH_2SH}{|}}{CH}-\underset{\underset{O}{\|}}{C}-\underset{\underset{H}{|}}{N}-\underset{\underset{CH_2SH}{|}}{CH}-COOH$$

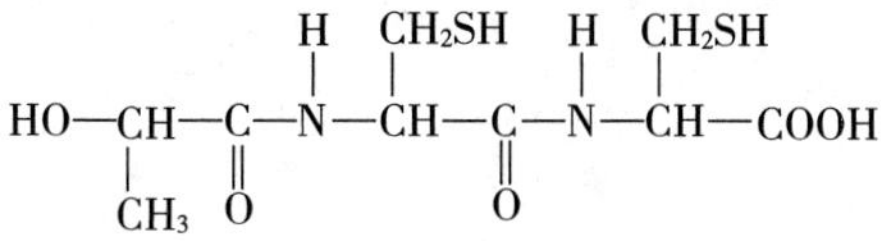

（温州医科大学　吴建章）

第18章　核　酸

📖 **本章基本要求**

- 核酸的基本结构、分类。
- 核酸分子的组成,核酸分子的碱基及其碱基配对规律。
- 核酸分子中有机碱:胞嘧啶、尿嘧啶、胸腺嘧啶、腺嘌呤及鸟嘌呤的结构式。
- 核酸的理化性质,基因和遗传密码。

💡 主要知识点

18.1　核酸的分类

核酸是存在于细胞中的一种很重要的酸性高分子化合物,是生物体遗传的物质基础。通常与蛋白质结合成核蛋白。

$$
核酸分类
\begin{cases}
核糖核酸（RNA）
\begin{cases}
核蛋白体rRNA（是体内蛋白质合成的场所）\\
信使mRNA（是蛋白质合成时氨基酸排列顺序的模板）\\
转运tRNA（是合成蛋白质时氨基酸的携带者）
\end{cases}\\
脱氧核糖核酸（DNA）
\end{cases}
$$

18.2　核酸的组成和结构

$$
核酸 \longleftarrow （单）核苷酸 \longleftarrow
\begin{cases}
H_3PO_4\\
核苷 \longleftarrow
\begin{cases}
戊糖（核糖或脱氧核糖）\\
含氮有机碱（嘌呤和嘧啶）
\end{cases}
\end{cases}
$$
（多核苷酸）

核苷酸是组成核酸的基本单位,一个核酸分子是由许许多多的核苷酸组成的长链分子,而核苷酸是由磷酸和核苷组成的分子,核苷是由戊糖和含氮有机碱组成的分子。

除了 DNA 和 RNA 的核苷酸以外,还有一些具有生物学重要性的核苷酸,如腺嘌呤 ATP 等。

ATP 在细胞代谢中作为高能化合物完成非常重要的作用,用作细胞的能量储藏。

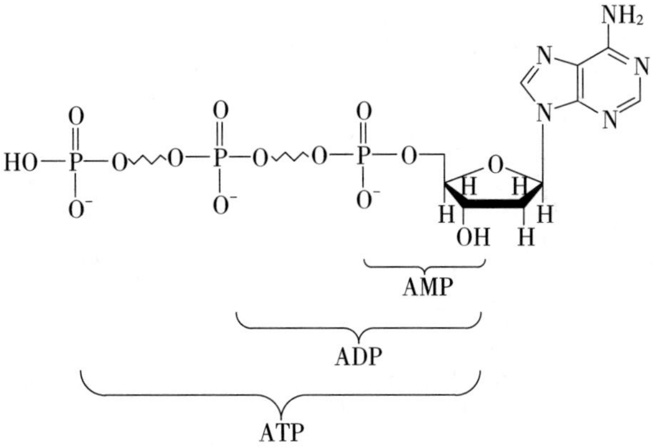

腺嘌呤核苷酸ATP(三磷酸腺苷)的结构

这种 5′–单核苷酸在 5′位的磷酸基上再与 1 分子或 2 分子磷酸脱水,通过磷酸酐键形成的化合物为二磷酸核苷或三磷酸核苷,二磷酸核苷、三磷酸核苷中磷酸与磷酸结合所生成的键称为高磷酸键。

DNA 和 RNA 两者在组成、结构及功能上的区别见下表。

核酸 组成		DNA	RNA
磷酸		H_3PO_4	H_3PO_4
五碳醛糖		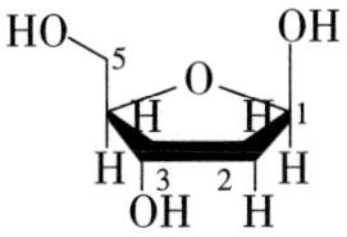 2-脱氧-β-D-核糖	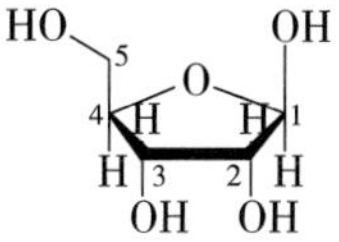 β-D-核糖
碱基	嘌呤碱	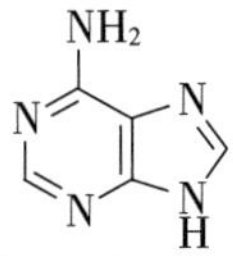 腺嘌呤（A） 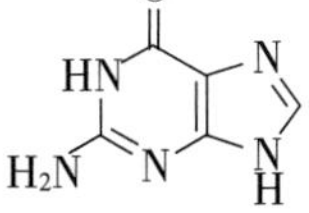　　鸟嘌呤（G）	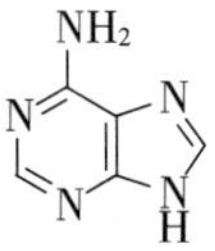 腺嘌呤（A） 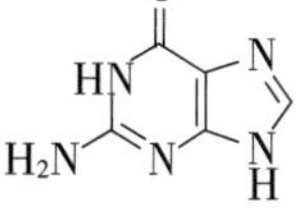　　鸟嘌呤（G）
	嘧啶碱	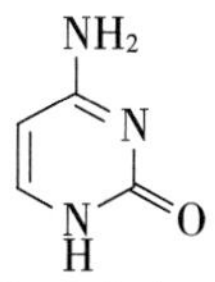 胞嘧啶（C） 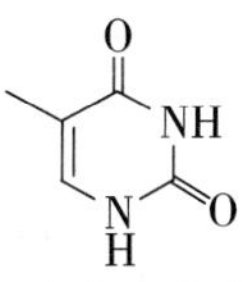　　胸腺嘧啶（T）	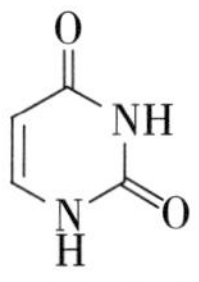 尿嘧啶（U） 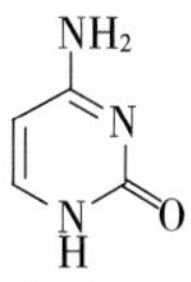　　胞嘧啶（C）
核苷		DNA	RNA
		核苷是由核糖或脱氧核糖与嘌呤碱或嘧啶碱缩合而成的 β–氮苷	

核酸组成	DNA	RNA
核苷	β-D-脱氧核苷通式　腺嘌呤脱氧核苷（脱氧腺苷）（deoxyadenoside）	β-D-核苷通式　尿嘧啶核苷（尿苷）（uridine）
单核苷酸	核苷酸是核酸的基本组成单位,它是核苷的磷酸脂,磷酸接在糖的 5′或 3′位上	
单核苷酸	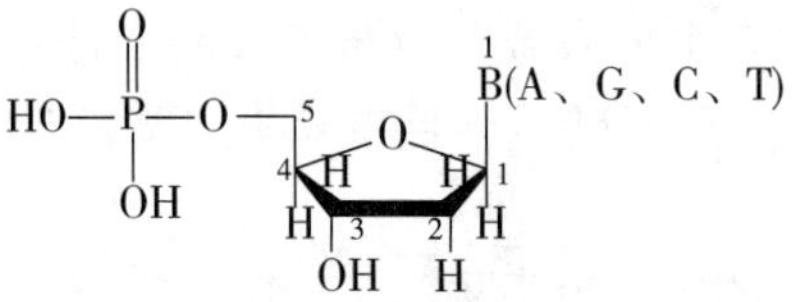 脱氧核苷酸通式 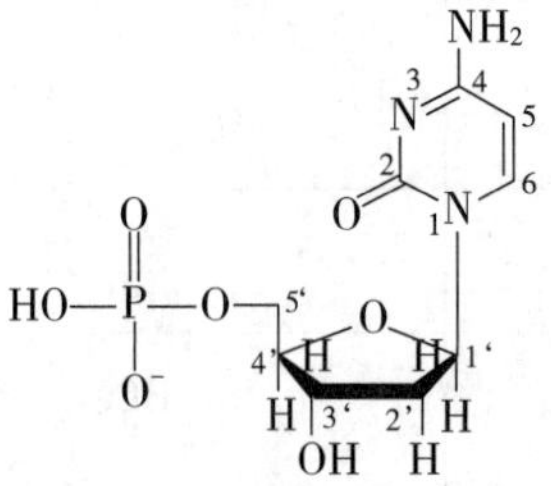 脱氧胞苷酸（deoxycytidylic acid）	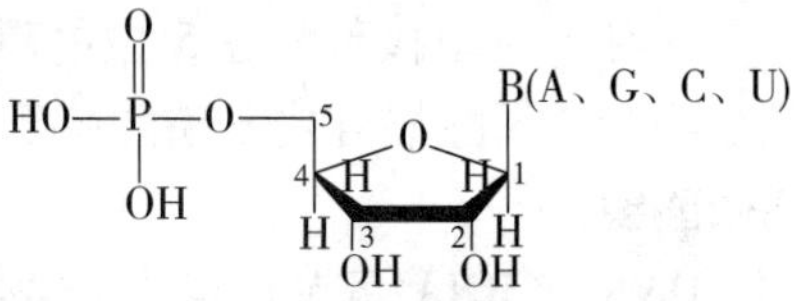 核苷酸通式 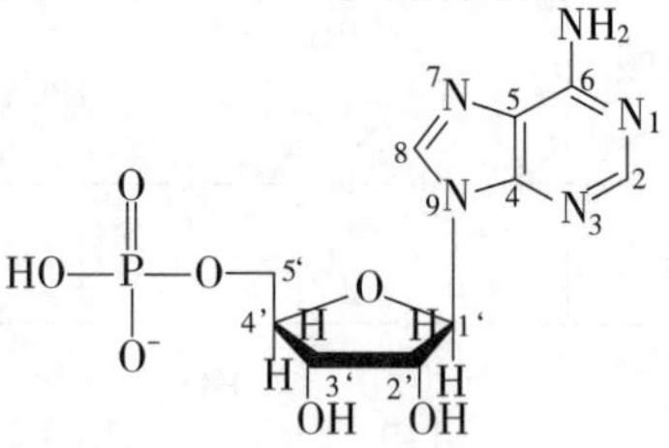 腺苷酸（adenylic acid）
核酸结构	一级结构——在核酸(DNA 和 RNA)分子中,含有不同碱基的各种核苷酸按一定的排列次序,通过 3′,5′-磷酸二酯键彼此相连而成的多核苷酸链,称为核酸的一级结构	
核酸结构	二级结构——双螺旋结构:两条 DNA 链之间通过碱基间形成的氢键相连,并以相反方向围绕中心轴盘旋成螺旋状结构 碱基配对(碱基互补)规律:碱基间的氢键有一定的规律,在 DNA 分子中必须是(A)一定与(T)(A－T)、(C)一定与(G)(C－G)形成氢键。形成氢键的两个碱基都在同一个平面上	二级结构:大多数 RNA 是由一条多核苷链(单股螺旋)构成,但在链的许多区域也发生自身回褶呈现双股螺旋状,但规律性差。这种双螺旋结构也是通过碱基间氢键维系,形成一定的空间构型。与 DNA 不同的是在 RNA 中腺嘌呤(A)配对的是尿嘧啶(U)(A－U)
功能	DNA 主要存在于细胞核中,具有按照自己的结构进行精确复制的功能。DNA 中四种碱基的排列次序代表着遗传信息,父母把自己所有的 DNA 复制一份传给子女	① 核蛋白体 rRNA:是体内蛋白质合成的场所 ② 信使 mRNA:是蛋白质合成时氨基酸排列顺序的模板 ③ 转运 tRNA:在蛋白质合成过程中起着携带、转移、活化氨基酸的作用

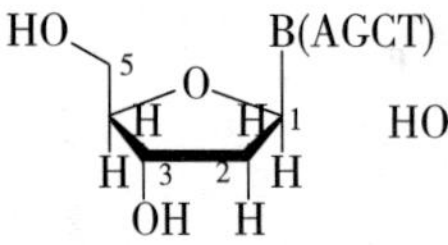

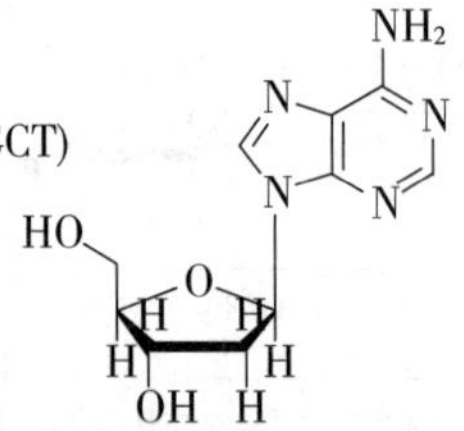

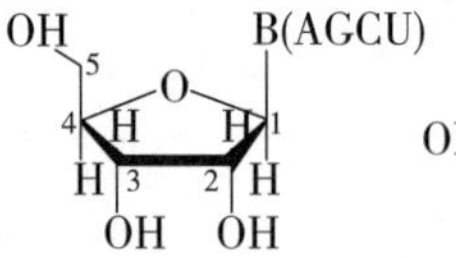

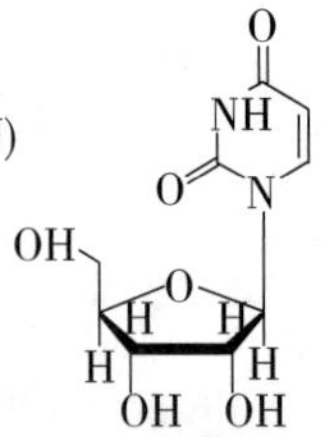

①:B 代表含氮有机碱

18.3 核苷酸的命名

核苷酸的命名要包括糖基和碱基的名称,同时要标出磷酸连在戊糖上的位置。例如:腺苷酸又叫腺苷 – 5′ – 磷酸(adenosine-5′-phosphate)或腺苷一磷酸(adenosinemonophosphate,AMP)。如糖基为脱氧核糖,则要在核苷酸前加"脱氧"二字。如脱氧胞苷酸又叫脱氧胞苷 – 5′ – 磷酸或脱氧胞苷一磷酸(deoxycytidine monophosphate,dCMP)等。

18.4 核苷酸的理化性质

核酸是白色固体,微溶于水,不溶于乙醇、氯仿等有机溶剂,具有旋光性。核酸属两性化合物,通常显酸性。

在某些理化因素作用下,碱基之间的氢键断裂,DNA 的双螺旋结构被破坏,变为无规线团,这是核酸的变性。核酸变性后,紫外吸收增强,黏度下降,生物功能改变或丧失。变性并不破坏磷酸二酯键(一级结构)。在适当条件下,变性 DNA 恢复双螺旋结构,称为复性。因此,DNA 的变性是可逆的。DNA 热变性后的复性称"退火"。

💡 典型例题剖析

【例 18 – 1】写出 DNA 和 RNA 水解最终产物的名称。二者在化学组成上有何不同?

【解】DNA 水解的最终产物为磷酸、β – D – 2 – 脱氧核糖、胞嘧啶(C)、胸腺嘧啶(T)、腺嘌呤(A)和鸟嘌呤(G)。RNA 水解的最终产物是磷酸、β – D – 核糖、胞嘧啶(C)、尿嘧啶(U)、腺嘌呤(A)和鸟嘌呤(G)。

化学组成相同的是,二者均含有磷酸、A、G 和 C;不同的是在 DNA 中含脱氧核糖和 T 而在 RNA 中含核糖和 U。

【例 18 – 2】命名下列化合物。

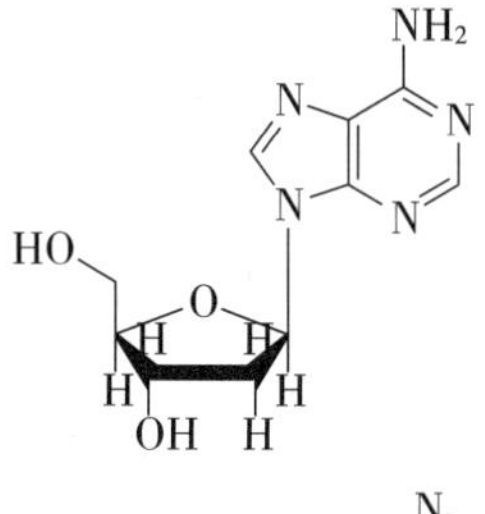

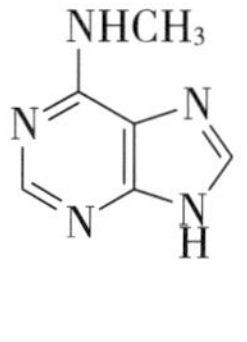

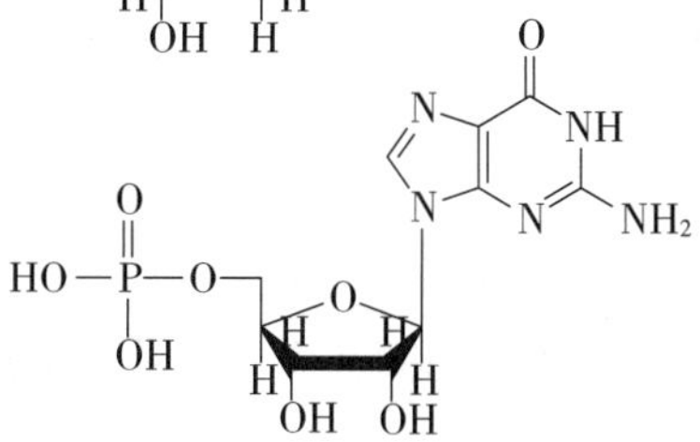

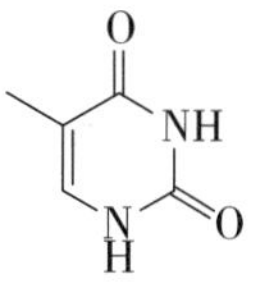

【解】(1) 脱氧腺苷(腺嘌呤脱氧核苷)　　　(2) N – 甲基腺嘌呤

　　　(3) 鸟嘌呤核苷酸　　　　　　　　　　(4) 胸腺嘧啶

【例 18 – 3】写出下列化合物的结构式。

(1) 5 – 羟甲基尿嘧啶　　　　　　　　　　(2) 胞苷三磷酸

（3）尿苷二磷酸 （4）5,6－二氢尿嘧啶

【解】

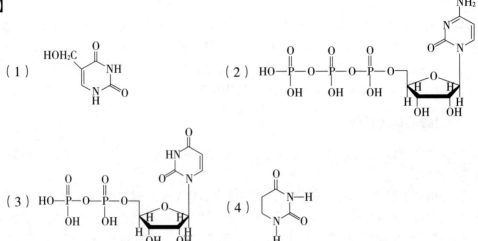

（1）

（2）

（3）

（4）

【例18－4】写出胞嘧啶（C）和鸟嘌呤（G）的酮式－烯醇式互变异构体。

【解】

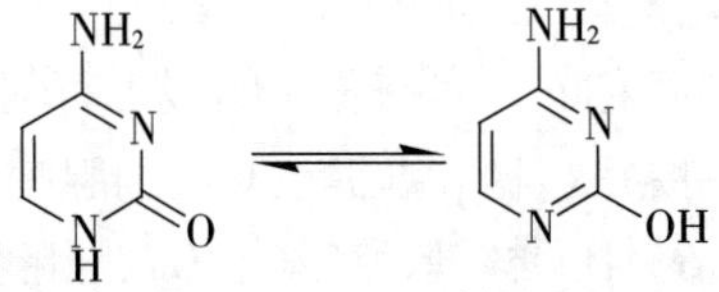

酮式（C）　　　烯醇式（C）

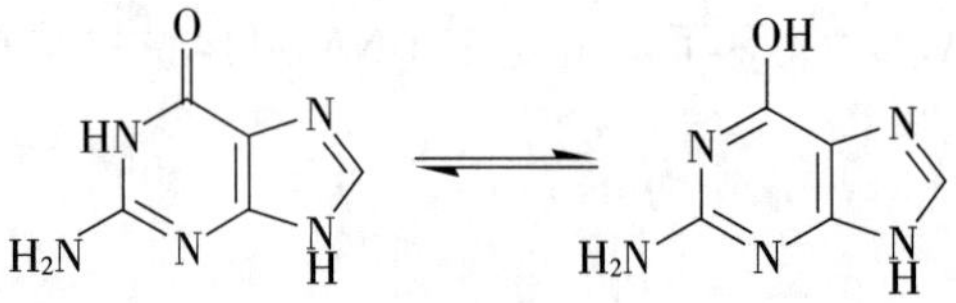

酮式（G）　　　烯醇式（G）

【例18－5】解释下列名词。

（1）高能磷酸键 （2）碱基配对规律 （3）DNA 的变性

（4）DNA 的复性 （5）密码子

【解】（1）核苷酸（及脱氧核苷酸）分子进一步磷酸化而生成二磷酸核苷、三磷酸核苷等,其中磷酸与磷酸结合所成的键,称为高能磷酸键。此键断裂可释放出较多的能量。许多生化反应都需要这些能量来完成。

（2）在 DNA 分子中碱基间的氢键是有一定规律的,即腺嘌呤（A）一定与胸腺嘧啶（T）形成氢键;鸟嘌呤（G）一定与胞嘧啶（C）形成氢键。形成键的两对碱基都在同一平面上,这种规律称为碱基配对（或碱基互补）规律。

（3）在某些理化因素作用下,碱基之间的氢键断裂,DNA 分子稳定的双螺旋结构被破坏,变为无规则线团结构的现象称 DNA 的变性。

（4）在适当条件下,变性的 DNA 两条互补链全部或部分恢复到天然双螺旋结构的现象称 DNA 的复性,它是变性的一种逆转过程。

（5）DNA 分子中全部的遗传信息,均由 4 个不同的字母(碱基 A,T,C,G)来编码。存在于蛋白质中大约 20 种氨基酸的密码字母,是以 3 个碱基为一组来排列编码的,这个组合称为碱基三联体或密码子(genetic code)。

【例 18 - 6】一段 DNA 的碱基顺序为—ACCCCCAAATGTCG—

（1）由这一段转录的 mRNA 中碱基顺序如何?

（2）假如第一个碱基在 mRNA 中是密码子的开始,沿此段合成的多肽中氨基酸顺序将如何翻译?

（3）在合成多肽时,tRNA 的反密码子应如何?

【解】（1）—UGGGGGUUUACAGC—

（2）色氨酸 - 甘氨酸 - 苯丙氨酸 - 苏氨酸

（3）ACCCCCAAAUGU

【注释】（1）根据碱基配对规律将给出 DNA 的碱基顺序转录为 mRNA 的碱基顺序,在 RNA 中碱基配对规律是 A—U,C—G。

（2）从第一个碱基开始密码子是:UGG(色氨酸)、GGG(甘氨酸)、UUU(苯丙氨酸)、ACA(苏氨酸)。

（3）与密码子对应的反密码子是:

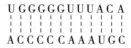

```
U G G G G G U U U A C A
| | | | | | | | | | | |
A C C C C C A A A U G C
```

【例 18 - 7】写出:

（1）合成五肽 Arg - Ile - Cys - Tyr - Val 的 mRNA 的碱基顺序。

（2）转录此 mRNA 的 DNA 的碱基顺序。

（3）合成此五肽时 tRNA 的反密码子。

【解】（1）AGGAUCUGUUAUGUU(选取密码子中的一种)

（2）TCCTAGACAATACAA

（3）UCCUAGACAAUACAA

【注释】Arg - Ile - Cys - Tyr - Val 分别为精氨酸、异亮氨酸、半胱氨酸、酪氨酸和缬氨酸。分别选取它们中的一种密码子便得出上述顺序。根据碱基配对规律 A—T、C—G 得出转录此 mRNA 的 DNA 碱基顺序。再将 DNA 碱基顺序的 T 换成 U 即可得出 tRNA 的反密码子。

【例 18 - 8】一段 DNA 分子具有下列的核苷酸的碱基顺序—ATGACCATG—,与这段 DNA 链互补的碱基顺序应如何排列?

【解】与题中给出的 DNA 链互补的碱基顺序的排列是:—CATGGTCAT—。

【注释】根据碱基配对规律 A—T、C—G,两条 DNA 链的碱基配对是:

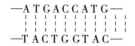

```
—A T G A C C A T G—
 | | | | | | | | |
—T A C T G G T A C—
```

又因两条链反相平行且核酸的书写规则为从 5'端 3'端,所以,与这段 DNA 链互补的碱基排列顺序为—CATGGTCAT—。

【例 18 - 9】某双链 DNA 样品,已知一条链中含有约 20% 的胸腺嘧啶(T)和 26% 的胞嘧啶

（C），其互补链中含胸腺嘧啶（T）和胞嘧啶（C）的总量应是多少？

【解】互补链中胸腺嘧啶（T）和胞嘧啶（C）的总含量应是 54%。

【注释】根据碱基配对规律，已知 DNA 链中（T）的含量为 20%，互补链中（A）（腺嘌呤）的含量也应该是 20%，同样已知 DNA 链中（C）的含量为 26%，互补链中（G）（鸟嘌呤）的含量也应为 26%。由于互补链中（A）与（G）的总量为 46%，因此互补链中（T）与（C）的总量应是 54%。

【例 18 – 10】何谓 DNA 的杂交？基因工程和 DNA 杂交有何异同？

【解】将不同来源的 DNA 在一定条件下使其变性为单链的 DNA 多核苷酸，加入具有互补碱基的单链 DNA 多核苷酸，使其在合适的条件下复性，这样不同来源的单链多核苷酸可以复性成为新的杂交 DNA。

基因工程和 DNA 杂交的相同之处是都利用 DNA 的化学结构重新组合，以达到所需的目的；不同之处为杂交是不同 DNA 多核苷酸的复性组合，它只涉及 DNA 高级结构的变化，而基因工程是在一基因载体中嵌入异体 DNA 的基因片段，它不仅使 DNA 高级结构发生变化，也改变了 DNA 的初级结构，从而在该基因载体中获得该基因片段的生物特性。

💡 问题

问题 18 – 1　DNA 和 RNA 彻底水解后的产物是（　　）。

A. 核糖相同,部分碱基不同　　　　　　B. 碱基相同,核糖不同

C. 碱基不同,核糖不同　　　　　　　　D. 碱基不同,核糖相同

E. 以上都不对

解：C。

问题 18 – 2　试写出胞苷酸和脱氧鸟苷酸的结构式。

解：

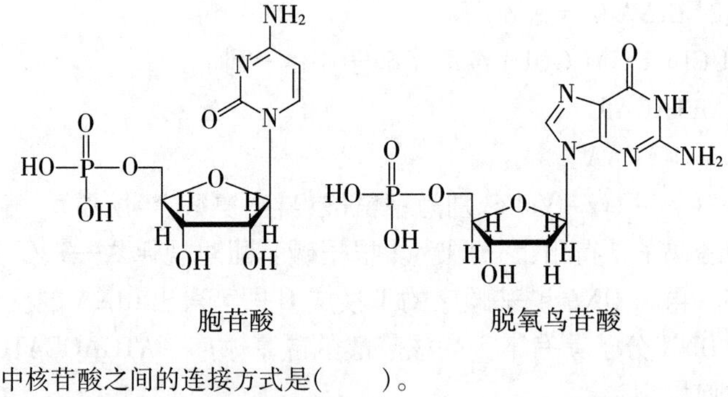

胞苷酸　　　　　　　脱氧鸟苷酸

问题 18 – 3　核酸中核苷酸之间的连接方式是（　　）。

A. C—N 糖苷键　　　　B. 2′,5′ – 磷酸二酯键　　　　C. 3′,5′ – 磷酸二酯键

D. 肽键　　　　E. α – 1,6 – 糖苷键

解：C。

问题 18 – 4　维系 DNA 二级结构的稳定因素是什么？

解：DNA 分子的二级结构是由两条反平行的脱氧核苷酸链围绕同一个轴盘绕而成的右手双螺旋结构。脱氧核糖基和磷酸基位于双螺旋的外侧，碱基朝向内侧。两条链的碱基之间通过氢键结合成碱基对。这种碱基之间的氢键作用维持着双螺旋的横向稳定性；碱基对间的疏水作用致使碱基对堆积，这种堆积力维持着双螺旋的纵向稳定性。

问题 18 – 5　终止密码是（　　）。

A. AUG   B. GAU   C. GAA   D. CUA   E. UAA

解:E。

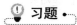 习题 •

1. 命名下列化合物。

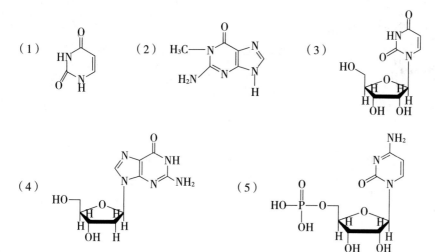

（1）   （2）   （3）

（4）   （5）

解:（1）尿嘧啶   （2）1-甲基鸟嘌呤   （3）尿嘧啶核苷   （4）脱氧鸟苷   （5）胞苷酸

2. 写出下列化合物的结构式。

（1）3-甲基尿嘧啶   （2）腺嘌呤核苷   （3）脱氧胞苷酸

（4）鸟苷酸   （5）2-硫代尿嘧啶

解:

（1） 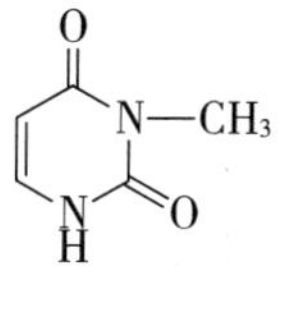   （2）

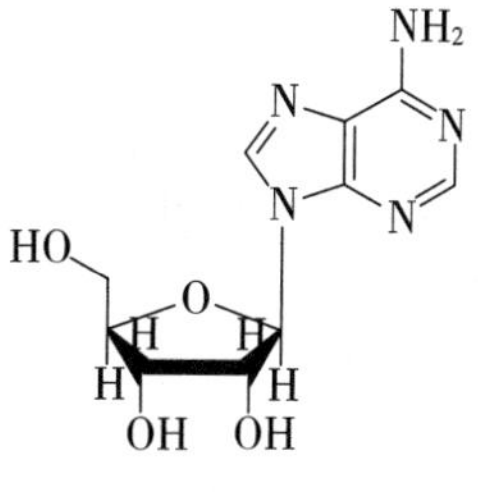

（3） 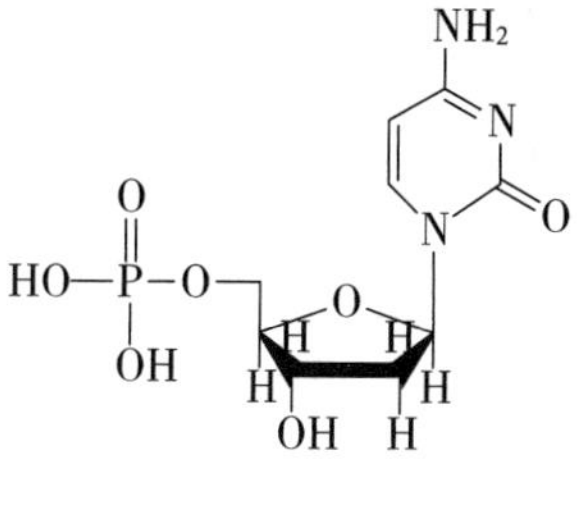   （4）

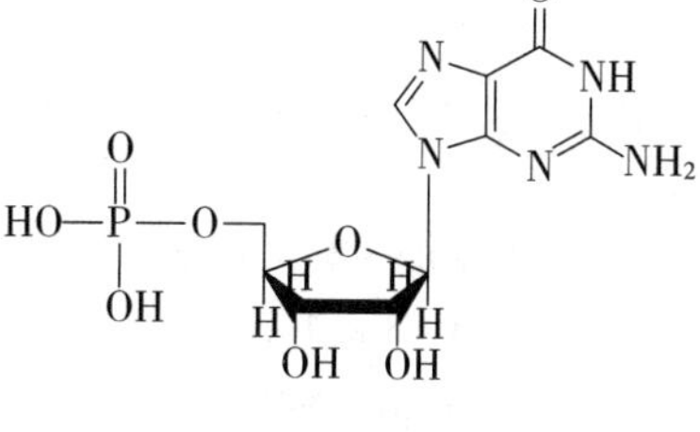

（5）

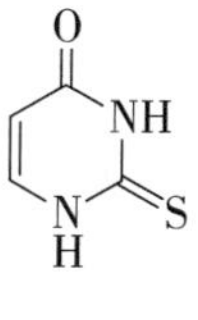

3. 一段 DNA 分子具有核苷酸的碱基序列 TACTGGTAC,与这段 DNA 链互补的碱基顺序是什么?

解：ATGACCATG。

4. 核酸的变性是由于哪种键发生断裂,何种结构被破坏?

解：核酸的变性是配对碱基的氢键发生断裂,使双螺旋高级结构被破坏,进而使原有的性质发生改变和丧失。

5. 完成下列反应。

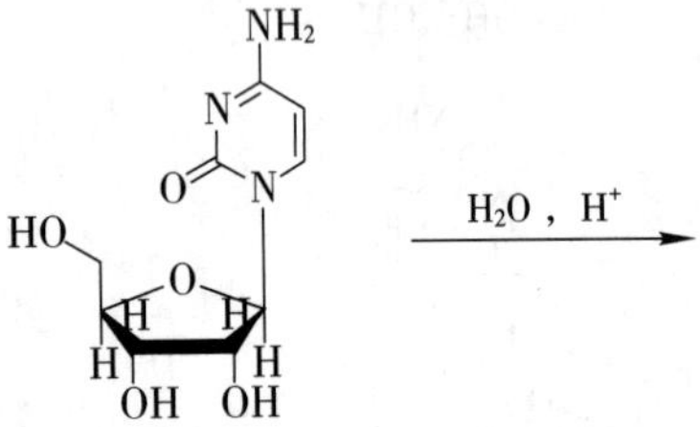

解：

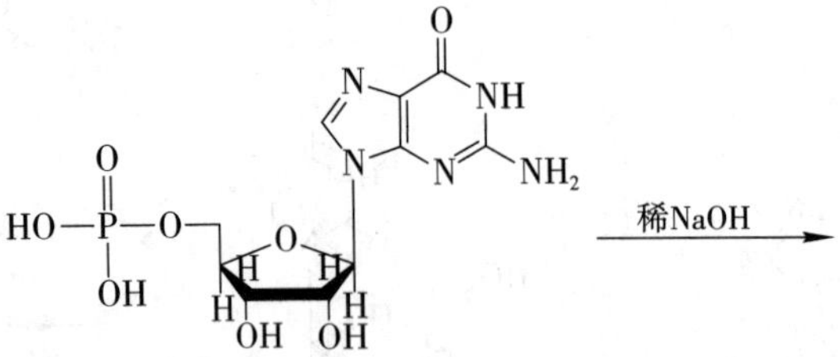

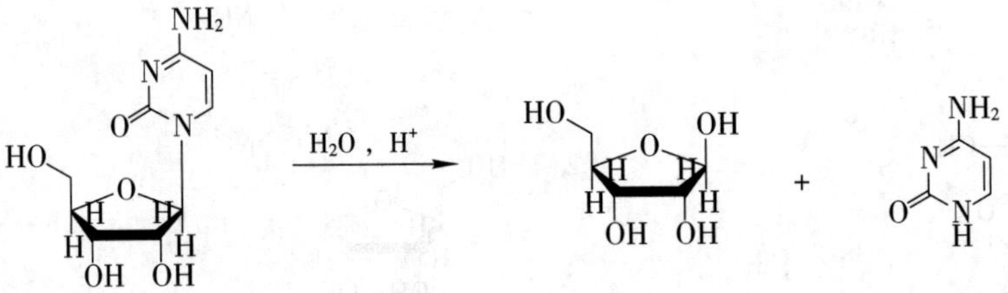

6. 某 DNA 样品中含有约 30% 胸腺嘧啶和 20% 胞嘧啶,可能还含有哪些有机碱? 含量为多少?

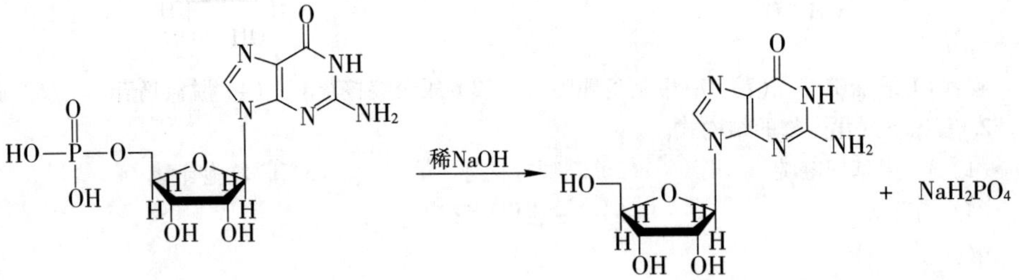

解：腺嘌呤为 30%,鸟嘌呤为 20%。

7. 人脑中所存在的一种称为脑啡肽的化合物,具有阿片样活性(止疼和麻醉作用),已知其结构为 Tyr - Gly - Gly - Phe - Met。

(1) 写出合成这个五肽的 mRNA 的碱基顺序。

(2) 写出合成此 mRNA 的 DNA 碱基顺序。

(3) 写出合成此五肽时的 tRNA 反密码子。

解：(1) UAUGGUGGUUUUUGUU(其中一种)

(2) ATACCACCAAAACAA

(3) AUACCACCAAAACAA

8. 蛋白质多肽链中氨基酸的排列顺序取决什么?

解：取决于相应的 mRNA 中核苷酸残基的排列顺序。

9. 解释下列名词。

（1）基因　　　　　（2）基因密码　　　　　（3）密码子　　　　　（4）基因编辑技术

解:（1）基因就是能合成有功能的蛋白质多肽链或 RNA 所必需的 DNA 中核苷酸的序列。

（2）在蛋白质的合成中,信使 mRNA 将 DNA 的碱基顺序(遗传信息),按碱基互补的原则抄录过来,再翻译成蛋白质中氨基酸的排列顺序。这种按氨基酸顺序编码的 mRNA 中的碱基序列称为基因密码或遗传密码。

（3）mRNA 分子中每 3 个碱基为一组,决定肽链上某一个氨基酸,称为三联体密码或密码子。

（4）基因编辑技术即指人类能够根据自身意愿来对目标基因进行"编辑",有目的性地删除或加入 DNA 片段。包括基因敲除、特异突变引入和定点转基因。

10. 密码子 AUG 的作用是什么?

解:（1）是起始密码子。（2）是蛋氨酸密码。

（内蒙古医科大学　王建华）

第 19 章 有机波谱学

📋 **本章基本要求**

- 掌握有机波谱学的基本知识，UV、IR、NMR 所属的电磁波区域。
- 掌握 NMR 中核的自旋与共振、自旋能级跃迁所需 ΔE 与外磁场 B_0 的关系等基本原理；电子屏蔽效应、影响化学位移的主要因素、信号裂分及其 $n+1$ 规律等基本概念；解析简单 ^1H NMR 图谱的一般顺序，并能够对其作出结构判断。
- 掌握 IR 中波长与波数、分子振动的类型以及峰数、峰位、峰强等基本概念；电子效应、空间效应以及氢键对 IR 吸收波数的影响；IR 主要谱带的九个光谱区段，能够利用简单的 IR 谱图进行图谱解析。
- 掌握 UV 中生色基与助色基、红移和蓝移、电子跃迁的类型及其能级大小、常见的吸收带类型及其归属等基本概念；用 UV 分析并推断简单有机化合物的结构特征。
- 掌握形成 MS 谱图的基本原理，组成 MS 谱图的质荷比、基峰、分子离子峰等概念；分子质量数判断的一般规律，碎片离子峰开裂的主要方式以及常见同位素峰的判别。
- 能用"四谱"解析简单有机化合物的结构。

💡 **主要知识点**

19.1 吸收光谱

吸收光谱法是基于物质对光的选择性吸收而建立起来的图谱解析方法。光具有波粒二象性，光的波长（λ，cm）、频率（ν，Hz）与波速（c，3×10^{10} cm·s^{-1}）之间的关系为：

$$\lambda \nu = c$$

频率也可以用波数（σ）——波长的倒数表示，其定义为电磁波在 1cm 的行程中振动的次数。

$$\sigma = \frac{1}{\lambda} = \frac{\nu}{c}$$

光量子的能量与波长有关，短波能量高，长波能量低。光的能量（E）与波长、频率连同普郎克(Planck)常量 $h(6.63 \times 10^{-34} \text{ J} \cdot \text{s})$ 的表达式为:

$$E = h\nu = h\sigma c = \frac{hc}{\lambda}$$

在按照波长或频率排列的电磁波区域划分中,近紫外光谱区域波长范围为 200~400 nm,电磁波能量高;红外光谱波长范围为 2.5~25 μm;NMR 处于无线电波谱区,波长大于 100 cm,所吸收的能量最低。除 MS 外,UV、IR 和 NMR 皆为吸收光谱。

19.2 紫外光谱

19.2.1 基本概念

紫外光谱(UV)是分子中价电子跃迁产生的光谱。利用 UV,可以检测共轭烯烃,共轭醛酮及芳烃。目前常用的紫外 – 可见分光光度仪测定范围为近紫外(200~400 nm)和可见(400~800 nm)两个光谱区。紫外光谱图常用横坐标为波长 λ,纵坐标为吸收度 A 来描述。另外,常可以见到用摩尔吸收系数 κ(或 $\lg\kappa$)表示纵坐标的图谱。摩尔吸收系数 ε 与吸收度 A 的关系可通过以下公式换算得到:

$$\varepsilon = \frac{A}{L \cdot C}$$

式中 κ 定义为:1 L 溶液中含 1 mol 样品,通过样品的光路长度为 1 cm 时,在指定波长下测得的吸收值。ε 的单位为 $\text{L} \cdot \text{cm}^{-1} \cdot \text{mol}^{-1}$。若 κ 的数值较大,常以其对数 $\lg\kappa$ 表示。

最大吸光度处的波长用 $\lambda_{\max}$ 表示,它是样品的特征常数。

紫外光谱的几个常用术语:

(1)生色基和助色基 分子中能引起电子跃迁产生紫外吸收的不饱和基团(如 C=O、C=C,C=N、—N=N—、—NO$_2$、—NO 等)称为生色基。助色基是指与生色基团相连的 —OH、—NH$_2$、—X、—OR 等,它们本身无紫外吸收,但常可增加生色基团的吸收波长及强度。

(2)红移和蓝移 红移,又称深色位移,指因受取代基或溶剂的影响,使吸收峰向长波方向移动的现象;反之,称为蓝移,亦称浅色位移。

(3)增色效应和减色效应 使吸收强度增加的效应称为增色效应,反之,称为减色效应。

19.2.2 电子跃迁和吸收谱带

(1)电子跃迁的类型 在紫外光的照射下,基态有机分子中的 σ 电子、π 电子和非键电子(n)可由成键轨道或非成键轨道跃迁到反键轨道。

电子跃迁所需能量顺序为:$\sigma \rightarrow \sigma^* > n \rightarrow \sigma^* > \pi \rightarrow \pi^* > n \rightarrow \pi^*$。

● $\sigma \rightarrow \sigma^*$ 跃迁 所需能量较高,多在远紫外区(150 nm 左右),故紫外区不产生吸收(如烷类)。

● $n \rightarrow \sigma^*$ 跃迁 含有 n 电子的基团如 —OH、—SH、—NH$_2$、—X 等会产生此类跃迁,吸收波长接近于 200 nm。

● $\pi \rightarrow \pi^*$ 跃迁 含有碳碳双键的化合物会发生此类跃迁。非共轭双键吸收波长常低于 200 nm,吸收强度很大。

● $n \rightarrow \pi^*$ 跃迁 所需能量较小,吸收波长较长(300 nm 附近),但吸收峰强度较弱（κ 10~50 $\text{L} \cdot \text{cm}^{-1} \cdot \text{mol}^{-1}$)。含有 C=O、C=S、C=N、N=O、N=N 等结构的有机化合物,除了存在波长短、强度大的 $\pi \rightarrow \pi^*$ 跃迁外,还可进行 $n \rightarrow \pi^*$ 跃迁。

（2）吸收谱带　电子跃迁类型相同的吸收峰称为吸收谱带。常见的吸收带类型有：

R 带：由 $n \rightarrow \pi^*$ 跃迁引起，通常吸收波长大于 270 nm，吸收强度小于 100。

K 带：由共轭双键中 $\pi \rightarrow \pi^*$ 跃迁引起，一般吸收强度大于 10 000，吸收波长小于 260 nm。分子中共轭体系越长，K 带红移现象越大。

B 带：由芳环的 $\pi \rightarrow \pi^*$ 跃迁引起，λ_{max} 范围为 230～270 nm，吸收强度为 250～300。许多芳香化合物在非极性溶剂中时，其 B 带在 256 nm 左右会出现由几个小峰组成的精细结构特征吸收带。

E 带：由苯环中乙烯基的 $\pi \rightarrow \pi^*$ 跃迁引起，分为 E_1 和 E_2，是芳香化合物的又一特征吸收。E_1 带的吸收峰小于 200 nm，一般紫外光谱仪上看不到，有时在近紫外区形成端吸收，平常所讲的 E 带即指 E_1 带。E_2 带相当于前述的 K 带。

B 带、E 带和 K 带是芳香环电子经 $\pi \rightarrow \pi^*$ 跃迁所产生的三个吸收带。当环上引入生色基时，可使 B 带和 K 带稍微红移，并使 B 带的吸收强度稍微增大。

19.2.3　UV 在结构分析中的应用

利用 UV，则很容易获得关于未知物是否存在共轭体系以及某些羰基官能团的信息。

（1）若在 210～250 nm 有强吸收，$\kappa_{max} \geqslant 10^4$ L·cm^{-1}·mol^{-1}，视为 K 带，由 $\pi \rightarrow \pi^*$ 跃迁引起，表明分子中含有共轭双键。若 λ_{max} 红移至 300 nm 以上，说明化合物中含有长共轭体系，多为稠环芳烃及其衍生物。

（2）若在 230～270 nm 有中等强度吸收，κ_{max} 250～300 L·cm^{-1}·mol^{-1}，可视为 B 带，由芳香环或芳杂环的 $\pi \rightarrow \pi^*$ 跃迁引起，伴有若干小峰组成的精细结构。

（3）若在 250～350 nm 有中、低强度的吸收，$\kappa_{max} < 100$ L·cm^{-1}·mol^{-1}，视为 R 带，由 $n \rightarrow \pi^*$ 跃迁引起，说明有羰基或其他含杂原子的不饱和基团存在。

有机化合物的 UV 吸收谱带少而宽，它们仅仅反映了分子中生色基团和助色基团的特征，不能反映整个分子的特征。

19.3　红外光谱

19.3.1　基本概念

红外光谱（IR）是分子振动能级跃迁产生的吸收光谱，一般波长范围为 2.5～25 μm，相应波数为 4 000～400 cm^{-1}。描述 IR 的谱图常用波数 cm^{-1}（横坐标）或波长 μm 和纵坐标透光率 T 表示。IR 中给出的吸收峰的位置、形状和相对强度，是对化合物进行结构分析的依据。

19.3.2　分子的振动

分子的振动方式分为伸缩振动（ν）和弯曲振动（δ）两大类。

（1）伸缩振动（ν）　改变键长的振动，分为对称伸缩振动 ν_s 和不对称伸缩振动 ν_{as}。

（2）弯曲振动（δ）　改变键角的振动，分为面内弯曲振动 δ_{ip} 和面外弯曲振动 δ_{oop}。面内弯曲振动又有剪式 β 和面内摇摆 ρ 之分；面外弯曲振动还有面外摇摆 ω 和扭曲 γ 之别。其振动吸收频率有如下强弱顺序：$\nu_{as} > \nu_s > \delta$。

19.3.3　峰数、峰位和峰强

（1）峰数化合物吸收峰的数目　理论上讲，化合物的 IR 吸收峰的数目，取决于分子的振动自由度数。对于非线形分子，其振动自由度数等于 $3n - 6$；对于线形分子，其振动自由度数则等于 $3n - 5$（因其中绕分子所在键轴旋转的自由度为零）。实际上，一个化合物的 IR 峰的数目往往

少于上述理论计算,其原因是多方面的:

- 只有引起分子偶极矩(μ)变化的振动才产生红外吸收;如乙烯、乙炔等碳碳键的对称伸缩振动,$\Delta\mu = 0$,故不显示红外吸收峰。
- 振动频率相同的峰会发生简并。
- 弱而窄的细瘦峰往往被与之频率相近的强而宽的吸收峰所覆盖。

(2) 峰位吸收峰的位置　红外吸收峰的位置取决于各化学键的振动频率,而化学键的振动频率可由 Hooke 定律近似求得:

$$\sigma = \frac{1}{2\pi c}\left[\frac{k}{m_1 m_2/(m_1 + m_2)}\right]^{\frac{1}{2}}$$

式中:σ 为波数(cm^{-1}),c 为光速($cm \cdot s^{-1}$),k 为键力常数($g \cdot s^{-2}$)。由表达式可以得出以下规律:

- σ 与键力常数 k 成正比。键长越短,键能越高,吸收峰的波数就越大。
- σ 与成键原子的约化质量成反比。如 C—H 键、C—D 键的伸缩振动波数分别在 $3\ 000\ cm^{-1}$ 和 $2\ 600\ cm^{-1}$ 左右。

(3) 峰强红外吸收峰的强度　常用下列符号表示:vs 很强;s 强;m 中强;w 弱;vw 很弱等。红外吸收峰的强度取决于振动时偶极矩变化($\Delta\mu$)的大小。$\Delta\mu$ 值越大,吸收峰越强,即吸收峰的强度与成键原子之间电负性的差值有关。不过,影响红外吸收强度的因素很多,如振动能级的跃迁概率、仪器狭缝的宽度,以及测定时的温度、溶剂等。

19.3.4　影响吸收波数(或频率)的因素

(1) 共价键的力常数(k)大,振动吸收频率高;成键原子的约化质量小,振动吸收频率高。

(2) 诱导效应使振动吸收频率移向高波数。

(3) 共轭效应使振动吸收频率移向低波数。

(4) 氢键使振动吸收频率移向低波数。

此外,还有空间效应以及外部因素等都会对吸收频率产生影响。

$$\nu_{C=O}/cm^{-1}\qquad 1\ 715 \qquad\qquad 1\ 745 \qquad\qquad 1\ 780$$

19.3.5　主要区段和特征峰

为了便于解析 IR 图谱,通常将红外光谱划分为两大区域,九个区段(表 19 – 1)。

两大区域:

(1) 特征谱带区(或官能团区)一般指 $4\ 000 \sim 1\ 330\ cm^{-1}$ 区域。此区域多为官能团的特征吸收峰,彼此间很少重叠,容易辨认。

(2) 指纹区,一般指 $1\ 330 \sim 650\ cm^{-1}$ 之范围。此范围主要是一些单键的伸缩振动和弯曲振动所产生的吸收峰。分子中结构的细微变化,都会引起吸收峰位置和强度的明显改变,犹如人的指纹。

经验表明烷烃的 δ_{C-H} 如甲基在 $1\ 460\ cm^{-1}$ 和 $1\ 380\ cm^{-1}$ 附近有两个吸收峰,特别是当 $1\ 380\ cm^{-1}$ 附近发生分叉时,表明有偕二甲基[—CH(CH$_3$)$_2$]存在。亚甲基仅在 $1\ 470\ cm^{-1}$ 附近

有吸收。利用 δ_{C-H}（面外）信息，还可以鉴别烯烃的类型和苯环上取代基的位置等，如表 19-2 所示。

表 19-1 红外光谱的九个区段

4 000 3 600 3 200 3 000 2 800 2 400 2 000 1 800 1 600 1 400 1 200 1 000 800 600

第一区	第四区	第七区
$\upsilon O—H,\upsilon N—H$	$\upsilon C\equiv C, \upsilon C\equiv N$	$sp^3\delta C—H$
3 650~3 000 cm^{-1}	2 400~2 000 cm^{-1}	1 475~1 350 cm^{-1}
（醇、酚、胺、酰胺）	（炔、腈）	（饱和碳氢）
第二区	第五区	第八区
$\upsilon spC—H,\upsilon sp_2C—H$	$\upsilon C=O$	$\upsilon C—O,\upsilon C—N$
3 300~3 000 cm^{-1}	1 900~1 650 cm^{-1}	1 350~1 030 cm^{-1}
（烯、炔、芳烃）	（醛、酮、酸、酯、酰卤、酰胺）	（醇、醚、酸、酯、胺）
第三区	第六区	第九区
$\upsilon sp_3C—H, \upsilon CHO$	$\upsilon C=C, \upsilon N=O$	$\delta C=C—H,\delta Ar—H$
3 000~2 700 cm^{-1}	6801~1 500 cm^{-1}	1 000~650 cm^{-1}
（烷氢、醛氢）	（烯、芳环、硝基）	（烯、苯取代情况）
Y—H 单键区	三键区	双键区
3 650~3 000 cm^{-1}		

4 000 3 600 3 200 3 000 2 800 2 400 2 000 1 800 1 600 1 400 1 200 1 000 800 600

表 19-2 烯烃、取代苯 C—H 的面外弯曲振动的特征吸收

	化合物种类	吸收峰位置 ν/cm^{-1}	吸收峰强度
烯烃	RCH=CH$_2$	990 和 910（双峰）	s
	RCH=CHR（顺式）	690	m,v
	RCH=CHR（反式）	970	m→s
	R$_2$C=CH$_2$	890	m→s
	R$_2$C=CHR	840~790	m→s
取代苯	单取代（5 个邻接氢）	750 和 700（双峰）	m→s
	邻位取代（4 个邻接氢）	735~750	m→s
	间位取代（3 个邻接氢）	810~780 和 710~690	m→s
	对位取代（2 个邻接氢）	850~800	m→s

苯可能有 4 个强吸收峰：1 600 cm^{-1}，1 580 cm^{-1}，1 500 cm^{-1}，1 450 cm^{-1}。当苯环与其他基团有 $\pi-\pi$ 或 p$-\pi$ 共轭时，1 580 cm^{-1} 才会出现。

19.3.6　IR 解析

解析红外图谱的通常顺序可总结为:①从高波数到低波数识别出特征峰,判断可能存在的官能团;②寻找相关峰,以确证存在的官能团;③根据以上信息确定化合物的类别;④查对指纹区,以确证可能存在的构型异构或位置异构;⑤可能的话,将样品图谱与标准图谱对照,以确定二者是否为同一化合物。

19.4　核磁共振谱

19.4.1　基本概念

核磁共振谱(NMR)是强磁场中自旋的原子核吸收电磁波引起共振跃迁所产生的吸收光谱。

(1)核的自旋与共振　能自旋的核才会产生核磁共振信号。能自旋的原子核可以绕其一个轴不断地自旋,从而产生了量子化的自旋角动量,自旋角动量常用自旋量子数 I 表示。自旋量子数 I 分为零、整数和半整数三种类型:①核的质量数与质子数皆为偶数,$I = 0$,核无自旋现象。如 $^{12}_{6}C$、$^{16}_{8}O$ 等。②若核的质量数为偶数,质子数为奇数,则 $I = 1$、2、3、$\cdots$ 整数,其核可自旋。如 $^{2}_{1}H$、$^{14}_{7}N$ 等。③若质量数为奇数,质子数也为奇数,如 $^{1}_{1}H$、$^{19}_{9}F$、$^{31}_{15}P$ 等;或核的质量数为奇数,而质子数为偶数,如 $^{13}_{6}C$ 等,$I = 1/2$、$3/2$、$5/2\cdots$ 半整数,其核可自旋,其中 $^{1}_{1}H$、$^{13}_{6}C$ 和 $^{31}_{15}P$ 是目前核磁共振研究与应用的热点。

能自旋的氢核当处于外磁场 B_0 中时,质子的磁矩会出现 $(2I+1)$ 两种能级不同的取向,即一种与外磁场方向相同,处于低能级 $E_1 = -\mu B_0$;另一种与外磁场方向相反,为高能级 $E_2 = +\mu B_0$。两种自旋状态能级差值为

$$\Delta E = E_2 - E_1 = \mu B_0 - (-\mu B_0) = 2\mu B_0$$

跃迁能由电磁场提供。当电磁场发射频率为 ν 的电磁波照射上述处于 B_0 中的氢原子核,且能满足 $\Delta E = h\nu$,即

$$2\mu B_0 = h\nu \text{ 或 } \nu = 2\mu B_0/h$$

^1H 核就吸收射频能量完成能级跃迁,这就是核磁共振现象。

使氢核产生核磁共振现象须具备两种条件:①外磁场提供强 B_0,使其产生较大的自旋能级分裂;②电磁场发射一定范围的电磁波,使自旋核完成能级跃迁。

获得核磁共振谱可采用两种手段:扫频法:固定外磁场的强度 B_0,不断改变电磁场的发射频率以达到共振条件;扫场法:固定电磁场的发射频率 ν,不断改变外磁场的磁感应强度以实现共振。后者较简便,目前最为常用。

(2)电子屏蔽效应　质子周围运动的电子在外磁场 B_0 作用下产生感应磁场,其方向与外磁场 B_0 方向相反,从而抵消了部分外磁场 B_0 对质子的影响,这就产生了所谓的电子屏蔽效应。

质子所受电子屏蔽效应的大小与质子所处的化学环境有关。质子周围连有给电子基团,屏蔽效应增大;质子周围连有吸电子基团,去屏蔽效应增大。

总之,化学环境不同的氢核,由于受到的电子屏蔽效应不同,就会在不同的磁场区域给出共振吸收信号。

(3)化学位移值 δ　描述分子中的质子所对应的共振信号的位置。屏蔽效应使质子的 δ 值降低,移向高场,去屏蔽效应使质子的 δ 值增大,移向低场。

TMS(四甲基硅烷)质子一般作为参比标准,其优点为:①沸点(26.5 ℃)低,便于回收;②易

溶于有机溶剂,适合作为内标;③有 12 个相同质子,信号为单峰,强度高;④与一般有机化合物相比,Si 的电负性较小,质子受到的电子屏蔽效应大,不易与其他质子的信号发生重叠;⑤TMS 是惰性化合物,不易与其他化合物发生化学反应。在核磁共振谱中,规定 TMS 质子吸收峰处 $\delta = 0$,其左侧的吸收峰 δ 值为正,其右侧的吸收峰 δ 值为负。

（4）吸收信号的数目给出分子中质子的种类　如乙醇分子中有三类质子,其 ^{1}H NMR 谱图中出现三组信号;1,2 - 二氯乙烷分子的 ^{1}H NMR 谱图中只出现一组信号,而 1 - 氯 - 2 - 溴分子则有两组信号。

（5）吸收信号峰面积的相对比率　给出各吸收信号所代表的质子数比值。

（6）吸收信号的裂分数　反映邻近碳上磁等性质子数目的 $n + 1$、$(n + 1)(n' + 1)$ 规律等。

19.4.2　影响化学位移值的因素

（1）诱导效应　邻近原子或基团的 $-I$ 效应使去屏蔽效应增强,化学位移 δ 值增大,使信号移向低场。

（2）各向异性效应　分子中的质子所处的空间位置不同,同样会引起化学位移 δ 值变化,这种现象称为各向异性效应。例如苯环的中心及环平面的上下方为屏蔽区,而苯环平面的周围则处于去屏蔽区,故苯环质子的共振信号移向较低场（δ 7.2）;烯氢处于去屏蔽区,δ 值移向低场,δ 值通常为 5。具有碳氧双键的醛基氢同样处于去屏蔽区,其 δ 值一般在 8 ~ 10 的范围;炔烃氢处于屏蔽区,因而乙炔氢在相对高场（δ 2.88）出现。

（3）氢键和溶剂的影响　一般来讲,与未形成氢键的质子相比,形成氢键的质子受到的屏蔽效应小,其化学位移移向低场,且氢键越强,δ 值越大。

19.4.3　^{1}H NMR 的图谱解析的一般步骤

解析 ^{1}H NMR 的一般步骤是,由信号数确定出化合物中存在质子类数;从 δ 值识别出各类质子的归属;从积分阶梯曲线高度及质子总数求出各类质子的数目;从信号的裂分数目及耦合常数 J 值找出相互关系,确定出邻近碳上的质子数;综合以上信息推断出化合物的结构。

19.5　质谱

19.5.1　基本概念

质谱（MS）是将有机分子电离裂解成不同碎片的离子,然后将这些离子按照质荷比（m/z）排列而成的一种谱。质谱除了能通过检测分子离子的质荷比获得相对分子质量以外,还可以通过碎片离子的质荷比以及其强度推测有机物的结构。

（1）质谱仪的组成　①离子源部分,负责将中性分子 M 气化后用电子束轰击成分子离子 M^{+} 结构小碎片离子等;②磁分析器部分,负责将离子按照质荷比排列成离子束;③离子收集器及记录仪部分,执行收集、检测及记录离子束和离子束强度信号,再将信号转变成条形图谱的任务。

（2）质谱图的组成　横坐标为离子的 m/z 值,纵坐标为离子的相对丰度,以丰度最大的离子峰（称基峰）高为 100%,其余各峰高则是相对于基峰峰高的百分数。所以质谱图可看作是所生成的离子的质量及其相对丰度的记录。

（3）分子离子峰 M^{+}　由分子失去一个电子产生的离子峰,通常出现在 MS 图的最右端。一般说来易失去电子的顺序是:未成键 n 电子 > π 电子 > σ 键电子。

19.5.2 如何判断分子离子峰

(1)氮规律 含偶数氮原子或不含氮原子的有机分子,其相应的 M^{+} 为偶数;含奇数氮原子的分子,其相应的 M^{+} 为奇数。

(2)质量差值规律 即与相邻峰的差值是否合理。

(3)注意寻找 M + 1 峰,这对于判断分子离子峰 M^{+} 很弱的醚、胺、酰胺、氨基酸等特别有意义;对于芳环,就会出现 M − 1 峰。

(4)正确识别 M + 1、M + 2 同位素峰。

总之,在利用有机波谱进行有机分子的结构分析时,MS 主要确定相对分子质量;UV 确定共轭体系的大小;IR 确定官能团,NMR 给出分子的骨架信息。综合以上分析,就可以得出正确的分子结构式。

19.6 NMR 及 MS 在药学及生物医学中的应用

高分辨率、强磁场 NMR 技术在氨基酸、多肽和蛋白质等生命物质的研究中应用十分广泛。尤其随着人类基因组学解读而引出的蛋白组学挑战的到来,NMR 成为从原子水平上的三维结构和分子水平上的动态过程认识蛋白质生物功能的不可替代的一门技术。要想得到蛋白质和核酸等生物大分子在原子水平上的结构,目前只有两种方法,即单晶 X 射线衍射和 NMR。前者要求被测对象必须是晶体,后者是在溶液状态下进行,这样更接近生物大分子所处的自然环境,直接关系到蛋白质等的生物功能。因此,近年来,利用远程选择性去偶法可测定多肽中氨基酸的序列;用二维和三维 NMR 技术已经解出多肽和相对分子质量小于 5×10^{4} 的蛋白质溶液的构象。固体 NMR 技术能用于研究溶解度很低或完全不能溶解的膜蛋白等。除了用作结构分析外,利用弛豫时间 T_1、T_2,NMR 还可用于生物分子动态学、酶参与的生化反应动力学过程的研究。NMR 尤其可用于其他"生物核素"如 ^{15}N、^{31}P、^{2}D、^{17}O 等细胞代谢及核酸结构等方面的探索。

质量是大自然赋予物质世界所有化合物的最基本的性质,正是秉承这一性质,MS 技术以它的四"S"特点:灵敏(sensitivity)、高速(speed)、化学剂量比(stoichiometry)及专属(specific),为整个生物学研究开辟了一个崭新的天地。近年来又发展了诸如快原子轰击(FAB)、电喷雾离子化(ESI)、基质辅助激光解吸离子化(MALDI)等离子化技术、色谱 – 质谱、飞行时间质谱和串联质谱等。MS 能最为有效地与各种色谱在线联用,如 GC/MS、LC/MS、CE2/MS、CEC—ESI—MS 等,甚至自身联用 MS/MS、MS",这些技术成为研究生物复杂体系强有力的武器。

19.6.1 新药分子结构的确立及其合成路线的建立

配合 IR 及 NMR 技术,通过 MS 对碎片离子峰的分析,不仅可以得出天然药物的准确结构,还可以建立起合成这种有效药物的最佳合成路线。例如四氢异喹啉类生物碱的合成:

根据以上质谱分析中得到的碎片离子峰,推导出的合成路线如下:

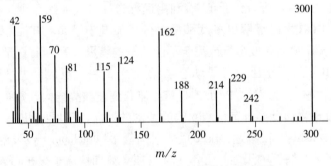

19.6.2　分析生物体液组分的变化,为临床诊断提出佐证

如人体皮肤表面的类脂化合物与体内组织的类脂化合物相比,具有惊人的相似性。采用 MS 技术分析皮肤排泄物的成分变化,即可获得人体内部新陈代谢的异常现象。

毒品问题是一个全球性的问题,毒品对人体健康的危害日益引起全球的广泛重视。MS 可快速鉴定出人体生理试样中获得的小于微克(10^{-6}g)级的毒品成分。图 19 – 1 是从一死者的尿液中获得的质谱图,图谱分析表明此人死于服用可待因毒品。

图 19 – 1　吸毒者的尿液中获得的 MS 图谱

19.6.3　痕量"内分泌干涉化学物质"的检测

内分泌干涉化学物质指在环境、食品及药物中残留、积累将危及人体和生物的内分泌功能的化合物。如难以降解的二噁英、多氯联苯、有机氯及有机磷,易分解的除草剂、杀虫剂及除菌剂等。这些物质多存在于复杂的基质中,且含量极低,因此用其他方法很难检测。而色谱－质谱法则是解决这一分析技术难题的最有效方法。

💡 典型例题剖析•

【例 19 – 1】如何利用 UV,证明乙酰乙酸乙酯分子中存在烯醇式异构体?

【解】乙酰乙酸乙酯分子的酮式－烯醇式互变异构平衡式如下:

$$CH_3CH_2COC_2H_5 \rightleftharpoons CH_3C=CHCOC_2H_5$$

因酮式中无共轭双键,故羰基仅在 204 nm 处存在弱吸收。若在 210～250 nm 有强的 K 带

$(\pi - \pi^{*}, \kappa_{max} \geqslant 10^{4} \text{ L} \cdot \text{cm}^{-1} \cdot \text{mol}^{-1})$ 吸收,即可证明有烯醇式 $\pi - \pi$ 共轭体系存在。

【例 19 - 2】图 19 - 2 是胆甾 - 4 - 烯 - 3 - 酮(a)和 4 - 甲基 - 3 - 戊烯 - 2 - 酮(b)的 UV 图谱,试比较两者的图谱,可得出什么结论?

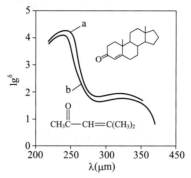

图 19 - 2　(a)胆甾 - 4 - 烯 - 3 - 酮,(b)4 - 甲基 - 3 - 戊烯 - 2 - 酮

【解】两者具有相同的生色团 α, β - 不饱和酮及助色团烷基,仅在连接方式上有所不同,所以它们的 UV 吸收峰非常相似。说明 UV 的 λ_{max} 只能用于判别共轭体系。但根据朗伯 - 比尔定律 $A = kcL$,二者的相对分子质量相差较大,故可根据 k_{max} 区别之。$k_{max}(a) > k_{max}(b)$。

【例 19 - 3】化合物 A,MS:88(M^{+});IR:3 600 cm^{-1};^{1}H NMR:1.41(2H,q,$J = 7$Hz),1.20(6H,s),1.05(1H,s,加 D_{2}O 后消失),0.95(3H,t,$J = 7$Hz),推断 A 的结构。

【解】由 MS 知 A 的相对分子质量为 88。由 IR 3 600 cm^{-1} 知,分子中应含有 ν_{O-H},这与 ^{1}H NMR中 $\delta 1.05$(1H,s,加 D_{2}O 后消失)相一致,$\delta 1.41$(2H,q,$J = 7$Hz)应与 $\delta 0.95$(3H,t,$J = 7$Hz)相互偶合,其结构片段应为 $CH_{3}CH_{2}$—,$\delta 1.20$(6H,s)应对应片段 $(CH_{3})_{2}C$—。

综合上述分析,A 的结构应为　$CH_{3}CH_{2}\overset{\displaystyle OH}{\underset{\displaystyle |}{C}}(CH_{3})_{2}$。

【例 19 - 4】图 19 - 3MS 谱(a)和(b)中,哪一张是 4 - 甲基 - 2 - 戊酮,哪一张是 3 - 甲基 - 2 - 戊酮? 为什么?

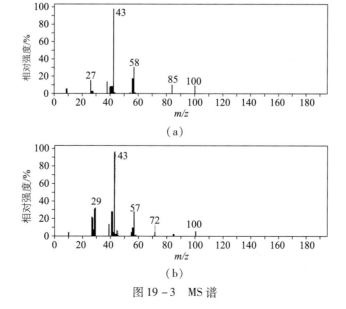

图 19 - 3　MS 谱

【解】(a) 为 4 - 甲基 - 2 - 戊酮。根据 m/z 离子碎片峰,其开裂方式应为:

$$CH_3CCH_2CH(CH_3)_2 \rceil^+ \longrightarrow \begin{cases} (CH_3)_2CHCH_2\cdot + CH_3CO^+ \quad m/z \ 43 \\ CH_3\dot{} + (CH_3)_2CHCH_2CO^+ \end{cases}$$

$$m/z \ 100(M^+)$$

$$m/z85$$

$$(CH_3)_2CHCH_2^+ + CO$$

$$m/z \ 57$$

$$CH_3CH=CH_2 + CH_2=C-CH_3 \rceil^+$$

$$m/z \ 58$$

(b) 为 3 - 甲基 - 2 - 戊酮,其开裂方式应为:

$$CH_3COCHCH_2CH_3 \rceil^+ \longrightarrow \begin{cases} CH_3CH_2\dot{C}HCH_3 + CH_3CO^+ \quad m/z \ 43 \\ \xrightarrow{-e^-} CH_3CH_2\overset{+}{C}HCH_3 \quad m/z \ 57 \end{cases}$$

$$m/z \ 100$$

$$CH_3C=CHCH_3 \rceil^+ + CH_2=CH_2$$

$$m/z \ 72$$

【例 19 - 5】某烷基苯,C_9H_{12},其 MS 图谱中 m/z 91 为基峰,下列几个结构中哪一个与之相符? 为什么?

A. $CH_3 \longrightarrow C_2H_5$ B. $\bigcirc -CH(CH_3)_2$ C. $\bigcirc -CH_2CH_2CH_3$ D. 苯环上3,5位CH₃,1位CH₃

【解】C。因其可形成最为稳定的 $\bigcirc -CH_2^+$ 碎片离子。

问题 •

问题 19 - 1 指出下列化合物中化学位移等同的质子。

(1) $\overset{a}{CH_3}\overset{b}{CH_2}O\overset{b'}{CH_2}\overset{a'}{CH_3}$ (2) $(\overset{a}{CH_3})_2\overset{b}{CH}\overset{c}{CH_2}Cl$ (3) $\overset{b}{CH_3}\overset{b}{CH_2}\overset{c}{OH}$

(4) $\overset{a}{H_3C} \overset{b \ c}{\longrightarrow} \overset{d \ e}{CH_2CH_3}$ (5) 见结构式

解:(1) a 与 a'(6 个 H),b 与 b'(4 个 H)等同;

(2) a(6 个 H),c(2 个 H)分别等同;

(3) a(3 个 H),b(2 个 H)等同;

(4) a(3 个 H),b(2 个 H),c(2 个 H),d(2 个 H),e(3 个 H)等同;

(5) d(3 个 H)等同。

问题 19 - 2　估计下列化合物中各质子的 δ 位移值及峰的裂分数目。

(1) $\overset{a}{CH_3}COO\overset{b}{CH_2}\overset{c}{CH_2}\overset{d}{OH}$ 　　(2)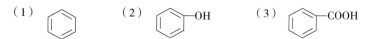

解:δ:(1) a(2~3,s),b(3~4,t),c(3~4,t),d(1~6,s);

(2) a(~7,s),b(2~3,s)。

问题 19 - 3　二氧化碳分子的振动自由度是多少? 它在 IR 图谱中有几个吸收峰?

解:CO_2 线性分子,振动自由度数 $= 3 \times 3 - 5 = 4$,4 个。CO_2 分子理论上应有四种基本振动形式,但实际上只有两个基频峰(667 cm^{-1} 和 2349 cm^{-1})。这是因为 CO_2 分子对称伸缩振动 ν_s 为红外非活性振动;而面内弯曲振动 δ_{ip}(667 cm^{-1})和面外弯曲振动 δoop(667 cm^{-1})又因频率相同,峰带发生简并。

问题 19 - 4　下列各对共价键中,哪一个伸缩振动的 IR 会在高波数出现?

a. C=O 与 C=C 　　b. C=O 与 C—O 　　c. C—H 与 C—Cl

解:a. C=O;b. C = O;c. C—H。

问题 19 - 5　若具有分子式 C_6H_{12} 的化合物,其 IR 只在 2 920 cm^{-1}(s)、2 840 cm^{-1}(s)、1 450 cm^{-1} 和 1 250 cm^{-1} 有吸收峰,请推断此化合物的结构式。

解:应为环己烷。因为在 1 675~1 500 cm^{-1} 处未见 $\sigma_{C=C}$,应排除烯烃的可能;2 920 cm^{-1}(s)、2 840 cm^{-1}(s)应为—CH_2—的 σ_{C-H} 吸收峰;1 450 cm^{-1}、1 250 cm^{-1} 为—CH_2—的 δ_{C-H}。

问题 19 - 6　如何用 IR 区别:a. 环戊醇与环戊酮;b. 乙酸与乙酸乙酯。

解:

a:若 σ_{O-H}3 750~3 000 cm^{-1} 有吸收峰,则为醇;若 $\sigma_{C=O}$1 900~1 650 cm^{-1} 有吸收峰,则为酮。

b:若 σ_{O-H}3 750~3 000 cm^{-1} 有吸收峰,则为酸;无此吸收峰,则为酯。

问题 19 - 7　指出下列化合物各有哪种类型的电子跃迁:

(1) $CH_3-O-CH=CH_2$ 　　(2) $CH_3-O-CH_2-CH=CH_2$ 　　(3)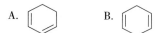

解:(1) $\sigma-\sigma^*$,$\pi-\pi^*$,$n-\pi^*$;(2) $\sigma-\sigma^*$,$\pi-\pi^*$;(3) $\sigma-\sigma^*$,$\pi-\pi^*$,$n-\pi^*$;$\sigma-\sigma^*$,$\pi-\pi^*$

问题 19 - 8　指出化合物 A 和 B 中的 λ_{max} 吸收峰各属于什么吸收带。

A. $CH_2=CH-CHO$ 　　　　　　　$\lambda_{max} = 315$ nm(κ 14 L·cm^{-1}·mol^{-1});

B. $CH_2=C(CH_3)C(CH_3)=CH_2$ 　　$\lambda_{max} = 226$ nm(κ 21400 L·cm^{-1}·mol^{-1})。

解:A:$\lambda_{max} = 315$ nm(κ 14 L·cm^{-1}·mol^{-1}),R 带;B:$\lambda_{max} = 226$ nm(κ 21400 L·cm^{-1}·mol^{-1}),K 带。

习题

1. 按照由高至低的顺序,试比较下列化合物的 UV(E_2带)λ_{max} 波长:

(1) [苯环] 　　　(2) [苯酚 -OH] 　　　(3) [苯甲酸 -COOH]

解:λ_{max}:(1) < (2) < (3)

2. 有 A、B 两种环己二烯,A 的 UVλ_{max} 为 256 nm(κ 800);B 在 210 nm 以上无吸收峰。试写出 A、B 的结构。

A. [环己二烯结构] 　　B. [环己二烯结构]

3. 对于下列各组化合物,你认为哪些用 UV 区别较合适? 哪些用 IR 区别较合适? 为什么?

(1) $CH_3CH=CH-CH_3$ 和 $CH_2=CH-CH=CH_2$ 　　(2) $CH_3C\equiv CCH_3$ 和 $CH_3CH_2C\equiv CH$

（3）$CH_3O—CH_2—CH_3$ 和 $CH_3O—CH=CH_2$ 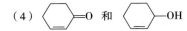（4）

解：UV：（1）、（3）、（4）；IR：（2）、（3）、（4）。

4. 比较化合物水杨醛和间羟基苯甲醛中 C=O 键伸缩振动的 IR 波数大小，并说明原因。

解：$\sigma_{C=O}$：前者小于后者。因为前者能形成分子内氢键，使 $\sigma_{C=O}$ 波数低移。

5. 下列化合物中，哪一个的 IR 具有以下特征：$1\,700\ cm^{-1}(s)$，$3\,020\ cm^{-1}(m\to s)$

（1） ◯=O　　　（2） ◯—CHO　　　（3） ◯—C≡CH

解：（2）$1\,700\ cm^{-1}(s)$ 为 $\sigma_{C=O}$，$3\,020\ cm^{-1}(m\to s)$ 为 $\sigma_{Ar\ C—H}$。

6. 化合物 A（C_4H_8O），经催化加氢后生成 B（$C_4H_{10}O$）。试根据 IR 图 19-4(a)、(b) 推断出 A、B 的结构式。

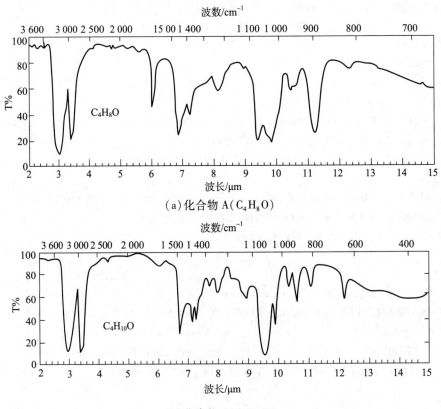

（a）化合物 A（C_4H_8O）

（b）化合物 B（$C_4H_{10}O$）

图 19-4　化合物的 IR 图谱

解：A：C_4H_8O，从图 19-4(a) 知，$3\,600\sim3\,300\ cm^{-1}$ 强而宽的峰应为 $\sigma_{O—H}$，$1\,650\ cm^{-1}$ 处应为 $\sigma_{C=C}$，$1\,000\sim1\,100\ cm^{-1}$ 强吸收峰应为 $\sigma_{C—O}$。

B：$C_4H_{10}O$，从图 19-4(b) 知，$3\,600\sim3\,300\ cm^{-1}$ 应为 $\sigma_{O—H}$，$1\,650\ cm^{-1}$ 处 $\sigma_{C=C}$ 消失说明碳碳双键被催化还原。$1\,380\sim1\,400\ cm^{-1}$ 处有一分叉双峰应为 $(CH_3)_2CH—$，$1\,050\sim1\,080\ cm^{-1}$ 强吸收峰应为 $\sigma_{C—O}$。综上所述：

A. 应为　　　$\underset{\displaystyle CH_3}{CH_2=C—CH_2OH}$　　　B. 应为　　　$(CH_3)_2CH—CH_2OH$

7. 化合物 A（C_5H_3NO），其 IR 给出 $1\,725$、$2\,210$、$2\,280\ cm^{-1}$ 吸收峰，A 的最可能的结构式是怎样的？

解:IR:1 725 cm^{-1}应为$\sigma_{C=O}$;2 210 cm^{-1}应为$\sigma_{C\equiv C}$;2 280 cm^{-1}应为$\sigma_{C\equiv N}$。故 A 的可能结构应为:

$$H-\overset{O}{\overset{\|}{C}}-CH_2-C\equiv C-C\equiv N \quad 或 \quad H-\overset{O}{\overset{\|}{C}}-C\equiv C-CH_2-C\equiv N。$$

8. 排列下列化合物中有星形标记的质子δ值的大小顺序。

（1）a. 环己烷-$\overset{*}{C}H_3$　　　b. 环己烯=$\overset{*}{C}H_2$　　　c. 环己烷-$\overset{*}{C}HO$

（2）a. $CH_3CO\overset{*}{C}H_3$　　　　b. $\overset{*}{C}H_3OCH_3$　　　　c. $\overset{*}{C}H_3Si(CH_3)_3$

解:（1）c > b > a　　　　（2）b > a > c

9. 指出下列各化合物中的^1H NMR 信号数以及各信号裂分的峰数。

（1）$CH_3\overset{CH_3}{\overset{|}{CH}}-CHClCH_2Cl$　（2）$CH_3\overset{OH}{\overset{|}{CH}}CH_2CH_3$　（3）环氧乙烷-CH_3　（4）H_3C-环己烷二Cl-CH_3

解:（1）$\overset{a}{CH_3}-\overset{b}{\underset{\underset{CH_3}{|}}{CH}}-\overset{c}{CHCl}-\overset{d}{CH_2}Cl$　4 组信号　a. 二重峰　b. 多重峰　c. 多重峰(六重峰)

d. 双重峰

（2）$\overset{a}{CH_3}\overset{b}{\underset{\underset{CH_3}{|}}{CH}}\overset{\overset{OH}{|}^c}{}\overset{d}{CH_2}\overset{e}{CH_3}$　五组信号　a. 二重峰　b. 多重峰　c. 单峰　d. 多重峰　e. 三重峰

（3）环氧结构 $_eH$ $_dH$ O CH_3 a H_b　四组信号　a. 二重峰　b. 多重峰　c. 四重峰　d. 四重峰

（4）环己烷 Cl Cl CH_3 $_c$ b CH_3 a　三组信号　a. 单峰　b. 二重峰　c. 二重峰

10. 下列化合物的^1H NMR 谱只有两个单峰,试画出各化合物的结构式。

（1）$C_3H_5Br_3$　（2）C_2H_5SCl　（3）$C_3H_8O_2$　（4）$C_3H_6O_2$　（5）$C_5H_{10}Br_2$

解:（1）$CH_3CBr_2CH_2Br$　（2）$ClCH_2SCH_3$　（3）$CH_3OCH_2OCH_3$

（4）$CH_3\overset{O}{\overset{\|}{C}}OCH_3$　（5）$BrCH_2-\overset{CH_3}{\underset{\underset{CH_3}{|}}{C}}-CH_2Br$

11. 化合物 $C_{10}H_{12}O$ 的 MS 中有 m/z 为 15、43、57、91、105、148 的峰,试推出此化合物的结构式。

解:$C_{10}H_{12}O$:

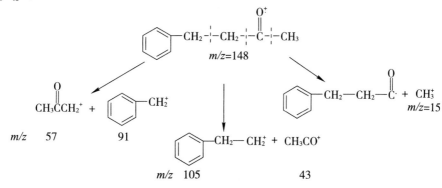

12. 根据下列各分子式和 ^{1}H NMR 数据（括号内表示信号裂分数和强度比），试推断其结构。

(1) $C_4H_6Cl_2O_2$：$\delta 1.4(t,3)$；$4.3(q,2)$；$6.9(s,1)$。

(2) $C_6H_{12}O_2$：$\delta 1.4(s,3)$；$2.1(s,1)$。

解：(1) $CH_3-CH_2-O-\overset{\overset{\displaystyle O}{\|}}{C}-CHCl_2$ (2) $(CH_3)_3C-O-\overset{\overset{\displaystyle O}{\|}}{C}CH_3$

13. $C_8H_{18}O$ 的 ^{1}H NMR 图中只在 $\delta 1.0$ 处出现一组信号，请推断此化合物的结构。

解：$(CH_3)_3C-O-C(CH_3)_3$

14. 在一种蒿科植物中分离出分子式为 $C_{12}H_{10}$ 的化合物"茵陈烯"，UV 在 $\lambda_{max}=239$ nm 处有吸收峰；IR 知在 2 210 cm^{-1} 及 2 160 cm^{-1} 处出现强吸收峰；^{1}H NMR 给出：$\delta=1.8(s,3H)$，$\delta=2.3\sim2.5(s,2H)$，$\delta=6.8\sim7.5(m,5H)$。试推测"茵陈烯"的可能结构。

解：$C_6H_5-CH_2-C\equiv C-C\equiv C-CH_3$ 或 $C_6H_5-C\equiv C-CH_2-C\equiv C-CH_3$

15. 图 19-5 是查耳酮的 MS 谱图，试根据 m/z 值 208(M$^+$)、131、105、103 和 77 解析其裂分途径。

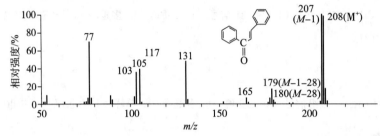

图 19-5 查耳酮的 MS 谱图

解：

（福建医科大学　许秀枝）

附录一

模拟考试题 I（本科）

一、完成反应式（若不反应请注明）

1. 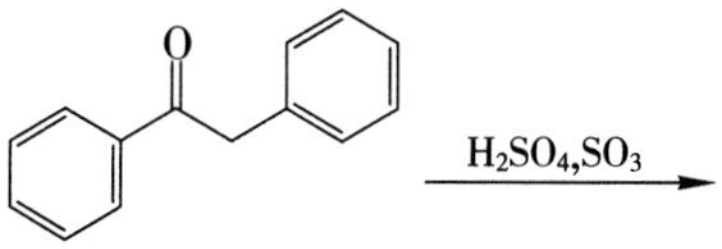 $\xrightarrow{\text{H}_2\text{SO}_4,\text{SO}_3}$

2. $+ \text{H}_2\text{SO}_4$（浓）$\xrightarrow{\triangle}$

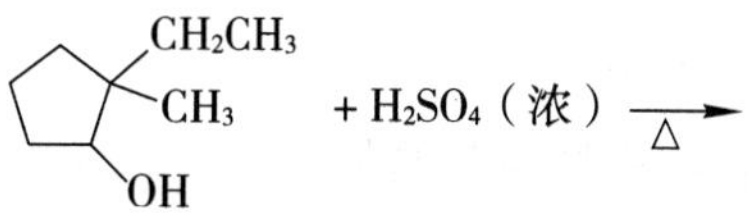

3. 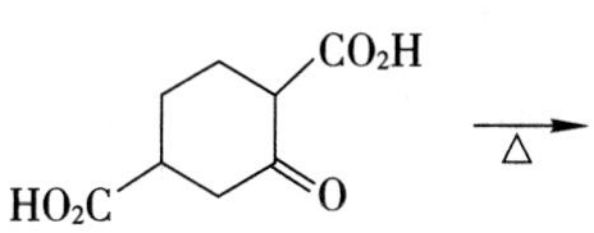 $\xrightarrow{\triangle}$

4. $\underset{\text{OH}}{\text{CH}_3\text{CHCH}_2\text{CH}_3} + \text{I}_2 + \text{NaOH} \longrightarrow$

5. $\text{CH}_3\text{OCH}_2\text{C}_6\text{H}_5 + \text{HI}$（浓）$\longrightarrow$

6. $(\text{CH}_3)_2\text{CHCHO} \xrightarrow{\text{稀碱}}$

7. 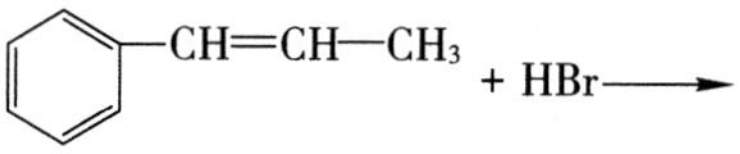 $+ \text{HBr} \longrightarrow$

8. 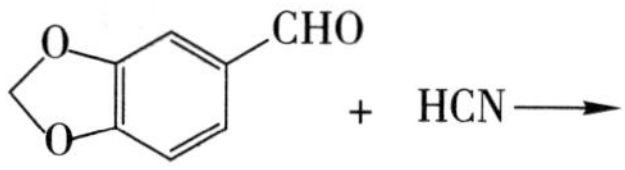 $+ \text{HCN} \longrightarrow$

9. 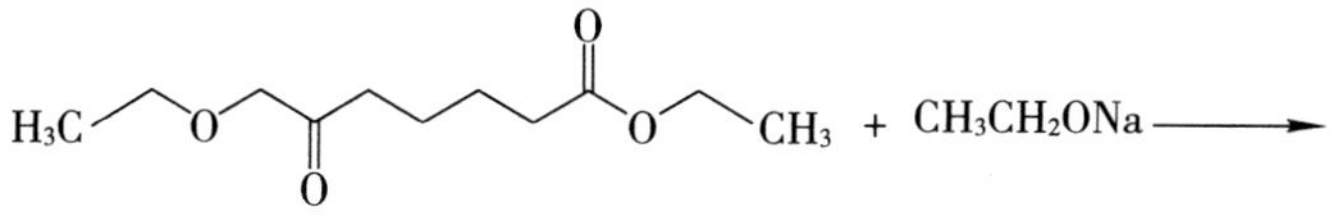 $+ \text{CH}_3\text{CH}_2\text{ONa} \longrightarrow$

10. 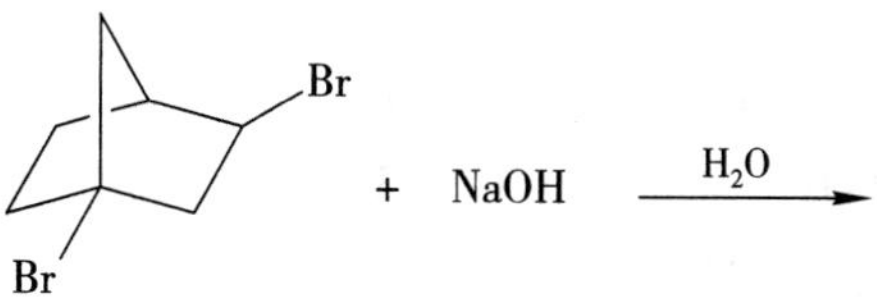 $+ \text{NaOH} \xrightarrow{\text{H}_2\text{O}}$

二、选择题（可能有一个或一个以上正确答案）

1. 化合物 的 Fischer 投影式是（　　）

A.
$$\begin{array}{c} CH_2Cl \\ HO{-}\!\!{-}\!\!{-}H \\ HO{-}\!\!{-}\!\!{-}H \\ CH_2Cl \end{array}$$
B.
$$\begin{array}{c} CH_2Cl \\ H{-}\!\!{-}\!\!{-}OH \\ H{-}\!\!{-}\!\!{-}OH \\ CH_2Cl \end{array}$$
C.
$$\begin{array}{c} CH_2Cl \\ H{-}\!\!{-}\!\!{-}OH \\ HO{-}\!\!{-}\!\!{-}H \\ CH_2Cl \end{array}$$
D.
$$\begin{array}{c} CH_2Cl \\ HO{-}\!\!{-}\!\!{-}H \\ H{-}\!\!{-}\!\!{-}OH \\ CH_2Cl \end{array}$$
E.
$$\begin{array}{c} CH_2OH \\ H{-}\!\!{-}\!\!{-}Cl \\ Cl{-}\!\!{-}\!\!{-}H \\ CH_2OH \end{array}$$

2. 下列化合物为 Z 构型的是（　　）

A.　　B.　　C.

D.　　E.

3. 下列化合物构型为 S 的是（　　）

A. $\begin{array}{c} CO_2H \\ HO{-}\!\!{-}\!\!{-}H \\ CH_2OH \end{array}$　　B. $\begin{array}{c} CH_3 \\ Br{-}\!\!{-}\!\!{-}H \\ NH_2 \end{array}$　　C. $\begin{array}{c} CH_3 \\ HO{-}\!\!{-}\!\!{-}H \\ CH_2CH_3 \end{array}$

D. $\begin{array}{c} CHO \\ H{-}\!\!{-}\!\!{-}OH \\ CH_2OH \end{array}$　　E. $\begin{array}{c} CH_2OH \\ Cl{-}\!\!{-}\!\!{-}H \\ OH \end{array}$

4. 化合物 A 的分子式为 C_5H_8,可吸收 2 分子溴,但不能与硝酸银的氨溶液作用,与高锰酸钾酸性溶液作用,生成 1 分子三碳的酮酸,并放出 CO_2。化合物 A 是（　　）

A.　　B.　　C.

D.　　E.

5. 下列羧酸衍生物,发生亲核取代反应时,速率最快的是（　　）

A. $CH_3CO_2CH_2CH_3$　　　　B. CH_3CONH_2　　　　C. CH_3COCl

D. $CH_3CO_2COCH_3$　　　　E. $CH_3CH_2NHCH_2OCH_3$

6. 不能与茚三酮显紫红色的氨基酸是（　　）

A.

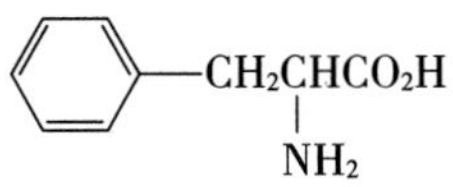

CH_2CHCO_2H
（phenyl）
$|$
NH_2

B.　$HSCH_2CHCO_2H$
$|$
NH_2

C.

CO_2H
（pyrrolidine ring）
NH

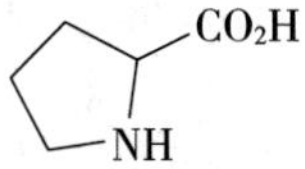

D.　$HOCH_2CHCO_2H$
$|$
NH_2

E.　$N_2NCH_2CO_2H$

7. 下列酸中,酸性最强的是(　　)

A. CH_3CO_2H　　　B. F_3CCO_2H　　　C. Cl_3CCO_2H　　　D. HCO_2H　　　E. $C_6H_5CO_2H$

8. 下列嘌呤化合物中,最难溶于水的是(　　)

A.

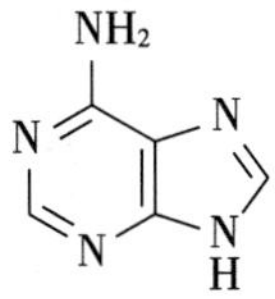

B.

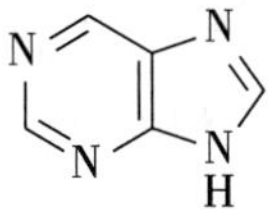

C.

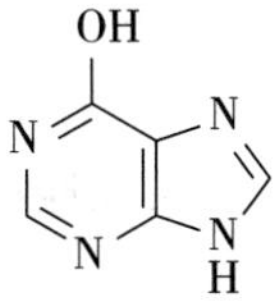

D.

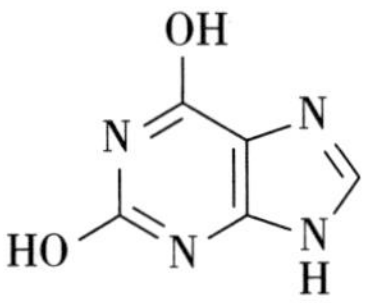

E.

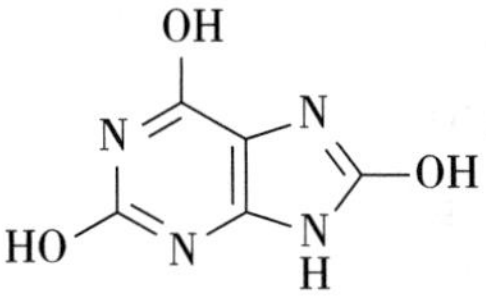

9. 亲核加成反应活性最大的化合物是(　　)

A.

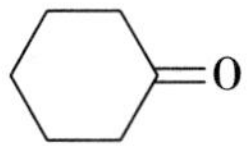

B.

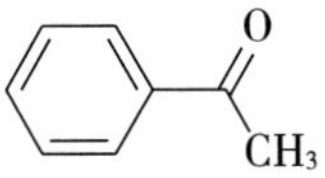

C.

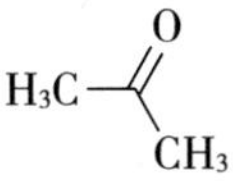

D.

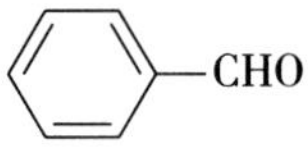

E.

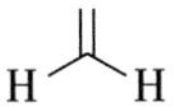

10. 下列含氮化合物中,碱性最强的是(　　)

A.

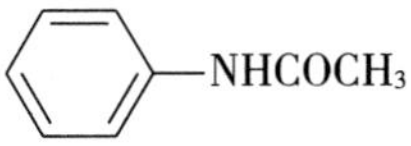

$NHCOCH_3$

B.（CH_3CH_2）$_2NH$　　　C.（CH_3CH_2）$_3N$

D. 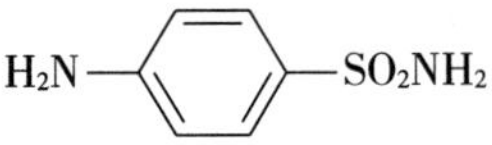 H_2N——SO_2NH_2　　　E. CH_3CONH_2

11. 下列氨基酸中,pI(等电点)最大的是(　　)

A. Glu　　B. Gln　　C. Arg　　D. Gly　　E. Ala

12. 在 DNA 分子中,不存在的碱基是(　　)

A.

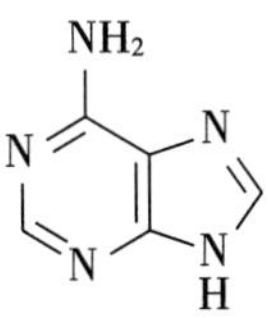

B. 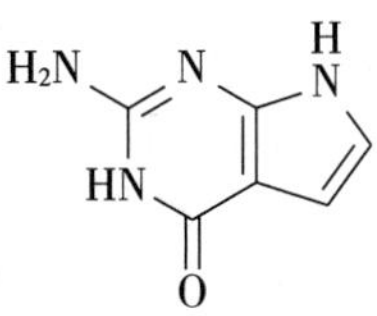 H_2N

C.

277

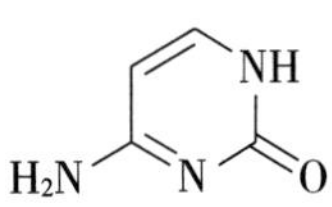

D. 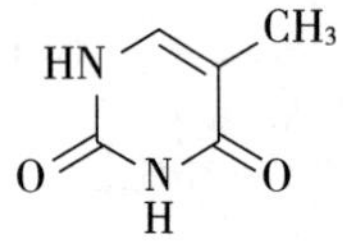 (structure with HN, CH₃, O, N, H, O)　　E. 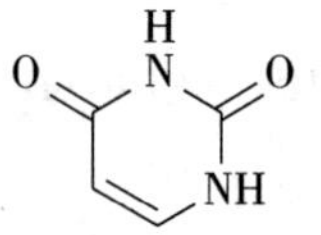 (structure with H, O, N, O, NH)

13. 下列酚类化合物中,酸性最强的是(　　)

A. 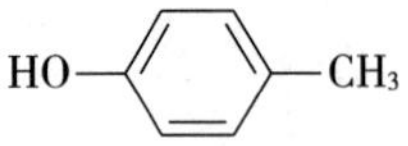 (HO—C₆H₄—CH₃)　　B. 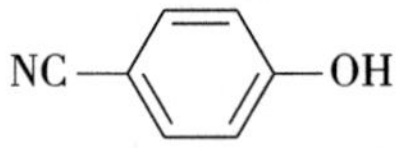 (NC—C₆H₄—OH)　　C. 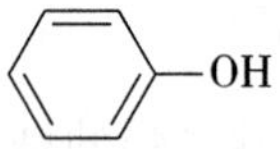 (C₆H₅—OH)

D. 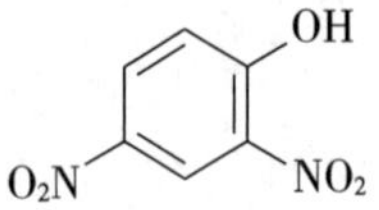 (OH with O₂N and NO₂ substituents)　　E. 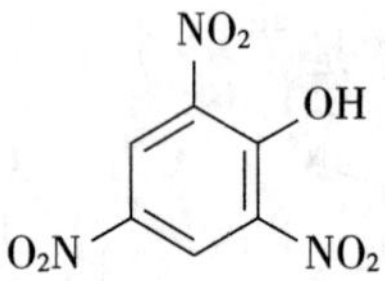 (OH with three NO₂ substituents)

14. 下列化合物中,不能发生碘仿反应的是(　　)

A. 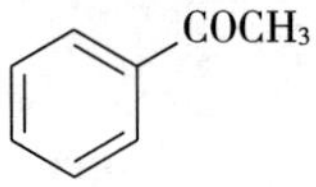 (C₆H₅COCH₃)　　B. $CH_3CH_2CHCH_3$ 带 OH　　C. $CH_3CH_2COCH_2CH_3$

D. CH_3CHO　　E. CH_3COCH_3

15. 对稀酸、碱和氧化剂均稳定的化合物是(　　)

A. 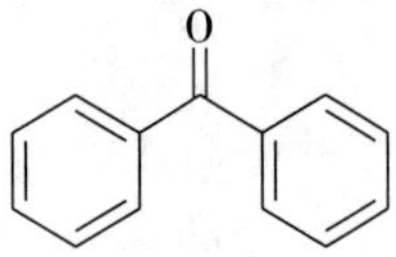 (二苯甲酮结构)　　B. 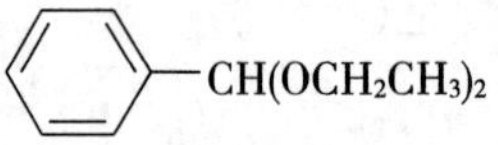 (C₆H₅—CH(OCH₂CH₃)₂)　　C. (环氧乙烷结构 O)

D. 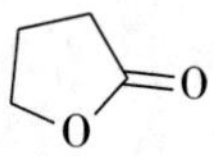 (γ-丁内酯结构)　　E. 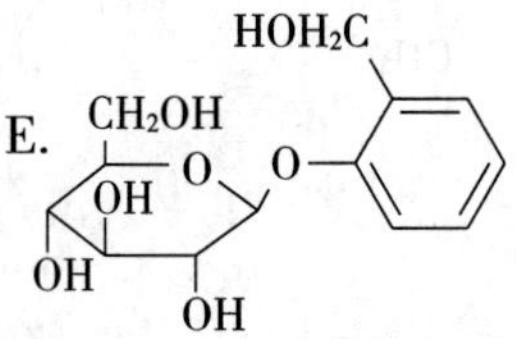 (糖苷结构)

16. 下列羧酸中,容易发生脱羧反应的是(　　)

A. $HO_2C—CO_2H$　　B. CH_3CO_2H　　C. $CH_3COCH_2CO_2H$

D. $HO_2CCH_2CO_2H$　　E. $HO_2CCH_2CH_2CO_2H$

17. 下列化合物中,具有芳香性的是:

A. (环戊二烯结构)　　B. (呋喃结构 O)　　C. (结构)　　D. (吡啶结构 N)　　E. (环辛四烯结构)

18. 农药氯丹的结构如下:

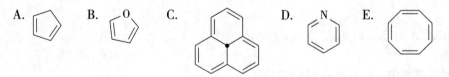

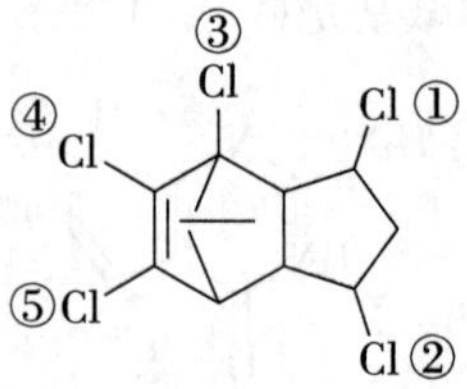

其在碱性水溶液中,久置会失去的氯原子是(　　　)

A. ①　　　　　　B. ②　　　　　　C. ③　　　　　　D. ④　　　　　　E. ⑤

三、是非题(正确画√,不正确画×)

1. 2 个结构式相同的光学异构体的等量混合物称为外消旋体。　　　　　　　　(　　)

2. 在过氧化物存在下,烯烃与 HCl、HBr 或 HI 发生亲电加成,均得到反马氏加成产物。

(　　)

3. 蔗糖为非还原性双糖,所以无还原性,但有变旋光现象。　　　　　　　　　(　　)

4. 酮类化合物都不能被托伦试剂或斐林试剂氧化。　　　　　　　　　　　　　(　　)

5. 中性氨基酸的等电点(pI)均等于 7。　　　　　　　　　　　　　　　　　(　　)

6. 氨基酸在水溶液中总是以偶极离子形式存在。　　　　　　　　　　　　　　(　　)

7. S_N1 和 S_N2 代表的是取代反应,但两者的反应历程和特点不同。　　　　(　　)

8. 油酸、亚油酸和花生四烯酸为必需脂肪酸,亚油酸为特别必需脂肪酸。　　　(　　)

9. 蛋白质中多肽链之间相互扭曲折叠起来以构成特定形状的排列,称为蛋白质的二级结构。　　　　　　　　　　　　　　　　　　　　　　　　　　　　　　(　　)

10. 环己烷的构象有两种,即椅式构象和船式构象,且椅式构象比船式构象稳定。(　　)

四、鉴别题(用化学方法鉴别下列各组化合物)

1. (1) D - 葡萄糖酸　(2) 蔗糖　(3) 核苷　(4) D - 果糖　(5) D - 麦芽糖

2. (1) 7 - 脱氢胆固醇　(2) 花生油　(3) 白蛋白　(4) 谷胱甘肽　(5) 组氨酰苯丙氨酸

五、合成题

1.

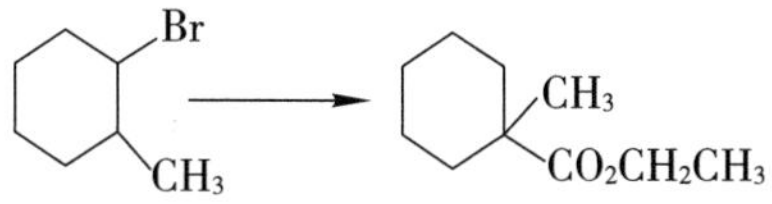

2. CH_3CH_2OH、　[苯甲醛 CHO]　——→ 酪氨酸

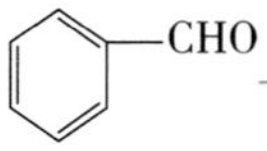

3. CH_3CH_2OH ——→ 四氢呋喃

六、填空题

1. 偶氮化合物 [结构式] 是由＿＿＿＿＿＿和＿＿＿＿＿＿在＿＿＿＿＿＿条

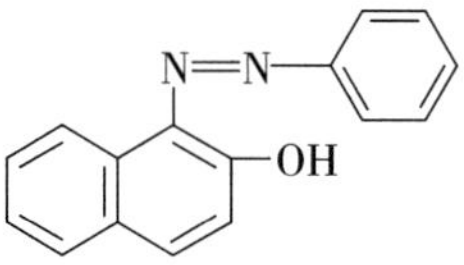

件下偶合而成。

2. 蛋白质中含有的氨基酸,唯一不具有旋光性的是＿＿＿＿＿＿。

3. 糖原是由＿＿＿＿＿＿糖通过＿＿＿＿＿＿和＿＿＿＿＿＿糖苷键结合而成的多糖。

4. 在室温下,[苯甲酰胺] 和 [苄胺] 中能溶于稀酸水溶液的是＿＿＿＿＿＿。

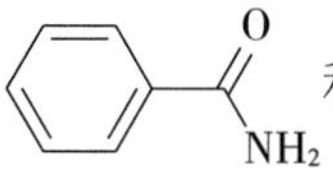

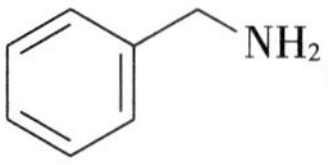

5. 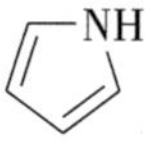 [吡咯] 和 [吡咯烷] 中碱性较强的是＿＿＿＿＿＿。

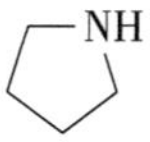

6. 化合物 $CH_3CH_2CH_2CH_2CHSO_3Na$ 在水中＿＿＿＿＿＿溶解,它可由＿＿＿＿＿＿和
＿＿＿OH

_____亲核加成得到。

$\underset{\underset{OH}{|}}{7.\ CH_3CH_2\overset{\overset{CH_3}{|}}{CH}CHCHO}$ 可由_____在稀碱溶液中经醇醛缩合而成,参与亲核加成反应的

碳负离子是_____。

8. 鉴别 Gly – Ser 与 Glu – Ala – Gly 的试剂是_____,呈正反应的化合物是_____,其现象是_____。

9. 在理化手册上查得海洛因的比旋光度值为 $[\alpha]_D^{15} = -166° \cdot cm^2 \cdot g^{-1}$(甲醇),这表示海洛因是具有_____活性的化合物;其旋光方向是_____;测试用的溶剂是_____;测试温度为_____;以_____光测定;比旋光度为_____。

10. 双环化合物 _____ 的化学名称为_____。

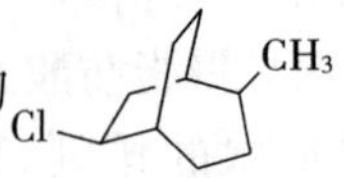

11. 正戊烷的沸点是 36 ℃,乙醚是 34 ℃,两者在室温下均为无色透明液体。用于鉴别两者的最佳试剂是_____,现象是_____。

参考答案

模拟考试题 II(本科)

一、用系统命名法命名或写出结构式

1.

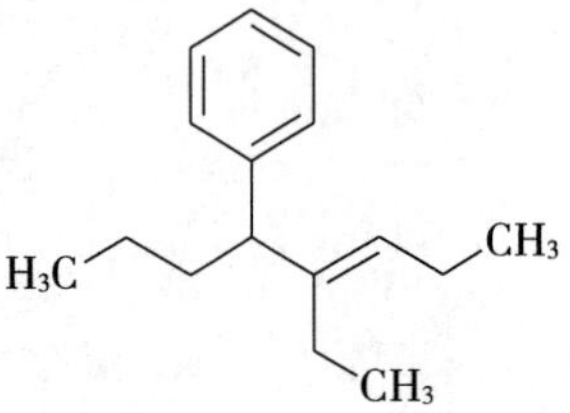

2.

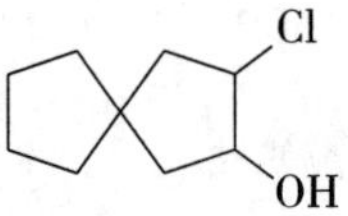

3.

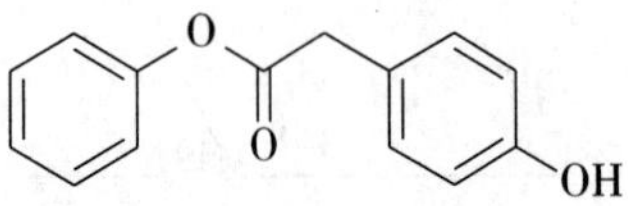

4.

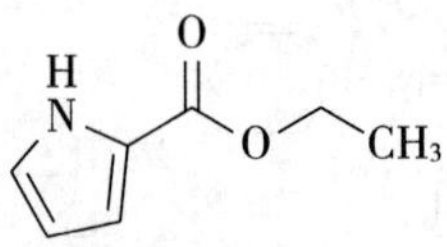

5. (2Z, 4R)–4–溴戊–2–烯

6. 三聚氰胺

二、完成下列反应式(注明必要条件,若不能发生请注明)

1.

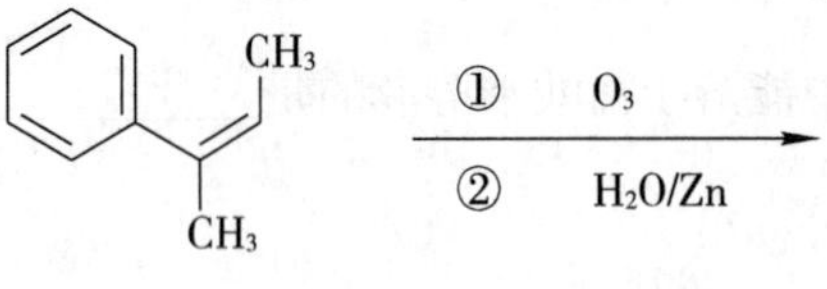

$$\xrightarrow[\text{②}\quad H_2O/Zn]{\text{①}\quad O_3}$$

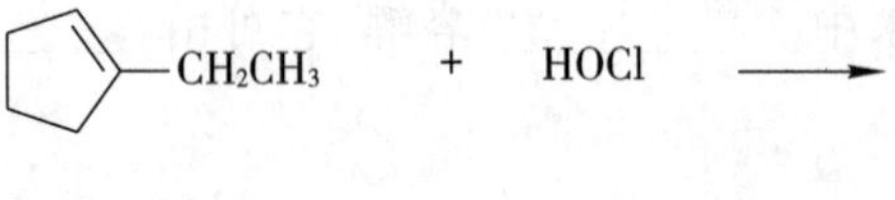

2. ⬡—CH₂CH₃ + HOCl ⟶

3. 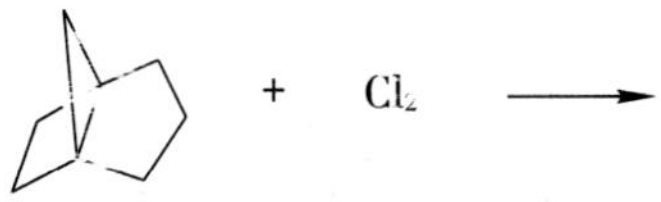 + Cl₂ ⟶

4. 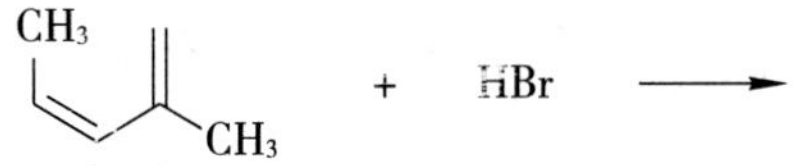 + HBr ⟶

5. 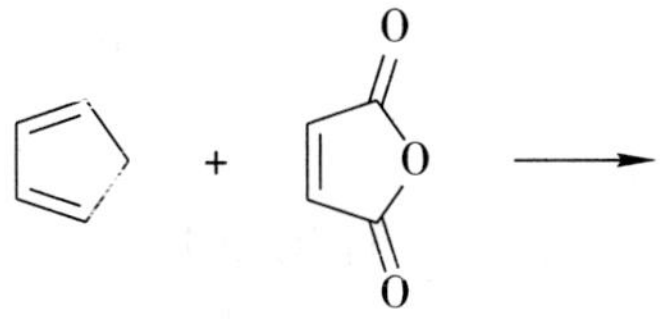 ⟶

6. 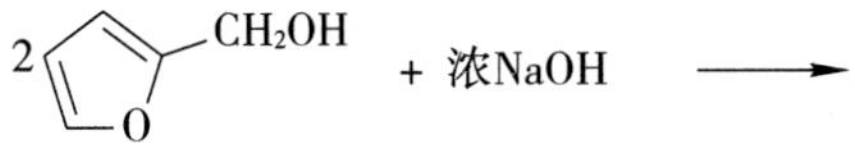 2 + 浓NaOH ⟶

7. 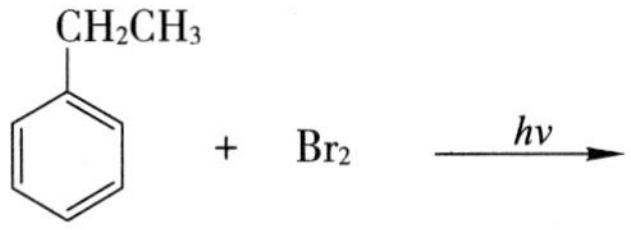 + Br₂ —hv→

8. 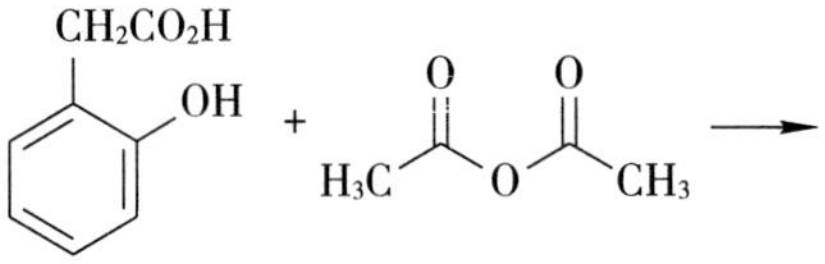 ⟶

9. 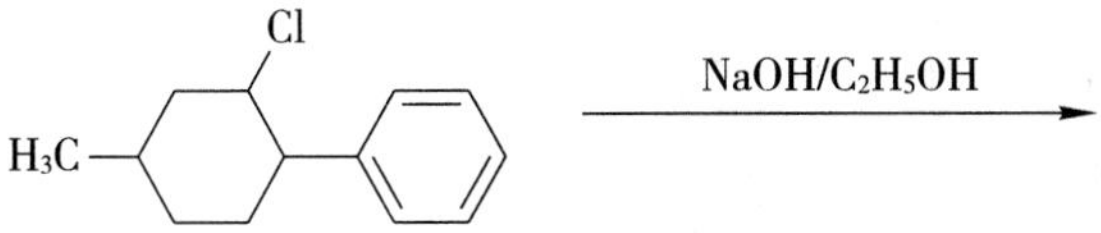 —NaOH/C₂H₅OH→

10. 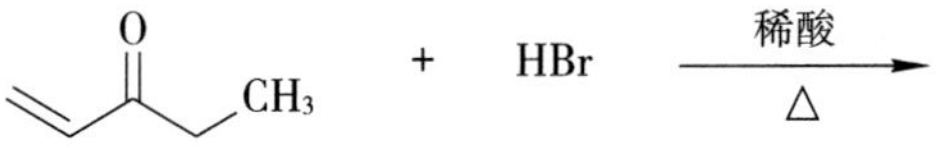 + HBr —稀酸/△→

11. 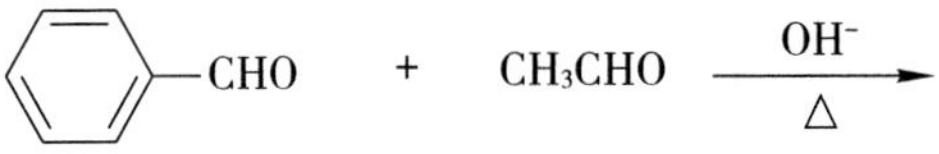 + CH₃CHO —OH⁻/△→

12. 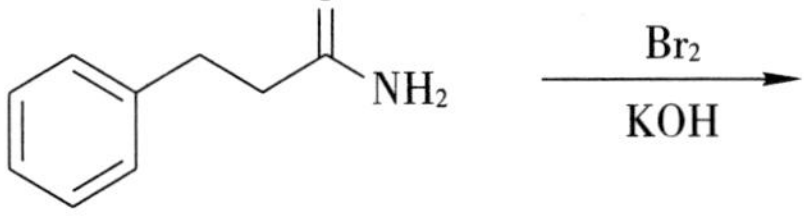 —Br₂/KOH→

三、综合题

1. 解释下列反应结果。

$$CH_3CH{=}CH_2 + Cl_2 \xrightarrow{H_2O} CH_3CH{-}CH_2 + CH_3CH{-}CH_2$$

(左产物: Cl 在 CH 上, Cl 在 CH₂ 上; 右产物: OH 在 CH 上, Cl 在 CH₂ 上)

2. 甲基环己烷进行光氯代反应时,能生成多少种单氯代物,分别写出这些化合物的构象式及对映异构体式。

3. 按酸性由强到弱顺序排列下列化合物。

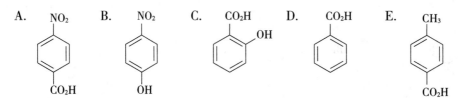

4. 按照 S_N2 反应速率从大到小排列成序。

A. CH_3I B. CH_3Br C. $(CH_3)_3CCHCH_3$
                                                       Cl

D. $CH_3CH_2CHCH_3$ E. $CH_3CH_2CHCH_3$
         Cl   Br

5. 按碱性由强到弱顺序排列下列化合物。

A.   B. H_2N——OCH_3 C. $CH_3CH_2NH_2$

D.   ——NH_2 E. $CH_3CH_2NHCH_3$

6. 判断下列化合物是否具有手性,若有写出对映异构体

A.   B.

C.   D.

E.

四、推结构

1. 化合物 $A(C_5H_{12}O)$,氧化生成酮,A 与浓硫酸共热则生成能使溴水褪色的化合物 B,B 与酸性 $KMnO_4$ 作用得到酮和羧酸的混合物,写出化合物 A、B 的结构以及相关的反应式。

2. 化合物 $A(C_{10}H_{12}O_3)$,不溶于水、稀酸和碳酸钠溶液中,但溶于稀 NaOH 溶液中,A 与稀 NaOH 溶液长时间加热再经水蒸气蒸馏,馏出物中可分离出化合物 B,B 可发生碘仿反应,水蒸气

蒸馏后剩余的溶液经酸化得 $C(C_7H_6O_3)$，C 可与碳酸钠作用放出 CO_2，与 $FeCl_3$ 溶液作用显紫色，C 硝化时只得一种主产物，试写出 A，B，C 可能的结构式。

五、合成题

1. 由 合成 （顺式结构的 CO_2、CO_2H 化合物）

2. 由乙烯合成 β-氨基丁酸

3. 由 （苯）合成 HO_2C-（对位苯环）$-CO_2CH_3$

六、用化学方法鉴别下列各组化合物

1. 环己醇　环己酮　苯酚　苯胺　　2. 苯甲醛　环己烷-1,4-二烯　甲苯　吡啶

七、写出下列反应机理

$$(CH_3)_3CCH_2Br + Ag^+ \xrightarrow{H_2O, C_2H_5OH} (CH_3)_2\underset{OH}{CH}CH_2CH_3 + (CH_3)_2\underset{OCH_2CH_3}{CH}CH_2CH_3 + (H_3C)_2C=CHCH_3$$

模拟考试题 Ⅲ（研究生入学考试）

参考答案

一、用系统命名法命名或写出结构式

1. (E) 戊-3-烯-1-炔　　2. 3-对溴苯基戊酸乙酯　　3. （结构式：H_3C、CH_3 与 N-苯基异丙基胺结构）

4. $(2R,3R)-2,3$-二羟基丁-1,4-二酸（Fischer 式）　5. 糠醛　6. （双环结构带 $C(CH_3)_3$）

二、完成下列反应式（若不能发生请注明）

1. （1-甲基环己烯 CH_3）$+ Br_2 \longrightarrow$

2. （2-甲基萘 CH_3）$+ HNO_3 \xrightarrow{H_2SO_4}$

3. （结构式：$\underset{Br}{\overset{CH_3}{H-\underset{C_6H_5}{\overset{C_6H_5}{C-C}}-H}}$）$\xrightarrow{C_2H_5ONa}$

4. $O=$（环己酮环）$\overset{O}{-C-OCH_3}$ $\xrightarrow{NaBH_4}$

5. H_3C（正丁基）Br $\xrightarrow[\text{③ }H_2O/H^+]{\text{①Mg/Et}_2O \quad \text{② HCHO}}$

6. $CH_3CHO + H_2N-\overset{H}{N}-\overset{O}{\underset{\parallel}{C}}-NH_2 \longrightarrow$

7. 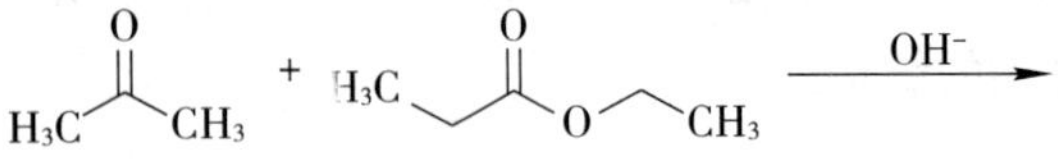 + $\xrightarrow{OH^-}$

8. 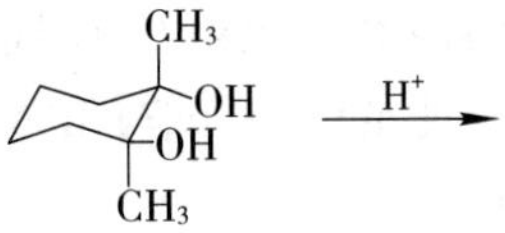 $\xrightarrow{H^+}$

9. 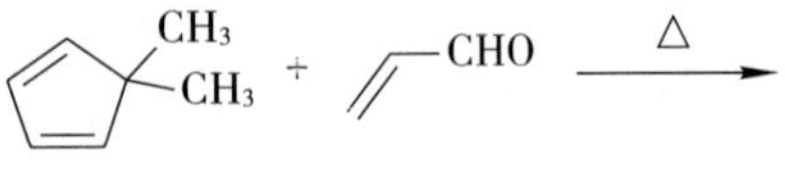 + —CHO $\xrightarrow{\triangle}$

10. 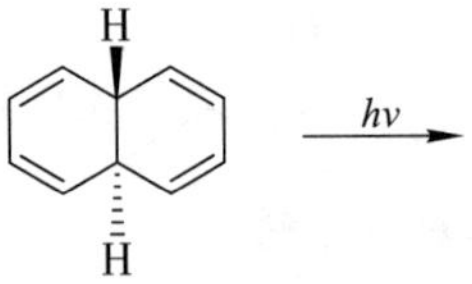 $\xrightarrow{hv}$

11. 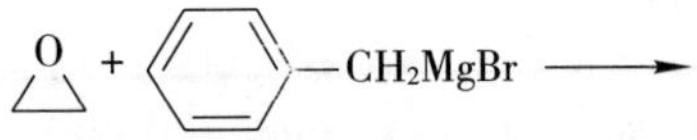 + —CH_2MgBr $\longrightarrow$

12. 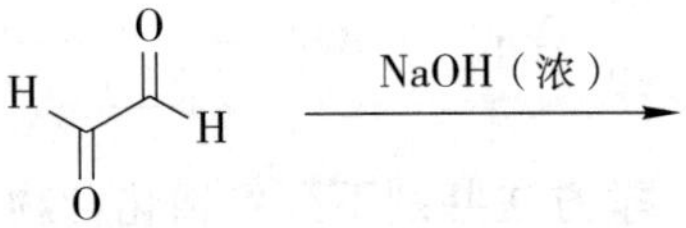 $\xrightarrow{NaOH（浓）}$

三、选择题（可能有一个以上的选项，少选、错选或多选无分）

1. 亲核反应与亲电反应主要的区别是：
   A. 反应的立体化学不同
   B. 反应的动力学不同
   C. 反应的热力学不同
   D. 反应要进攻的活性中心的电荷不同
   E. 反应所需溶剂不同

2. 下列各化合物不能发生 Cannizzaro 反应的是：

   A. 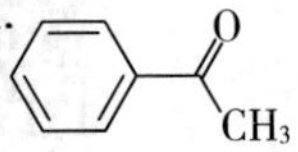 B. 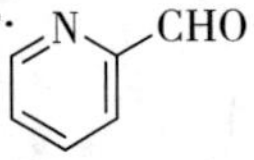 C. 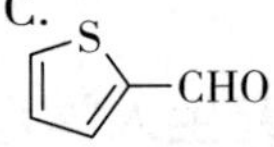 D. 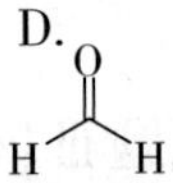 E.

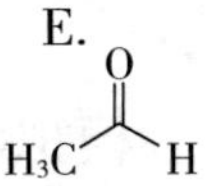

3. 下列化合物硝化反应速率最慢的是：

   A. 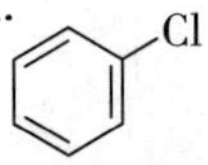 B. 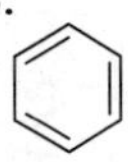 C. 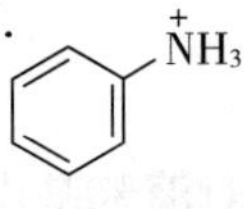 D. 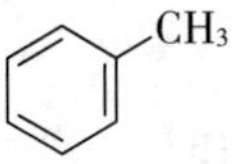 E.

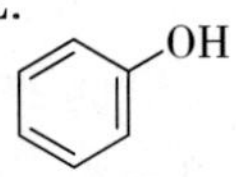

4. 下列化合物中具有芳香性的是：

   A. 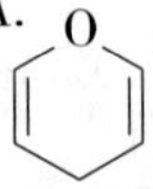 B. 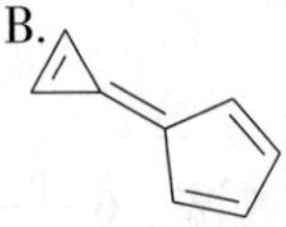 C. 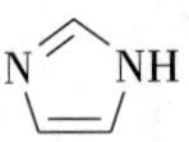 D. 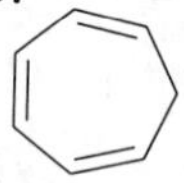 E.

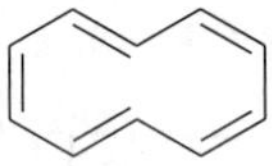

5. 下列化合物的碱性最大的是：
   A. 氨 B. 乙胺 C. 苯胺 D. 三苯胺 E. 吡咯

6. 下列化合物酸性从大到小排序正确的为：
   a 对氯苯酚 b 对甲苯酚 c 对甲氧基苯酚 d 对硝基苯酚 e 对氟苯酚
   A. abcde B. deabc C. becad D. dacbe E. edcba

7. 下列化合物中，可用于制备格氏试剂的是：
   A. $CH_3COCH_2CH_2Br$ B. $HC{\equiv}C{-}CH_2Br$ C. $CH_2{=}CHCH_2Cl$
   D. $BrCH_2CH_2OH$ E.

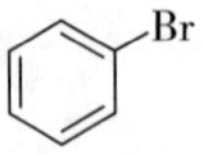

8. 下列的那个叙述是正确的：
   A. 能溶于水的有机物才能进行水蒸气蒸馏

B. α-D-吡喃葡萄糖分子中所有的 OH 和 CH₂OH 都在平伏键上

C. 可以利用等电点原理分离出氨基酸混合物中的各种氨基酸

D. 所有二糖都有糖苷基,都有还原性

E. 有机溶剂都是易燃易爆品

9. 下列化合物不发生碘仿反应的是:

A. $C_6H_5COCH_3$ B. $C_6H_5CO_2CH_3$ C. $CH_3CH_2COCH_2CH_3$

D. $CH_3COCH_2CH_3$ E. CH_3COCH_3

10. 下列卤代烃与硝酸银的乙醇溶液作用,生成沉淀最快的是:

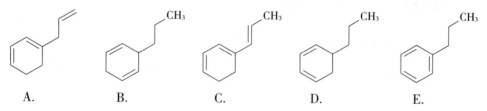

    A.   B.   C.   D.   E.

11. 指出下列哪一个化合物的紫外吸收光谱波长最短:

    A.   B.   C.   D.   E.

12. 比较下列化合物的沸点,其中最高的是:

A. CH_3OH B. CH_3CH_2OH C. CH_3OCH_3

D. $CH_3CH_2CH_2OH$ E. $CH_3CH_2OCH_2CH_3$

13. 指出下列化合物的相对关系是:

A. 相同   B. 对映异构体   C. 非对映异构体   D. 构象异构体   E. 差向异构体

四、结构推断题

1. 化合物 A 的分子式为 $C_5H_{11}Br$,与 NaOH 溶液共热后产生化合物 B($C_5H_{12}O$),B 具有旋光性,能与钠作用放出氢气,与浓硫酸共热生成 C(C_5H_{10}),C 经臭氧化和在还原剂存在下水解,生成丙酮和乙醛,写出 A、B 和 C 的结构式。

2. 化合物 A 的分子式为 $C_6H_{12}O_3$,在 1 710 cm⁻¹ 处有强吸收。A 和碘的氢氧化钠溶液作用得到黄色沉淀。A 与 Tollens 试剂作用无银镜产生,但用稀硫酸处理后所生成的产物与 Tollens 试剂作用有银镜产生。A 的 ¹H NMR 数据如下:δ = 2.1(s,3H),2.6(d,3H),3.2(s,6H),4.7(t,1H);写出 A 的结构式。

五、合成题(由指定原料及不超过四个碳原子的化合物和必要试剂合成目标化合物)

1.

2. 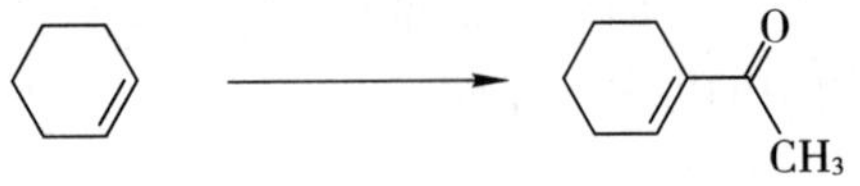 ⟶ （环己烯乙酰基结构）

3. 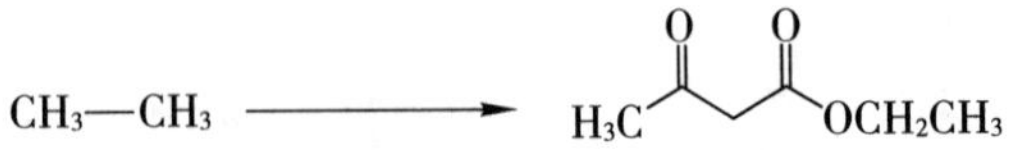 $CH_3—CH_3$ ⟶ （乙酰乙酸乙酯结构）

六、写出下列反应机理

$$Ph-\underset{\underset{NH_2}{|}}{\overset{\overset{Ph}{|}}{C}}-\underset{\underset{OH}{|}}{\overset{\overset{CH_3}{|}}{C}}-CH_3 \xrightarrow{NaNO_2 + HCl} Ph-\underset{\underset{CH_3}{|}}{\overset{\overset{Ph}{|}}{C}}-\overset{\overset{O}{||}}{C}-CH_3$$

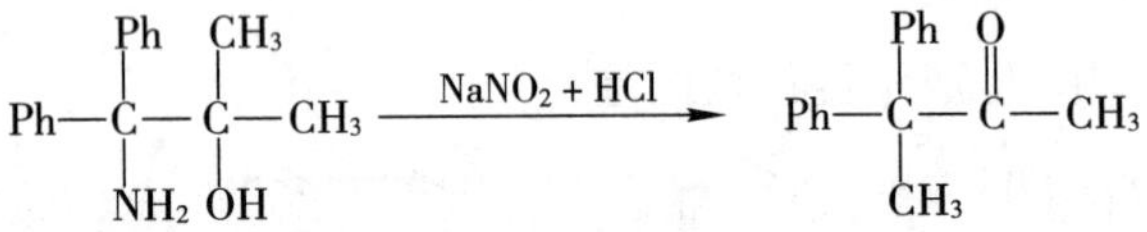

参考答案

模拟考试题Ⅳ（研究生入学考试）

一、用系统命名法命名或写出结构式

1. 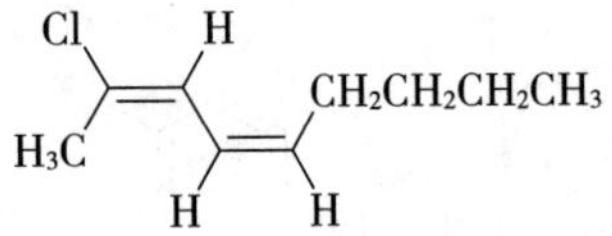 （2-氯-3-庚烯结构式）

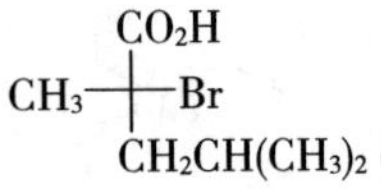

2. $CH_3-\underset{\underset{CH_2CH(CH_3)_2}{|}}{\overset{\overset{CO_2H}{|}}{C}}-Br$ (标明R/S)

3. 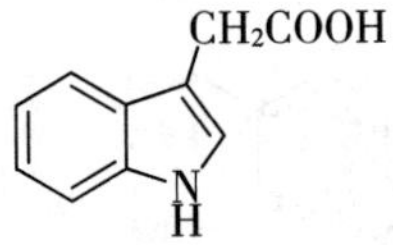 （吲哚-3-乙酸结构）CH_2COOH

4. 对甲氧基苯磺酰氯

5. 马来酸

6. 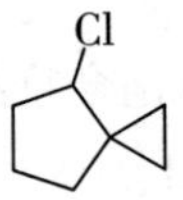 （氯代螺戊烷结构）

二、完成下列反应式（若不反应请注明）

1. 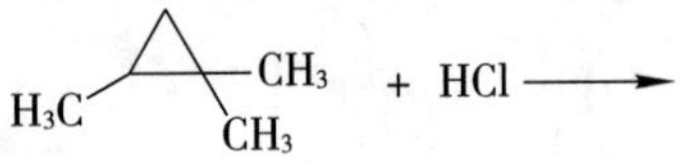 H_3C（二甲基环丙烷）CH_3 CH_3 + HCl ⟶

2. （苯丙烯结构） + HBr $\xrightarrow{\text{过氧化物}}$

3. $H_3C-\overset{\overset{O}{||}}{C}-H$ + （苯甲酸乙酯结构）CH_3 $\xrightarrow{OH^-}$

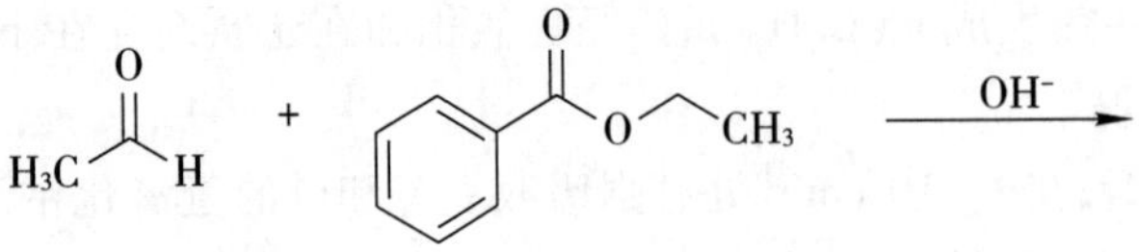

4. 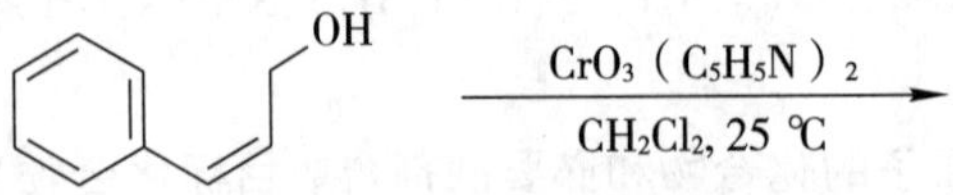 （肉桂醇结构）OH $\xrightarrow[\text{CH}_2\text{Cl}_2, 25\ ℃]{CrO_3（C_5H_5N）_2}$

5. 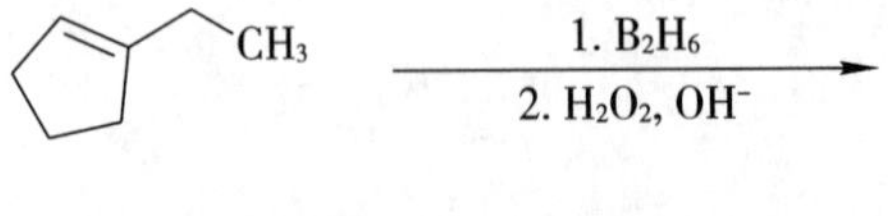 （乙基环戊烯结构）CH_3 $\xrightarrow[\text{2. H}_2\text{O}_2,\ \text{OH}^-]{\text{1. B}_2\text{H}_6}$

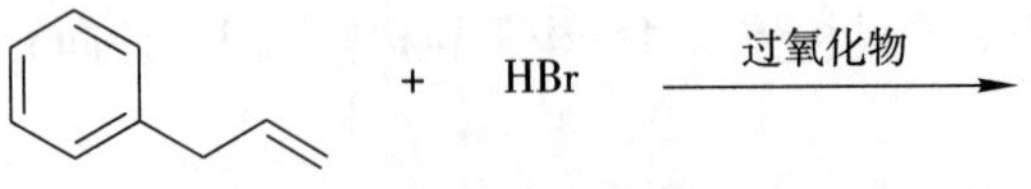

6. 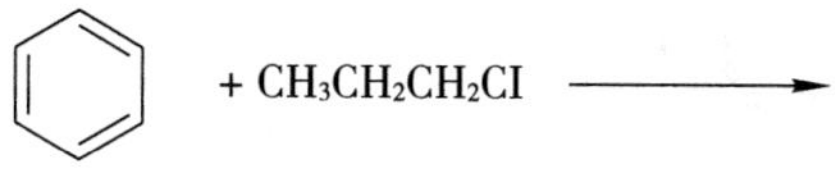
+ CH3CH2CH2CI

7. 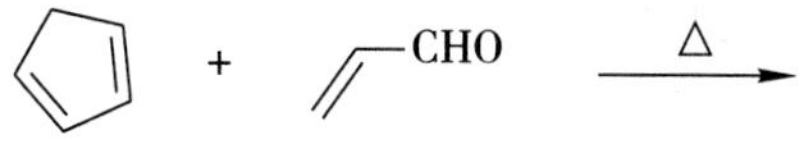
CHO
△

8. 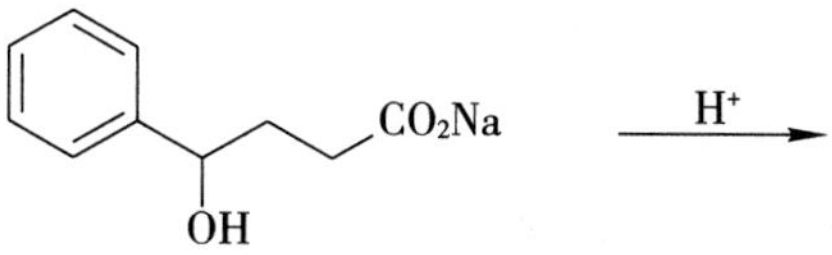
CO2Na
OH
H+

9. 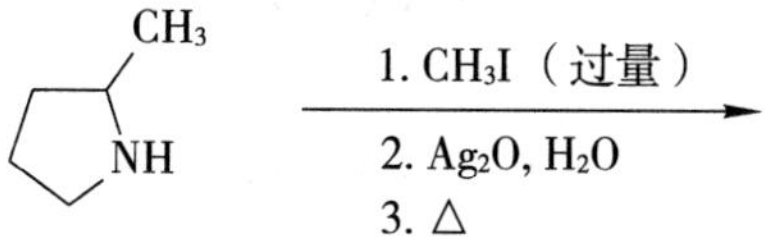
CH3
NH
1. CH3I（过量）
2. Ag2O, H2O
3. △

10. 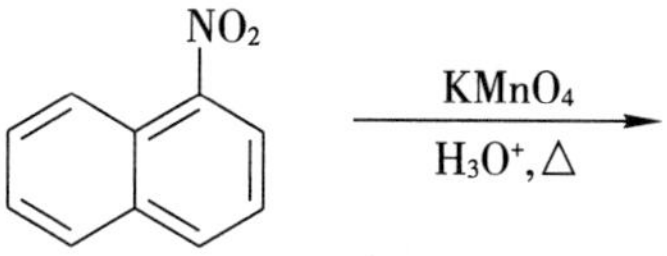
NO2
KMnO4
H3O+,△

11. 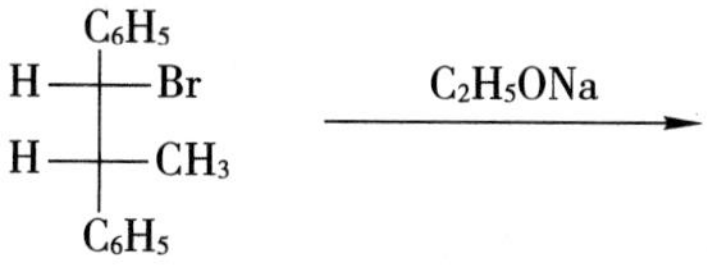
C6H5
H
Br
H
CH3
C6H5
C2H5ONa

12. 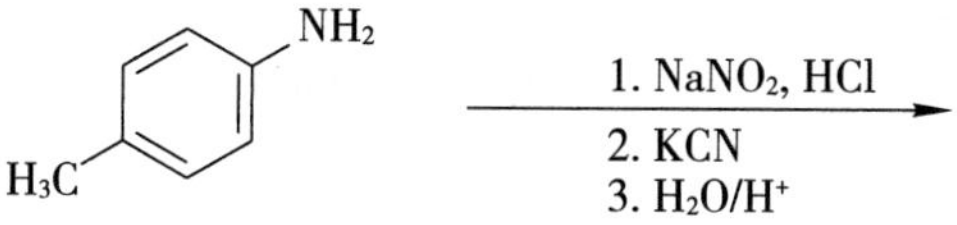
NH2
H3C
1. NaNO2, HCl
2. KCN
3. H2O/H+

三、选择题(可能有一个以上的选项,少选、错选或多选无分)

1. 指出下列化合物的相对关系是:

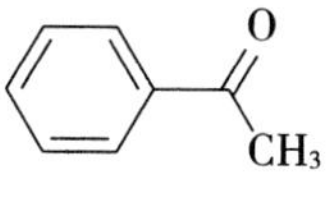
O
CH3
A.

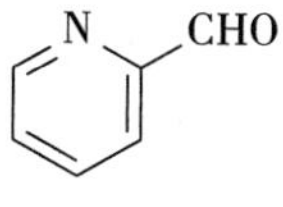
N
CHO
B.

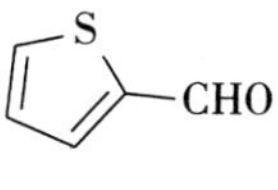
S
CHO
C.

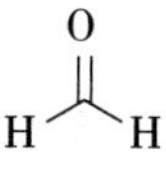
O
H
H
D.

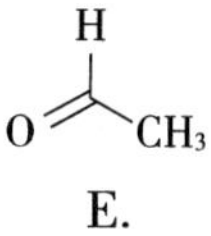
H
O
CH3
E.

2. 指出下列化合物的相对关系是:

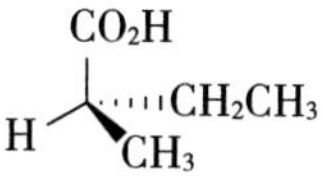
CO2H
CH2CH3
H
CH3

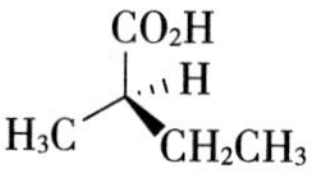
CO2H
H
H3C
CH2CH3

A. 相同　B. 对映异构体　C. 非对映异构体

D. 构象异构体　E. 差向异构体

3. 指出下列哪一个化合物不具有旋光性:

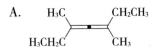

A. （H₃C图） B. （H₃C)₂HC ... OCH₃

C. H₃CO ... CH₃ / H₃C ... OCH₃

D. H₃COC ... COCH₃ / Br ... Br

E. H₃COC ... COCH₃ / Br ... OH

4. 下列化合物分别与亚硫酸氢钠反应,活性大小的次序应该是:

    a. $C_6H_5COCH_3$ b. $CH_3CH_2COCH_3$ c. CH_3CHO

    d. CH_3COCHO e. $C_6H_5COC_6H_5$

    A. a>b>c>d>e   B. b>e>c>d>a   C. c>d>b>e>a

    D. d>c>b>a>e   E. e>a>b>a>d

5. 对 CH_3Br 进行亲核取代时,以下离子亲核性最强的是:

    A. $CH_3CO_2^-$ B. $CH_3CH_2O^-$ C. $C_6H_5O^-$ D. OH^- E. $CCl_3CH_2O^-$

6. 亲核反应与亲电反应主要的区别是:

    A. 反应的立体化学不同   B. 反应的动力学不同

    C. 反应的热力学不同   D. 反应要进攻的活性中心的电荷不同

    E. 反应所需溶剂不同

7. 不与苯酚反应的是:

    A. Na   B. $NaHCO_3$ C. $FeCl_3$ D. Br_2 E. HNO_3

8. 下列化合物中,可用于制备格氏试剂的是:

    A. $CH_3COCH_2CH_2Br$ B. $HC\equiv C—CH_2Br$ C. $H_2C=CHCH_2Cl$

    D. $BrCH_2CH_2OH$ E.

9. 下列的那个叙述是正确的:

    A. 能溶于水的有机物才能进行水蒸气蒸馏

    B. $\alpha-D-$吡喃葡萄糖分子中所有的 OH 和 CH_2OH 都在平伏键上

    C. 可以利用等电点原理分离出氨基酸混合物中的各种氨基酸

    D. 所有二糖都有糖苷基,都有还原性

    E. 有机溶剂都是易燃易爆品

10. *trans* $-3-$叔丁基环己醇最稳定的构象是:

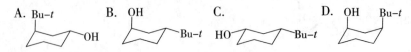

A. Bu-*t* ... OH   B. OH ... Bu-*t*   C. HO ... Bu-*t*   D. OH ... Bu-*t*

11. 下列化合物进行亲电加成反应活性最高的是:

    A. $H_2C=CHCH_3$ B. $H_2C=CHC_6H_5$ C. $H_2C=CHCl$

    D. $H_3CHC=CHCH_3$ E. $H_3CHC=CHNO_2$

12. 比较下列化合物的沸点,其中最高的是:

A. CH_3OH 　　　　　　B. CH_3CH_2OH 　　　　　C. CH_3OCH_3

D. $CH_3CH_2CH_2OH$ 　　E. $CH_3CH_2OCH_2CH_3$

13. 指出下列哪一个化合物的紫外吸收光谱波长最短:

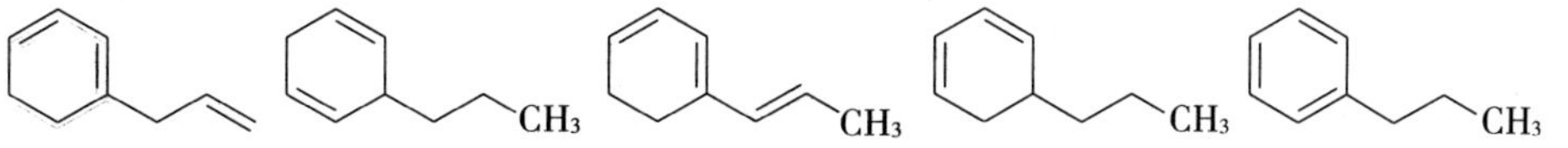

A. 　　　　B. 　　　　C. 　　　　D. 　　　　E.

14. 下列卤代烃与硝酸银的乙醇溶液作用,生成沉淀最快的是(　　　)

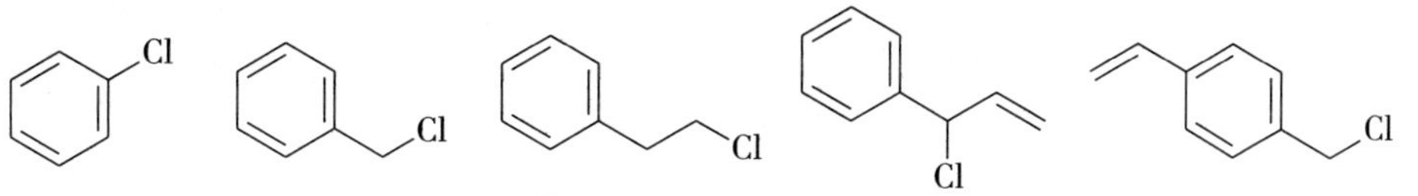

A. 　　　B. 　　　C. 　　　D. 　　　E.

15. 下列化合物酸性从大到小排序正确的为:

a 对氯苯酚　　　b 对甲苯酚　　　c 对甲氧基苯酚　　　d 对硝基苯酚　　　e 对氟苯酚

A. abcde 　　　B. deabc 　　　C. becad 　　　D. dacbe 　　　E. edcba

四、结构推断题

1. 化合物 A 的分子式为 $C_5H_{11}Br$,与 NaOH 溶液共热后产生化合物 B($C_5H_{12}O$),B 具有旋光性,能与钠作用放出氢气,与浓硫酸共热生成 C(C_5H_{10}),C 经臭氧化和在还原剂存在下水解,生成丙酮和乙醛,写出 A、B 和 C 的结构式。

2. 中性化合物 A 分子式为 $C_6H_{11}O_2Br$,不能形成腙及苯腙衍生物,其 IR 在 2 850～2 950 cm^{-1} 有吸收,但 3 000 cm^{-1} 以上没有吸收;另一强吸收峰为 1 740 cm^{-1},^1H NMR 数据为:$\delta = 1.3$(d,6H),1.5(d,3H),4.0(q,1H),4.5(m,1H);推断该化合物的结构。

五、合成题(由指定原料及不超过四个碳原子的化合物和必要试剂合成目标化合物)

1.

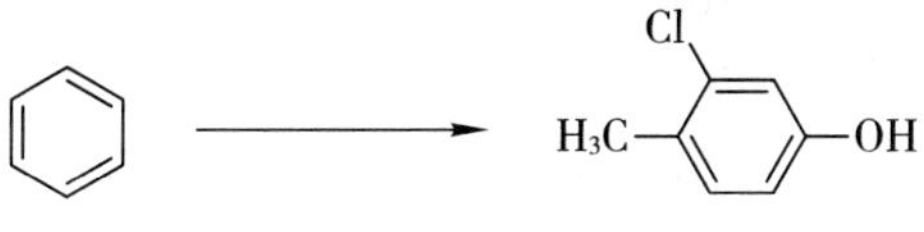

2.

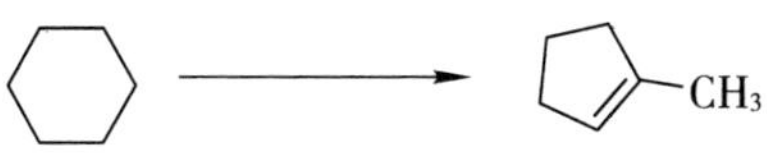

3.

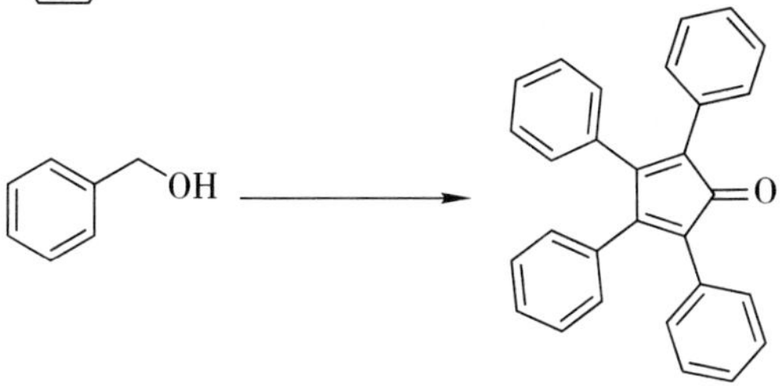

六、写出下列反应机理

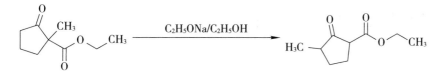

参考答案

附录二

综合测试题 Ⅰ

一、命名下列化合物或写出结构式

1.

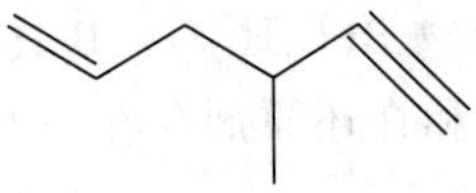

2.

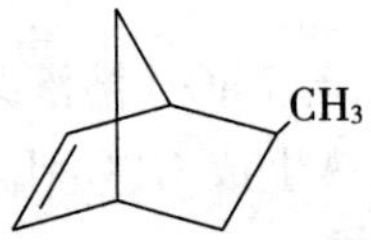

3. 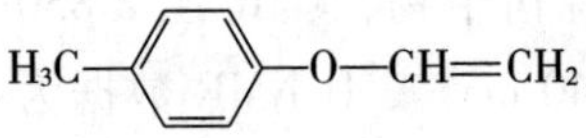 $H_3C-\!\!\!\langle\ \rangle\!\!\!-O-CH=CH_2$

4. 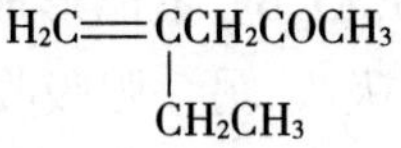 $H_2C=CCH_2COCH_3$
   $\quad\quad\ |$
   $\quad\ CH_2CH_3$

5. 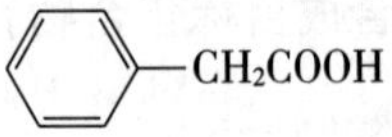 $-CH_2COOH$

6. 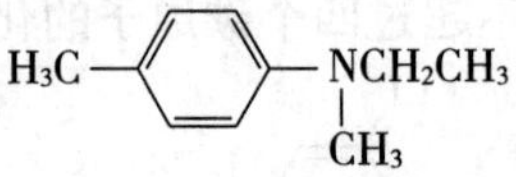 $H_3C-\!\!\!\langle\ \rangle\!\!\!-NCH_2CH_3$
   $\quad\quad\quad\quad\quad\ |$
   $\quad\quad\quad\quad\ CH_3$

7. (S) – 苹果酸

8. B – D – 2 – 脱氧核酸（Haworth 式）

9. 半胱氨酸

10. 甾族化合物的基本结构

二、完成下列反应式

1. 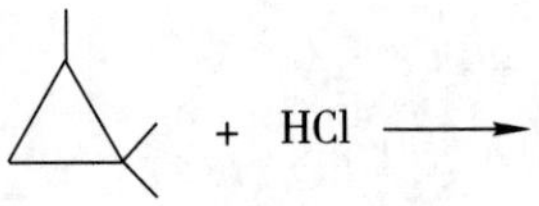 $\quad +$ HCl $\longrightarrow$

2. 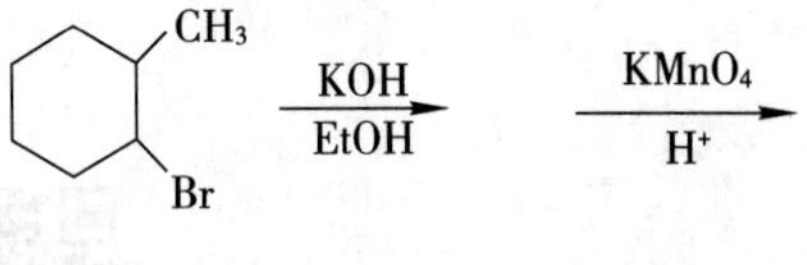 $\xrightarrow[\text{EtOH}]{\text{KOH}}$ $\xrightarrow[\text{H}^+]{\text{KMnO}_4}$

3. 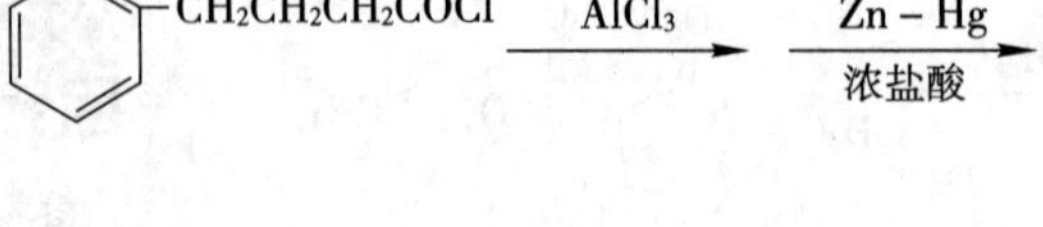 $CH_2CH_2CH_2COCl$ $\xrightarrow{\text{AlCl}_3}$ $\xrightarrow[\text{浓盐酸}]{\text{Zn – Hg}}$

4. Cl—⟨benzene⟩—CH₂Cl $\xrightarrow[\triangle]{NaOH/H_2O}$ $\xrightarrow[\text{吡啶}]{CrO_3}$

5. HO—⟨benzene⟩—CH₂—CH—COOH $\xrightarrow{Br_2/H_2O}$ $\xrightarrow{PBr_3}$

                          │
                         OH

6. ⟨benzene⟩—CHO + CH₃CH₂COCH₃ $\xrightarrow[\triangle]{OH^-/EtOH}$

7. $CH_3CH=CHCHO$ $\xrightarrow[②H_3O^+]{①LiAlH_4/\,Et_2O}$

8. HOOCCHCH₂COOH $\xrightarrow{\triangle}$ $\xrightarrow[②H^+]{①NH_3}$

       │
      OH

9. ⟨benzene⟩—N(CH₃)₂ $\xrightarrow{NaNO_2,HCl}$

10. ⟨quinoline⟩ $\xrightarrow[100℃]{KMnO_4,H_2O}$

三、单选题

1. 下列体系中既存在 p−π 共轭又有 σ−π 超共轭的是( )

    A. $CH_3CH_2\overset{+}{C}HCH_3$ B. $CH_2=CH-Cl$ C. CH_3—⟨benzene⟩—Br

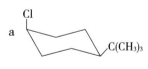   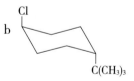

    D.   E.

2. 下列化合物的相对分子质量相近,其中沸点最高的是( )

    A. $CH_3(CH_2)_2COOH$ B. $CH_3COOC_2H_5$ C. $CH_3CH_2OCH_2CH_2CH_3$

    D. $CH_3(CH_2)_3CH_2OH$ E. $CH_3(CH_2)_4CH_3$

3. 下列化合物

a ⟨环己烷 Cl, C(CH₃)₃⟩   b ⟨环己烷 Cl, C(CH₃)₃⟩

c ⟨环己烷 Cl, C(CH₃)₃⟩   d ⟨环己烷 Cl, C(CH₃)₃⟩

稳定性由大到小的顺序是( )

    A. abdc   B. dcab   C. dbac   D. dabc   E. dacb

4. 下列化合物中酸性最弱的是( )

    A. HOOC—⟨benzene⟩—COOH   B. HO—⟨benzene⟩—COOH   C. HCOOH

    D. O₂N—⟨benzene⟩—COOH   E. ⟨benzene⟩—COOH

5. 既可与 Tollens 试剂作用,又可发生自身醇醛缩合的化合物是(　　　)

A. =O　　　B. CH_3COCH_3　　　C. CH_3CH_2CHO

D. —CHO　　　E. —COCH₃

6. 下列分子中,既有顺反异构又有对映异构的是(　　　)

A. CH_2 = $CHCHCH_3$ 　　　　B. CH_3——Br 　　　C. CH_3——Br
　　　　　　|
　　　　　Br

D. 　　　　　　　E. $BrHC$ = $CHCH_2CH_3$

7. 组胺 中含有 3 个 N 原子,其碱性大小顺序是(　　　)

A. (1) > (2) > (3)　　　　B. (3) > (2) > (1)　　　C. (1) > (3) > (2)

D. (2) > (1) > (3)　　　　E. (3) > (1) > (2)

8. α - D - 葡萄糖和 β - D - 葡萄糖不是(　　　)

A. 端基异构体　　　　B. 差向异构体　　　　C. 非对映体

D. 对映体　　　　E. 异头物

9. 在 pH 为 10.0 的溶液中,天冬氨酸主要存在形式是(　　　)

A. H_2N—CH—CH_2COOH　　　B. H_2N—CH—CH_2COO^-　　　C. $H_3\overset{+}{N}$—CH—CH_2COOH
　　　　|　　　　　　　　　　　　|　　　　　　　　　　　　　　|
　　　COO⁻　　　　　　　　　　COO⁻　　　　　　　　　　　COO⁻

D. $H_3\overset{+}{N}$—CH—CH_2COO^-　　　E. $H_3\overset{+}{N}$—CH—CH_2COO^-
　　　　|　　　　　　　　　　　　　|
　　　COOH　　　　　　　　　　COO⁻

10. 下列羰基化合物中最易烯醇化的是(　　　)

A. CH_3—$\overset{O}{\overset{\|}{C}}$—$CH_2$—$\overset{O}{\overset{\|}{C}}$—$CH_3$　　　B. CH_3—$\overset{O}{\overset{\|}{C}}$—$CH_2$—$\overset{O}{\overset{\|}{C}}$—$OCH_3$

C. C_6H_5—$\overset{O}{\overset{\|}{C}}$—$CH_2$—$\overset{O}{\overset{\|}{C}}$—$CH_3$　　　D. C_6H_5—$\overset{O}{\overset{\|}{C}}$—$CH_2$—$\overset{O}{\overset{\|}{C}}$—$OCH_3$

E. C_6H_5—$\overset{O}{\overset{\|}{C}}$—$CH_2$—$\overset{O}{\overset{\|}{C}}$—$C_6H_5$

11. 下列碳正离子中最稳定的是(　　　)

A. —$\overset{+}{C}H_2$　　　B. —$\overset{+}{C}HCH_3$　　　C. —$\overset{+}{C}H_2$

D. —$\overset{+}{C}HCH_3$　　　E. $(CH_3)_3\overset{+}{C}$

12. 下列环状化合物中不具芳香性的是( )

    A. （含S的五元环）　　B. （带+的五元环）　　C. （带−的五元环）　　D. （含O的五元环）　　E. （含N、NH的咪唑环）

13. 下列化合物环上亲电取代反应活性最大的是( )

    A. （苯环）　　B. （CH_3取代苯）　　C. （Cl取代苯）　　D. （OH取代苯）　　E. （NO_2取代苯）

14. 有关 S_N1 反应描述正确的是( )

    A. 反应涉及消旋化　　　　　　　　B. 形成碳负离子中间体

    C. 反应速度与亲核试剂浓度有关　　D. 进攻试剂是很强的亲电试剂

    E. 反应一步完成

15. Fehling 试剂不能鉴别下列哪一组化合物( )

    A. 甲醛与丙酮　　　　B. 甲醛与苯乙酮　　　　C. 丁醛与丁酮

    D. 苯甲醛与乙醛　　　E. 苯甲醛与丙酮

16. 下列化合物作为酰化剂,反应活性最强的是( )

    A. $(CH_3CO)_2O$　　　　B. CH_3COOCH_3　　　　C. CH_3CONH_2

    D. CH_3COCl　　　　　E. $(CH_3)_3CCOCl$

17. 羰基的碳原子和氧原子杂化状态为( )

    A. sp^2 和 sp^2　　B. sp 和 sp^3　　C. sp^2 和 sp^2　　D. sp^2 和 sp^3　　E. sp^3 和 sp^3

18. 羧酸衍生物的水解、醇解和氨解反应的机理是( )

    A. 亲核取代 – 消除　　B. 亲核加成 – 消除　　　C. 亲电取代 – 消除

    D. 亲电加成 – 消除　　E. 自由基反应

19. 蛋白质二级结构稳定性的维系主要靠( )

    A. 肽键　　B. 氢键　　C. 疏水键　　D. 离子键　　E. 二硫键

20. 下列羰基化合物中亲核加成反应活性最强的是( )

    A. CH_3COCH_3　　　　B. CH_3CHO　　　　C. $ClCH_2CHO$

    D. （苯环—CHO）　　　E. （环己酮=O）

四、是非题(正确画"√",不正确画" ×")

1. 具有旋光性的物质一定存在对映异构现象。　　　　　　　　　　　　　　( )

2. 对映体的混合物是外消旋体。　　　　　　　　　　　　　　　　　　　　( )

3. 不饱和碳原子都是 sp^2 杂化。　　　　　　　　　　　　　　　　　　　( )

4. 羟醛缩合反应属于亲核加成反应。　　　　　　　　　　　　　　　　　　( )

5. 缩二脲反应是两分子脲受热脱氨缩合成缩二脲的反应。　　　　　　　　　( )

6. 只有 $CH_3-\overset{\overset{\text{O}}{\|}}{C}-$ 结构的有机化合物才能发生碘仿反应。　　　　( )

7. 实验室中常用 $Cu(OH)_2$ 来区别甘油和乙二醇。　　　　　　　　　　　　( )

8. β – 酮酸比 α – 酮酸容易受热脱羧。　　　　　　　　　　　　　　　　　( )

9. 只有酚羟基结构才能与 $FeCl_3$ 溶液发生显色反应。 （　　）

10. 单糖都是还原糖。 （　　）

五、填空题

1. 2,4 – 戊二酮能生成稳定的烯醇式,其主要原因是在烯醇式中存在_____和_____。

2. 正丁烷的沸点和乙醚相近,且都为无色透明液体。用于鉴别两者的最佳试剂是_____,现象是_____。

3. 胺在水溶液中的碱性强弱主要决定于_____、_____和_____。

4. 必需脂肪酸包括_____、_____和_____。

5. 淀粉和纤维素的结构单位是_____,直链淀粉中结构单位间通过_____连接,纤维素中结构单位间通过_____连接,支链淀粉中分支点是以_____连接。

6. 核酸中的戊糖以_____键与碱基结合成核苷,核苷与磷酸以_____键结合成核苷酸,核苷酸之间以_____键结合成多核苷酸。

7. 蛋白质在水溶液中稳定存在的两个因素是_____和_____。

8. 吡啶的碱性比吡咯_____,其亲电反应比吡咯_____。

9. 油脂没有恒定的熔点是因为_____。

10. 生物碱由于分子结构中含有_____而显碱性。溶剂法提取生物碱的理论根据是游离生物碱溶于_____;生物碱的盐溶于_____。

六、完成下列转变

1. 由丙烯合成 2 – 甲基 – 3 – 氧戊酸

2. 由甲苯合成间溴甲苯

七、推结构

1. 一个未知酸 A($C_9H_{10}O_3$)与 CrO_3 – H_2SO_4 作用生成 B($C_9H_8O_3$)。B 能发生银镜反应生成 C($C_9H_8O_4$)。C 受热容易转变成 D($C_8H_8O_2$)。A 用 $KMnO_4/H^+$ 氧化得苯甲酸。试写出 A、B、C、D 的结构式。

2. 某化合物 A($C_4H_8N_2$),其水溶液呈碱性,不能与苯磺酰氯发生反应。A 经催化加氢得到 B($C_4H_{12}N_2$),B 却能与苯磺酰氯发生反应。A 与较浓盐酸一起煮沸生成 C($C_4H_{10}O_2NCl$),C 能溶于水,试写出 A、B、C 的结构式。

综合测试题 II

参考答案

一、选择题（可能有一个或一个以上正确答案）

1. 以下烯烃与 Br_2 加成的相对反应速率最快的是（　　）。

　A. CH_3—CH＝CH—CH_3 　　　　B. CH_3—CH＝CH—CH_2—$COOH$

$$C.\ CH_3—\overset{\overset{\displaystyle CH_3}{|}}{C}＝CH—CH_2—CH_3$$

　　　　　　　　　　　　　　　　　　D. CH_3—CH＝CH—CH_2—NO_2

2. 以下炔烃中,可生成金属炔化物的是（　　）。

　A. 丁 – 2 – 炔 　　　　　　　　　　　B. 4 – 甲基丁 – 2 – 炔

　C. 2 – 甲基丁 – 1 – 炔 　　　　　　　D. 己 – 3 – 炔

3. 分子式为 C_7H_{14} 的烃,与 $KMnO_4/H^+$ 反应,得到丙酮和 2 - 甲基丙酸,则该烃的名称是( )。

    A. 2,4 - 二甲基戊 - 2 - 烯　　　　B. 2,4 - 二甲基戊 - 3 - 烯

    C. 2,5 - 二甲基戊 - 3 - 烯　　　　D. 2 - 甲基己 - 2 - 烯

4. 异戊烷在光照的条件下,假设与氯气只发生一氯代反应,则所得的一氯代产物中,一级卤代烃共有多少种?( )

    A. 一种　　　　B. 两种　　　　C. 三种　　　　D. 四种

5. 青蒿酸是从青蒿中提取出来的酸性物质,分子中手性碳原子个数为( )。

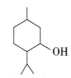

(青蒿酸)

    A. 2　　　　　　B. 3　　　　　　C. 4　　　　　　D. 5

6. 下列化合物具有芳香性的是( ):

    A. 　　B.　　C.　　D.

7. 薄荷是一种重要的中药,化学成分非常复杂。薄荷醇是其主要成分,其结构式如下:

有关薄荷醇的叙述不正确的是( )。

    A. 理论上讲,薄荷醇存在八种立体异构体　　　　B. 薄荷醇是一个仲醇

    C. 薄荷醇分子的稳定构象为椅式　　　　　　　　D. 薄荷醇分子存在 $p - \pi$ 共轭结构

8. 正丁醇与下列哪种试剂作用是制备 1 - 氯丁烷的最好方法?( )

    A. $SOCl_2$　　　　B. PCl_3　　　　C. PCl_5　　　　D. HCl

9. 关于醌类化合物描述不正确的是( )。

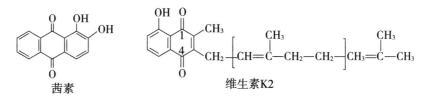

茜素　　　　　　　　　　　　维生素K2

    A. 醌类化合物一般都有颜色　　　　B. 茜素是一种蒽醌

    C. 维生素 K_2 具有萘醌的结构　　　　D. 对苯醌分子中含有苯环,故名对苯醌

10. 下列四组构型表达式中,构型相同的是( )。

A. $\begin{array}{c}CH_2CH_3\\ H\!-\!\!\!-\!\!\!-OH\\ CH_3\end{array}$ 与 $\begin{array}{c}CH_2CH_3\\ HO\!-\!\!\!-\!\!\!-H\\ CH_3\end{array}$ B. $\begin{array}{c}CH_3\\ HO\!-\!\!\!-\!\!\!-H\\ CH_2CH_3\end{array}$ 与 $\begin{array}{c}CH_2CH_3\\ HO\!-\!\!\!-\!\!\!-H\\ CH_3\end{array}$

C. $\begin{array}{c}CH_2CH_3\\ H\!-\!\!\!-\!\!\!-OH\\ CH_3\end{array}$ 与 $\begin{array}{c}CH_3\\ HO\!-\!\!\!-\!\!\!-H\\ CH_2CH_3\end{array}$ D. $\begin{array}{c}CH_2CH_3\\ H\!-\!\!\!-\!\!\!-OH\\ CH_3\end{array}$ 与 $\begin{array}{c}CH_2CH_3\\ CH_3\cdots\cdots H\\ OH\end{array}$

11. 不与 HNO_2 作用放氮气的是( )。

A. $CH_3\overset{O}{\overset{\|}{C}}\!-\!NH_2$ B. $H_2N\!-\!\overset{O}{\overset{\|}{C}}\!-\!NH_2$

C. ⟨ ⟩$-SO_2NH_2$ D. CH_3NHCH_3

12. 苯甲酰丙酮既能与 $FeCl_3$ 作用,又能与羰基试剂作用,是由于分子中存在( )。

A. $\alpha-H$ B. 羰基   C. 同分异构   D. 互变异构

13. 无变旋光现象的化合物是( )。

A. 果糖   B. 蔗糖   C. 葡萄糖   D. 乳糖

14. 当氨基酸处于 pH < pI 的溶液中时,氨基酸主要存在形式为( )。

A. 负离子   B. 正离子

C. 分子   D. 两性离子

15. 直链淀粉一般由 D – 葡萄糖以( )连结而成的线状聚合物。

A. $\beta-1,4-$ 苷键   B. $\alpha-1,4-$ 苷键

C. $\alpha-1,6-$ 苷键   D. $\alpha-1,6-$ 苷键和 $\alpha-1,4-$ 苷键

16. 动物的胆汁中含有几种结构相似的酸,称为( )。

A. 胆酸   B. 胆甾酸   C. 脱氧胆酸   D. 石胆酸

17. 分子中含有环戊烷并氢化菲骨架的化合物是( )。

A. 胆酸   B. 嘌呤   C. $\alpha-$ 卵磷脂   D. 维生素 A

18. 羧酸衍生物水解反应机理是( )。

A. 亲电加成   B. 亲核加成

C. 亲核加成 – 消除   D. 亲电取代

19. 可作酰化剂的化合物是( )。

A. 乙酰胺   B. 乙酰氯   C. 乙酰乙酸   D. 乙酸乙酯

20. 能与茚三酮的水合物反应显蓝紫色的是( )。

A. $\alpha-$ 丁酮酸   B. $\beta-$ 丁酮酸   C. $\beta-$ 氨基酸   D. $\alpha-$ 氨基酸

21. 下列各组化合物中,属于对映体的是( )。

A. $(R)-(-)-$ 乳酸与 $(S)-(+)-$ 乳酸

B. $(2R,3R)-$ 酒石酸与 $(2R,3S)-$ 酒石酸

C. $(2R,3R)-$ 酒石酸与 $(2S,3S)-$ 酒石酸

D. $D-(+)-$ 甘油醛与 $L-(-)-$ 甘油醛

22. Zaitsev 规律适用于( )。

    A. 卤烃的消除反应　　　　　　B. 卤烃水解反应

    C. 醇的脱水反应　　　　　　　D. 烯烃的加成反应

23. 属于硫的四价有机化合物是（　　）。

    A. 亚砜　　　　　B. 亚磺酸　　　　　C. 砜　　　　　　　D. 磺酸

24. 苷是由糖与非糖物质通过苷键连接，可作为苷（键）原子的是（　　）。

    A. 氧　　　　　　B. 磷　　　　　　　C. 碳　　　　　　　D. 氮

25. 下列化合物中能起缩二脲反应的是（　　）。

    A. 缩二脲　　　　　　　　　　B. 脲

    C. 丙氨酰半胱氨酰甘氨酸　　　D. 乙酰甲胺

二、写出结构式或命名化合物

1. 乙炔基环丙烷　　　　2.（R）-1-苯基-2-氯丁烷　　　　3. β-萘酚

4. 乙烯基烯丙基醚　　　5. 苯乙酮　　　　　　　　　　　6. 草酰乙酸甲酯

7. 2-甲基吡啶　　　　　8. 甘氨酰丙氨酸　　　　　　　　9. D-葡萄糖

10. 酒石酸

11.

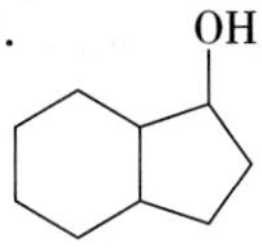

12.

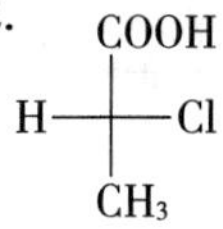

13.

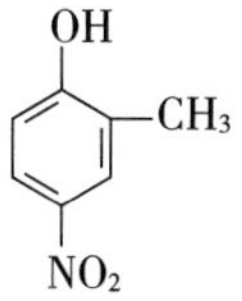

14.

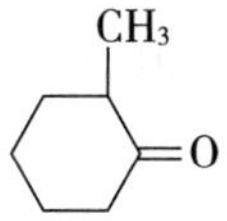

15.

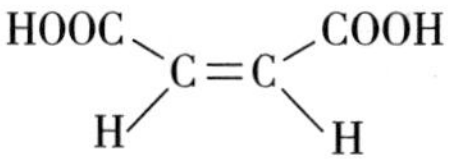

16.

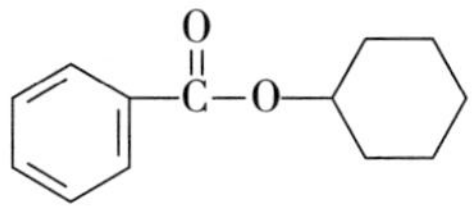

17.

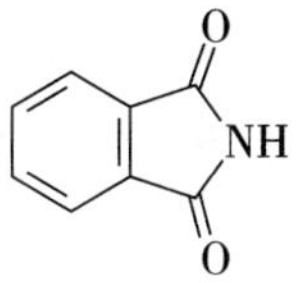

18.

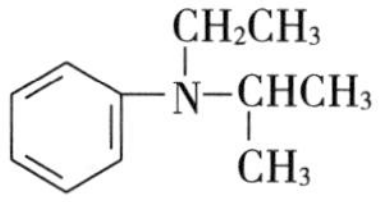

19.

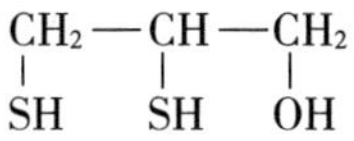

20.

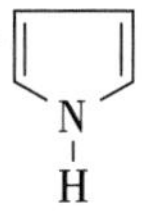

三、是非题（正确画"√"，不正确画"×"）

1. 键的极化是两原子之间相互影响而产生的。　　　　　　　　　　　　（　　）

2. 乙烷的构象可用费歇尔投影式来表示。　　　　　　　　　　　　　　（　　）

3. 取代环丙烷发生亲电加成反应时，碳环的开环位置由取代基的定位效应来决定。（　　）

4. 旋光性物质的构型与旋光方向之间无对应关系。　　　　　　　　　　（　　）

5. 果糖是酮糖不能与托伦试剂作用。　　　　　　　　　　　　　　　　（　　）

6. 氨基酸在等电点时，净电荷为零，在水溶液中溶解度最小。　　　　　（　　）

7. 磷脂属于甾族类化合物。　　　　　　　　　　　　　　　　　　　　（　　）

8. 亚油酸是必需脂肪酸。　　　　　　　　　　　　　　　　　　　　　（　　）

9. 尿素加热生成缩二脲的反应称为缩二脲反应。　　　　　　　　　　　（　　）

10. 杂环上有多个不同种类杂原子时，编号按 N，O，S 的顺序排列。　　（　　）

11. 单萜含有二个异戊二烯单位。　　　　　　　　　　　　　　　　　　（　　）

12. 硫醚可被氧化成亚砜。 （　　）

13. 乙酰丙酮可产生酮式和烯醇式互变异构。 （　　）

14. 组成人体蛋白质的 20 种编码氨基酸都能与 HNO_2 反应放出氮气。 （　　）

15. 生物碱的结构特点是氮原子都在环外侧链上。 （　　）

四、完成下列反应

1. 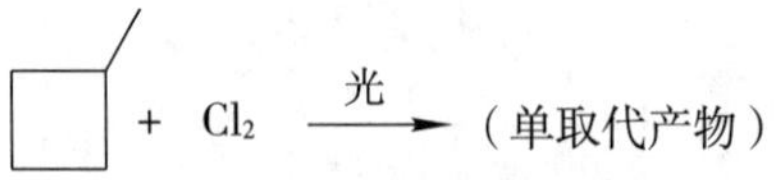 + Cl_2 $\xrightarrow{\text{光}}$ （单取代产物）

2. 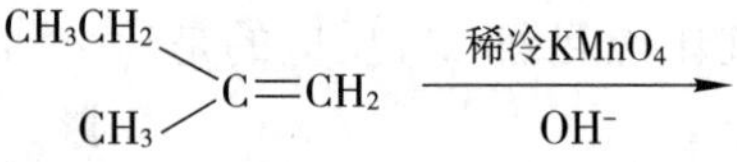 $\underset{CH_3}{\overset{CH_3CH_2}{>}}C{=}CH_2$ $\xrightarrow[OH^-]{\text{稀冷}KMnO_4}$

3. + $CH_3\overset{O}{\overset{\|}{C}}{-}Cl$ $\xrightarrow{AlCl_3}$

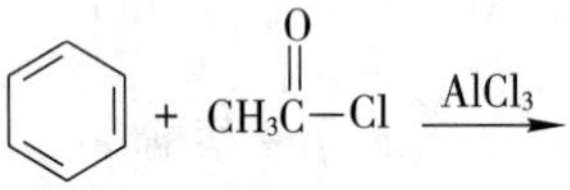

4. 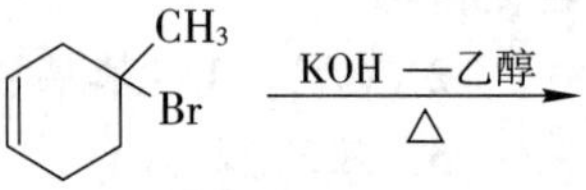 $\xrightarrow[\triangle]{KOH\ \text{—乙醇}}$

5. 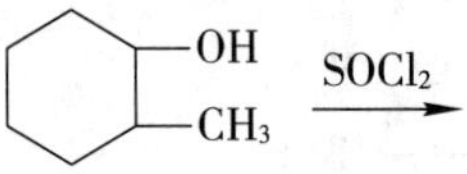 $\xrightarrow{SOCl_2}$

6. 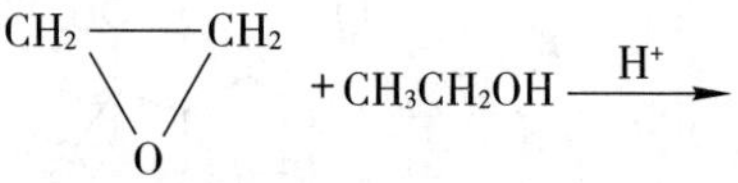 $\underset{O}{\overset{CH_2\ \diagup\ CH_2}{\triangle}}$ + CH_3CH_2OH $\xrightarrow{H^+}$

7. 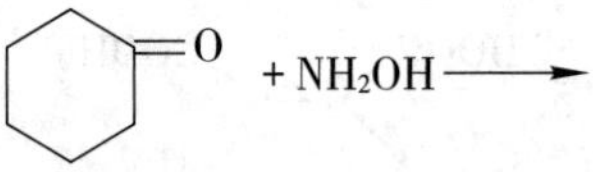 + NH_2OH $\longrightarrow$

8. CH_3CH_2CHO $\xrightarrow[\triangle]{\text{稀}OH^-}$

9. 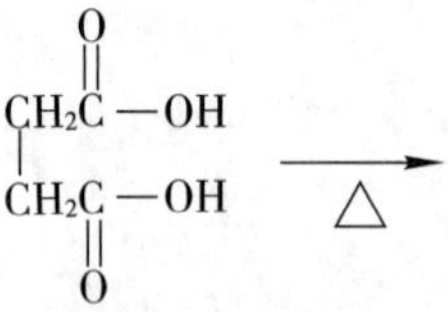 $\underset{CH_2\overset{\|}{\underset{O}{C}}{-}OH}{\overset{CH_2\overset{O}{\overset{\|}{C}}{-}OH}{}}$ $\xrightarrow{\triangle}$

10. 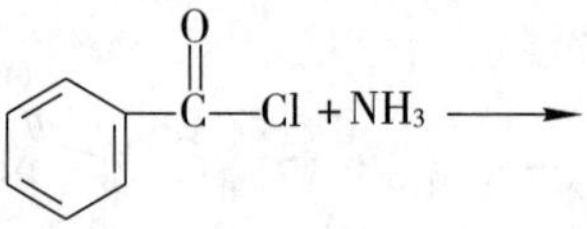 + NH_3 $\longrightarrow$

11. 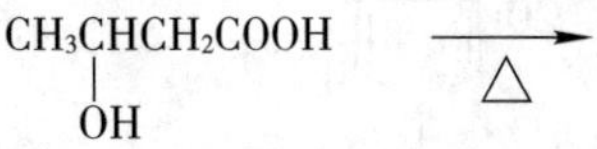 $\underset{OH}{\overset{CH_3CHCH_2COOH}{}}$ $\xrightarrow{\triangle}$

12. 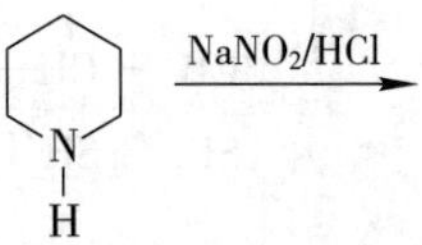 $\xrightarrow{NaNO_2/HCl}$

13. 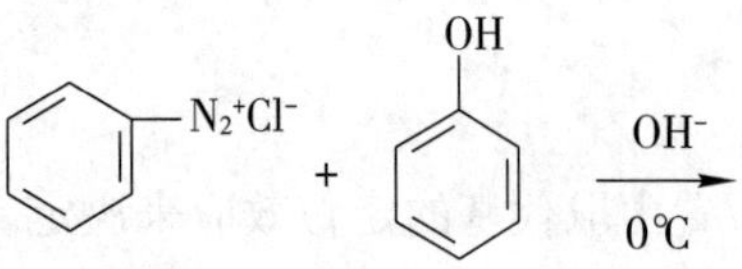 + $\xrightarrow[0℃]{OH^-}$

14. 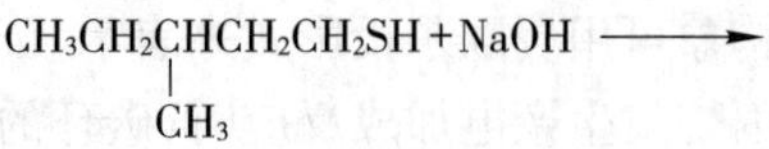 $CH_3CH_2CHCH_2CH_2SH$ + $NaOH$ $\longrightarrow$ （CH_3 下标）

15. 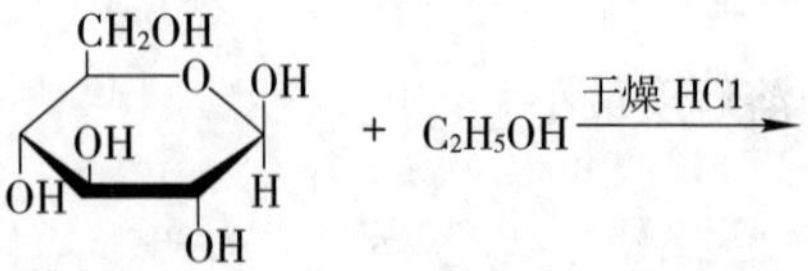 + C_2H_5OH $\xrightarrow{\text{干燥 HC1}}$

五、填空题

1. 磺胺类药物的基本结构是_____。

2. 硫醇用强氧化剂高锰酸钾氧化,最后生成_____。

3. 卵磷脂不溶于水和丙酮,易溶于乙醚、_____及氯仿。

4. D - 果糖用稀碱处理,可转化为_____和_____两种其他单糖。

5. 含有_____结构的醛或酮和含有_____结构的醇都能发生碘仿反应。

6. 在外电场的作用下共价键极性的改变称为共价键的_____。

7.
$$
\begin{array}{c}
\text{COOH} \\
\text{H}\!\!-\!\!\!-\!\!\text{Cl} \\
\text{CH}_2\text{SH}
\end{array}
$$
化合物的构型为_____(用 R、S 构型标示法标示);

$$
\begin{array}{c}
\text{CH}_3 \qquad\quad \text{Cl} \\
\text{C} = \text{C} \\
\text{H} \qquad \text{CH}_2\text{CH}_3
\end{array}
$$
化合物的构型为_____(用 E、Z 标示)。

8. 乙酰乙酸乙酯具有_____互变异构现象。

9. 冠醚是一类分子中具有_____重复单位的环醚。

10. 将谷氨酸(pI = 3.22)溶于纯水中,其溶液显_____性,此时谷氨酸以_____离子存在。

六、用化学方法鉴别下列各组化合物

1. 丙氨酸、葡萄糖、水杨酸

2. α - 羟基丙酸、丙酮酸、丙酸

3. 雌二醇、胆固醇、淀粉

七、推结构

1. 化合物 A、B、C 分子式均为 $C_4H_6O_4$,A、B 可溶于 $NaHCO_3$ 溶液,A 加热生成 $C_4H_4O_3$,B 加热生成 $C_3H_6O_2$,化合物 C 用稀酸处理可得 D 和 E,用高锰酸钾氧化 D 和 E 均只生成二氧化碳和水。写出 A、B、C 的结构式。

2. 某化合物 A 的分子式为 $C_{10}H_{12}O_3$,能溶于 $NaOH$ 水溶液,但不溶于 $NaHCO_3$ 水溶液。如用 CH_3I 碱性水溶液处理 A,得到分子式为 $C_{11}H_{14}O_3$ 的化合物 B,B 不溶于 $NaOH$ 水溶液,但可与金属钠反应,也能和 $KMnO_4$ 反应,并能使 Br_2/CCl_4 褪色。B 经 O_3 氧化/还原水解可得到 3,4 - 二甲氧基苯甲醛。试写出 A、B 的结构式。

综合测试题 Ⅲ

参考答案

一、命名下列化合物或写出结构式

1.
$$
\begin{array}{c}
\text{CH}_2\text{CH}_3 \\
\text{H}\!\!-\!\!\!-\!\!\text{OH} \\
\text{CH}_3\text{CH}_2\!\!-\!\!\!-\!\!\text{CH}_3 \\
\text{Br}
\end{array}
$$

2.
$$
\begin{array}{c}
\text{C}_2\text{H}_5 \qquad\quad \text{CH}_2\text{CH}_2\text{CH}_3 \\
\text{C} = \text{C} \\
\text{H}_3\text{C} \qquad\qquad \text{H}
\end{array}
$$

3.
$$
\begin{array}{c}
\qquad\qquad \text{CH}_3 \\
\text{CH}_3\text{CH}_2\!\!-\!\!\text{CH}\!\!-\!\!\text{C}\!\!-\!\!\text{CH}_3 \\
\text{CH}_3\!\!-\!\!\text{CH} \quad \text{CH}_3 \\
\text{CH}_3
\end{array}
$$

4.
$$
\begin{array}{c}
\text{OH} \quad \text{OH} \\
\text{HO}\!-\!\!\!\diagdown\!\!\!\!\diagup\!\!-\!\!\text{O}\!\!-\!\!\text{OCH}_3 \\
\text{OH}
\end{array}
$$

5. $CH_3\underset{\underset{NH_2}{|}}{CH}CONH-\underset{\underset{CH_2SH}{|}}{CH}COOH$　　　　　6. $HOOCCOCH_2COOH$

7. $R'-\underset{\underset{O}{||}}{C}-O-\underset{\overset{CH_2OCR}{\overset{\overset{O}{||}}{|}}}{\underset{CH_2-O-\underset{\underset{O^-}{|}}{\overset{\overset{O}{||}}{P}}-OCH_2CH_2N^+(CH_3)_3}{C-H}}$　　　　　8. ⟨苯环⟩—$N\overset{CH(CH_3)_2}{\underset{CH_3}{\big\backslash}}$

9. $\beta-D-$吡喃葡萄糖的构象式　　　10. 腺嘌呤核苷酸　　　11. 尿素　　　12. TNT

13. 阿司匹林　　　14. 顺$-1-$甲基$-3-$苯基环己烷的稳定构象

15. 巴比妥酸　　　16. 谷胱甘肽

二、按指定性质对下列各组化合物进行排序

1. 碱性由强至弱的顺序

　　　（1）$HN(C_2H_5)_2$　　　（2）⟨苯环⟩—NH_2　　　（3）$(C_2H_5)_4N^+OH^-$　　　（4）CH_3CONH_2

2. 发生亲电取代反应由易至难的顺序

　　　（1）⟨苯环⟩　　　（2）⟨吡啶环N⟩　　　（3）⟨苯环⟩—OCH_3　　　（4）⟨苯环⟩—Cl

3. 烯醇式含量由高至低的顺序

　　　（1）$CH_3\underset{\underset{O}{||}}{C}CH_2\underset{\underset{O}{||}}{C}CH_3$　　　　　（2）$CH_3\underset{\underset{O}{||}}{C}\underset{\underset{\underset{O=C-CH_3}{|}}{}}{C}HCCH_3$

　　　（3）$CH_3\underset{\underset{O}{||}}{C}CH_2\underset{\underset{O}{||}}{C}OCH_3$　　　　　（4）$CH_3\underset{\underset{O}{||}}{C}H(CH_3)_2$

4. 发生亲核取代反应由易至难的顺序

　　　（1）⟨苯环⟩—$CONH_2$　　　（2）⟨苯环⟩—$COCl$　　　（3）⟨苯环⟩—$COOCH_3$　　　（4）⟨邻苯二甲酸酐⟩

三、写出下列反应的主产物

1. ⟨邻甲基（环己基-CH₃）苯⟩ $\xrightarrow[\text{H}^+]{\text{KMnO}_4}$ $\xrightarrow{\triangle}$

2. ⟨苯环⟩—CH_2CH_2Br $\xrightarrow[\text{无水乙醚}]{\text{Mg}}$ $\xrightarrow[(2)\,H_3O^+]{(1)\,\overset{O}{\triangle}CH_3}$

3. ⟨间羟基（环己基-CH₂CH₃）苯⟩ $+$ Br_2 $\xrightarrow{\text{光}}$

4.

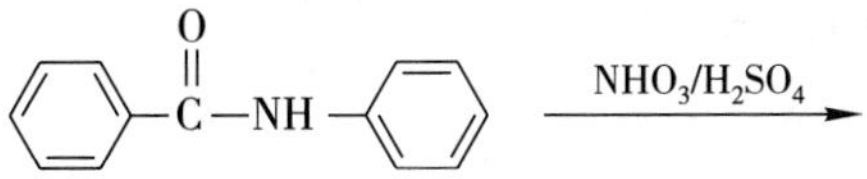

$$\xrightarrow{\text{NHO}_3/\text{H}_2\text{SO}_4}$$

5.

$$\xrightarrow{\triangle}$$

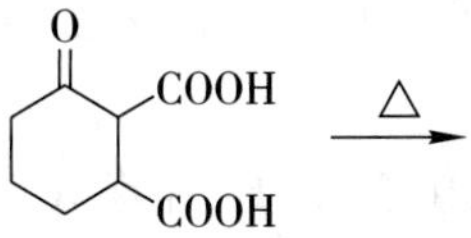

6. $\text{HOOCCH}_2\text{CHCOOH}$ 带下标 NH_2

$$\xrightarrow{\text{NaNO}_2,\text{HCl}} \xrightarrow{\text{KMnO}_4} \xrightarrow{\triangle}$$

7.

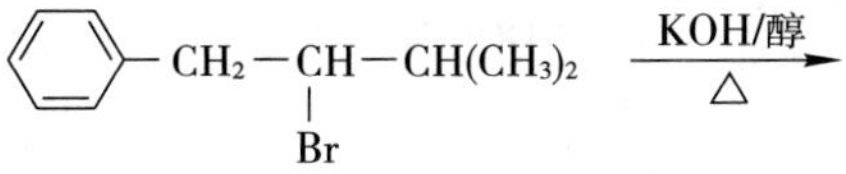

$$\xrightarrow[\triangle]{\text{KOH/醇}}$$

8.

$+ \text{CH}_3\text{CH}_2\text{OH} \longrightarrow$

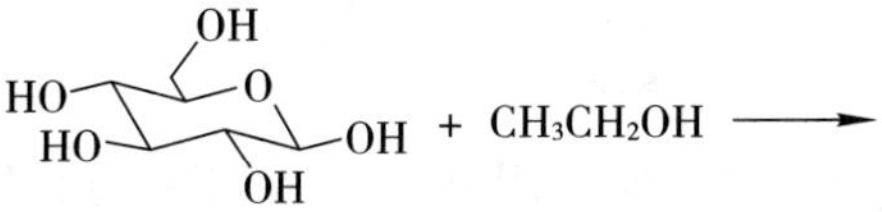

9.

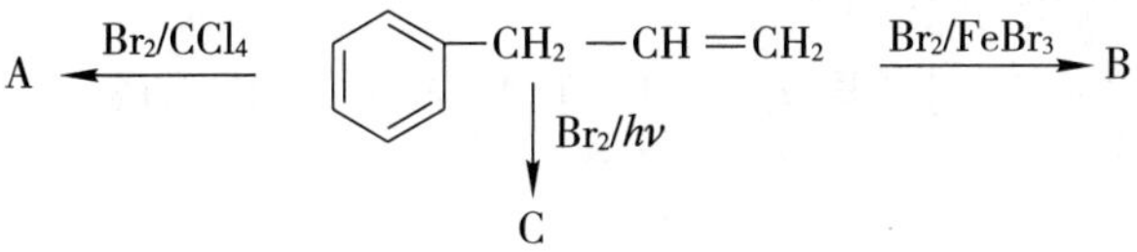

10. $\text{BrCH}_2\text{CH}=\text{CBrCH}_2\text{CH}_2\text{Br}$ $\xrightarrow{\text{NaOH（水溶液）}}$

11. $\text{CH}_3\text{CHCH}_2\text{CH}$ 带上标 OCH_3，带下标 OH OCH_3

$$\xrightarrow{\text{KMnO}_4/\text{OH}^-} \xrightarrow{\text{H}^+/\text{H}_2\text{O}}$$

12.

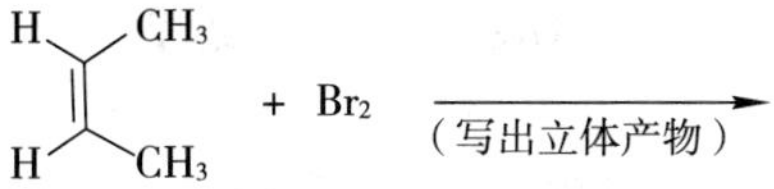

$+ \text{Br}_2$ $\xrightarrow{\text{（写出立体产物）}}$

13.

$$\xrightarrow[(2)\text{H}_3\text{O}^+]{(1)\text{LiAlH}_4}$$

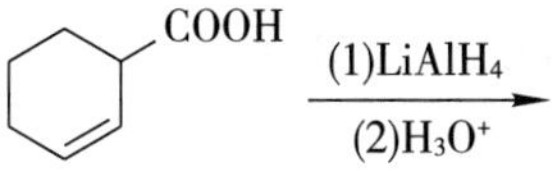

四、选择题

1—33 题为单选题

1. 下列化合物中,沸点最高的是(　　　)

   A. 丁酸　　　　　B. 丁醛　　　　　C. 丁醇　　　　　D. 丁 – 2 – 酮　　　　　E. 乙醚

2. 卤代烷在 NaOH 溶液中进行水解反应,下列现象不属于 S_N1 机理的是(　　　)

   A. 产物外消旋化　　　　　　　　　　B. 产物构型完全转化

   C. 叔卤代烷反应速率大于伯卤代烷　　D. 反应速率与 NaOH 的浓度无关

   E. 反应分两步进行,中间体为碳正离子

3. 在蛋白质一级结构中,连接氨基酸残基的主要化学键是(　　　)

   A. 配位键　　　　B. 离子键　　　　C. 肽键　　　　D. 氢键　　　　E. 疏水键

4. 4,5 – 二氯己 – 2 – 烯的旋光异构体数目是(　　　)

   A. 4　　　　　　　B. 6　　　　　　　C. 8　　　　　　　D. 16　　　　　　　E. 32

5. 将下列化合物按其碱性由强到弱的顺序排列(　　　)

$$CH_3CH_2NH_2 \qquad H_3CHC=\!\!=NH \qquad H_3CC\!\!\equiv\!\!N$$

①　　　　　　②　　　　　　③

A. ① > ② > ③　　B. ① > ③ > ②　　C. ② > ① > ③　　D. ② > ③ > ①　　E. ③ > ② > ①

6. 叔丁基碳正离子中带正电荷碳的杂化类型是(　　)

A. sp^3 杂化态　　B. sp^2 杂化态　　C. sp 杂化态　　D. spd 杂化态　　E. 未杂化态

7. 吗啡和度冷丁结构如下:

吗啡　　　　　　　　　　　　度冷丁

在这两种药物中,当苯基处于哌啶环第四位竖键上时镇痛作用显著,若处于横键位置时,则作用降低。这说明对药物的作用发生影响的异构现象是(　　)

A. 构造异构　　B. 顺反异构　　C. 对映异构　　D. 互变异构　　E. 构象异构

8. 萜类化合物的基本结构单位是(　　)

A. 丙烯　　　B. 乙烯　　　C. 丁烯　　　D. 丁 – 1,3 – 二烯　　　E. 异戊二烯

9. 三种化合物:a. $CH_2=\!\!=CHCH_2CH=\!\!=CHNH_2$,b. $CH_3CH=\!\!=CHCH=\!\!=CHNH_2$,
c. $CH_3CH_2CH_2CH_2CH_2NH_2$。其紫外吸收波长由长至短的顺序是(　　)

A. a > b > c　　B. a > c > b　　C. b > a > c　　D. b > c > a　　E. c > b > a

10. 下列化合物中,与亚硝酸($NaNO_2 + HCl$)反应时可生成苹果酸的是(　　)

A. 丙氨酸　　B. 丝氨酸　　C. 天冬氨酸　　D. 谷氨酸　　E. 甘氨酸

11. 氨基酸的等电点 pI 是(　　)

A. 氨基酸溶液的 pH = 7　　　　　　　B. 氨基酸溶液的 pH = 0

C. 氨基酸在电场中不发生移动时的 pH　　D. 氨基酸溶液的 pH = 14

12. 下列糖中,不能发生变旋光现象的是(　　)

A. 果糖　　　　B. 甘露糖　　　　C. 乳糖

D. 蔗糖　　　　E. 葡萄糖醛酸

13. 能发生缩二脲反应的是(　　)

A. $CH_3CONHCH_2CH_3$　　　　　　　　B. $CH_3CH_2COONH_4$

C. $H_2NCH_2CONHCH_2CONHCH_3$　　　D. $C_6H_5NHCOCH_3$

E. $CH_3CONHCH_2COOH$

14. 甲、乙两种蛋白质的相对分子质量相近,等电点分别为6.7和4.7。当在 pH 为7.5 的缓冲溶液中进行电泳时,甲与乙电泳的情况是(　　)

A. 甲与乙都向阳极移动,且速度相同

B. 甲与乙都向阳极移动,且乙比甲移动快

C. 甲与乙都向阳极移动,且甲比乙移动快

D. 甲与乙都向阴极移动,且乙比甲移动快

E. 甲与乙都向阴极移动,且甲比乙移动快

15. 下列酸中具有顺反异构体的是(　　)

    A. 苹果酸　　　　B. 琥珀酸　　　C. 乌头酸　　　D. 柠檬酸　　　E. 邻苯二甲酸

16.

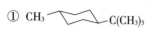

稳定性由强到弱的顺序为(　　)

    A. ①②③④　　　B. ④①③②　　　C. ③②①④　　　D. ④③①②　　　E. ①④③②

17. 分子内最难脱水的是(　　)

    A. $CH_3CH_2CH_3$（带 CH_3 和 OH）　　　B. $CH_3CHCHCH_3$（带 CH_3 和 OH）　　　C.

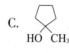

    D. $CH_3CH_2CH_2CH_2OH$　　　E. $CH_3CH_2CH(OH)CH_3$

18. （邻叔丁基苯甲酸）的酸性大于（苯甲酸），其主要原因是(　　)

    A. 叔丁基的空间效应　　　　B. 叔丁基的 $+I$ 效应　　　C. 叔丁基的 $-I$ 效应

    D. 叔丁基的共轭效应　　　　E. 叔丁基的超共轭效应

19. 不能发生羟醛缩合反应的化合物是(　　)

    A. （环己酮）　　　B. （苯$-CH_2CHO$）　　　C. $(CH_3)_2CHCH_2CHO$

    D. $C_2H_5C(CH_3)_2CHO$　　　E. $(CH_3)_3CCH_2CHO$

20. 能与氧化汞作用生成沉淀的化合物是(　　)

    A. CH_2CHCH_2（带 OH SH SH）　　　B. CH_3CH_2OH　　　C. CH_3CH_2SH

    D. $(CH_3CH_2)_2O$　　　E. $(CH_3CH_2)_2S$

21. $D-(+)-$甘油醛经温和氧化生成的有机酸为左旋体,它的正确名称是(　　)

    A. $D-(+)-$甘油酸　　　B. $D-(-)-$甘油酸　　　C. $L-(+)-$甘油酸

    D. $L-(-)-$甘油酸　　　E. 以上都不对

22. 根据反应历程,生成的中间体不是碳正离子的反应是(　　)

    A. 丙烯与 HCl 的加成反应　　　　B. 甲苯的磺化反应

    C. Diels–Alder 反应　　　　D. 丁$-1,3-$二烯与 HBr 反应

    E. 叔丁基溴的碱性水解反应

23. 能溶于 NaOH 溶液,通入 CO_2 后又析出的化合物是(　　)

    A. 苯甲酸　　　B. 苯酚　　　C. 水杨酸　　　D. 环己醇　　　E. 乙酰水杨酸

24. 天然不饱和脂肪酸中双键的构型特点是(　　)

    A. 共轭的　　　　B. 反式的　　　C. 顺式的　　　　D. 在链的末端　E. 多支链的

25. 经 HIO_4 作用生成一种酮的是(　　)

    A. 己 – 3,4 – 二醇　　　B. 2,3 – 二甲基丁 – 2,3 – 二醇　　　　C. 酒石酸

    D. 戊 – 2,4 – 二醇　　　E. 2 – 甲基戊 – 2,3 – 二醇

26. 与浓强酸作用能生成盐的化合物是(　　)

    A. 氯乙烷　　B. 环丙烷　　C. 苯　　　D. 乙醚　　E. 己烷

27. 能够鉴别伯、仲、叔胺的试剂是(　　)

    A. 苯磺酸　　B. HNO_3　　C. 苯磺酰氯　D. 乙酰氯　　E. 浓盐酸

28. 能使蛋白质沉淀,又不会使其变性的试剂是(　　)

    A. CH_3CH_2OH　　　　B. $(NH_4)_2SO_4$　　　　C. CCl_3COOH

    D. $HgCl_2$　　　　　E. $(CH_3COO)_2Pb$

29. "福尔马林"的组成成分是(　　)

    A. 40%甲醛水溶液　　　　B. 40%甲酸水溶液　　　　C. 40%乙醛水溶液

    D. 40%煤酚肥皂液　　　　E. 50%煤酚肥皂液

30. 与 HNO_2 反应不能放出 N_2 的化合物是(　　)

    A. 对氨基苯酚　　　　B. 苯甲酰胺

    C. 环己基胺　　　　D. 二乙胺　　　　E. 乙二胺

31. 不能使 $FeCl_3$ 溶液呈色的是(　　)

    A. 邻苯二酚　　　B. 苯甲酰丙酮　　　C. 丙二酰脲　　D. 苯甲酸

32. 核磁共振氢谱图中只有两个信号,其峰面积比为3:1,不可能是(　　)

    A. $CH_2{=\!\!=}C(CH_3)_2$　　　B. $CH_3CH_2CH_3$　　　C. $CH{\equiv}CCH_3$

    D. $CH_3CH_2CH_2CH_3$　　　E. $CH_3CH{=\!\!=}CHCH_3$

33. $\alpha – D – (+)$甲基葡萄糖苷的$[\alpha]_D^t = +158° \cdot cm^2 \cdot g^{-1}$,$\beta – D – (+)$甲基葡萄糖苷的 $[\alpha]_D^t = -33° \cdot cm^2 \cdot g^{-1}$,两种糖苷各以等量溶于酸性水溶液中,并放置一段时间后,旋光度达到平衡,其$[\alpha]$为(　　)

    A. $+125° \cdot cm^2 \cdot g^{-1}$　　　B. $+62.5° \cdot cm^2 \cdot g^{-1}$　　　C. $+52.7° \cdot cm^2 \cdot g^{-1}$

    D. $+95° \cdot cm^2 \cdot g^{-1}$　　　E. $+31.3° \cdot cm^2 \cdot g^{-1}$

34—40 题为多选题

34. π 键的主要特点有(　　)

    A. 成键的两个碳原子不能沿键轴自由转动　　B. 键能较小,键不稳定

    C. 电子云受核束缚力小,键的极化度大　　　　D. 电子云密集于两原子之间

    E. 可以单独存在

35. $\alpha – D –$ 吡喃半乳糖和 $\beta – D –$ 吡喃半乳糖互为(　　)

    A. 异头物　　　　B. 端基异构体　　　　C. 非对映异构体

    D. 对映异构体　　　E. 差向异构体

36. 有对映异构体的化合物是(　　)

    A. 乳酸　　B. 苹果酸　　C. 柠檬酸　　D. 酒石酸　　E. 水杨酸

37. 关于外消旋体正确的叙述是(　　)

A. 外消旋体一定没有旋光性　　　　B. 外消旋体一定含有手性碳原子

C. (2R,3S) – 酒石酸是外消旋体　　　D. 外消旋体是一对对映体等量的混合物

E. 外消旋体拆分后得到手性分子

38. 无芳香性的化合物是(　　)

A. 环戊二烯　　　　B. 环戊二烯负离子　　　　C. 环戊二烯正离子

D. 环丙烯正离子　　　E. 环丙烯负离子

39. 有关蛋白质变性的叙述,正确的是(　　　)

A. 变性破坏了分子结构中的副键

B. 加热可使蛋白质变性

C. 重金属、乙醇等的作用,可使蛋白质变性

D. 变性导致蛋白质一级结构的破坏

E. 一定浓度的盐溶液可使蛋白质沉淀、变性

40. 能水解的化学键是(　　　)

A. 酐键　　　B. 醚键　　　C. 苷键　　　D. 酰胺键　　　E. 酯键

五、推导结构

1. 化合物 A 的分子式为 $C_{12}H_{20}O$,能使溴水褪色,也能与 2,4 – 二硝基苯肼反应,但无银镜反应,A 与酸性 $KMnO_4$ 溶液共热,得 1 分子环己酮和 1 分子酸性物质 B。B 与 I_2 的 NaOH 溶液反应后再酸化,产物除碘仿外还有 1 分子二元酸 C。C 加热得丁酸。试写出化合物 A、B 和 C 的结构式。

2. 化合物 A 的分子式为 $C_5H_{12}O$,可发生碘仿反应,并可氧化成 $C_5H_{10}O(B)$,B 能与苯肼反应生成苯腙,但不能与 Fehling 试剂反应。A 与浓硫酸加热后得 $C_5H_{10}(C)$。C 用酸性 $KMnO_4$ 溶液氧化可得 $C_3H_6O(D)$ 和 $C_2H_4O_2(E)$。D 有碘仿反应,但不能被 Tollens 试剂所氧化,E 能与碳酸氢钠溶液反应放出 CO_2。试写出化合物 A、B、C、D、E 的结构式。

综合测试题 Ⅳ

参考答案

一、命名与写结构

1. 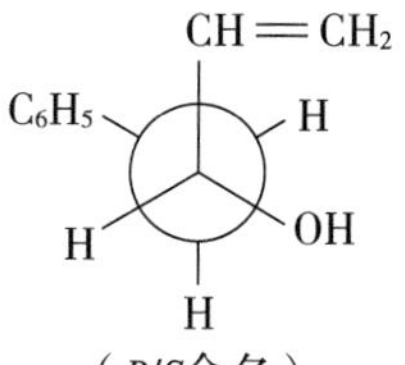 (R/S命名)

2.

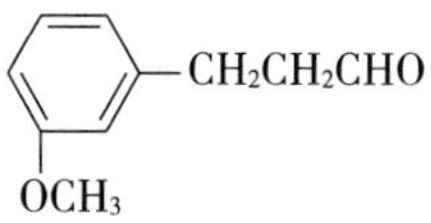

3. 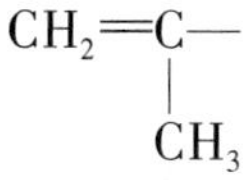 $CH_2=C-CH_3$

4.

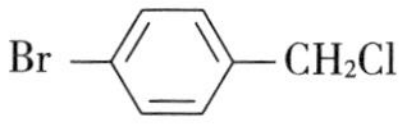

5.

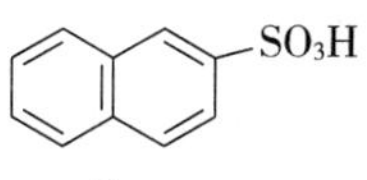

6. $HCON(CH_3)_2$

7.

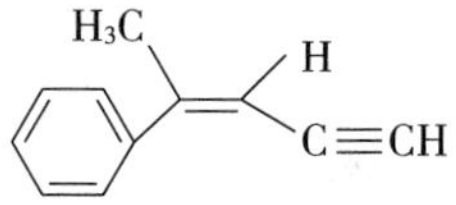

8. CH_3CCH_2COOH

9. 3 – 甲基 – 2 – 硝基 – 苯酚

10. 盐酸吡啶盐　　　11. 丙氨酰甘氨酸　　　12. 2 – 甲基丁烯二酸酐

13. (R) – 3 – 溴丁 – 1 – 炔(Fischer 投影式)

14. 反 – 1 – 甲基 – 3 – 乙基环己烷(优势构象)　　　　　　15. α – D – 呋喃核糖

二、选择题

1. 最稳定的碳正离子是(　　　)

A. $CH_3CH = CHCH_2^+$ 　　　　　　　　B. $CH_2 = CHCH_2CH_2^+$

C. $(CH_3)_2CH^+$ 　　　　　　　　　　D. $(CH_3)_3C^+$

2. 溴与乙烯于氯化钠水溶液中反应可得到的加成产物有(　　　)

A. 1 种　　　　B. 2 种　　　　C. 3 种　　　　D. 4 种

3. 沸点最高的化合物是(　　　)

A. 正丁醇　　　B. 丙酸　　　C. 正戊烷　　　D. 乙醚

4. 下列化合物碱性最强的是(　　　)

A. 乙酰胺　　　B. 苯胺　　　C. 二乙胺　　　D. 氨

5. 某化合物分子式为 C_6H_{12},^1H NMR 只有 1 个单峰,该化合物的可能结构为(　　　)

A. $CH_3CH_2CH = CHCH_2CH_3$ 　　　　B. $(CH_3)_2C = C(CH_3)_2$

C. 甲基环戊烷　　　　　　　　　　D. $(CH_3)_2C = CHCH_2CH_3$

6. 反映油脂的不饱和程度的指标是(　　　)

A. 皂化值　　　B. 碘值　　　C. 酸值　　　D. 氢化值

7. 属于 S_N1 反应特点的是(　　　)

A. 反应分步完成　　　　　　　　B. 只有构型转化产物

C. 反应活性与底物及亲核试剂浓度有关　　　D. 有重排产物

8. 可用 pH 梯度萃取分离的混合物是(　　　)

A. 三硝基苯酚、苯甲酸、甲酸　　　　B. 三硝基苯酚、苯酚、苯甲醇

C. 正丁醇、异丁醇、甲酚　　　　　　D. 甲胺、二甲胺、三甲胺

9. 下列化合物进行一元硝化,所上硝基的位置正确的是(　　　)

A. 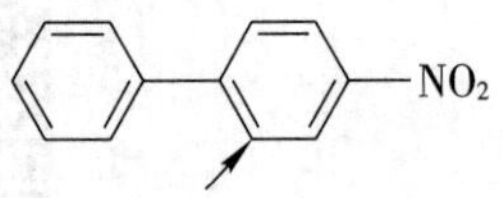 　　　　B.

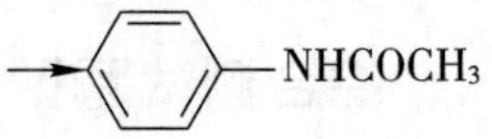

C. 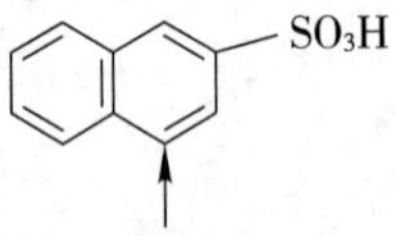 　　　　D.

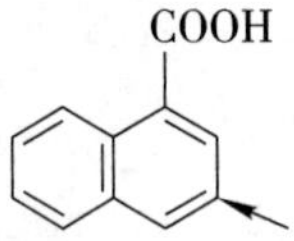

10. 能与水混溶的化合物是(　　　)

A. 甘油　　　B. 正戊醇　　　C. 丙醚　　　D. 正己烷

11. 亲电取代反应活性最强的化合物是(　　　)

A. 苯乙酮　　　B. 甲苯　　　C. 苯酚　　　D. 吡啶

12. 某五肽在酸性条件下水解,可产生下列二肽:天冬·谷、苯丙·缬、谷·组、缬·天冬,则该五肽的可能结构为(　　　)

A. 苯丙·缬·天冬·谷·组　　　　B. 苯丙·缬·谷·组·天冬

C. 谷·组·天冬·苯丙·缬　　　　D. 缬·天冬·谷·组·苯丙

13. 不能与 $FeCl_3$ 显色的化合物是(　　　)

A. 戊 – 2,4 – 二酮　　　B. 苯酚　　　C. 水杨酸　　　D. 阿司匹林

14. 下列化合物中,不属于缩醛(酮)的化合物是( )

A. $CH_3CH(OC_2H_5)_2$　　B. $CH_3OCH_2OCH_3$　　C. [结构式]　　D. [结构式]

15. 具有芳香性的化合物是( )

A. [结构式]　　B. [结构式]　　C. [结构式]　　D. [结构式]

16. 与 4mol 的 HIO_4 作用生成 $HCOOH,HOOC—CHO,HCHO$,该化合物是( )

A. $\underset{\underset{OH}{|}\ \underset{OH}{|}\underset{OH}{|}\underset{OH}{|}\underset{OH}{|}}{CH_2CHCHCHCHCH_2OH}$

B. $\underset{\underset{OH}{|}\ \underset{OH}{|}\underset{OH}{|}\underset{OH}{|}\underset{OH}{|}}{CH_2CHCHCHCHCHO}$

C. $\underset{\underset{OH}{|}\ \underset{OH}{|}\underset{OH}{|}\underset{OH}{|}}{CH_2CHCHCHCOOH}$

D. $\underset{\underset{OH}{|}\underset{OH}{|}\underset{OH}{|}\underset{OH}{|}}{HOOCCHCHCHCHCOOH}$

17. 能用于保护羰基的化学反应是( )

A. 醇醛缩合　　B. 缩醛及缩酮反应　　C. 碘仿反应　　D. 酰化反应

18. 可作重金属解毒剂的化合物是( )

A. 乳酸　　　　　　　　　B. 柠檬酸

C. 酒石酸钾　　　　　　　D. 二巯基丁二酸钠

19. 可检出伯、仲、叔醇的试剂是( )

A. Lucas 试剂　　B. 羰基试剂　　C. Molisch 试剂　　D. Benedict 试剂

20. 下列化合物可与乙酸在酸性条件下酯化反应,其中,最易发生的化合物是( )

A. CH_3OH　　B. $(CH_3)_2CHOH$　　C. CH_3CH_2OH　　D. $(CH_3)_3COH$

21. [结构式]$—CH=CH_2$的 ^1HNMR 的信号数是( )

A. 6 组　　　　B. 5 组　　　　C. 4 组　　　　D. 3 组

22. 受热后产物能产生顺反异构的化合物是( )

A. α-羟基丁酸　　　　　　B. β-羟基丁酸

C. β-羟基丙酸　　　　　　D. α-羟基丙酸

23. 酸性最强的化合物是( )

A. $CH_2ClCOOH$　　　　　　B. CCl_3COOH

C. CH_2ClCH_2COOH　　　　D. CCl_3CH_2COOH

24. 能与 $(CH_3CO)_2O$ 作用的化合物是( )

A. 苯酚　　B. 苯甲醇　　C. 苯胺　　D. N,N-二甲苯胺

25. 某氨基酸电泳时在 pH3.0 的缓冲液中向阴极移动,而在 pH6.0 和 9.0 的缓冲液中向阳极移动,此氨基酸的 pI 值( )

A. <6.0　　　　　　　　　B. >9.0

C. $6.0<pI<9.0$　　　　　　D. $3.0<pI<6.0$

26. 羧酸衍生物水解的反应机理是( )

A. 亲电加成　　　　　　　B. 亲核加成

C. 亲核加成-消除　　　　　D. 双分子消除

27. 含有 β-1,4 糖苷键的化合物是( )

A. 淀粉　　　　B. 糖原　　　　C. 糊精　　　　D. 纤维素

28. D – 葡萄糖与 D – 甘露糖的关系是(　　)

A. 同一物　　　B. 差向异构体　　　C. 同系物　　　D. 对映体

29. 鉴别 C_6H_5Br、$C_6H_5CH_2Br$、$C_6H_5CH_2CH_2CH_2Br$ 最好采用的试剂是(　　)

A. $KMnO_4$　　　B. Br_2　　　C. $AgNO_3$　　　D. O_3

30. 下列基团属于邻对位定位基的是(　　)

A. – OH　　　B. – NO_2　　　C. – NH_2　　　D. – COOH

31. 在紫外光谱中具有最大吸收波长的是(　　)

A. CH_2＝CH—CH＝CHBr　　　B. CH_2＝$CHCH_2CH_2Br$

C. $CH_3CH_2CH_2CH_2Br$　　　D. CH_3CH_2CH＝CHBr

32. 受热脱羧的化合物是(　　)

A. 丙二酸　　　B. 丁二酸　　　C 乳酸　　　D. β – 丁酮酸

33. 可用于增长碳链的化学反应是(　　)

A. 卤代烃氰解　　　　　　　B. 醇醛缩合

C. 醛酮与格氏试剂加成　　　D. 缩醛反应

34. 化合物 CH_2＝CH—CH_2—O—CH_3 中存在的价电子跃迁类型有(　　)

A. $\pi - \pi^*$　　　B. $n - \pi^*$　　　C. $\sigma - \sigma^*$　　　D. $n - \sigma^*$

35. 下列化合物中,可与 HI 反应,生成碘甲烷的是(　　)

A. ⬡—OCH_3　　　　　　B. ⬡—CH_2OH

C. ⬡—$COCH_3$　　　　　　D. ⬡—COOH

三、完成下列反应

1. ⬡—CHO+CH_3CHO $\xrightarrow[\triangle]{稀NaOH}$ $\xrightarrow[CH_3CH_2OH]{NaBH_4}$

2. $CH_3\underset{\underset{NH_2}{|}}{CH}COOH+NaNO_2+HCl \longrightarrow$

3. ⬠—$CH_2\underset{\underset{Br}{|}}{CH}CH_2CH_3$ $\xrightarrow[乙醇]{KOH}$

4. H_3CO—⬡—CH_2OH+HI $\longrightarrow$

5. ⬡(COOH)(OH) + $(CH_3CO)_2O$ $\xrightarrow[65\sim90℃]{H_2SO_4}$

6. ⬡(OCH_3) + Br_2 $\xrightarrow{FeBr_3}$

7. (呋喃)—CHO + $H_2NNHCONH_2$ $\longrightarrow$

8. C_2H_5SH $\xrightarrow[{[H]}]{[O]}$

9. ⬡—CH=CHCH=CH_2+Br_2 $\longrightarrow$

10. $CH_3CH_2COOC_2H_5$ + CH_3NH_2 $\xrightarrow{\triangle}$

11. $HOCH_2CH_2COOH$ + SO_2Cl(过量) $\longrightarrow$

12. $CH_2\!=\!CHCH_2CH_3 + Cl_2 \xrightarrow{500℃}$ $\xrightarrow{NaOH, H_2O}$

13. D-吡喃葡萄糖 $+ CH_3OH \xrightarrow{干HCl}$

14. $(CH_3)_2CHCH_2CH_2OH + HNO_3 \longrightarrow$

四、用化学方法鉴别下列各组化合物

1. 甲基环丙烷、丁-1-烯、丁-1-炔

2. 戊醛、戊-2-酮、戊-3-酮

3. 半乳糖、果糖、淀粉

五、合成

1. 苯——→间溴苯甲酸   2. 乙醇——→丁酸

六、推结构

1. 某化合物 A,可与 Tollens 试剂反应,形成银镜。A 与乙基溴化镁反应后加稀酸得化合物 B,分子式为 $C_6H_{14}O$,B 经浓硫酸处理得化合物 C,分子式为 C_6H_{12},C 与臭氧反应并在锌作用下水解得丙醛与丙酮两种产物。试写出 A、B、C 的结构及上述反应。

2. 化合物 A 的分子式为 C_7H_9N,有碱性,A 的盐酸盐与亚硝酸作用生成 $C_7H_7N_2Cl(B)$,B 加热后能放出氮气而生成对—甲苯酚。在弱碱性溶液中,B 与苯酚作用生成具有颜色的化合物 $C_{13}H_{12}ON_2(C)$。写出 A、B、C 的结构式。

七、简答题

当乙醇钠与标记的 1—氯甲基环氧乙烷(Ⅰ)反应时,主要得到产物(Ⅱ),试解释。

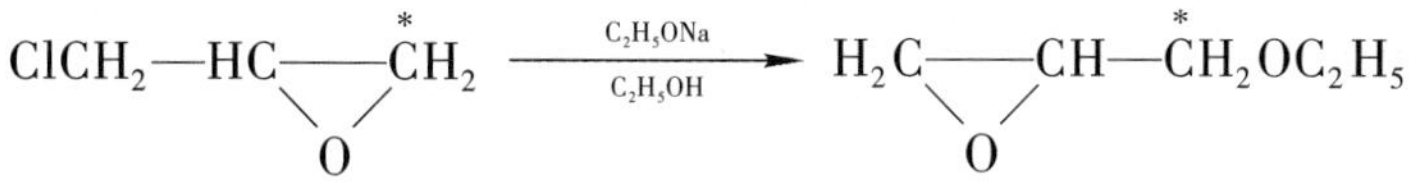

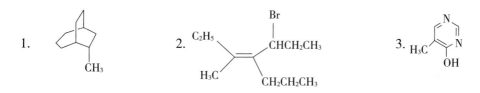

（Ⅰ）   （Ⅱ）

参考答案

综合测试题 V

一、命名或写出下列化合物的结构式,有 * 者需标明构型

1. [结构图]

2. [结构图]

3. [结构图]

4. 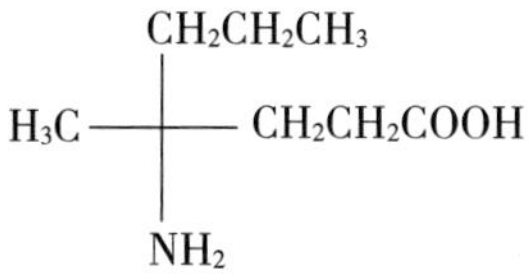 [结构图]   5. 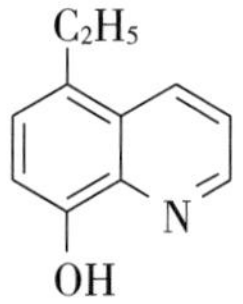 [结构图]   6. 顺式-1-叔丁基-4-乙基环己烷（优势构象）

7. 季戊四醇   8. 对乙酰氨基酚   9. β-D-吡喃葡萄糖（Haworth 式）

10. 邻苯二甲酰亚胺

二、完成下列反应

1. H_3C-苯环-$CH_2CH_2CH_2COCl$ $\xrightarrow{\text{无水AlCl}_3}$ ( ) $\xrightarrow[\text{浓HCl}]{\text{Zn}-\text{Hg}}$ ( )

2. 2-甲基苯酚钠 (ONa, CH_3) $+ BrCH_2CH=CH_2$ $\longrightarrow$ ( )

3. 环戊醇 (OH) $\xrightarrow[\text{H}^+]{\text{K}_2\text{Cr}_2\text{O}_7}$ ( ) $\xrightarrow{\text{C}_6\text{H}_5\text{NHNH}_2}$ ( )

4. 3-氯乙苯 (CH_2CH_3, Cl) $\xrightarrow[\text{光照}]{\text{Cl}_2}$ ( ) $\xrightarrow{\text{H}_2\text{O}}$ ( )

5. $C_6H_5CH_2\underset{\underset{Br}{|}}{\overset{\overset{CH_3}{|}}{C}}CH_2CH_3$ $\xrightarrow[\text{C}_2\text{H}_5\text{OH}]{\text{C}_2\text{H}_5\text{ONa}}$ ( ) $\xrightarrow[\text{Zn/H}_2\text{O}]{\text{O}_3}$ (+)

6. $2CH_3CH_2COOCH_3$ $\xrightarrow{\text{NaOEt}}$ ( ) $\xrightarrow[\text{b. H}_3\text{O}^+, \triangle]{\text{a. OH}^-/\text{H}_2\text{O}}$ ( )

7. $\begin{array}{c} CHO \\ H\text{—}OH \\ HO\text{—}H \\ H\text{—}OH \\ CH_2OH \end{array}$ $+3C_6H_5NHNH_2$ $\longrightarrow$ ( )

8. 4-乙氧基苯胺 (NH_2, OC_2H_5) $+ (CH_3CO)_2O$ $\xrightarrow[\triangle]{\text{H}_2\text{SO}_4}$ ( )

9. 4-氯吡啶 (Cl, 吡啶N) $+ NaOEt$ $\xrightarrow{\text{EtOH}}$

10. 4-甲基苯甲酸 ($COOH$, CH_3) $\xrightarrow{\text{SOCl}_2}$ ( ) $\xrightarrow{\text{环己醇 } OH}$ ( )

11. 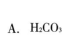 （吡啶结构）$\xrightarrow[250℃]{发烟H_2SO_4}$（　　　　）

12. $\begin{array}{c}COONa\\ |\\ CHSH\\ |\\ CHSH\\ |\\ COONa\end{array}$　+ HgO ⟶（　　　　）

13. （咪唑乙氨酸结构）$\xrightarrow[\triangle]{Ba(OH)_2}$

14. （环己烷-1,2-二甲酸）$\xrightarrow{\triangle}$（　　　　）$\xrightarrow{苯甲胺}$（　　　　）

15. $CH_2=CHCH_2CHO$ $\xrightarrow[干HCl]{\begin{array}{c}CH_2OH\\ |\\ CH_2OH\end{array}}$（　　　　）$\xrightarrow[冷中性溶液]{KMnO_4}$（　　　　）$\xrightarrow[H^+]{H_2O}$（　　　　）

16. $\begin{array}{c}\\ CH_2-O-\overset{\overset{O}{\|}}{C}-R_1\\ |\\ R_2-\overset{\overset{O}{\|}}{C}-O-\overset{|}{C}-H\\ |\\ CH_2-O-\overset{\overset{O}{\|}}{\underset{\underset{O^-}{|}}{P}}-O-CH_2CH_2N^+(CH_3)_3\end{array}$ $\xrightarrow[H^+]{H_2O}$（　　　　）

三、综合题

（一）按要求将下列各组化合物排序

1. 按碱性由强→弱排列（　　　　）

A. （苯胺 NH_2）　　B. （环己胺 NH_2）　　C. （吡啶 N）　　D. （吡咯 NH）

2. 按酸性由强→弱排列（　　　　）

A. H_2CO_3　　B. （对甲苯酚 OH, CH_3）　　C. （对硝基苯甲酸 COOH, NO_2）　　D. （苯酚 OH）

3. 分子内脱水反应活性次序由大→小（　　　　）

A. 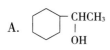　　B. 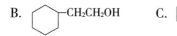　　C.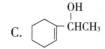

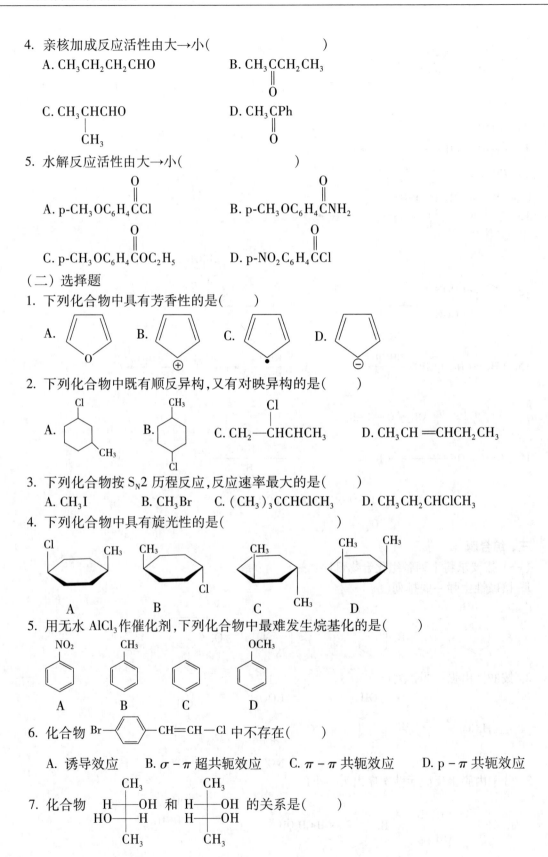

4. 亲核加成反应活性由大→小（　　　　　）

A. $CH_3CH_2CH_2CHO$

B. $CH_3CCH_2CH_3$ （O）

C. CH_3CHCHO （CH_3）

D. CH_3CPh （O）

5. 水解反应活性由大→小（　　　　　）

A. $p\text{-}CH_3OC_6H_4CCl$ （O）

B. $p\text{-}CH_3OC_6H_4CNH_2$ （O）

C. $p\text{-}CH_3OC_6H_4COC_2H_5$ （O）

D. $p\text{-}NO_2C_6H_4CCl$ （O）

（二）选择题

1. 下列化合物中具有芳香性的是（　　　　）

A. 　　　B. ⊕　　　C. ·　　　D. ⊖

2. 下列化合物中既有顺反异构，又有对映异构的是（　　　　）

A. 　　　B. 　　　C. $CH_2\!=\!CHCHCH_3$ （Cl）　　　D. $CH_3CH\!=\!CHCH_2CH_3$

3. 下列化合物按 S_N2 历程反应，反应速率最大的是（　　　　）

A. CH_3I　　　B. CH_3Br　　　C. $(CH_3)_3CCHClCH_3$　　　D. $CH_3CH_2CHClCH_3$

4. 下列化合物中具有旋光性的是（　　　　　　）

A　　　B　　　C　　　D

5. 用无水 $AlCl_3$ 作催化剂，下列化合物中最难发生烷基化的是（　　　　）

A　　　B　　　C　　　D

6. 化合物 $Br\text{—}\!\!\!\!\!\!\!\!\!\!\!\!\!\!\!\!\bigcirc\!\!\!\!\text{—}CH\!=\!CH\text{—}Cl$ 中不存在（　　　　）

A. 诱导效应　　　B. $\sigma-\pi$ 超共轭效应　　　C. $\pi-\pi$ 共轭效应　　　D. $p-\pi$ 共轭效应

7. 化合物 和 的关系是（　　　　）

A. 对映异构体　　　B. 非对映异构体　　　C. 同一化合物　　　D. 顺反异构体

8. 下列化合物中,烯醇化程度最大的是(　　　)

A. $CH_3\overset{O}{\underset{\|}{C}}$—H

B. $CH_3\overset{O}{\underset{\|}{C}}$—$\underset{\underset{CH_3}{|}}{CH}$—$\overset{O}{\underset{\|}{C}}$—$OC_2H_5$

C. $CH_3\overset{O}{\underset{\|}{C}}$—$CH_2\overset{O}{\underset{\|}{C}}$—$OC_2H_5$

D. (苯环)—$\overset{O}{\underset{\|}{C}}$—$\underset{\underset{Br}{|}}{CH}$—$\overset{O}{\underset{\|}{C}}$—$CH_3$

9. 与 D−半乳糖互为差向异构体的是(　　　)

A. D−果糖　　　B. D−甘露糖　　　C. L−核糖　　　D. D−核糖

10. 下列物质中能发生缩二脲反应的是(　　　)

A. 氨基酸　　　B. 多肽　　　C. 蛋白质　　　D. 尿素

（三）是非题(下列叙述正确的画"√",错误的画"×")

1. 胰蛋白酶的等电点 pI =5.0,在 pH =7 的溶液中常带负电荷。　　　　　　（　　　）

2. 邻羟基苯甲酸的酸性比对羟基苯甲酸的酸性强。　　　　　　　　　　　　（　　　）

3. 对映异构体可通过单键旋转相互重合。　　　　　　　　　　　　　　　　（　　　）

4. 手性分子不一定都含有手性碳,存在非对映异构体。　　　　　　　　　　（　　　）

5. 在 5α−系甾族化合物中,A 环与 B 环是反式稠合。　　　　　　　　　　　（　　　）

6. 蛋白质变性时,仅是维持高级结构的副键被破坏,而组成肽链的肽键不被破坏。（　　　）

7. 构成糖原的基本结构单元是 α−D−葡萄糖,主要含有 α−1,4−和 α−1,6−苷键。

（　　　）

8. 具有活泼 α−H 的醛、酮既可以发生碘仿反应又能发生醇醛缩合反应。　　（　　　）

9. 吡咯和吡啶的结构相似,N 原子均为 sp² 杂化,所以均易发生亲电取代反应且主
要产物为 α−位取代物。　　　　　　　　　　　　　　　　　　　　　　（　　　）

10. 油脂的皂化值愈大,表明油脂的相对平均分子质量愈小。　　　　　　　（　　　）

四、用简便的化学方法区别各组化合物

1. {a. 环己烯　b. 环己基乙炔　c. 环己基甲醛　d. 环己酮

2. {a. 核糖　b. 蔗糖　c. 淀粉　d. 果糖

3. {a. 乙胺　b. 三乙胺　c. 二乙胺　d. 苯胺

4. {a. 胆固醇　b. 水杨酸　c. 苯丙氨酸　d. 谷胱甘肽

五、由指定原料合成,其他所需试剂任选

1. 由乙烯合成丁二酰氯

2. 由甲苯合成 3−苯基丙−1−醇

3. 由苯合成间溴苯酚

六、推结构

1. 某化合物 A 的分子式为 $C_7H_{15}Br$,与 NaOH 水溶液反应后,可生成化合物 B($C_7H_{16}O$)。B 具有旋光性,能与钠作用放出氢气,与浓硫酸共热生成化合物 C(C_7H_{14})。C 经酸性高锰酸钾氧化后生成乙酸及化合物 D。D 与 I_2/NaOH 作用生成碘仿和 2−甲基丙酸钠。试写出 A、B、C、D

的结构式。

2. 化合物 A($C_9H_{16}O_5N_2S$)具有旋光性。A 可与碳酸氢钠作用放出 CO_2，与亚硝酸作用放出 1mol 氮气并生成化合物 B。B 水解得到蛋氨酸和化合物 C($C_4H_6O_5$)，C 仍具有旋光性。C 氧化后生成化合物 D($C_4H_4O_5$)，D 受热易脱羧生成化合物 E($C_3H_4O_3$)，E 可发生银镜反应并生成乙酸。请写出化合物 A、B、C、D、E 的结构式。

综合测试题 Ⅵ

参考答案

一、命名或写出结构式

1.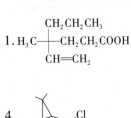

2.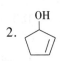

3.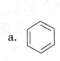

4.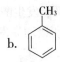

5.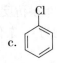

6. 对叔丁基甲苯

7. (Z)-3-ethyl-4-methyl-1,3-hexediene

8.

9. 溴化三甲基乙基铵

10. α – D – 吡喃甘露糖(Haworth 式)

二、选择题(可能有一个或多个正确选择)

1. 下列化合物发生亲电取代的活性顺序是(　　　)

a.　　　b. 　　　c. 　　　d. 　　　e.

A. a＞b＞c＞d＞e　　　　　B. b＞c＞a＞d＞e

C. b＞a＞c＞d＞e　　　　　D. e＞d＞c＞b＞a

2. 下列自由基的稳定性顺序由大到小排列为(　　　)

a. $CH_3CHCH_2\overset{.}{C}H_2$
|
CH_3

b. $CH_3\overset{.}{C}HCHCH_3$
　　|
　　CH_3

c. $CH_3\overset{.}{C}CH_2CH_3$
　　|
　　CH_3

d. $\overset{.}{C}H_2CHCH_2CH_3$
　　　|
　　　CH_3

A. a＞b＞c＞d　　B. c＞b＞a＞d　　C. b＞a＞c＞d　　D. d＞c＞b＞a

3. 比较下列化合物的酸性(　　　)

a. H_2O　　b. C_2H_5OH　　c. 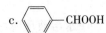—CHOOH　　d. —OH　　e. HCOOH

A. a＞b＞c＞d＞e　　　　　B. e＞c＞d＞a＞b

C. c＞d＞e＞a＞b　　　　　D. e＞d＞c＞a＞b

4. 下列化合物中具有旋光性的是(　　　)

A. $CH_2=CH-CH=CH_2$

B.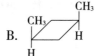

C.

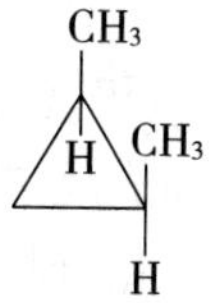

D.

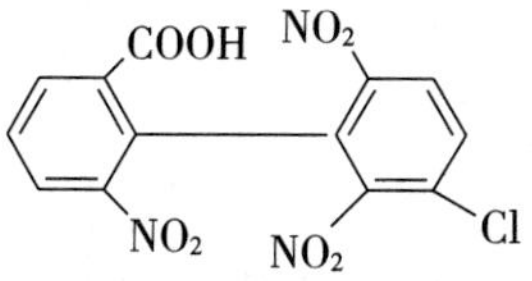

E.

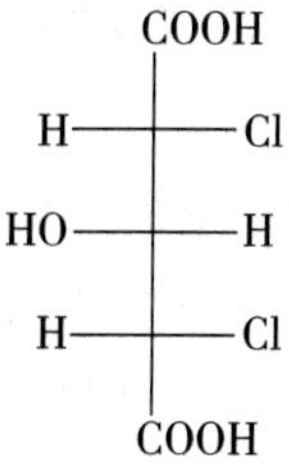

5. 比较下列反应速率大小:(　　　)

a.

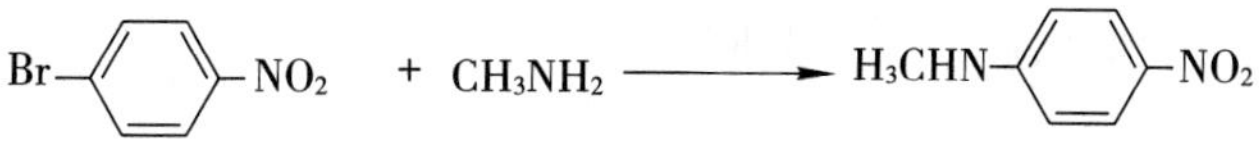

b.

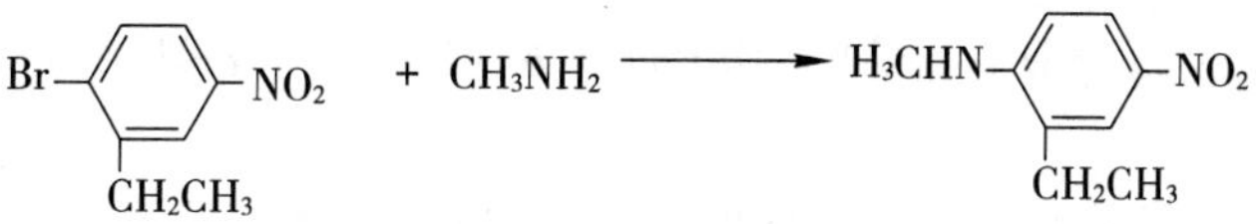

A. $\nu_a > \nu_b$　　　B. $\nu_a = \nu_b$　　　C. $\nu_a < \nu_b$

6. 下列亲核试剂,亲核性最强的是(　　　)

A. 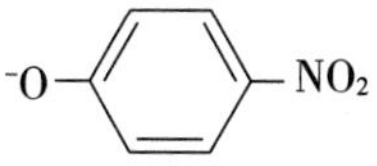 $^-O-\bigcirc-NO_2$

B. 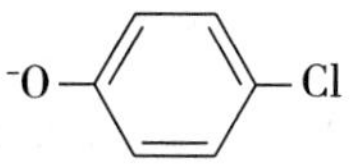 $^-O-\bigcirc-Cl$

C. 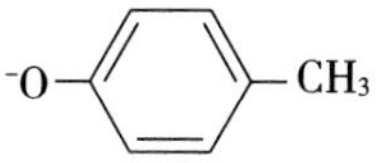 $^-O-\bigcirc-CH_3$

D. 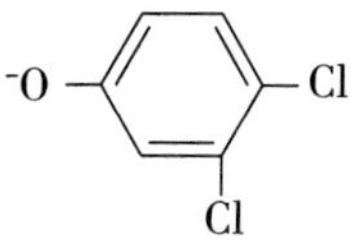 $^-O-\bigcirc-Cl$ Cl

7. 下列化合物发生水解反应的速率顺序是(　　　)

a. 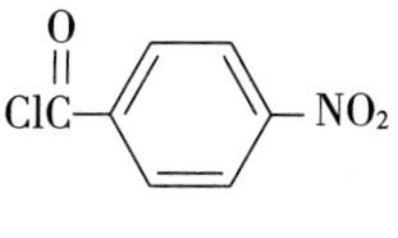 $ClC-\bigcirc-NO_2$

b. 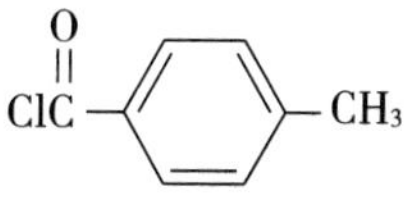 $ClC-\bigcirc-CH_3$

c. 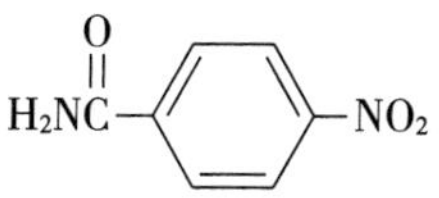 $H_2NC-\bigcirc-NO_2$

d. 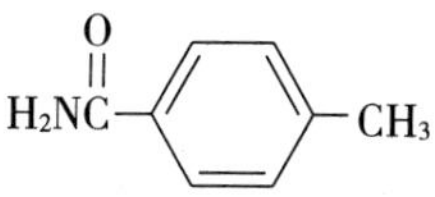 $H_2NC-\bigcirc-CH_3$

A. a > b > c > d　　　B. b > c > d > a　　　C. c > d > a > b　　　D. b > d > a > c

8. 请比较下列化合物在水溶液中的碱性强弱,并请按照碱性由强到弱排列为(　　　)

a. 氢氧化四乙基铵　　b. 乙胺　　c. 甲乙胺　　d. 乙酰胺

A. a > c > b > d　　　　　B. c > b > a > d

C. c > a > b > d　　　　　D. b > c > a > d

9. 下列化合物在水中的溶解度顺序是(　　　)

a. 丁 - 1 - 烯　　　b. 甲乙醚　　　c. 正丁醇　　　d. 甘油

A. a > b > c > d　　　B. b > c > d > a　　　C. d > c > b > a　　　D. c > d > b > a

10. 可用下面哪一个试剂除去苯中混入的少量噻吩?

    A. 石油醚   B. 丙酮   C. 浓 NaOH   D. 浓硫酸

三、判断题(正确画"√",错误画"×")

1. 烯烃比炔烃亲电加成反应活性强。   (   )

2. 含有手性碳原子的化合物一定有旋光性。   (   )

3. 具有结构 $CH_3-\overset{\overset{\textstyle O}{\|}}{C}-$ 的有机化合物均能发生碘仿反应。   (   )

4. 醇和醛发生的亲核加成反应,也称为醇醛缩合反应。   (   )

5. 仲卤代烷在碱性溶液中水解时,反应可按 S_N1,也可按 S_N2 进行,增加溶剂极性有利于反应按 S_N2 进行。   (   )

6. 胆酸属于 5α 型的甾族化合物。   (   )

7. 油脂中不饱和脂肪酸的比例越高,越不易长时间贮存。   (   )

8. 咖啡因属于嘧啶类化合物。   (   )

9. 构成支链淀粉的基本单元是 $\alpha-D-$葡萄糖,其中含有 $\alpha-1,4-$ 和 $\alpha-1,6-$苷键。   (   )

10. 在 20 种编码氨基酸中,除甘氨酸和半胱氨酸外,其余均为 R 构型。   (   )

四、完成下列反应式(写出主要产物,若不反应请注明)

1. $CH_3CH=CH_2 + HOBr \longrightarrow$

2.

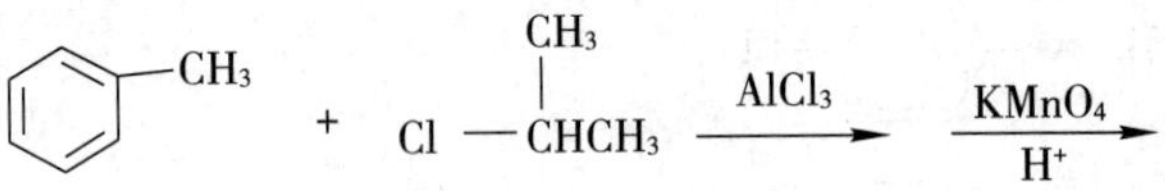

3.

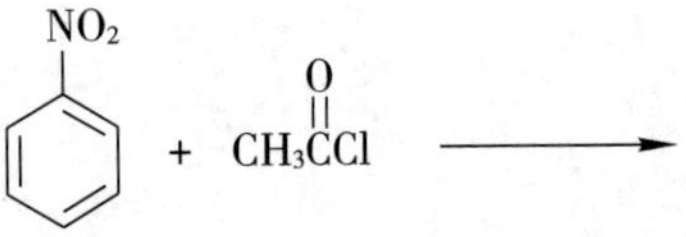

4.

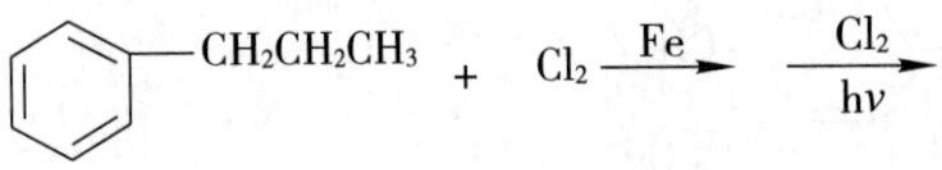

5.

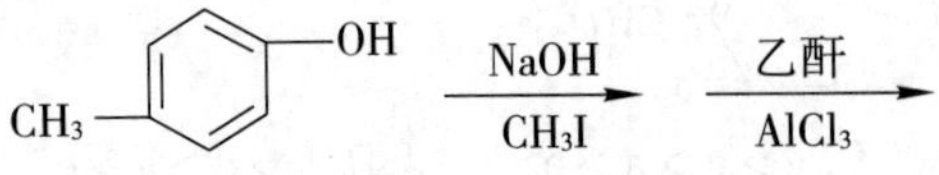

6.

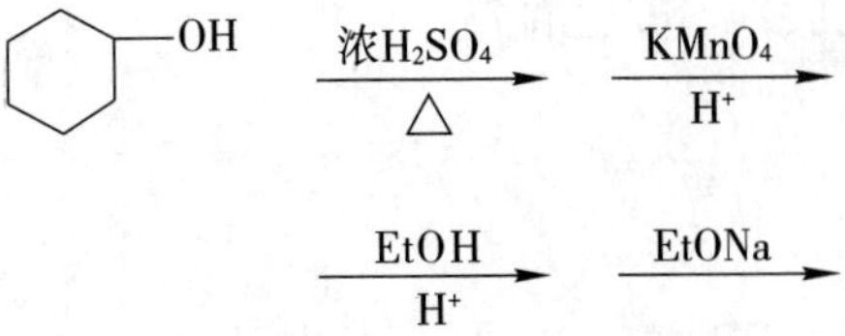

7. 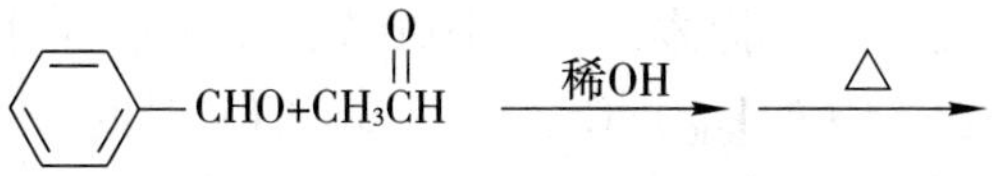 —CHO+CH₃CH $\xrightarrow{\text{稀OH}}$ $\xrightarrow{\triangle}$

8. $\underset{\underset{O}{\parallel}}{CH_3CCH_3}$ + CH₃MgX $\xrightarrow{\text{无水乙醚}}$

9. 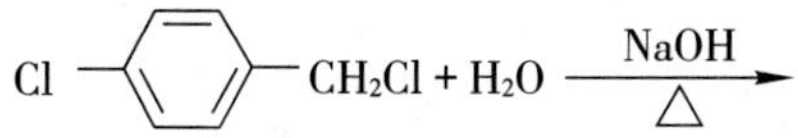 Cl—⟨ ⟩—CH₂Cl + H₂O $\xrightarrow[\triangle]{\text{NaOH}}$

10. 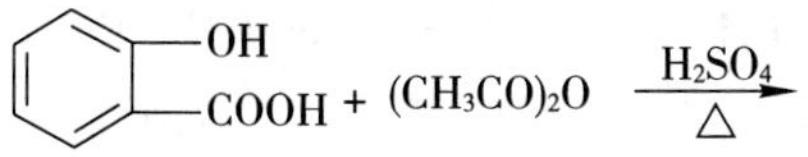 + (CH₃CO)₂O $\xrightarrow[\triangle]{\text{H}_2\text{SO}_4}$

11. 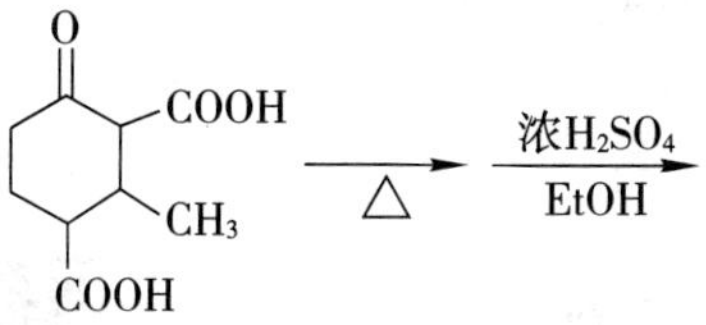 $\xrightarrow{\triangle}$ $\xrightarrow[\text{EtOH}]{\text{浓H}_2\text{SO}_4}$

12. 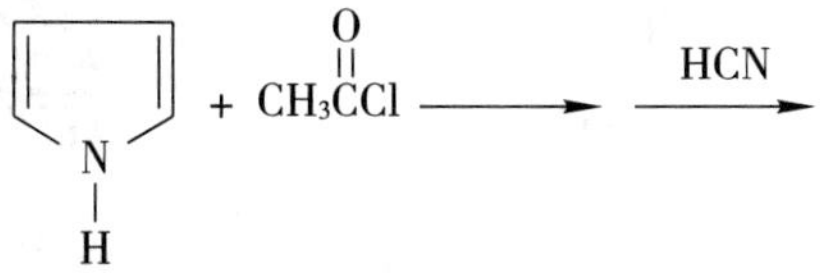 + $\underset{\underset{O}{\parallel}}{CH_3CCl}$ $\longrightarrow$ $\xrightarrow{\text{HCN}}$

五、用化学方法鉴别下列物质

1. 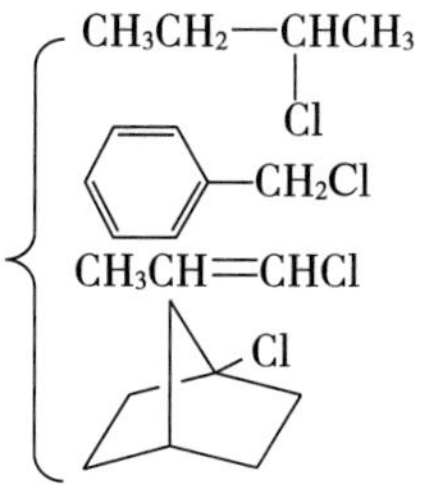 { CH₃CH₂—CHCH₃ (|Cl)
—CH₂Cl
CH₃CH=CHCl
}

2. { 苯乙酮
苯甲醇
苯酚
苯甲醛 }

3. { 谷胱甘肽
苯胺
苯甲酸
谷氨酸 }

4. { 麦芽糖
纤维素
尿素
水杨酸 }

六、合成题

1. 由乙炔为原料,合成: H₃CH₂CHC=CHCH₂CH₃

2. 由甲苯、丙烯为原料,利用格式试剂合成:

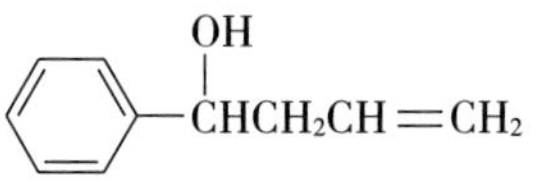

七、推断结构

1. 分子式为 $C_9H_{10}O_2$ 的化合物 A 能溶于氢氧化钠,易和溴水、羟胺分子作用,不与托伦试剂反应,经 $LiAlH_4$ 还原产生化合物 B,B 的分子式为 $C_9H_{12}O_2$,A 和 B 均有碘仿反应,用锌汞齐与盐酸还原 A 生成分子式为 $C_9H_{12}O$ 的化合物 C,C 与氢氧化钠反应后再与碘甲烷反应得化合物 D,D 的分子式为 $C_{10}H_{14}O$,用高锰酸钾溶液氧化得到对甲氧基苯甲酸。写出 A,B,C,D 的结构式。

2. 化合物 A(C_9H_{10})能使 Br_2/CCl_4 褪色,但无顺反异构体。A 与 HBr 作用得到具有对映异构体的 B($C_9H_{11}Br$),B 用 KOH 的醇溶液处理后得到 C(C_9H_{10}),C 也能使 Br_2/CCl_4 褪色,并有顺反异构体。试写出 A 的结构式,B 的对映异构体并用 R,S 表示其构型和 C 的顺反异构。

八、回答下列问题

1. 苯海拉明是一种治疗皮肤黏膜过敏和接触性皮炎的药物。以下是苯海拉明的合成路线,请指出 a、b、c 处的反应类型。

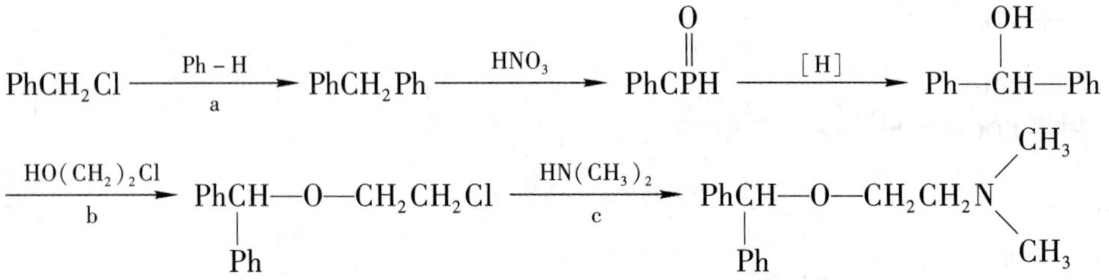

$$PhCH_2Cl \xrightarrow[a]{Ph-H} PhCH_2Ph \xrightarrow{HNO_3} Ph\overset{\overset{\displaystyle O}{\|}}{C}PH \xrightarrow{[H]} Ph—\overset{\overset{\displaystyle OH}{|}}{C}H—Ph$$

$$\xrightarrow[b]{HO(CH_2)_2Cl} Ph\underset{\underset{\displaystyle Ph}{|}}{C}H—O—CH_2CH_2Cl \xrightarrow[c]{HN(CH_3)_2} Ph\underset{\underset{\displaystyle Ph}{|}}{C}H—O—CH_2CH_2N\overset{\overset{\displaystyle CH_3}{|}}{\underset{\underset{\displaystyle CH_3}{|}}{}}$$

2. 解释反应

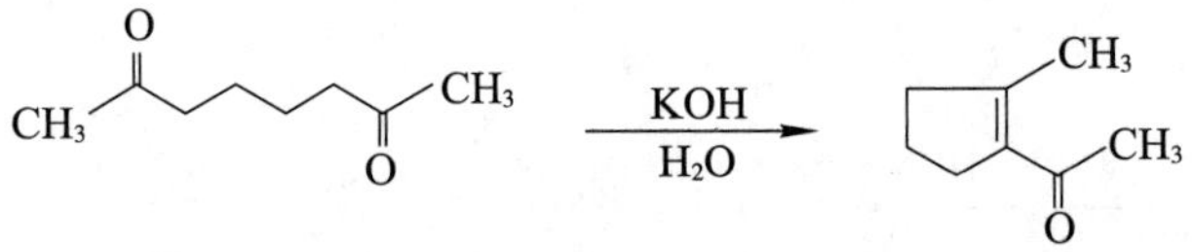

参考答案

参考书目

1. 邢其毅．基础有机化学．4 版．北京：高等教育出版社,2017.

2. 徐寿昌．有机化学．5 版．北京：高等教育出版社,2001.

3. 魏俊杰．有机化学．2 版．北京：高等教育出版社,2008.

4. 唐玉海．医用有机化学．3 版．北京：高等教育出版社,2014.

5. 唐玉海．有机化学．2 版．北京：化学工业出版社,2020.

6. 裴伟伟,冯俊材．有机化学例题与习题．北京：高等教育出版社,2002.

7. 中国化学会有机化合物命名审定委员会．有机化合物命名原则 2017．北京：科学出版社,2018.

8. 汪秋安．大学化学习题精解（上、下册）．北京：科学技术出版社,2003.

9. 唐玉海,刘晓东,张法．医用有机化学指导．北京：高等教育出版社,2003.

10. 陆阳．有机化学．9 版．北京：人民卫生出版社,2018.

11. 汪小兰．有机化学．4 版．北京：高等教育出版社,2014.

12. Jean-Marie Lehn. 沈兴海,等译．超分子化学．北京：北京大学出版社,2002.

13. David J. Hart. 陆阳,杨丽敏,等改编．Organic Chemistry．北京：化学工业出版社,2013.

14. 胡宏纹．有机化学．3 版．北京：高等教育出版社,2006.

15. Patrick G L. Organic Chemistry. 北京：科学出版社,2002.

16. T. W. Graham Solomons,Craig B. Fryhle. Organic Chemistry. 北京：化学工业出版社,2004.

17. Clayden. Greeves, Warren and Wothers. Organic Chemistry. New York：Oxford University Press,2001.

18. 牛煦然,尹树明,陈曦．基因编辑技术及其在疾病治疗中的研究进展［J］．遗传 Hereditas（Beijing）,2019.

19. 石伟佳,刘芳．CRISPR 基因编辑技术及其应用与检测方法［J］．农业科技,2020,40（7）.

20. 朱碧云,李林夕,王立人．基因编辑技术在细胞治疗中的研究进展［J］．中国细胞生物学学报 Chinese Journal of Cell Biology,2019,41（4）.

21. 粟斌,吴昊泉,吴昊．HIV 感染基因治疗新思路［J］．传染病信息,2019,32（6）.

郑重声明

高等教育出版社依法对本书享有专有出版权。任何未经许可的复制、销售行为均违反《中华人民共和国著作权法》，其行为人将承担相应的民事责任和行政责任；构成犯罪的，将被依法追究刑事责任。为了维护市场秩序，保护读者的合法权益，避免读者误用盗版书造成不良后果，我社将配合行政执法部门和司法机关对违法犯罪的单位和个人进行严厉打击。社会各界人士如发现上述侵权行为，希望及时举报，本社将奖励举报有功人员。

反盗版举报电话　（010）58581999　58582371　58582488
反盗版举报传真　（010）82086060
反盗版举报邮箱　dd@ hep. com. cn
通信地址　北京市西城区德外大街 4 号　高等教育出版社法律事务与版权管理部
邮政编码　100120

防伪查询说明

用户购书后刮开封底防伪涂层，利用手机微信等软件扫描二维码，会跳转至防伪查询网页，获得所购图书详细信息。也可将防伪二维码下的 20 位密码按从左到右、从上到下的顺序发送短信至 106695881280，免费查询所购图书真伪。

反盗版短信举报

编辑短信"JB，图书名称，出版社，购买地点"发送至 10669588128

防伪客服电话

（010）58582300